非 ST 段抬高急性冠状动脉综合征治疗指南

（ACCF/AHA 2011 年修订版）

颜红兵　杨艳敏　袁晋青　杨跃进　编译

高润霖　审阅

学术秘书

刘臣　周鹏　赵博

中国环境科学出版社·北京

图书在版编目（CIP）数据

非 ST 段抬高急性冠状动脉综合征治疗指南：ACCF/AHA 2011 年修订版/颜红兵等编译．—北京：中国环境科学出版社，2011.8

ISBN 978-7-5111-0666-7

Ⅰ．①非… Ⅱ．①颜… Ⅲ．①冠状血管—综合征—诊疗—指南 Ⅳ．①R543.3-62

中国版本图书馆 CIP 数据核字（2011）第 155354 号

责任编辑 周　煜
责任校对 扣志红
封面设计 玄石至上

出版发行 中国环境科学出版社
（100062　北京东城区广渠门内大街 16 号）
网　　址：http://www.cesp.com.cn
电子信箱：cespchris@gmail.com
联系电话：010-67112738
发行热线：010-67125803，010-67113405（传真）
印　　刷 北京东海印刷有限公司
经　　销 各地新华书店
版　　次 2011 年 8 月第 1 版
印　　次 2011 年 8 月第 1 次印刷
开　　本 889×1194　1/32
印　　张 13.75
字　　数 350 千字
定　　价 48.00 元

中文版序

今年2月，我为颜红兵教授和袁晋青教授主译的加拿大蒙特利尔大学 Pierre Thèroux 教授主编的《急性冠状动脉综合征》（第2版）中文版作序。5个月之后，本人再次为颜红兵教授、杨艳敏教授、袁晋青教授和杨跃进教授编译的美国心脏病学会基金会（ACCF）和美国心脏协会（AHA）的《非 ST 段抬高急性冠状动脉综合征治疗指南（ACCF/AHA 2011 年修订版）》作序，不甚荣幸。

2011年5月 ACCF/AHA 发表了《2011 ACCF/AHA 与 2007 ACC/AHA 非 ST 段抬高急性冠状动脉综合征治疗指南相结合的指南更新》（2011 ACCF/AHA Focused Update Incorporated Into the ACC/AHA 2007 Guidelines for the Management of Patients With UnstableAngina/Non–ST-Elevation Myocardial Infarction: A Report of the American College of Cardiology Foundation/American Heart Association Task Force on Practice Guidelines，以下简称 2011 ACCF/AHA 指南修订版）。该指南修订版全面反映了近年来急性冠状动脉综合征领域的研究现状，尤其涵盖了急性冠状动脉综合征危险分层、抗血小板、抗凝药物临床应用、介入治疗适应证及时机选择等方面的许多重大进展，像《急性冠状动脉综合征》（第

2 版）中文版一样，值得我们中国同行学习与借鉴。

2011 年 ACCF/AHA 指南修订版是对 2007 年发表的《ACC/AHA 非 ST 段抬高急性冠状动脉综合征治疗指南》的更新。由于更新版未包括 2007 年版中的许多内容，应用时读者常需查阅两部文献，方能得到完整概念。为了方便我国广大读者阅读，颜红兵教授等编译者将两个指南有机归纳在一起，成为一部《非 ST 段抬高急性冠状动脉综合征治疗指南（ACCF/AHA 2011 年修订版）》，并在百忙中以最快速度将其准确译成中文。

在本书出版之际，谨对 4 位编译者的辛勤劳动表示衷心感谢，并希望本书的出版能对我国急性冠状动脉综合征的临床实践起到指导作用。

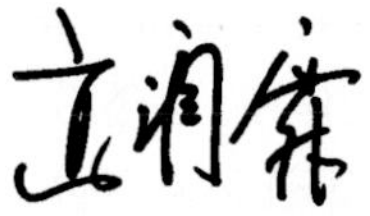

于中国医学科学院阜外心血管病医院

2011 年 7 月 26 日

中文版前言

《非 ST 段抬高急性冠状动脉综合征治疗指南（ACCF/AHA 2011 年修订版）》是依据 2007 年 8 月 7 日发表的《美国心脏病学会基金会（ACCF）/美国心脏协会（AHA）2007 年非 ST 段抬高急性冠状动脉综合征治疗指南》和 2011 年 5 月 3 日发表的《2011 年 ACCF/AHA 不稳定型心绞痛/非 ST 段抬高心肌梗死治疗指南重点修订》重新编写而成，旨在帮助心血管专科医师和非专科医师对这类症状急性发作的患者做出适当的评估与治疗。

《非 ST 段抬高急性冠状动脉综合征治疗指南（ACCF/AHA 2011 年修订版）》的核心内容主要有：

就诊后应当尽快给予患者阿司匹林，如果能够耐受，继续给予同样剂量；

应首先根据一系列无创检查（例如负荷试验、心电图或心脏核素检查）来确定治疗策略；

所有患者采用风险评分来确定患者的风险状态。应用肌钙蛋白生化标志物来反映心脏损伤，应用脑钠肽作为心脏风险分层的工具；

将患者分为高危组和低危组，建议在不稳定的高危患者采用早期有创策略，而对于稳定的低危患者首先采用保守策略，包括负荷试验、心电图或心脏核素检查。

对于有顽固性心绞痛或血流动力学或电不稳定（没有严重合并性疾病或手术禁忌症）的患者，有早期有创策略（即诊断性血管造影加上可能试行血管重建治疗）的指征；

对于开始选择保守策略并且随后没有出现提示需要施行诊断性血管造影的表现（再次出现症状/缺血、心力衰竭或严重心律失常）的患者，应当完成负荷试验并评估左心室射血分数；

对于计划施行经皮冠状动脉介入治疗（PCI）的患者，建议给予负荷剂量噻吩并吡啶；对于接受 PCI 的患者，应当给予氯吡格雷 75 mg/d 或普拉格雷 10 mg/d 至少 12 个月；

对于计划并可以延迟施行外科冠状动脉搭桥术（CABG）同时在应用噻吩并吡啶的患者，建议停用该药，逆转其抗血小板作用。在应用氯吡格雷的患者至少停用 5 天，在应用普拉格雷的患者至少停用 7 天，除非需要血管重建和（或）应用噻吩并吡啶的净获益大于严重出血的潜在风险；

有无糖尿病应当不影响非 ST 段抬高急性冠状动脉综合征急性期的药物治疗和决定是否施行负荷试验、血管造影和血管重建治疗；

对于合并多支血管病变的严重糖尿病患者，应用乳内动脉施行 CABG 的获益可能优于 PCI；

应当评估肌酐清除率，并且依据具体药物药代动力学资料，调整经肾脏代谢药物的剂量；

强调应用血管紧张素转换酶抑制剂保护心肌，并且应用醛固酮拮抗剂；

强调强化降血压和调脂治疗的重要性。强化降脂治疗和控制血压，强调急性冠状动脉综合征患者的血脂和血压一定要达标。LDL（“坏”胆固醇）应当＜100mg/dL，理想达到 70mg/dL。血压应当＜140/90mmHg，合并糖尿病或慢性肾病的患者应当＜130/80mmHg；

在患者住院期间停用非类固醇抗炎药物；绝经后女性停用激

素替代治疗；

再次强调戒烟的重要性；

强调二级预防，所有患者出院后应当继续降低再次发生心脏事件的风险；

对于负责治疗的临床医师和医院，可能要参与标准化的治疗质量数据注册，追踪和评估结果、并发症和对非ST段抬高急性冠状动脉综合征循证治疗路径和质量改善的依从性。

毋庸置疑，该指南全面反映了现代治疗非ST段抬高急性冠状动脉综合征患者的最新进展，为涉及非ST段抬高急性冠状动脉综合征患者诊断与治疗临床实践的心血管专科医师和非专科医师提供了一个指导原则。

本指南的编译工作是在很短时间内完成的，错误在所难免，敬请各位读者赐教。

颜红兵，MD，PhD，FACC
杨艳敏，MD，PhD
袁晋青，MD，PhD
杨跃进，MD，PhD，FACC
于国家心血管病中心
中国医学科学院阜外心血管病医院

2011年7月26日

序

对于疾病的处理或预防，医务人员在严格评估诊断性操作和治疗中起着重要作用。对现有资料记载有关这些操作与治疗的相对益处和风险性做出严格和专门的分析，可以制订有帮助的指南，后者通过将资源重点放在最有效的方案上来提高医疗的有效性，使患者得到最佳转归并且有效使用医疗经费。

1980 年以来，美国心脏病学会基金会（American College of Cardiology Foundation，ACCF）/美国心脏协会（American Heart Association，AHA）一直在联合编制这些心血管疾病领域里的指南。正是由 ACCF/AHA 实用指南工作组来制订和修订有关重要心血管疾病与操作的实用指南。

从这两个组织挑选出有关问题的专家，审查有关的资料并且写出指南。这一过程还包括其他医学专业团体的代表。写作组特别负责地完成文献复习、权衡支持或反对某一特殊治疗或操作证据的力度，包括评估已有资料的预期结果。对患者特殊的影响因素、合并疾病、可能影响选择特殊检查和受治患者的态度，连同随访频率和有效花费一并考虑。可能时还会考虑有关费用研究的资料。但是，复习有关有效性和临床结果的资料，是在本指南中提出有关建议的基础。

制订临床实用指南的主要挑战是与作为制订指南建议的大量新的资料保持同步。为此，ACCF/AHA 实用指南工作组对于受到新的资料或意见影响的现有指南建议进行了“重点”更新。在启动这种重点更新之前，完成更新和修改现有指南需要长达 3 年的时间。然而，目前以一种更迅速的方式审核新证据，更有效地反映那些应当对患者结果和治疗质量产生重要影响的重大科学和治疗趋势。每年至少将两次评估证据，并且在严格遵守过去 20 多年 ACCF 和 AHA 制订的方法学，根据需要尽快完成更新。

本修订版指南的建议反映了经过认真审核主要新的临床试验的专家共识，一致认为这些临床试验与相关的患者群密切相关，并且其他的资料可以影响患者的治疗。本修订版并不打算全面复习上一版指南发表以来的所有文献，作为新资料入选的标准包括：

- 同行认可的杂志发表的文章；
- 大规模随机安慰剂对照试验；
- 非随机资料但是可能对现有安全性和有效性产生影响；
- 研究的方法学和结果的力度与不足；
- 其他可能影响现有结果的研究；
- 对现有和（或）可能需要制订的新的评价标准产生影响；
- 来自医疗界、重要的相关机构和与企业或与其他潜在利益无关的人或机构对审核和修订的要求和需求；
- 显示一致结果既往试验的数目；
- 需要与新指南或指南修订版保持一致。

在分析资料、提出建议和支持建议的依据过程中，本重点修订版编写委员会采用本工作组制订的曾在别处介绍过的循证方法学[1]。

本委员会对支持现有建议的证据进行了审核和排位，如果资料来自多个随机临床试验或荟萃分析，则排位为 A 级。如果资料来自单个随机试验或非随机研究，本委员会则将现有证据排位为 B 级。如果建议的主要来源为专家共识、病例研究或标准治疗，则将证据排位为 C 级。在本指南相对有限的篇幅中，一般按制订的年代顺序来展现证据。只要可能，将研究分为观察性研究、回顾性研究、前瞻性研究或随机性研究。对于某些目前没有充分资料的特殊情况，根据专家共识和临床经验提出建议，并且排位为 C 级。例如应用青霉素治疗葡萄球菌性肺炎并没有任何随机试验支持，并且是根据临床经验进行治疗。C 级建议得到临床历史资料支持时，尽可能引用适当的文献（包括临床综述）。资料极少时，本编写委员会调查临床医师目前的实践是 C 级建议的基础并且没有文献可以引用。表 1 小结了建议分类和证据级别的制定原则，并且解释了分级系统是如何评估治疗效果的强度和肯定性的。对 ACCF/AHA 方法学的新补充是专门提出Ⅲ类建议，说明该建议肯定对患者“无益”或“有害”。此外，鉴于比较有效性的研究数量不断增加，只是补充了应用于编写一些比较一种治疗策略与另一种Ⅰ类和Ⅱa 类（A 级或 B 级）治疗策略有效性建议的专用术语。

本工作组尽可能避免编写委员会成员与企业或个人之间实际存在或潜在的利益冲突。为此，特别要求编写委员会所有成员以及本指南审查成员对与企业之间在开始编写本指南过去 12 个月期间已经或可能存在的利益问题，提出书面声明。还鼓励编写委员会成员说明过去与指南制订有关企业之间的关系。

为了响应新近修改并且得到 ACCF/AHA 批准的与企业关系的政策，还要求编写委员会主席和大多数委员（50%）与相关企业没有利益上的关系。所有指南建议均要求所有编写人员进行信任投票，并且必须得到所有成员投票一致通过。如果编写委员会的某一位成员在制订指南过程中与企业产生了新的关系，则要求该成员向编写委员会报告。由原工作组审查这些声明，并且在每

表 1　治疗建议分类和证据级别——“疗效分级”

		I 类	IIa 类	IIb 类	III 类
精确评估疗效		• 益处>>>危险 • 操作或治疗应完成或施行	• 益处>>危险 • 需要对焦点问题进一步研究；有理由完成或施行治疗	• 益处≥危险 • 客观上需进一步研究；进一步临床注册资料将很有帮助 • 操作或治疗应考虑	• 危险≥益处 • 无需进一步研究 • 操作或治疗不应执行或施行，因为没有帮助甚至有害
	级别 A 多组（3～5）人群危险分层评估 治疗方向和疗效的总体一致性	• 操作或治疗有用或有效 • 有来自多中心随机试验或荟萃分析的充分证据	• 操作或治疗有用或有效 • 有来自多中心随机试验或荟萃分析的一些相反证据	• 作用或疗效不确定 • 有更多来自多中心随机试验或荟萃分析的与之相矛盾证据	• 操作或治疗无益或无效甚至有害 • 有来自于多个随机试验或荟萃分析的充足证据
	级别 B 较小组（2～3）人群危险分层评估	• 操作或治疗有用或有效 • 有来自单个随机试验或非随机试验的有限证据	• 操作或治疗或许有用或有效 • 有来自单个的随机试验或非随机研究的一些相反证据	• 作用或疗效不确定 • 有更多来自单个随机试验或非随机研究的与之相矛盾证据	• 操作或治疗无益或无效甚至有害 • 有来自单个的随机试验或非随机研究的有限证据
	级别 C 更小组（1～2）人群危险分层评估	• 操作或治疗有用或有效 • 只有专家的观点、个案研究或者常规治疗经验	• 操作或治疗有用或有效 • 只有存在分歧的专家意见、个案研究或者常规治疗经验	• 作用或疗效不确定 • 只有有分歧的专家意见、个案研究或者治疗经验	• 操作或治疗无用或无效甚至有害 • 只有专家意见、个案研究或者常规治疗经验

次会议上向编写委员会所有成员口头报告，必要时由编写委员会进行更新和审查。请参阅有关 ACCF/AHA 指南编写委员会与企业关系政策进一步说明的方法学手册[1]，ACC 和 AHA 有关网址：http: //www.acc.org/qualityandscience/clinical/manual/manual% 5Fi.htm and http: //www.circ.ahajournals. org/manual/。编写委员会的工作得到了 ACCF 和 AHA 的大力非商业性支持。编写人员志愿参与了编写工作。

ACCF/AHA 实用指南针对北美地区的患者人群和医务人员。因此，目前在北美地区还没有的药物尽管在正文中进行了讨论，但是没有特别列出相应的建议。对于在北美以外地区完成的大宗病例研究，编写委员会均一一审核在不同的实践模式和不同的患者人群对治疗效果的潜在影响，以及与 ACCF/AHA 目标人群的相关性，确定根据这些结果是否应当提出专门建议。

该实用指南旨在通过介绍已广泛接受的特殊疾病诊断、处理或预防方法，来帮助医务人员做出临床决策。临床决策必须考虑到提供医疗所在地区的专业技能质量和可能性。指南试图确定满足多数情况下多数患者需要的实践。本指南的建议反映了专家们在审核了现有的科学证据之后达成的共识，旨在提高患者的医疗质量。

患者遵循医嘱并且同意医疗方案和改善生活方式是治疗的一个重要方面。根据本指南建议制订的治疗方案只有应用于遵循该方案的患者才可能有效。缺乏患者的理解和依从，可能对治疗结果产生相反的结果。因此，医务人员应当努力让患者参与制订医疗方案和生活方式。

如果将本指南作为法规或付费决策的基础，其最终目标是医疗质量和为患者的最大利益服务。有关某一患者医疗的最终判断，必须由医师和患者考虑患者具体情况后做出。有些情形可以与本指南不同。

本修订版以指南全文更新的形式发表在《美国心脏学学会杂志》和《循环》杂志上[2]，并且张贴在 ACC（www.acc. org）和

AHA（www.american heart.org）的网页上。指南全文修订版以电子版在线形式发表在 2011 年 5 月 3 日出版的《美国心脏学学会杂志》和《循环》杂志上。

2007 年版指南工作组组长
Sidney C. Smith，Jr，MD，FACC，FAHA
2011 年版指南工作组组长
Alice K. Jacobs，MD，FACC，FAHA

目 录

1 引 言

1.1 方法学与证据审阅

由本指南编写组和原工作组以及那些认为可能影响指南建议的试验和重要数据的专家，对 ACC、AHA 和欧洲心脏学会 2008 年和 2009 年科学年会发表的新的临床试验以及其他截止 2010 年 4 月底之前的重要资料进行了审阅。根据上述标准与考虑，认为其他新近的试验数据和临床信息的重要性足以需要对《ACC/AHA 2007 年不稳定型心绞痛/非 ST 段抬高心肌梗死治疗指南》[2]进行重点修订。

为了提供给临床医师一套全面的资料，必要时，本指南会提供绝对风险差异和需要治疗或损害的例数以及可信区间和治疗相对效果的数据，例如比数比、相对风险、风险比或发病率比。

1.2 委员会的组成

为了对 2007 年版指南进行修订，邀请 2007 年版指南编写委员会所有成员参加 2011 年重点修订版编写委员会，并且要求所有成员澄清与企业的关系。本编写委员会包括来自 ACCF、AHA、美国家庭医师学会、美国急诊医师学会、美国医师学会、心血管造影和介入治疗学会和胸外科医师学会的代表。

1.3 指南审阅与批准

本指南得到下述人员的审阅：ACCF 和 AHA 分别任命的 2 位审阅人，分别来自美国家庭医师学会、美国急诊医师学会、美国医师学会、心血管造影和介入治疗学会和胸外科医师学会的 1～2 位审阅人，以及 25 位独立审阅人（包括 ACCF 介入治疗学组和 ACCF 外科学组的成员）。

本指南得到 ACCF 和 AHA 管理层的批准出版，并且得到美国急诊医师学会、心血管造影和介入治疗学会和胸外科医师学会的支持。

1.4 本指南的目的

本指南阐述了不稳定型心绞痛患者的诊断与治疗，以及与非 ST 段抬高心肌梗死密切相关的问题。这些危及生命的疾患，是美国急诊医疗和住院的一个主要原因。仅在 2004 年，美国国家卫生统计中心就报道了将急性冠状动脉综合征作为第一或第二诊断的住院患者达 1 565 000 例次，其中不稳定型心绞痛为 669 000 例次，心肌梗死为 896 000 例次[3]。首次心脏病发作的平均年龄男性为 65.8 岁，女性为 70.4 岁，所有年龄组的急性冠状动脉综合征患者中，43%为女性。2003 年，在美国有 4 497 000 人次以心血管疾病作为第一诊断到急诊科就诊[3]。冠心病的这种高发生率状况，使得许多并不是心血管专科医师的医务人员在治疗其他疾病过程中会遇到急性冠状动脉综合征，尤其是在门诊和急诊科。本指南旨在帮助心血管专科医师和非专科医师对这类症状急性发作的患者做出适当的评估与治疗。这些临床实用指南还对这类患者的住院治疗和门诊治疗提出了建议与支持证据。本指南所建议的诊断方针与治疗策略，得到了目前最有力证据和专家的支持。审慎并且适时做出临床判断后应用这些原则，可以减少但不是消除急性冠状动脉综合征患者发生心脏损害与死亡的风险。

1.5 急性冠状动脉综合征概述

1.5.1 定义

急性冠状动脉综合征是一种临床综合征。通常（但并非总是）由于冠心病所致，并且可以增加心性死亡和心肌梗死的风险。急性冠状动脉综合征中，非 ST 段抬高急性冠状动脉综合征定义为心电图上 ST 段压低或明显的 T 波倒置和（或）坏死标志物阳性，没有 ST 段抬高，但是有相应的临床表现（胸部不适或心绞痛）（表 2，图 1）。冠状动脉造影和血管镜研究的结果揭示，急性冠状动脉综合征常常是由于粥样硬化粥块破裂，进而引发一系列导致冠状动脉血流减少的病理过程所致。许多在急性冠状动脉综合征期间死亡的患者，的确是由于猝死或发生（或复发）急性心肌梗死所致。对这些患者做出正确的诊断与适当的处理，必须在有初次临床表现时获得有关资料。威胁生命的急性冠状动脉综合征患者的临床表现，常常与后来发现证实没有冠心病患者的表现重叠。而且，有些类型的心肌梗死在其初发阶段，不能与不稳定型心绞痛鉴别。

“急性冠状动脉综合征”是指急性心肌缺血引起的一组临床症状（图 1），它包括急性心肌梗死（ST 段抬高与压低，Q 波与非 Q 波）和不稳定型心绞痛。本指南重点阐述该综合征的 2 个部分：不稳定型心绞痛和非 ST 段抬高心肌梗死，即非 ST 段抬高急性冠状动脉综合征。临床实践中，往往首先由辅助人员，例如急诊科医疗技术人员和分诊护士在检查过程的早期做出“可能是急性冠状动脉综合征”的判断。全国心脏病发作警戒计划[4]总结出临床评估初期诊断急性冠状动脉综合征所需要的临床资料（表 2）。这种早期诊断以便临床处理的含义，是将可能患急性冠状动脉综合征的患者置于能进行连续心电图监测和电复律的观察室，并且能够在 10 min 内迅速完成 12 导联心电图检查同时做出明确诊断。早期评估中最为重要的是识别应当立即进行再灌注治疗的 ST 段抬高心肌梗死患者，识别其他潜在的可能导致患者猝死的原因，例如主动脉夹层。

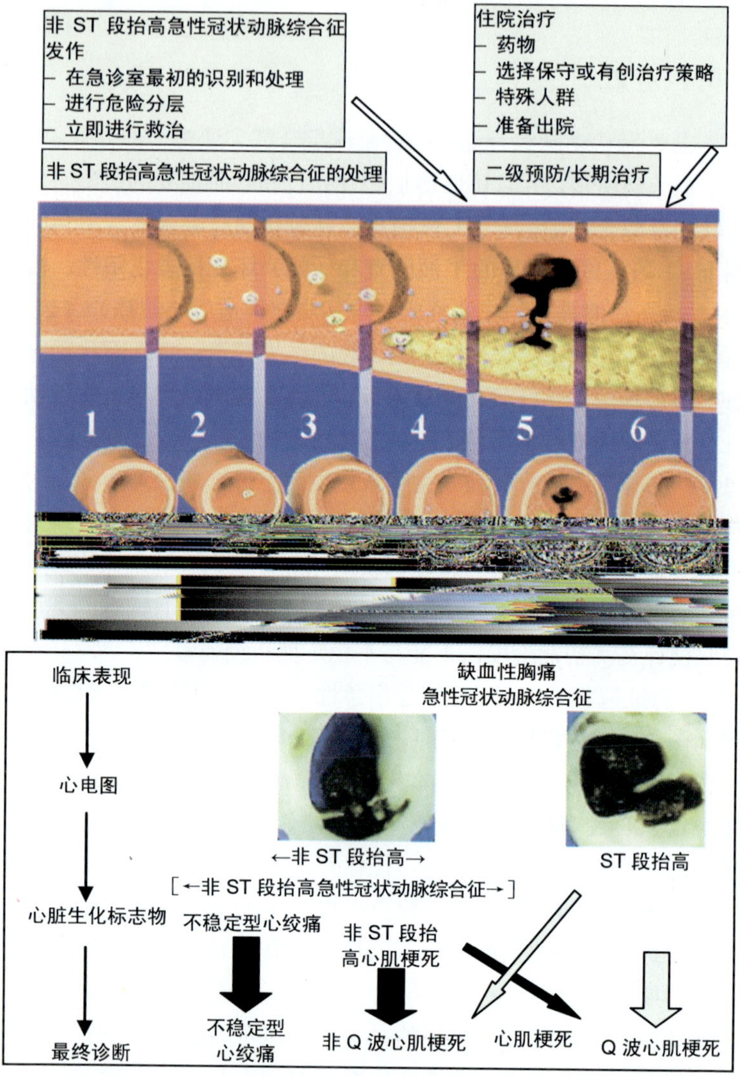

图 1　急性冠状动脉综合征

上图显示了非 ST 段抬高急性冠状动脉综合征从斑块形成，发病到并发症的各个阶段，和相应的每个阶段的治疗原则。沿动脉纵轴的示意图描绘出动脉粥样硬化从（1）正常动脉，到（2）病变初始阶段，内膜细胞外脂质的沉积，到（3）纤维脂质阶段，到（4）病变进展阶段，释放促凝血物质并且纤维帽变薄。（5）一旦易损或高危斑块的纤维帽破裂，便会进展为急性冠状动脉综合征（ACS）；斑块破裂会促进血栓形成。（6）胶原聚集、平滑肌细胞生长，随后血栓开始被吸收。易损或高危斑块破裂的时候，由于病变处的冠状动脉内的血流减少，患者会感觉到缺血所引起的不适感。血流的减少可能是由于血栓完全性（下半部分右半部分）或次全性（下图左半部分）的阻塞所引起。伴有缺血性不适患者的心电图可能表现出或不表现出ST短的抬高。在ST短抬高的患者中，大多数（白色粗箭头）最终会进展成为Q波心肌梗死（QwMI），而另外一部分患者（白色细箭头）会进展为非Q波心肌梗死（NQMI）。不伴有ST段抬高的患者有可能发展为不稳定心绞痛（UA）或者非 ST 段抬高心肌梗死（NSTEMI）（黑色粗箭头），区别二者要凭借血清心脏生化标志物如 CK－MB 或肌钙蛋白升高与否加以判断。大多数非ST段抬高心肌梗死（NSTEMI）患者的心电图表现为Q波心肌梗死，少部分则会变为Q波心肌梗死。在临床上，不稳定型心绞痛、非ST段抬高心肌梗死和ST 段抬高心肌梗死统称为急性冠状动脉综合征。本不稳定型心绞痛/非 ST 段抬高心肌梗死（UA/NSTEMI）指南，包括不稳定型心绞痛/非 ST 段抬高心肌梗死（UA/NSTEMI）发病前、发病时和院内期间的治疗。二级预防和长期的治疗计划从住院治疗的早期便已开始进行。

表 2 急诊科挂号人员或分诊护士识别急性冠状动脉综合征患者的指南

挂号人员/分诊台工作人员

有下列主诉的患者要求分诊护士对其即刻评估，并且应该为进一步评估而分类：

- 胸痛、压迫感、透不过气或沉重感；疼痛向颈部、下颌、肩膀、后背，或一侧或双侧胳膊放射
- 消化不良或“烧心”；与胸部不适相关的消化恶心和（或）呕吐
- 持续气促
- 虚弱、头晕、眼花、意识丧失

分诊护士

有下列症状、体征的患者要求分诊护士对其即刻评估以确定是否进入急性冠状动脉综合征处理流程：

- 非创伤性胸痛或严重的上腹部不适，有心肌缺血或心肌梗死的典型要素：
  ◎中央/胸骨后压迫感或压榨性胸痛
  ◎压迫感、憋气、沉重感、紧箍感、烧灼感，痛感
  ◎无法解释的消化不良、嗳气、上腹疼痛
  ◎向颈部、下颌、肩膀、后背，或一侧或双侧胳膊放射的疼痛
- 相关的呼吸困难

- 相关的恶心和/或呕吐
- 相关的出汗

如果出现这些症状，行静态心电图。

医疗史

分诊护士应采集简短、有针对性的发病史，并对下述现病史和既往史进行评估：

- 冠状动脉搭桥术（CABG）、经皮冠状动脉介入治疗（PCI）、冠心病（CAD），劳力性心绞痛或心肌梗死
- 硝酸甘油用以缓解胸部不适
- 危险因素，包括吸烟、高脂血症、高血压、糖尿病、家族史和可卡因或麻黄碱的使用
- 规律和目前药物使用

简短的病史询问切不可延迟急性冠状动脉综合征的处理流程。

特殊考虑

女性可能比男性更频繁地出现不典型胸痛和症状。

糖尿病患者可能因为自主神经功能紊乱而出现不典型表现。

年老患者可能出现不典型症状，比如全身虚弱、卒中、晕厥或精神状态改变。

诊断为 ST 段抬高心肌梗死的患者不适合根据本指南制定的处理方法，而应当根据《ACC/AHA ST 段抬高心肌梗死治疗指南》[5,6]进行治疗。同样，心电图表现为单纯后壁心肌梗死可以误诊为非 ST 段抬高心肌梗死，其处理属于 ACC/AHA ST 段抬高心肌梗死治疗指南》[5]的范畴。对于手术后心肌损害并且有磷酸肌酸激酶（creatine phosphokinase）MB 同功酶（CK-MB）升高患者的处理，也不在此述及。对于心肌梗死并有明确缺血性心电图改变但是不适合急诊再灌注治疗的患者，应当按不稳定型心绞痛患者进行诊断与处理。其他开始诊断为急性冠状动脉综合征的患者，还包括开始临床表现类似于急性冠状动脉综合征但是临床最终证实并非心脏原因所致的患者。因此，对最初评估做出结论时（通常是在急诊科，有时是在住院最初的数小时内），每一个患者均应有一个临时诊断：（1）急性冠状动脉综合征（图 1），依次分类为：①ST 段抬高心肌梗死，此时应当考虑立即实施再灌注治疗——静

脉溶栓或经皮冠状动脉介入治疗（percutaneous coronary intervention，PCI），②非 ST 段抬高心肌梗死，③不稳定型心绞痛（明确、较明确或可能）；（2）非急性冠状动脉综合征的心血管疾病（例如急性心包炎）；（3）非心性原因的特殊疾病（例如继发于食道痉挛的胸痛）；（4）非心性但原因未明。此外，初步评估还应当用于确定风险性和治疗危及生命的事件。

本指南认为，急性冠状动脉综合征是病因和临床表现相似但是严重程度不同的密切相关的情况，其主要不同表现在缺血是否严重到有足够量的心肌损害，以至于能够检测到心肌损害的标志物——肌钙蛋白 I、肌钙蛋白 T 或 CK-MB。一旦确定没有心肌坏死的标志物释放（至少间隔 6 h 以上采集 2 次以上血标本，正常人群参考界限的 99 百分位）[7]，就可以将急性冠状动脉综合征患者诊断为不稳定型心绞痛。而标志物浓度超过正常范围时，则诊断非 ST 段抬高心肌梗死。缺血性胸痛症状发作后数小时，可以在血液中检测到心肌损伤的标志物，借此可以鉴别不稳定型心绞痛（血液中检测不到标志物，心电图呈一过性缺血性变化）与非 ST 段抬高心肌梗死（生化标志物增高）。因此，光靠临床表现不能鉴别不稳定型心绞痛与非 ST 段抬高心肌梗死患者，因而本指南将两者一并讨论。

1.5.2 急性冠状动脉综合征的发病机理

急性冠状动脉综合征的特征是心肌供氧与需氧之间平衡失调。它们不像肺炎双球菌肺炎，不是特异性疾病，而是类似于高血压病的一个综合征。已经发现几种原因不能除外[8]（表 3）。

心肌供氧减少是导致供求失衡的主要原因，而下述第 5 种机制则是由于心肌供氧受限而耗氧增加导致供求失衡所致：

- 急性冠状动脉综合征的最常见原因是心肌血流灌注减少，这是由于粥样硬化斑块撕裂发生的非阻塞性血栓导致冠状动脉狭窄所致。血小板聚集和撕裂斑块碎片导致的微血管栓塞，使得许多患者的心肌标志物释放。存在广泛侧枝血供时，阻塞性血栓/斑块也可以导致该综合征。

表 3 非 ST 段抬高急性冠状动脉综合征病因

血栓形成或血栓栓塞，常发生于不稳定或溃疡斑块
阻塞性血栓形成，通常形成侧枝血管
在原有斑块基础上次全阻塞性血栓形成
斑块上血栓脱落造成远端微血管血栓栓塞
斑块糜烂造成的血栓栓塞
非斑块相关的冠状动脉血栓栓塞
心外膜和/或微血管的动力性阻塞（冠状动脉痉挛或收缩）
进行性机械性冠状动脉血流阻塞
冠状动脉炎症
继发性不稳定型心绞痛
冠状动脉解剖异常

• 粥样硬化斑块撕裂的最常见分子和细胞病理生理学机制是动脉炎症，可以由非感染（即氧化脂质）、可能还有感染刺激所致，结果斑块膨胀和不稳定、撕裂、侵蚀和血栓形成。位于斑块边缘活化的巨噬细胞和 T 淋巴细胞可以增加酶的表达（例如金属蛋白酶），结果斑块变薄和撕裂，然后导致急性冠状动脉综合征。

• 动力性阻塞的不常见原因，可以是由于冠状动脉某一段局灶性强烈痉挛所致（Prinzmetal 心绞痛）（参阅 6.7 节）。这种局限性痉挛是由于血管平滑肌过高收缩和（或）内皮细胞功能紊乱所致。阻塞性或不稳定斑块头端可以出现大血管痉挛，导致“混合型”心绞痛或急性冠状动脉综合征。冠状动脉动力性阻塞也可以由于弥漫性微血管功能紊乱所致，例如内皮功能紊乱或心肌内膜的阻力血管异常收缩。冠状动脉痉挛还可能是可卡因导致的急性冠状动脉综合征的主要机制。

• 不稳定型心绞痛的第 3 种原因是冠状动脉严重狭窄但是没

有痉挛或血栓，见于某些进展性动脉粥样硬化的患者或 PCI 后再狭窄的患者。

• 急性冠状动脉综合征的第 4 种原因是冠状动脉夹层（即围产期妇女发生急性冠状动脉综合征的一个原因）。

• 第 5 种原因是继发性不稳定型心绞痛，此时外源性诱发因素影响冠状动脉血管床。这些患者通常（但并非总是）存在冠状动脉粥样硬化性狭窄，结果心肌血流灌注受限，通常表现为慢性稳定型心绞痛。继发性不稳定型心绞痛通常有下述因素参与：（1）心肌需氧增加，例如发热、心动过速和甲状腺机能亢进；（2）冠状动脉血流减少，例如低血压；（3）心肌氧释放减少，例如贫血或低氧血症。

实际上，急性冠状动脉综合征的这 5 种原因相互关联。

1.5.3 急性冠状动脉综合征的表现

不稳定型心绞痛主要有三大表现：（1）静息性心绞痛（心绞痛出现在患者休息状态时）；（2）新发（<2 个月）的严重心绞痛；（3）恶化性心绞痛，表现为强度增加、持续时间延长和（或）发作频率增加（表 4）[9]。诊断不稳定型心绞痛的标准是根据心绞痛的持续时间和强度，按照加拿大心血管病学会（Canadian Cardiovascular Society，CCS）分类方法（表 5）[10]进行分类。非 ST 段抬高心肌梗死一般表现为静息型心绞痛发作时间更长、强度更剧烈。

表 4　不稳定心绞痛的 3 个主要表现

分类	表现
静息心绞痛	静息时发作心绞痛并且持续，通常>20min
新发心绞痛	新发心绞痛严重程度至少达到 CCS 分级Ⅲ级
恶化性心绞痛	既往曾诊断心绞痛，发作明显频繁，持续时间明显延长，或发作阈值降低（即 CCS 分级增加 1 级以上，至少达到 CCS 分级Ⅲ级）

表 5　根据 CCS 分级进行心绞痛分级

分级	描述
Ⅰ	“日常体力活动不导致心绞痛”，比如行走或爬楼梯。费力、快速或持续用力时引发心绞痛。
Ⅱ	“日常活动轻度受限”。快速行走或爬楼；登高；餐后行走或爬楼；寒冷、大风或精神刺激下；或仅于醒后的数小时内发作心绞痛。于一般条件下常速平地步行 2 个街区以上和爬行多于 1 层楼梯诱发心绞痛。
Ⅲ	“日常体力活动明显受限”。于一般条件下常速平地步行 1～2 个街区和爬行 1 层楼梯诱发心绞痛。
Ⅳ	“无法无症状地进行任何体力活动，静息时可发作心绞痛症状”。

1.6 急性冠状动脉综合征之前和发生时的处理

急性冠状动脉综合征疾病谱可以有变化但是预后可以严重。已经明确发生冠心病和急性冠状动脉综合征的主要危险因素。临床试验已经证实，消除这些危险因素可以复方发生冠心病（一级预防）或降低冠心病患者发生急性冠状动脉综合征的风险（二级预防）。所有医师都应当强调预防，建议患者找基层保健人员进行合理的长期预防措施。除了内科医师和家庭医师以外，心脏科医师在一级（和二级）预防中也起着重要的领导作用。

1.6.1 有发生急性冠状动脉综合征风险患者的识别

Ⅰ类

1. 基层保健人员应当定期（每 3～5 年）评估所有冠心病患者是否存在危险因素及其控制情况（证据级别：C）。

2. 所有具有≥2 个主要危险因素的患者，均应计算 10 年发生无症状冠心病的风险（国家胆固醇教育计划整体风险），确定需要采取一级预防的具体策略[11,12]（证据级别：B）。

3. 应当识别冠心病确诊患者并进行二级预防。有与冠心病风险相当的患者（即其他血管床动脉粥样硬化、糖尿病、慢性肾病或根据 Framingham 公式计算 10 年风险＞20%），应当接受与临床冠心病明确患者同样危险因素强化干预措施（证据级别：A）。

大规模长期流行病学研究已经确立发生冠心病的主要危险因素（例如吸烟、家族史、血脂异常、糖尿病和血压升高）[13,14]。这些危险因素对大多数美国人具有预测意义。适时应用针对这些危险因素的一级和二级预防干预措施才会有效果。从基层保健人员耗费的时间、将其精力从其他方面转移到重大的卫生保健需求和花费上来看，这些预防措施也可能花费巨大，因此将这些预防措施锁定在高危患者才可能获益[15]。因此，基层保健人员识别最可能从一级预防中获益的有风险患者，常规作为所有人卫生保健工作的一部分，非常重要。国家胆固醇教育计划第 3 次报告提供了识别这些患者的指南[13]。而且，本编写委员会支持公共卫生工作应当包括所有有风险的成人，而不仅仅只是基层保健医师监测的那些人。

危险因素≥2 个患者的 10 年和终生风险增加，从一级预防中获益最大，但是所有有单个危险因素者都适合一级预防[14]。在美国，等待患者出现多个危险因素和 10 年风险增高，与冠心病高发生率有关[13,16]。应当通过已经出版[13,17]、互联网[18]查询或供个人电脑或掌中宝[13]使用的几个有效的预后预测工具，计算这类患者的风险。患者的特殊风险水平确定了这些患者能够从预防干预中得到的绝对风险减少程度，并且帮助选择和优化这些干预的措施。例如，降脂治疗和抗高血压治疗的靶水平因患者的基线风险水平而不同。特殊风险的数目也可以作为改善生活方式患者教育的有力工具[19]。

无创影像检测亚临床动脉粥样硬化是一种超越传统危险因素确定方法本身的新的不断进步的方法，用于评估无症状患者的个体风险。新近发表的 AHA 科学文件指出，在经过临床选择的有中度冠心病风险的患者（例如，Framingham10 年评估得分 10%～20% 的患者），可以应用电子束或多排 CT 测量动脉粥样硬化负荷，作出临床风险预测，选择需要强化降脂治疗的患者（IIb 类，证据级别：B）[20]。

1.6.2 降低急性冠状动脉综合征风险的干预措施

大规模研究已经证明在冠心病患者预防发生急性冠状动脉综合征的受益[16,21-24]。应当识别冠心病诊断明确的患者，进行二级预防。有冠心病风险的患者，无论性别如何，都应当接受强化的危险因素干预，进行高危一级预防[25]。糖尿病和周围血管疾病患者发生急性冠状动脉综合征的基线风险与冠心病诊断明确的患者相当，就像有多个危险因素并且应用 Framingham 公式计算 10 年预期风险＞20%的患者[13]。应当将这些患者视为有与冠心病同样的风险，其绝对获益可望与冠心病诊断明确的患者一样。

应当鼓励所有吸烟患者戒烟，并且应当尽可能提供帮助[26]。临床医师提出戒烟建议对于提高戒烟成功率具有重要意义。鼓励戒烟的最有效策略是识别患者愿意戒烟的程度，针对患者的愿意程度和特殊需要提供信息与支持，必要时进行药物治疗[24,27]。药物治疗可以包括尼古丁替代品或减轻脱瘾的药物（例如丁氨苯丙酮）。

瓦伦尼克林是尼古丁乙酰胆碱受体的部分拮抗剂，新近获准应用于戒烟的非尼古丁替代治疗[28-31]。许多患者在成功永久戒烟之前需要尝试数次[32,33]。有关该题目的详细讨论可以参阅《ACC/AHA 慢性稳定型心绞痛治疗指南（2002 年修订版）》[34]。

应当教育并鼓励所有患者长期吃富含可溶解纤维素、蔬菜、水果和五谷杂粮的这些低饱和脂肪、低反式脂肪和低胆固醇的食物。还应当鼓励所有患者参与有规律的有氧训练计划，包括每周数日（最好每日）30～60 min 中等强度的体力活动（例如快步行走）[22,35]。对于需要减轻体重的患者，鼓励采取增加体力活动（例如，60～90 min/d）、控制热量和生活方式这种平衡计划，达到并保持体重指数 18.5～24.9 kg/m^2，女性腰围≥35 英寸，男性腰围≥40 英寸。对于那些除了改善生活方式以外还需要降脂治疗的患者，他汀类药物有良好的循证医学资料支持，应当是主要的药物干预治疗[16]。血脂的控制水平取决于基线风险水平，读者可以进一步参阅国家胆固醇教育计划的报告（http：//www.nhlbi.nih.gov/ guidelines/cholesterol/index. htm）[12,13,36-38]。

应当根据高血压第 7 次全国联合会议的建议[39,40]治疗高血压一级预防患者。特殊治疗建议的依据是高血压水平和患者的其他危险因素。应当鼓励所有患者吃低盐饮食，多吃蔬菜和水果以及低脂饮食，还应当定期参加有氧运动[41-44]。多数患者需要多种药物控制血压，并且应当使用效果明确的药物进行治疗，主要首选噻嗪类利尿剂加上β受体阻滞剂、血管紧张素转换酶抑制剂（angiotensin converting enzyme inhibitors，ACEI）、血管紧张素受体阻滞剂和（或）长效钙通道阻滞剂拮抗[39,45]。首期高血压是不良后果的有力预测因素，尤其是在老年患者，即使舒张压正常，也应当进行治疗[46]。

应当将高糖血症风险（例如代谢综合征）和糖尿病作为风险评估的一部分。糖尿病患者需要改变生活方式和进行药物治疗，使糖化血红蛋白水平＞7%，但要避免低糖血症[22,47,48]。

阿司匹林预防性治疗极少导致出血性并发症，应当应用于风险水平需要干预患者的一级预防。冠心病 10 年风险≥10%的患者最可能受益，与这类患者应当讨论将 75～162mg 阿斯匹林作为一级预防治疗[25,35,49-52]。

1.7 急性冠状动脉综合征的发生

1.7.1 患者自身识别症状

早期识别急性冠状动脉综合征患者的症状或向患者家属了解病情是评估和救命治疗的第一步。虽然许多外行人一般认为胸痛是急性冠状动脉综合征正在发作的一个症状，但是没有意识到其他常见症状，例如胳膊痛、下颌痛、呼吸困难[53]和出汗[54]或类心绞痛，例如呼吸急促或严重疲乏[53,55]。非 ST 段抬高心肌梗死或长时间静息性不稳定型心绞痛（即＞20min）患者平均在症状发作后两小时才会就诊，这种情况在过去10年期间并没有得到改变[55-57]。对 REACT（Rapid Early Action for Coronary Treatment）研究计划的基线分析显示，非西班牙裔黑人、老年患者和仅享受医疗补助的患者延迟时间较长，而享受医疗照顾的患者延迟时间较短（与在私人保险公司投保的患者比较），并且患者由救护车送到医院[55]。迄今评估的大多数研究中，单相或多相校正后的分析显示，与男性相比，女性患者（已经控制了年龄和其他潜在的混杂因素）的就诊时间延长更长[58]。

许多研究已经观察了患者延误因为心脏症状早期就诊的原因[59]。REACT 研究计划重点人群研究[60,61]显示，患者通常应该有心脏病发作的前兆，表现为严重剧烈胸痛，结果确信正在发生意外。这与患者实际反映的症状感受不同，表现为逐渐发生的胸骨中部压迫感，并且相关症状常常加重。由于先兆与实际经历不存在联系，因此这些症状的模糊性导致症状的起源不确定性，结果出现患者和其周围人抱着“等一等、看一看”的态度[59]。其他有关延迟原因的研究显示，患者认为症状是自限性的，应当可以缓解或不严重[62-64]，或者将症状归结到原来就有的慢性疾病，尤其是在合并有多个慢性疾病（例如关节炎）的老年患者；有时认为与常见病（例如流感）有关；担心症状消失导致“一场虚惊”而窘迫；不愿意麻烦别人（例如医疗机构、急救医疗服务）除非“真的病了”[62-64]；对心脏病发作的风险还停留在陈旧的认识水平；对迅速采取行动的重要性、再灌注治疗或呼叫急救医疗服务/911急救电话以确保早期治疗的益处缺乏认识[59]。很明显，女性不会预测自己存在风险[65]。

1.7.2 隐匿性和未被识别的事件

急性冠状动脉综合征患者并非总是表现为胸部不适[66]。Framingham 研究是第一个显示多达半数的心肌梗死患者可以没有临床表现并且被患者认识[67]。Canto 等[68]发现，心肌梗死全国注册研究证实，确诊心肌梗死的 434 877 例患者中，三分之一是因为胸部不适以外的症状到医院就诊。与有胸部不适的心肌梗死患者相比，没有胸部不适的心肌梗死患者更多见于老年、女性、糖尿病和（或）有心力衰竭病史者。没有胸部不适的心肌梗死患者在达到医院之前延误较长（平均 7.9 vs 5.3 h），并且入院时较少诊断为心肌梗死（22.2% vs 50.3%）。这些患者也较少接受溶栓治疗或直接 PCI、阿司匹林、β受体阻滞剂或肝素。隐匿性心肌梗死患者住院死亡增加 2.2 倍（住院死亡率 23.3% vs 9.3%）。不明原因的呼吸困难即使没有心绞痛也是一个特殊的症状，其死亡的风险是心血管评估有典型心绞痛患者的两倍[53]。新近，在心血管评估患者中强调呼吸困难的预后意义。17 991 例进行负荷灌注检查的患者中，自诉呼吸困难是心性死亡率和总体死亡率的独立预测因素，即使没有冠心病既往史的患者，心性猝死的风险增加了 4 倍[53]。

医疗服务机构在评估女性、糖尿病患者、老年患者、不明原因呼吸困难的患者[53]和有心力衰竭或卒中病史的患者、以及主诉胸部不适但已经置入永久起搏器（可以混淆 12 导联心电图上急性冠状动脉综合征表现）的患者时，应当高度拟诊急性冠状动脉综合征[69]。

2 初步评估与处理

2.1 临床评估

由于症状相似并且非 ST 段抬高急性冠状动脉综合征与 ST 段抬高心肌梗死的鉴别诊断需要临床评估，本节将涉及非 ST 段抬高急性冠状动脉综合征与 ST 段抬高心肌梗死）（图 2）诊断前的临床表现。

建议

I 类

1. 不应只是通过电话方式评估可能有急性冠状动脉综合征症状（表 2）的患者，还应当送患者到医疗机构由医师评估并记录 12 导联心电图和测定生化标志物（例如急诊科或其他急救机构）（证据级别：C）。

2. 应当教育有急性冠状动脉综合征症状（胸部不适伴有或不伴有上肢、背部、颈部、下颌或上腹放射性疼痛、呼吸困难、虚弱、出汗、恶心、眩晕）的患者拨打 911 急救电话，并且有急救车而不是亲戚朋友转运到医院（证据级别：B）。

3. 医疗机构应当于冠心病或有冠心病风险的患者及其家属等讨论下述有关急性冠状动脉综合征的问题：

①患者心脏病发作的风险（证据级别：C）；

②识别急性冠状动脉综合征症状的方法（证据级别：C）；

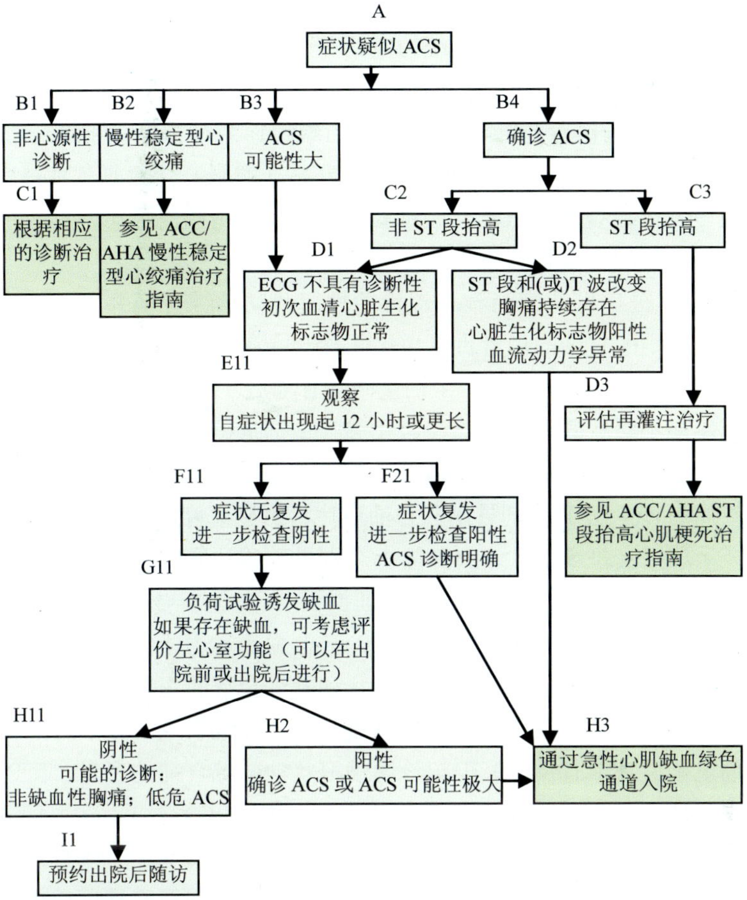

图 2　疑似 ACS 患者评估和处理流程

本流程中的细节可参见文章，每个方框都标有一个编码，用来表示其在流程中的级别，在同一级别中从左向右用数字加以区分。

③建议如果 5 min 后症状没有缓解或加重，尽管感到对这些症状有不确定性并且担心有可能感到窘迫，仍建议呼叫 911 急救电话（证据级别：C）；

④一个对潜在急性心脏事件能够迅速识别和作出反应的计划，包括联系医疗急救系统的电话号码（一般是 911）[70]（证据级别：C）。

4. 院前医疗急救系统机构应当给拟诊急性冠状动脉综合征的胸痛患者使用 162～325mg 阿司匹林（嚼服），除非有禁忌症或患者已经嚼服。虽然有些试验首次剂量使用肠溶阿司匹林，但是非肠溶配方吸收更快（证据级别：C）。

5. 医疗机构应当教育拟诊急性冠状动脉综合征并且已经处方开过硝酸甘油的患者舌下含化 1 个以上剂量的硝酸甘油来应对胸部不适或疼痛。含化 1 个剂量硝酸甘油后 5 min，如果胸部不适或疼痛不缓解甚至加重，在含化另一个剂量硝酸甘油，建议患者或亲朋好友立即拨打 911 联系医疗急救系统。如果慢性稳定型心绞痛患者含化 1 个剂量硝酸甘油后症状明显改善，可以教育患者或亲朋好友每 5 min 一次含化 1 个剂量硝酸甘油后，一共 3 次。如果症状没有缓解，拨打 911（证据级别：C）。

6. 有静息性胸痛时间大于 20 min、血流动力学不稳定或近期有晕厥或前兆晕厥而拟诊急性冠状动脉综合征的患者，应立即送往急诊科。其他症状不严重并且没有上述高危表现（包括对一个剂量硝酸甘油有反应）但拟诊急性冠状动脉综合征的患者，可以先到急诊科或门诊进行快速评估（证据级别：C）。

IIa 类

1. 医疗机构和 911 的调度员最好建议没有阿司匹林过敏史但有急性冠状动脉综合征症状的患者嚼服阿司匹林 162～325mg，同时等待医疗急救系统院前急救人员到达。虽然有些试验首次剂量使用肠溶阿司匹林，但是非肠溶配方吸收更快（证据级别：B）。

2. 医疗机构和 911 的调度员最好建议能够耐受硝酸甘油的患者，每 5 min 一次含化 1 个剂量硝酸甘油后，一共 3 次，同时等待急救车到达（证据级别：C）。

3. 所有医疗急救系统院前人员最好在拟诊急性冠状动脉综合征的胸痛患者现场完成并评估 12 导联心电图，帮助进行风险分层。为此，建议使用带有计算机自动分析报告功能的心电图机（证据级别：B）。

4. 如果 12 导联心电图显示急性损伤或缺血，院前高级生命支持人员最好根据心电图预先确定送诊医院（证据级别：B）。

应当迅速评估拟诊急性冠状动脉综合征的患者，因为初步评估后做出的决定有显著的临床和经济学意义[71]。患者首次与医疗系统联系时，就应当做出决定：在何处进行评估？由国立心、肺和血液研究所发起的“及时行动”媒体宣传活动提供了这种风险分层的患者教育（www.nhlbi.nih.gov/actintime）。这项运动强调：有心脏病发作症状或他人有这些表现的男性和女性应当在≤5 min 呼叫 911[72,73]。宣传材料指出，患者通过了解症状和填写生存计划，可以提高心脏病发作后的生存计划。还建议患者与其医师讨论心脏病发作以及如何减少患者心脏病发作的风险。患者资料有关症状和建议采取的生存行动的免费小册子（英文版[74]和西班牙版[75]）以及填有急诊医疗信息的免费小卡片[76]。针对医疗机构的材料包括患者行动计划表[77]（包括心脏病发作的先兆症状、制订生存计划的步骤、具体填写患者的姓名）、解释患者有关如何寻求早期治疗和躲过心脏病发作一劫的常见问题[78]（包括掌中宝版本[79]）和有关先兆体征的墙报[80]。这些资料在“及时行动”网页上（www.nhlbi.nih.gov/health/public/ heart/mi/core bk.pdf）[73]。

患者首次与医疗机构接触后，必须作出在何处进行评估这一重要决定。医师应当回答两个关键问题：患者的症状是否是急性冠状动脉综合征的表现？如果是，预后如何？回答这两个问题之后，就可以做出一系列的决定：在何处治疗患者？使用何种药物？是否需要施行冠状动脉造影评估？

鉴于许多患者有急性冠状动脉综合征症状、人群分布多样性和症状发作后即刻发生一系列事件，必须有一套初步评估与处理的程序。医疗机构可以通过电话或面对面向患者或其家属了解有关急性冠状动脉综合征的症状与体征。初步评估旨在首先发现即刻危及生命的体征，然后保证患者迅速转运到最佳的医院，根据诊断标准评估特殊不良后果的风险性。

医务人员常常接到患者或其亲朋好友的电话咨询反映其心脏病症状。没有确诊冠心病而出现心源性胸痛，多数并非急诊。更确切地说，这些患者通常只是想证实其并没有患心脏病，或者症状没有风险性。尽管电话咨询可以排除这些症状，但是医务工作者应当告诫有静息时恶化性心绞痛或心绞痛的患者，不能只是进行电话评估，有必要进行体格检查、心电图检查以及抽血检测心脏标志物。

确诊冠心病的患者，包括慢性稳定型心绞痛、或新近心肌梗死、或外科冠状动脉搭桥手术（coronary artery bypass graft，CABG）或 PCI、或因心绞痛症状加重或恶化而与医师联系者，都应立即送到有能力进行急诊再灌注治疗的急诊科。或者是通过拨打电话 911 送入医疗急救系统。但是，近期已做过检查的患者，以及电话咨询过如何变更药物的患者，则属例外。

大多数胸痛急性发作患者，通常也有充裕的时间被转送到能够进行诊疗的医院[81]。一项大样本连续病例的研究显示，拟诊心源性胸痛并且通过救护车转送到急诊科的患者中，三分之一最终诊断为心肌梗死，三分之一为不稳定型心绞痛，还有三分之一为非心源性胸痛。仅 1.5%的患者在到达医院或急诊科前需要进行心肺复苏[82]。

所有医疗机构都要有书面方案，帮助医疗急救系统人员确定将急性冠状动脉综合征拟诊或确诊患者送往何处？需要当地医疗机构（尤其是心脏专科医师和急诊专科医师）积极参与当地医疗急救系统转运这些患者的方案。一般，应当将拟诊急性冠状动脉综合征的患者送到最近最适合的医院，然而，应当将 ST 段抬高心肌梗死诊断明确和（或）有心源性休克的患者尽可能直接送到有施行介入手术和外科手术能力的医院[5]。

开发急性冠状动脉综合征的高效、适时治疗以及需要降低医疗费用，进一步鼓励临床医师迅速采取正确的行动，减少不必要的住院和缩短住院时间。研究者们已经研究了各种诊断工具来避免漏诊心肌梗死或不稳定型心绞痛患者，这些工具包括临床决策流程、心脏生化标志物、序列心电图、心脏超声心动图、心肌灌注成像和多排（例如 64 层）冠状动脉 CT 血管显像。因此设计了最成功的策略来识别心肌梗死患者，并且结合临床情况来筛查不稳定型心绞痛和基础冠心病。多数策略采用心脏生化标志物与短期观察、影响诊断和负荷诱发试验相结合。现在，越来越多的高质量医疗中心采用预案、核对表或绿色通道来筛查拟诊心肌梗死或不稳定型心绞痛的患者[83-95]。无论是医疗机构设置一个胸痛中心，还是有一个多学科标准化处理预案，可能都能够为临床提供高成本效益[96,97]。一项随机试验证实，与标准的没有预案的医疗相比，有预案的决策更加安全、有效和成本效益高[98]。

无论采用何种方法，对于所有因为胸痛或其他提示患者心肌梗死或不稳定型心绞痛症状到急诊科就诊的患者，应当依据所在医院处理胸痛的预案进行优先分诊、评估和治疗。该预案应当包括几种诊断的可能性（图 2）[99]。应当将患者安置在有心脏监护并配备有急诊复苏设备（包括除颤器）的地方。还应当既可记录心电图并由有经验的急诊内科医师评估，目标是在患者到达急诊科 10 min 内完成。如果诊断为 ST 段抬高心肌梗死，则在下一个 10 min 内确定患者是接受溶栓治疗还是直接 PCI[5]。如果急诊内科医师不能明确初步诊断和治疗计划，或者超出了本医院的诊疗预案范围，则建议马上请心脏内科医师会诊。如果患者和旁人能够早期识别症状，迅速与医疗急救系统联系，缩短开始有效治疗的时间，就可以明显降低急性冠状动脉综合征的致残率和死亡率。应当由救护车而不是亲朋好友将有心肌梗死症状的患者转运到医院，因为由救护车转运 ST 段抬高心肌梗死患者到急诊科能够更早开始再灌注治疗[100-103]。此外，如果患者发生心脏骤停，急诊医务人员可以提供挽救生命的干预措施（例如早期心肺复苏和除颤）。大约每 300 例由私家车转运到急诊科的胸痛患者中，就有 1 例在途中发生心脏骤停[104]。

几项研究证实急性冠状动脉综合征患者并不经常拨打 911 电

话且并不是由急救车转运到医院。随访调查美国 20 个社区到急诊科就诊的胸痛患者（因冠状动脉事件入院），结果医疗急救系统的平均使用率为 23%，并且有明显的地域差别（10%～48%）。多数患者是由别人（60%）或自己驱车（16%）前往医院[105]。全国心肌梗死注册登记 2 显示，仅半数（53%）心肌梗死患者由救护车转运到医院[106]。

即使在有关警惕急性冠状动脉综合征表现和需要迅速启动医疗急救系统的公共卫生宣传运动不足的地方，要么医疗急救系统的应用没有增加[55,107-110]，要么医疗急救系统的应用已经增加（作为补救措施）但仍不理想：开展社区宣传活动后，REACT 研究的全部 20 个社区由 20%增加到 33%[61]，明尼苏达州南部从 27%增加到 41%[111]。鉴于患者因急性心脏症状使用医疗急救系统的重要性，医务人员、医疗急救系统、医疗保险机构、医院以及州级和地方制定政策的机构需要制定一个统一的预案，保证有心脏病发作症状的患者能够毫无障碍地与 911 联系，确保得到及时评估和治疗[112]。

作为与患者制订及时识别急性事件并且迅速做出反应计划的一部分，医务人员应当温习使用硝酸甘油应对胸部不适（疼痛）的措施（图 3）。如果以前已经给患者开过硝酸甘油，则建议患者迅速舌下含化 1 片硝酸甘油应对胸部不适（疼痛）。如果舌下含化 1 片硝酸甘油 5 min 后症状不缓解甚至加重，则建议患者拨打 911，联系医疗急救系统。虽然传统上建议患者在呼叫紧急评估之前每间隔 5 min 舌下含化 1 片硝酸甘油共 3 次，但是本编写委员会已经对该建议进行修改，鼓励有急性冠状动脉综合征症状的患者尽早与医疗急救系统联系。在等待救护车的同时，医疗机构或 911 调度员可以指导能够耐受硝酸甘油的患者每间隔 5 min 舌下含化 1 片硝酸甘油共 3 次。已经报道，患者自己使用处方药物（包括硝酸甘油）和非处方药物（例如止痛剂）是导致急性冠状动脉综合征患者（包括有心肌梗死或心绞痛病史）延迟治疗的一个常见原因[62,113]。这些药物的应用率和使用次数与延迟到大医院的时间明显相关[62]。

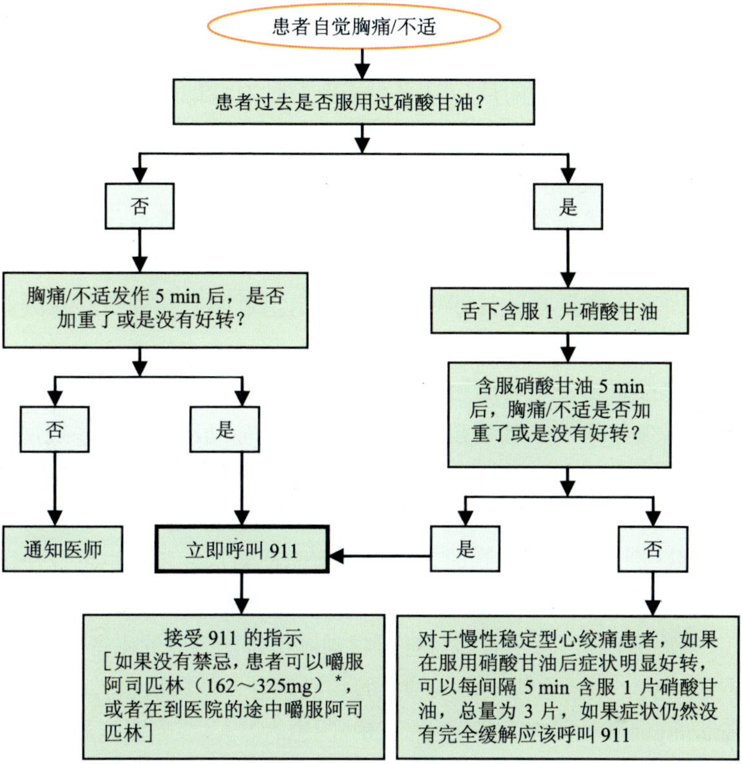

图 3　非创伤性胸痛 / 不适患者应用硝酸甘油和医疗急救系统的说明

如果患者自觉胸痛/不适，并且过去曾经服用过硝酸甘油（右侧流程），建议立即服用 1 片硝酸甘油。如果在含服硝酸甘油后 5 min，胸痛/不适没有好转或是加重，建议立即呼叫 911 联系医疗急救系统。对于慢性稳定性心绞痛患者，如果含服 1 片硝酸甘油后症状明显减轻，建议每间隔 5 min 重复应用硝酸甘油，直到最大量 3 片，如果症状没有完全缓解，则应呼叫 911。如果患者过去没有服用过硝酸甘油（左侧流程），症状发作后 5 min 没有好转或是加重，建议呼叫 911。如果症状发作后 5 min 好转，患者应将本次发作情况通知自己的医师。[对于新发胸部不适有并且没有服用过硝酸甘油的患者，鼓励患者使用他人（例如邻居，朋友，亲属）的硝酸甘油]*尽管一些临床试验应用肠溶阿司匹林作为初始治疗，但是嚼服非肠溶性阿司匹林吸收更快。

应当将亲朋好友包括在讨论对象之列，在患者发生急性冠状动脉综合征症状时强制采取迅速行动[70,114,115]（图 3）。对于已知有频繁心绞痛发作的患者，医师可以考虑患者心绞痛的频度和特征以及对硝酸甘油的反应时间，采取有针对性的措施。许多慢性稳定型心绞痛患者使用 1 片硝酸甘油后胸痛就明显缓解，但是仍可以指导患者或亲朋好友每间隔 5 min 舌下含化 1 片硝酸甘油共 3 次，如果症状完全缓解，也要拨打 911。避免患者自己用药和再次评估症状导致的延迟十分重要。高危冠心病患者的另一个考虑是培训家属掌握心肺复苏和（或）住宅附近配有体外自动除颤器（目前已有公共中使用的商品）。

已经报道，患者服用阿司匹林应对急性症状与延迟呼叫医疗急救系统有关[105]。患者应当重点呼叫 911 启动医疗急救系统，接受急诊医疗调度员的指导，在急救人员还在途中时嚼服阿司匹林（162～325mg），或有急救人员给予阿司匹林，同时将患者转运至医院[116]。另一个选择时，如果没有院前给药，患者也可以使用阿司匹林作为一旦到大医院以后的早期治疗的一部分[114]。

医务工作者应当针对急性冠状动脉综合征高危的患者，重点放在冠心病、周围血管疾病或脑血管疾病患者、糖尿病患者和 10 年 Framingham 冠心病风险评分＞20%的患者[117]。应当强调胸部不适通常并不剧烈，并不像影视作品中所表现的“好莱坞式的新病发作”。医务人员还应当介绍类心绞痛和常见与急性冠状动脉综合征相关的症状（例如呼吸困难、出冷汗、恶心或眩晕），这些可以见于男性和女性[53,118]，并且在老年患者症状更多不典型患者[68]。

2.1.1 急诊科或门诊的表现

对于其他拟诊急性冠状动脉综合征但是症状不严重并且没有上述风险特征的患者，建议首先到急诊科、胸痛门诊或门诊就诊。目前还没有支持这些建议的有力资料，但是这些建议特别实用，因为不同的急性冠状动脉综合征表现需要采用水平的急诊干预治疗，例如静脉溶栓或急诊冠状动脉造影以至于 PCI 或 CABG，或者更进一步的诊断性检查，例如心脏核素检查或冠状动脉 CT 血管显像。症状持续 20 min 以上，应当考虑 ST 段抬高心肌梗死。延误治疗与死亡密切相关[119-121]，因而有必要即刻进行 12 导联心电图检查。对于血流动力学不稳定的患者，应将其送到能够进行介入治疗的医院。对于前兆晕厥或晕厥的患者，主要担心是可能猝死。只要可行，应鼓励急诊转运患者。如果等待专业急诊转运的时间大于 20～30 min，可以使用私人轿车转运。

2.1.2 初步评估时需要回答的问题

初次评估时应当提供有关诊断与预后的信息。为此需同时回答两个问题：

- 急性冠状动脉综合征体征与症状继发于冠心病的可能性有多大（表 6）？

表 6　ACS 患者体征和症状继发于冠心病的可能性

	高度可能性	中度可能性	低度可能性
特征	具备下列中任何一条	无高度可能性的特征，具备下列中任何一条	无高、中度可能性特征，但可能具备下列特征
病史	胸部或左臂疼痛或不适作为主要症状，与既往被证实的心绞痛相似已知冠心病病史，包括心肌梗死	胸部或左臂疼痛或不适作为主要症状年龄＞70 岁男性糖尿病史	可能的心肌缺血症状，无中度可能性的任何特征目前使用可卡因
查体	短暂的二尖瓣返流杂音，低血压，出汗，肺水肿，或啰音	心外血管疾病	心悸诱发的胸部不适
心电图	新发的或短暂的 ST 段改变（1mm 及以上）或胸前多导联 T 波倒置	固定性 Q 波 ST 段压低 0.5～1.0mV 或 T 波倒置＞1.0mm	在 R 波为主波的导联中 T 波低平或倒置＜1mm 心电图正常
心肌标志物	TnI、TnT 或 CK-MB 升高	正常	正常

•临床不良后果的可能性如何（表 7）？令人关心的结果包括死亡、心肌梗死（或复发性心肌梗死）、卒中，心功能衰竭、复发性有症状的心肌缺血和严重心律失常。

表 7　急性冠状动脉综合征患者短期内死亡或非致死性心肌梗死的风险

特征	高风险	中等风险	低风险
	至少存在以下 1 个特征	无高风险特征，但必须存在以下特征之一	无高度或中等风险特征但可能具备下列任一特征
病史	缺血症状在 48 h 内加重	既往心肌梗死、外周或脑血管疾病或 CABG；既往阿司匹林使用史	
疼痛特点	长时间静息性疼痛（>20 min）	长时间（>20 min）静息性心绞痛目前缓解，中或高度患 CAD 可能静息性心绞痛（>20 min）或通过休息/舌下含服硝酸甘油缓解夜间发作的心绞痛近 2 周新发作或恶化的 CCSⅢ或Ⅳ级心绞痛，没有长时间（>20 min）的静息痛，但是有中或高度冠状动脉疾病可能	心绞痛发作频繁而严重，或持续时间延长较低阈值诱发心绞痛 2 周至 2 个月内新发心绞痛
临床表现	肺水肿，高度怀疑与缺血有关新发或恶化的二尖瓣返流杂音 S_3 或新发/恶化的啰音低血压、心动过缓/速年龄>75 岁	年龄>70 岁	
心电图	静息性心绞痛伴 ST 段变化>0.5 mm 新发或疑似新发的束支传导阻滞持续的室性心动过速	T 波改变多组导联（前壁、下壁、侧壁）病理性 Q 波或静息时 ST 段压低<1 mm	心电图正常或无变化
心肌标志物	TnI、TnT 或 CK-MB 升高（如 TnT 或 TnI >0.1ng/ml）	TnI、TnT 或 CK-MB 轻度升高（如 TnT>0.01 ng/ml 但<0.1ng/ml）	正常

大多数情况下，回答这些问题之后就可以判断出可能性。因此，反映急性冠状动脉综合征体征和症状的可能性，也就代表了患者患冠心病的可能性。同样，预后与急性缺血症状相关。然而，在可能有急性冠状动脉综合征症状的患者，冠心病的传统危险因素不如症状、心电图表现和心脏生化标志物重要。因此，在确定某一具体患者是应当入院治疗急性冠状动脉综合征时，并不需要过多考虑是否存在这些传统危险因素。

2.2 早期风险分层

早期风险分层的建议

I 类

1. 在所有胸部不适或其他症状提示急性冠状动脉综合征的患者，临床上应迅速确定阻塞性冠心病的可能性：高、中、低，并且在患者处理中应予以考虑（证据级别：C）。

2. 在胸痛或其他缺血症状患者应进行发生心血管事件（即死亡或再次心肌梗死）的早期风险分层，重点在心绞痛症状、体检所见、心电图所见和心脏损伤的生化标志物，并且在患者处理中应考虑这些结果（证据级别：C）。

3. 所有胸部不适或其他症状提示急性冠状动脉综合征的患者到达急诊科后应当尽快（目标＜10 min）做 12 导联心电图，并且由有经验的急诊专科医师判读（证据级别：B）。

4. 如果首份心电图没有诊断意义但是患者仍然有症状并且临床高度拟诊急性冠状动脉综合征，则应当连续做心电图检查（每 15～30 min 检查一次），发现 ST 段抬高或压低。（证据级别：B）

5. 所有胸部不适提示急性冠状动脉综合征的患者均应检测心脏生化标志物（证据级别：B）。

6. 心脏特异的肌钙蛋白是有限的标志物，只要可能，所有胸部不适提示急性冠状动脉综合征的患者均应检测心脏肌钙蛋白（证据级别：B）。

7. 急性冠状动脉综合征症状发作 6 h 内心脏生化标志物阴性

的患者，应当在症状发作后 8～12 h 再次检测生化标志物（监测血清标志物的准确时间应当考虑到症状发作的不确定性、所在机构检测方法的敏感性和准确度，以及所监测标志物释放的动力学特性（证据级别：B）。

8. 拟诊急性冠状动脉综合征患者的初始评估应当包括考虑发生不能解释症状的非冠状动脉原因（证据级别：C）。

IIa 类

1. 应用风险分层模型，例如 TIMI（Thrombolysis In Myocardial Infarction）或 GRACE（Global Registry of Acute Coronary Events）风险评分或 PURSUIT（Platelet Glycoprotein IIb/IIIa in Unstable Angina：Receptor Suppression Using Integrilin Therapy）风险模型，可以帮助确定拟诊急性冠状动脉综合征患者的治疗方式（证据级别：B）。

2. 可以每隔 6～8 h 共 2～3 次再次检测阳性生化标志物（直到达到峰值），作为评估梗死范围和坏死动态变化的指数（证据级别：B）。

3. 对于最初心电图不具诊断意义或为了排除由于左回旋支闭塞导致的心肌梗死，需要加做 V_7～V_9 导联心电图（证据级别：B）。

4.对于最初心电图不具诊断意义的患者，可以考虑连续 12 导联心电监测，而不是记录 12 导联心电图（证据级别：B）。

IIb 类

1. 对于急性冠状动脉综合征症状发作<6 h 的患者，可以考虑检测早期损伤的标记物（即肌红蛋白）并检测后期损伤标志物（即肌钙蛋白）（证据级别：B）。

2. 对于急性冠状动脉综合征症状发作<6 h 的患者，可以考虑检测 2 hδCK-MB 和 2 hδ肌钙蛋白（证据级别：B）。

3. 对于急性冠状动脉综合征症状发作<6 h 的患者，可以考虑检测基线和 90 min 肌红蛋白和 CK-MB（证据级别：B）。

4. 在拟诊急性冠状动脉综合征的患者，可以考虑检测 B 型脑钠肽或NT-脑钠肽前体，帮助评估整体风险（证据级别：B）。

Ⅲ类

1.总CK（无MB）、AST（SGOT）、β-羟丁酸脱氢酶和（或）乳酸脱氢酶不应当作为检测胸部不适提示急性冠状动脉综合征的患者发生心肌损伤的主要检查方法（证据级别：C）。

2.2.1 风险水平的评估

入院时急性冠状动脉综合征患者的病史、体格检查、心电图、肾功能评估和心脏生化标志物检测均可以用于评估死亡和非致死性心脏缺血事件的风险，后者包括新发或再发现心肌梗死、再发性不稳定型心绞痛、严重心绞痛需住院治疗和（或）急诊冠状动脉重建治疗。对风险水平的评估涉及多个因素，不可能使用单一的表格来精确定量。因此，表6和表7只是说明了临床和心电图表现与对患者进行事件的高度、中度和低度风险分类之间和短期发生心血管事件风险的一般关系。最佳风险分层需要采用多相方法（例如TIMI和GRACE风险评估评分流程，详见后述）同时考虑到多种预后因素。

2.2.2 风险分层的依据

由于静息性缺血性胸痛这组患者的心脏死亡和非致死性缺血事件的风险性增加，因此确定预后常常也就确定了初步评估与治疗。评估风险性有助于：①选择治疗场所（冠心病监护病房、有监测能力的过渡病房或门诊）；②选择治疗，包括血小板糖蛋白IIb/IIIa抑制剂（参阅3.2节）和有创治疗策略（参阅3.3节）。对于各种表现的急性冠状动脉综合征，冠心病缺血可能性表现与预后之间呈明显相关性（表6和表7）。高度可能性的冠心病缺血患者，发生心血管事件的风险性大于低度可能性患者。因此，确定冠心病的可能性，实际上就是在开始确定急性冠状动脉综合征患者预后。确定预后的其他重要因素还包括患者临床过程的长短，它与将来心脏事件的短期风险性（主要是心肌梗死）和患者如果发生心肌梗死存活可能性有关。

患者有缺血性胸痛但无 12 导联心电图上的 ST 段抬高，可以见于许多临床情况，包括没有冠心病史、有稳定的冠心病病史、新近心肌梗死之后以及 CABG 或 PCI 之后[8,122,123]。作为一个临床综合征，无 ST 段抬高的缺血性胸痛（急性冠状动脉综合征）与严重的慢性稳定型心绞痛（较低度风险）和 ST 段抬高心肌梗死（有早期死亡和心脏缺血事件的高度风险）定义之间的界限不清。但是，这种风险在急性期之后仍然很高。到 6 个月时，急性冠状动脉综合征死亡率高于发生 ST 段抬高心肌梗死之后[124]。到 12 个月时，现代随机对照试验和注册研究显示死亡、心肌梗死和再发性心绞痛的发生率＞10%，并且往往与一些特殊因素（例如年龄、糖尿病、肾功能不全和左心室功能受损）有关。虽然早期事件与破裂罪犯斑块的活性有关并且是形成血栓的部位，但是后期事件与触发斑块活性和动脉粥样硬化活跃的病理生理学机制关系更密切[125-131]。

已经开发出几种风险评分的方法，将急性血栓过程的因素和其他高危因素结合起来识别急性冠状动脉综合征高危患者。2.2.6 节将详细讨论 TIMI、GRACE 和 PURSUIT 风险评分。

2.2.3 病史

拟诊急性冠状动脉综合征的患者，可以分为有冠心病病史者和无冠心病病史者。尤其是在患者没有明确冠心病病史时，必须确定患者的表现以及其相互影响的特殊症状与体征，是否与慢性缺血或急性缺血或其他疾病密切相关。冠心病缺血有关病史的 5 个最重要的因素按重要性排序为：①心绞痛性质；②冠心病史；③性别；④年龄；⑤传统危险因素的数目[132-136]。在拟诊急性冠状动脉综合征但是没有临床冠心病病史的患者高龄可能是一个最重要的因素。一项研究发现，对于男性，年龄＜40 岁、40～55 岁、＞55 岁；对于女性，年龄＜50 岁、50～65 岁、＞65 岁，发生冠心病的风险分别为低危、中危和高危[134]。另一项研究显示，40 岁以后，年龄每增加 10 岁，冠心病风险增加，而男性风险更高[136,137]。这些研究显示，男性年龄＞55 岁、女性年龄＞65 岁要比传统危险因素（包括胸痛的性质）重要[134,136]。

2.2.4 心绞痛症状和类心绞痛

心绞痛的特征在《ACC/AHA 慢性稳定型心绞痛指南（2002 年修订版）》[34]中已有描述。典型的心绞痛表现为一种劳力性或情绪激动引起的深部、定位不清的胸部或上臂不适，休息和（或）舌下含化硝酸甘油后能够迅速（＜5 min）缓解。急性冠状动脉综合征患者的胸痛具有典型心绞痛所有特征，但是程度更重，时间更长，并且可以发生在休息时，也可以因轻微活动诱发。虽然传统上简单将“胸痛” 应用到急性冠状动脉综合征的胸部不适，但是患者往往并不感觉到真正的痛，有时是症状较轻或不典型时。一直在倡导应用“缺血性胸部不适”或“提示急性冠状动脉综合征的症状”来更精确地描述缺血性症状的特征。虽然本指南为了统一和简洁而频繁使用“胸部不适”或“胸部压迫”，但是对后述问题应当心中有数。有些患者可以没有胸痛，仅表现为颌、颈、耳、臂或上胸部不适[53,138,139]。如果这些症状与情绪激动关系明确，或者使用硝酸甘油后可以迅速缓解，则可以诊断为心绞痛。有时这种发生于静息时“类心绞痛表现”是急性冠状动脉综合征的一种表现形式，但是没有情绪激动史，则难以确认为心源性。急性冠状动脉综合征患者的其他诊断困难的表现包括无胸部不适。孤立性或不能解释的新发或恶化的劳力性呼吸困难，是心绞痛的最常见症状，尤其是在老年患者。其他的表现还有恶心、呕吐、出汗和不能解释的疲乏。高龄患者，尤其是女性急性冠状动脉综合征患者，常常表现为不典型心绞痛。急性冠状动脉综合征患者极少首先表现为晕厥或其他非心绞痛症状。

心肌缺血非特征性表现如下：

- 胸膜疼痛（即呼吸运动或咳嗽诱发的锐利或刀割样疼痛）
- 疼痛主要位于中、下腹部

- 疼痛范围仅指尖大小，尤其是在左心室心尖部
- 触诊胸壁或臂可以诱发疼痛
- 疼痛时间短促，仅持续数秒钟
- 疼痛向下肢放射

急性冠状动脉综合征患者的评估记录，应当包括医师对疼痛的判断结果：即冠心病引起急性心肌缺血的可能性—分为高、中、低三类（表 6）。

尽管典型表现大大提高诊断冠心病的可能性，但是不具备特征性胸痛的表现，例如腹痛或触诊引起的疼痛并不能排除急性冠状动脉综合征可能性。多中心胸痛研究显示，到急诊科就诊的患者中，22%因胸部锐痛、13%因胸膜痛而被诊断为急性心肌缺血。而 7%因触诊能够诱发疼痛的患者最终诊断为急性冠状动脉综合征[140]。ACI-TIPI（Acute Cardic Ischemia Time-Insensitive Predictive Instrument）研究[141,142]发现，高龄、男性、胸痛或左臂疼痛以及胸痛或压迫感为主要症状的患者，急性心肌缺血诊断可能性增大。在急诊科舌下含化硝酸甘油能够缓解胸痛并非总是意味着急性冠状动脉综合征。一项研究报道，舌下含化硝酸甘油可以缓解 35%重症冠心病（定义为心脏生化标志物水平升高、冠状动脉造影显示冠状动脉狭窄≥70%或负荷试验阳性）患者的症状，而非重症冠心病则为 41%[143]。而且，使用“胃肠道鸡尾酒”（即一种制酸液与黏稠的利多卡因和抗胆碱药的混合液）缓解胸痛并不能预测没有急性冠状动脉综合征[144]。

2.2.5 诊断与风险分层的人口统计学和病史

有关急性冠状动脉综合征的多数研究显示，有心肌梗死既往史不但与阻塞性冠心病高度风险有关[145]，而且还与冠心病多支血管病变的风险性增高有关。急性冠状动脉综合征男性患者与女性的临床表现存在着差异（参阅 6.1 节）。女性患者患 ST 段抬高心肌梗死的百分比低于男性，并且在没有 ST 段抬高的患者中，女性患心肌梗死者少于男性[146]。拟诊急性冠状动脉综合征的女性患者

有冠心病可能性者，小于有类似表现的男性患者。即使女性患冠心病，其程度也较轻。如果出现 ST 段抬高心肌梗死，即使校正了高龄和高并发症发生率因素后，女性患者预后也比男性患者差。但是，不稳定型心绞痛女性患者的预后明显好于男性患者，而两个性别非 ST 段抬高心肌梗死患者的预后相当[147,148]。

高龄患者（参阅 6.4 节）的冠心病以及冠心病多支血管病变的风险性增大[149,150]，而且其预后比年轻患者差。70 岁以上患者的风险性增高的斜率最大。这种风险性增高的部分原因是高龄患者冠心病范围与程度以及左心室功能不全更严重，但是年龄本身也是一个独立的预后因素，可能与合并的疾病有关。高龄患者的症状多不典型。

急性冠状动脉综合征患者中，有些冠心病的传统危险因素（即高血压、高胆固醇血症和吸烟）对预测急性心肌缺血的意义较小[142,151]，远不如症状、心电图表现和心脏标志物重要。因此，不应当常规将这些传统危险因素作为确定某一患者是否应当住院或治疗急性冠状动脉综合征的依据。然而，存在这些危险因素的确与急性冠状动脉综合征患者的预后不良有关。虽然还没有像传统危险因素一样进行深入观察，但是已经证实，在无症状的患者早发冠心病家族史与于冠状动脉钙化积分增加（＞年龄的第 75 百分位数）[152]有关，并且因急性冠状动脉综合征入院患者的 30 d 心脏事件风险增加[153]。同胞兄弟姐妹有早发冠心病的家族史比父母有早发冠心病的家族史关系更密切[154]。然而，这些危险因素中有几个具有重要的预后与治疗意义。糖尿病并且有周围动脉或颈动脉疾病，是急性冠状动脉综合征患者预后不良的主要危险因素（参阅 6.2 节）。对于 ST 段抬高心肌梗死[155]和急性冠状动脉综合征[127]患者，其死亡率和急性心力衰竭的风险性明显增高。大多数情况下，这种风险性增高是冠心病范围较大和左心室功能不全较严重所致。但是许多研究显示，糖尿病较上述因素的预后意义更大。同样，高血压病史也是预后不良的高危因素。

一个数据库的资料显示，急性冠状动脉综合征发作的同时或既往使用阿司匹林与心血管事件的风险增加有关[156]。虽然没有完全解释理论依据，但是既往应用阿司匹林治疗的患者更多有多支血管冠心病，更多有血栓，可以表现在急性冠状动脉综合征演变的后期，或可以有阿司匹林抵抗。然而，急性冠状动脉综合征正在吸烟者的相关死亡率较低[156-158]，主要是由于急性冠状动脉综合征吸烟者的年龄较轻，合并冠心病的严重程度较轻。这种吸烟者“矛盾现象”可能反映了与非吸烟者相比，吸烟者年龄较轻并且在不太严重的斑块上发生血栓。急性冠状动脉综合征发病时超重和（或）肥胖与短期死亡风险较低有关。然而，这种“肥胖矛盾”现象与就诊时患者较年轻、疾病较早阶段做血管造影和更积极的急性冠状动脉综合征处理有关[157]。虽然超重/肥胖患者的短期风险较低，但是这些患者的长期总死亡率风险高[158-162]。长期心血管风险增高可能主要见于过度肥胖的患者[163]。

使用可卡因是发生急性冠状动脉综合征的一个原因，可能是由于这种药物能够引起冠状动脉痉挛和血栓形成、并且对心率和动脉血压有直接影响和心肌毒性作用所致（参阅 6.6 节）[164]。新近，使用去氧麻黄碱已经增多，因此还应当考虑它与急性冠状动脉综合征的关系。拟诊急性冠状动脉综合征的患者，尤其是年龄＜40 岁并且几乎没有冠心病危险因素的年轻患者，应当询问是否使用过可卡因和去氧麻黄碱。怀疑滥用毒品导致急性冠状动脉综合征时，应当考虑进行尿的毒理学检查。

2.2.6 就诊时早期风险的评估

已经开发出一些风险评估工具，帮助评估急性冠状动脉综合征患者发生死亡和缺血事件的风险，进而为治疗决策提供基础（表 8，图 4）[155,165,166]。应当认识到这些用于冠心病风险的常用风险评估评分方法的预测能力只是中等。Antman 等开发的 TIMI 风险评分[156]是一种简单的工具，将就诊时的 7 项（1 分）风险指标进行排序（表 8）。随着 TIMI 风险得分的增加，复合终点（14 d 全因死亡率、新发或复发心肌梗死或复发心肌缺血需要行急诊血管重建治疗）也增加。TIMI 11B 试验和来自 ESSENCE（Efficacy and Safety of Subcutaneous Enoxaparin in Unstable Angina and Non-QWave Myocardial Infarction）试验[165]的 2 组独立患者验证了 TIMI 风险评分的有效性。该模型仍然是预测事件的重要因素并且对缺失的信息相对不敏感（例如对冠状动脉狭窄≥50%的信息）。该模型的预测能力在 65 岁界限值仍然有效。新近曾对未经选择的急诊科胸痛综合征患者进行了 TIMI 风险评分，其有效性与曾经验证过的急性冠状动脉综合征人群相似[167]。TIMI 风险评分计算器可以从 www.timi.org 网址获得。TIMI 风险指数、改良的 TIMI 风险评分应用于不同年龄、收缩压和心率的患者，不仅显示了能够预测 ST 段抬高心肌梗死的短期死亡率，还有助于评估整个急性冠状动脉综合征（包括急性冠状动脉综合征）患者的 30 d 和 1 年死亡率[168]。

表 8 非 ST 段抬高急性冠状动脉综合征 TIMI 风险评分

TIMI 风险评分	随机化后 14 d 内全因死亡、新发或再发心肌梗死、或需要急诊血管重建术的再发严重缺血（%）
0～1	4.7
2	8.3
3	13.2
4	19.9
5	26.2
6～7	40.9

TIMI 风险评分由住院期间 7 个方面分数的总和决定；有下列情况者分别计 1 分：年龄≥65 岁，至少有 3 个冠心病危险因素，既往冠状动脉狭窄≥50%，心电图有 ST 段变化，24h 内有至少 2 次心绞痛发作，之前 7 d 曾使用过阿司匹林，心肌标志物水平升高。既往冠状动脉狭窄≥50%对于丢失的信息不敏感，是心血管事件重要的预测因子。

Boersma 等[169]根据入选 PURSUIT 试验开发的 PURSUIT 风险模型是另一个应用于患者入院时指导临床决策过程的有用工具。PURSUIT 风险模型中与 30 d 死亡率增加和死亡或（再次）心肌梗死复合终点相关的临床重要特征依次包括年龄、心率、收缩压、ST 段压低、心力衰竭体征和心脏生化标志物[169]。

预测住院死亡率（和死亡或心肌梗死）的 GRACE 风险模型，有助于临床医师选择治疗方式和强度[166,170]。根据 GRACE 试验的 11 389 例患者开发的 GRACE 风险模型在后来的 GRACE 和 GUSTO IIb 试验中得到验证，能够预测急性冠状动脉综合征患者的住院死亡（C 统计=0.83）。应用于 GRACE 风险模型的 8 个变量包括老年（比数比每 10 年为 1.7）、Killip 分级（比数比每级为 2.0）、收缩压（比数比每降低 20mmHg 为 1.4）、ST 段改变（比数比 2.4）、就诊时心脏骤停（比数比 4.3）、血清肌酐水平（比数比每增加 1mg/dL 为 1.2）、初始心脏生化标志物检查阳性（比数比 1.6）和心率（比数比增加 30 次/min 为 1.3）。得分和用于确定从出院到 6 个月的全因死亡率的参考点。GRACE 临床应用工具可以在床旁从 www.outco mesumassmed. org/grace 上下载（图 4）[170]。分析比较 3 种风险评分（TIMI、GRACE 和 PURSUIT）得出结论：所有 3 种方法证实预测 1 年死亡和心肌梗死的准确率良好，因此可以识别有可能从积极治疗（包括早期心肌血管重建治疗）中获益的患者[171]。

心电图可以提供独一无二的重要的诊断和预后信息（参阅 2.2.6.1 节）。因此，心电图变化应当结合到帮助定量决策，对胸部不适的患者进行分层[172]。虽然 ST 段抬高伴随着早期死亡的风险最高，但是心电图上 ST 段压低预示着 6 个月死亡的风险最高，并且 ST 压低的程度与结果关系密切[173]。动态风险模型是一个新的领域，它兼顾了随着患者疾病的进程风险水平和预测因素变化的一些常见观察所见。根据就诊时的患者特征已经开发出很好的模型，但是次日有关临床（例如并发症）、实验室（例如生化标志物演变）和心电图（例如 ST 段抬高心肌梗死的 ST 段回落）变化为医疗决策提供了补充信息[174]。将来，动态模型的概念将会产生更尖端、更强适应性的个体风险预测模型。

急性冠状动脉综合征患者出院后 6 个月发生死亡的风险积分

将每一项的积分填写至图左下方的空格处，并且将所有积分相加计算出总的风险积分。在 X 轴上找到相应的总积分，对应的 Y 轴上的数值就是患者出院后 6 个月发生全因死亡的可能性的估计值。

病史

①年龄 积分

年龄	积分
≤29	0
30～39	0
40～49	18
50～59	36
60～69	55
70～79	73
80～89	91
≥90	100

②充血性心衰病史 —— 24

③心肌梗死病史 —— 12

入院查体／检查

④静息心率（次／min） 积分

静息心率（次／min）	积分
≤49.9	0
50～69.9	3
70～89.9	9
90～109.9	14
110～149.9	23
150～199.9	35
≥200	43

⑤收缩压（mmHg）

收缩压（mmHg）	积分
≤79.9	24
80～99.9	22
100～119.9	18
120～139.9	14
140～159.9	10
160～199.9	4
≥200	0

⑥ST 段压低 —— 11

住院期间检查

⑦初始血清肌酐（mg／dL）

初始血清肌酐（mg／dL）	积分
0～0.39	1
0.4～0.79	3
0.8～1.19	5
1.2～1.59	7
1.6～1.99	9
2～3.99	15
≥4	20

⑧心肌酶升高 —— 15

⑨住院期间未行 PCI —— 14

积分

① ______
② ______
③ ______
④ ______
⑤ ______
⑥ ______
⑦ ______
⑧ ______
⑨ ______

风险总积分______

死亡风险______

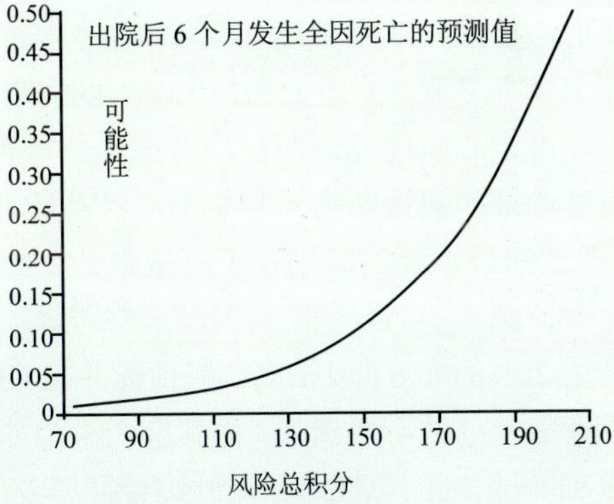

图 4 出院后 6 个月发生全因死亡的 GRACE 预测积分卡和图

肾功能损害一直是急性冠状动脉综合征患者的高危特征[175]。轻、中度肾功能不全与短期和长期风险中度增高有关，而严重肾功能不全与短期和长期死亡率风险明显增高有关。肾功能不全患者发生出血的风险增加，心力衰竭和心律失常的发生率高，但是在心血管试验中代表性不足，并且采用与肾功能正常患者的某些治疗获益的程度不一样[176]（参阅 6.5 节）。急性冠状动脉综合征患者中，新的更积极的治疗（例如低分子肝素[165,177]、血小板糖蛋白 IIb/IIIa 抑制[178]和有创治疗策略[179]）带来的获益在不断增大，同时风险评分也增高。

2.2.6.1 心电图

心电图检查非常重要。根据异常表现及其程度，它不但有助于诊断冠心病，而且还可以提供预后信息[124,172,180,181]。记录到症状发作时的心电图，尤其具有价值。静息状态症状发作时记录到的一过性 ST 段改变：≥0.05 mV（即 0.5 mm），并且症状缓解后 ST 段恢复正常，提示急性心肌缺血并且高度提示严重冠心病可能。对于现有心电图提示急性冠心病并且还有以前的心电图可供比较的患者，其诊断准确性较高（表 6）[182]。

尽管 12 导联心电图并非完美，但是对于急性缺血性胸痛患者的评估与处理则非常重要（图 1，表 6）。在 90%以上表现为相邻两个以上导联 ST 段抬高＞0.1mv 的患者连续测定心脏标志物，可以肯定心肌梗死诊断，应考虑做急诊再灌注治疗。ST 段压低的患者最初被诊断为不稳定型心绞痛或非 ST 段抬高心肌梗死，两者之间最重要的区别在于血液中是否检测到心肌坏死的标志物[7,123,183]。

高达 25%的非 ST 段抬高心肌梗死并且 CK-MB 增高的患者，进一步演变为 Q 波心肌梗死，而其余 75%为非 Q 波心肌梗死。对于没有 ST 段抬高的急性冠状动脉综合征患者，禁忌施行急诊再灌注治疗，除非心电图表现为正后壁心肌梗死（两个前壁相邻导联 ST 段压低和（或）单纯后壁导联 ST 段抬高）[184-186]。T 波倒置也可以见于急性冠状动脉综合征。根据临床表现拟诊急性冠状动脉综合征的患者，胸前导联 T 波呈明显对称性倒置≥ 2 mm（0.2 mV），高度提示急性心肌缺血，系左前降支冠状动脉严重狭窄所致[187]。有这种心电图表现的患者，常常表现为前壁低动力并且内科治疗高危[188]。血管重建治疗常常可以逆转 T 波倒置和室壁运动异常[189]。非特异性 ST 段和 T 波改变，通常定义为 ST 段抬高或压低＜0.5 mm（0.05mV）或 T 波倒置≤2mm（0.2mV），其意义不如前述表现。Q 波≥0.04 s 对于诊断不稳定型心绞痛的意义较小，但是提示既往心肌梗死并且高度提示严重冠心病。III 导联上孤立性 Q 波可以是一种正常的表现，尤其是在下壁导联没有异常复极时。胸痛患者心电图完全正常并不能排除急性冠状动脉综合征可能，因为这类患者中最终 1%～6%证明有心肌梗死（定义为非 ST 段抬高心肌梗死），4%有不稳定型心绞痛[180,190,191]。

还必须考虑 ST 段和 T 波异常的其他常见原因。对于 ST 段抬高的患者，还应当考虑左心室室壁瘤、心包炎、心肌炎、变异型心绞痛、早期复极（例如在年轻男性黑人）、Takotsubo 心肌病（参阅 6.9 节）和预激综合征。中枢神经系统事件、三环抗抑郁药物和酚噻嗪治疗，可以引起 T 波明显倒置。左回旋支冠状动脉闭塞导致的急性心肌梗死的 12 导联心电图可以没有诊断性改变。大约 4%的心肌梗死患者表现为单纯的后壁导联（V_7～V_9）ST 段抬高，标准 12 导联可以没有变化[185,192,193]。后壁导联 ST 段抬高具有重要的诊断意义，因为可以确定急性 ST 段抬高心肌梗死适合急诊再灌注治疗的患者[5,194]。下壁导联 ST 段抬高时有否右心室（V_{4R}～V_{6R}）或后壁导联（V_7～V_9）ST 段抬高，对预测住院致命性并发症发生率的高低也具有预测意义[193]。

鉴于心电图表现为正后壁心肌梗死，新近根据心脏磁共振成像定位的标准已经提出了新的命名。心脏磁共振研究提示，V_1 和 V_2 导联 R 波异常增高并与 Q 波相当，说明心肌梗死位于左心室侧壁；I 和 aVL 导联（但没有 V_6 导联）出现异常 Q 波，说明有前中壁心肌梗死。因此，心电图上“后壁”和“高侧壁”实际上是指解剖上的“侧壁心肌梗死”和“前中壁心肌梗死”[195]。这些发现与建议对标准心电图命名学的影响在编写本指南时尚未解决。几项观察证明，根据心电图异常的性质，可以确定死亡和心脏缺血事件风险性的程度[181,196,197]。急性冠状动脉综合征并且有令人混淆的心电图改变（例如束支传导阻滞、自搏心律或左心室肥厚）的患者，死亡风险性最高。其次是有 ST 段抬高或压低的患者。孤立性 T 波倒置或心电图正常的患者，风险性最低。心电图表现提供的预后信息，即便是在校正了临床表现和心脏标志物测定后，仍然是死亡的独立预测因素[196-199]。

除了前述有或没有 ST 段移位或 T 波倒置的改变外，心电图异常程度提供了重要的预后信息。因此，Loyd-Jones 等[200]报道，在＞3 个心电图导联表现 ST 段压低和（或）ST 段压低≥0.2mV 并且伴有缺血性胸痛的患者，非 Q 波心肌梗死的诊断可能性增加 3～4 倍。TIMI III 注册登记结果显示[197]，ST 段改变 0.5 mm（0.05mV）的患者，其死亡或新发生心肌梗死的一年发生率为 16.3%，而孤立性 T 波改变者为 6.8%，无心电图改变者为 8.2%。医师在拟诊急性冠状动脉综合征的患者时往往拿以前的心电图作比较。研究证实，即使有其他心电图表现（例如左心室肥厚），心电图没有变化的患者发生心肌梗死的风险降低，住院致命性并发症的风险非常低[201-203]。

由于单次记录的 12 导联心电图只是提供动态演变中的一瞬间信息[204]，因此对系列心电图或连续 ST 段监测的有用性进行了研究[172,205]。尽管系列心电图提高了诊断不稳定型心绞痛和心肌梗死的能力[205-208]，但是系列心脏标志物测定的价值更大[208-210]。然而，通过序列 12 导联心电图（和没有心脏生化标志物升高）识别新的损伤对于急诊再灌注治疗也是一个重要的标准，因此建议监测二者。一项研究显示，还有 16%的胸痛患者可以发现损伤电流[210]。连续心电图监测发现缺血性心电图改变往往可以改变治疗方法并独立提供预后信息[208,211,212]。

2.2.6.2 体格检查

体格检查的主要目的是发现可能加重心肌缺血的因素（例如不能控制的高血压、甲状腺机能亢进或胃肠道出血）和可以影响治疗风险和治疗决策的合并性疾病（例如肺疾病和恶性肿瘤）以及确定心肌缺血事件对血流动力学的影响。对每一例拟诊急性冠状动脉综合征的患者，均应检查其生命体征：双上臂血压（如果拟诊夹层）、心率和体温，并且进行完整的心血管和胸部检查。发现左心室功能不全（罗音、S_3奔马律）或急性二尖瓣关闭不全，高度提示严重冠心病和预后不良。心脏外的血管疾病病史也很重要，检查周围血管也可以提供重要的预后信息。颈部血管杂音或脉搏缺失提示颈动脉、主动脉和周围动脉疾病，高度提示严重冠心病。

体格检查对于胸痛患者的确诊至关重要。尤其是有几种疾病若得不到及时准确诊断，即可能严重威胁生命与心脏功能。背痛、脉搏不整或心脏听诊发现主动脉关闭不全的杂音，提示主动脉夹层。心包摩擦音提示急性心包炎，而奇脉提示心脏压塞。气胸表现为急性呼吸困难、胸膜疼痛和异常呼吸音。

非 ST 段抬高心肌梗死患者合并心源性休克的重要性得到了重视。尽管多数有关心源性休克的文献重点放在 ST 段抬高心肌梗死方面，但是 SHOCK（Should We Emergently Revascularize Occluded Coronaries for Cardiogenic Shock）试验[213]、GUSTO（Global Use of Strategy to Open Occluded Coronary Arteries）-Ⅱ试验[214]和 PURSUIT 试验[125]发现，非 ST 段抬高心肌梗死患者中发生心源性休克者高达 5%，死亡率＞60%。因此，低血压和器官灌注不良是非 ST 段抬高心肌梗死的急症。

2.2.7 心肌缺血症状加重的心外原因

根据初步病史、体格检查和心电图（表 6），可以识别和排除患者是否有“缺血性胸痛”。非缺血性胸痛包括非心源性胸痛

（例如肺栓塞、骨骼肌肉性疼痛或食道疾病引起的疼痛）或非心肌缺血引起的疼痛（例如急性心包炎）。对于其他的患者，应当更完整地评估可能改变治疗方案的其他引起不稳定型心绞痛的原因。这种评估包括对其他心脏疾病的证据进行体格检查，做心电图检查筛查心律失常，测量体温和血压，以及确定血红蛋白或红细胞容积。可以引起心肌缺血冠心病以外的心脏疾患包括主动脉瓣狭窄和肥厚型心肌病。继发性心绞痛时，增加心肌需氧或减少心脏氧耗的因素，可以诱发或加重严重冠心病的心肌缺血。过去未被认识到的胃肠道出血，是贫血导致冠心病加重和出现急性冠状动脉综合征症状的常见继发性原因。慢性阻塞性肺疾病（合并或未合并感染）急性发作可以明显降低血氧饱和度，加重冠心病患者的缺血症状。发热、甲状腺机能亢进、持续性心动过速或血压明显升高，可以增加心脏需氧。透析患者的动-静脉瘘是心肌需氧增加的另一个原因。

对于急诊科大多数可能是急性冠状动脉综合征的患者，可以通过评估而判断其是否有心脏疾患。一项临床试验评估了 10 689 例拟诊急性冠状动脉综合征患者[71]。作为入选条件，要求患者年龄＞30 岁，同时其主要症状有胸痛、左臂痛、颌痛或上腹疼痛、呼吸困难、眩晕、心悸或其他提示急性缺血的症状。经过评估，7 996 例（75%）患者没有急性心肌缺血。

2.2.8 心肌坏死的生化标志物与急性心肌梗死的再定义

近年来心脏生化标志物得到广泛应用，以阐明急性冠状动脉综合征的复杂病理生理学。有些标志物（例如心脏肌钙蛋白）已经成为急性冠状动脉综合征患者风险分层和诊断心肌梗死的必备条件。另一些标志物（例如炎性标志物）正在为病理生理学和风险分层带来新的希望，并且在不久的将来可能建议有选择地将一些新标志物应用于临床。作为其价值研究的一部分，还有一些有希望的标志物正在开发，并且有望应用于不同人群。期望开拓蛋白组和基因组、细胞标志物和循环微粒，以及微秒技术和毫微秒技术成像领域方面的研究。

心肌坏死后，心肌细胞膜的完整性丧失，现有的坏死标志物从心肌细胞内弥散到细胞间质，然后进入淋巴管和心肌微血管。最终，在周围血液中可以检测到这些统称为心脏生化标志物的大分子物质。作为理想的诊断工具，血液中心肌损害的某种标志物应当在心肌中呈高浓度，而在非心肌组织中没有。这种标志物应当在血液内持续存在，有足够的诊断时间窗，心肌损伤范围与所测得标志物浓度呈比例关系，并且应用简便、价格低廉可以快速测定[11]。心脏特异的肌钙蛋白有其中一些优点，因而仍被选择作为评估急性冠状动脉综合征患者诊断、风险分层和治疗选择的生化标志物。

2000 年欧洲心脏病学会（European Society of Cardiology，ESC）和 ACC 联合委员会的一份共识文件对心肌梗死的传统定义进行了修订[215]，发表时 ESC、ACC、AHA、世界心脏联盟和世界卫生组织扩大的联合工作组又进行了修订。新出现的高度敏感和特异的诊断方法可以检测到小至 1g 细胞坏死的范围，催生出新的定义。本工作组文件中有关心肌梗死的定义是肌钙蛋白升高超过正常值的第 99 百分位数。心肌梗死是于缺血有关的坏死，进一步定义为除了肌钙蛋白升高以外，至少还具备下述标准中的一项：缺血性 ST-T 改变、新发左束支传导阻滞、新出现的 Q 波、PCI 相关的标志物升高或有新的存活心肌细胞丢失的阳性成像证据。没有检测肌钙蛋白时只要有下列证据仍然可以诊断心肌梗死：有新的存活心肌细胞丢失的证据、ST 段抬高或新发左束支传导阻滞并且在症状发作 1 h 内发生心性猝死或有尸检病理学诊断。CABG 相关的心肌梗死诊断标准为心脏生化标志物增加超过正常值第 99 百分位数的 5～10 倍、心电图上新出现的 Q 波或新发左束支传导阻滞、或影像检查结果阳性。本工作组进一步建议，通过导致心肌梗死的原因（自发或进行诊断或治疗性操作时）、细胞损失量（梗死面积）和心肌梗死时间（进展性、正在愈合或已经愈合）3 个方面来进一步定义心肌梗死[215,216]。也容许在临床试验中采用诊断性生化标志物超过正常值的成倍抬高来进行比较。

目前，还没有充分认识到应用 ESC/ACC 有关心肌梗死再定义的意义，许多急性冠状动脉综合征数据库还是根据 CK/CK-MB 来定义心肌梗死。而且，过去 10 年期间肌钙蛋白检测已经快速发展经历了几代的变化，其敏感性和特异性更高。因此重要的是要认识到，本节中建议的基础来自应用世界卫生组织修改标准或依据老的肌钙蛋白检测方法定义心肌梗死的相关研究结果。

2.2.8.1 CK-MB

CK-MB 是一种高能量磷酸盐的细胞溶质运载蛋白，一直是诊断心肌梗死的标准标志物。然而，与心脏肌钙蛋白相比，CK-MB 对心肌梗死的敏感性和特异性均较差。健康人血液中可以发现低浓度的 CK-MB，并且骨骼肌肉损伤也可以出现 CK-MB 浓度升高[217]。

有心脏肌钙蛋白时，检测 CK-MB 在几个特殊的临床情形时仍然有用。一种情况是诊断早期梗死延展（再梗死），因为与肌钙蛋白相比，CK-MB 的半衰期短，在首次高峰后可以发现再次升高。虽然一直建议常规检测 CK-MB 来诊断最终梗死延展，但是在出现症状时单次检测 CK-MB 可以作为之后 6～12 h 抽取血标本进行比较的基线值。另一个就是围手术期心肌梗死的诊断，因为已经广泛证实了这些情况下 CK-MB 的诊断和预后价值。检测 CK-MB 应当采用质量法免疫测定，而不是以前使用的方法[218]。现代实践中一般应当避免使用其他老的生化检测非特异性标志物，例如丙氨酸转氨酶、天冬氨酸转氨酶和乳酸脱氢酶。

2.2.8.2 心脏肌钙蛋白

肌钙蛋白复合物包括 3 个亚单位：肌钙蛋白 T、肌钙蛋白 I 和肌钙蛋白 C[219]。后者存在于心脏和骨骼肌，而肌钙蛋白 T 和肌钙蛋白 I 从具有心脏特异的基因获取。因此，本指南所说的“心脏肌钙蛋白”专指心脏特异的肌钙蛋白 T 或肌钙蛋白 I。心脏肌钙蛋白作为一个生化标志物为检测细胞坏死提供了一个高度敏感和特异的方法，早期释放到细胞溶质池，后期释放到结构池[215,220]。

由于在健康人群血液中不能检测到心脏特异的肌钙蛋白 T 和肌钙蛋白 I，因此确定心脏特异的肌钙蛋白 T 和肌钙蛋白 I 的异常值，可以稍高于正常人群所测值的上限水平。达到这些高标准需要高质量的分析方法[221]。应用肌钙蛋白 I 的一个问题现有各种检测方法的分析敏感性不同，有些方法不能保持适度的准确度来检测低值[222]。医师需要知道所在医院应用于临床决策分界水平检测肌钙蛋白 I 方法的敏感性。这些差异在肌钙蛋白 T 不存在，测定肌钙蛋白 T 只有一个单一的检查方法，目前为使用重组的单克隆人类抗体的第 3 代免疫测定[220]。极少有患者对肌钙蛋白分子部分有阻断抗体（可以导致假阴性结果）[223]。

2.2.8.2.1 临床应用

虽然可以早在症状发作后 2～4 h 在血液中检测到肌钙蛋白，但是肌钙蛋白水平升高可以延迟至 8～12 h。这种升高的时限与 CK-MB 相似，但是持续时间长达 5～14 d（图 5）。对此检测升高的形式有助于确定是急性发作，还是遥远以前的事件或者亚急性或慢性事件？

显示肌钙蛋白阳性值的患者比例取决于受评估患者的比例。大约 30%有典型静息性胸部不适但没有 ST 段抬高的患者由于没有 CK-MB 升高而诊断为不稳定型心绞痛，实际上在检测心脏特异的肌钙蛋白后被诊断为非 ST 段抬高心肌梗死。社区广泛应用肌钙蛋白诊断段心肌梗死，结果导致心肌梗死发生率增高达 41%（与仅用 CK-MB 比较），并且存活率要高于应用旧标准诊断心肌梗死的存活率[224]。与患者的临床特征、就诊时的心电图和出院前的运动试验相比，肌钙蛋白升高可以提供更多的预后信息[196,198,225-227]。而且肌钙蛋白升高的幅度与死亡风险存在一个定量关系[196,198]（图 6）。表 9 小结了肌钙蛋白阳性患者与肌钙蛋白阴性患者死亡或心肌梗死风险增加的对比结果。然而，应当小心，由于没有肌钙蛋白升高的患者仍然有发生不良结果的巨大风险，因此肌钙蛋白 不能作为唯一的风险指标。

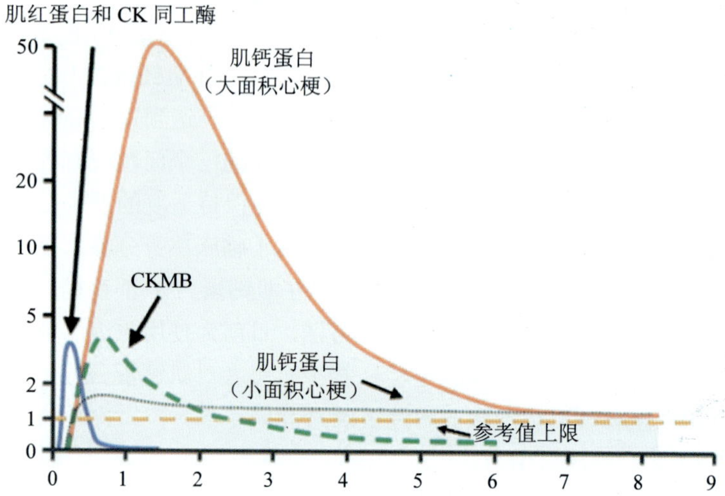

图 5　急性心肌梗死不同生化标志物的释放时间[337]

图中描绘了急性心肌梗死随时间变化的多种生化标志物的曲线。横虚线代表参考值上限（正常参考值上限，是指无心肌坏死人群的正常参考值的 99%上限，其变化不应超过 10%）。最早升高的生化标志物是肌红蛋白和 CK 同工酶（靠左侧的曲线），CK－MB 可升至参考值上限的 2～5 倍，并在急性心肌梗死后 2～3 d 恢复正常。具有心脏特异性的肌钙蛋白在小面积梗死（例如，常为非 ST 段抬高心肌梗死）时会较参考值上限轻度升高，而在大范围梗死（例如，常为 ST 段抬高心肌梗死）中可以升高至参考值上限的 20 至 50 倍。肌钙蛋白往往会在急性心肌梗死后 7 d 或更长的时间内保持在参考值上限以上。

虽然肌钙蛋白能够准确识别心肌坏死，但是不能揭示坏死的原因，后者可以是多因素的[220]，包括非冠状动脉的原因（例如快速性心律失常、介入手术导致的心脏损伤、车祸导致的胸部损伤、心力衰竭、左心室肥厚、心肌炎和心包炎）以及心脏以外的严重疾病（例如败血症、烧伤、呼吸衰竭、急性神经系统疾患、肺栓塞、肺动脉高压、药物中毒、肿瘤化疗和肾功能不全）[225]。因此，诊断非 ST 段抬高心肌梗死时应当将肌钙蛋白与其他诊断心肌梗死的标准（包括缺血症状和心电图的特征）结合起来。

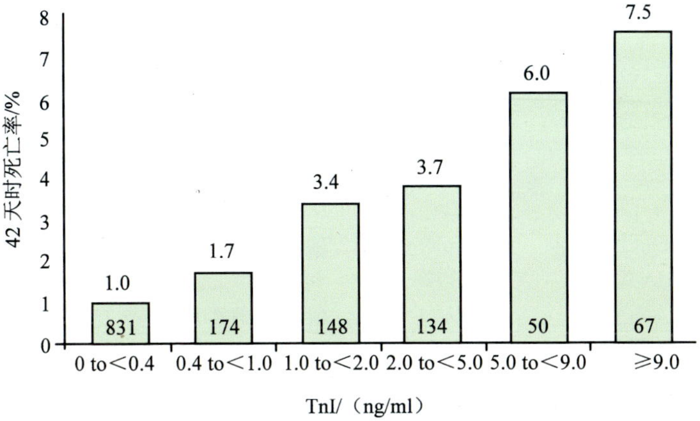

危险率	1.0	1.8	3.5	3.9	6.2	7.8
95%可信区间	—	0.5～6.7	1.2～10.6	1.3～11.7	1.7～22.3	2.6～23.0

图 6　急性冠状动脉综合征中 TnI 水平预测死亡风险

死亡率是指急性冠状动脉综合征患者 42 d 时的死亡率（没有根据基线资料的特征进行校正）。每个柱状图底部的数字分别代表了在不同 TnI 水平范围内的患者总数，而柱状图顶部的数字代表了相应的死亡率。每一组 TnI 水平的增加会引起的死亡率水平的明显增加，$p<0.001$。

所有这些情况下，应用肌钙蛋白 I 和肌钙蛋白 T 一般可以获得重要信息，但是肾功能不全患者除外（检测肌钙蛋白 I 可能有特殊的意义）[223]。在肾病终末期并且没有急性心肌坏死临床证据的患者，15%～53%显示肌钙蛋白 T 升高，但是＜10%有肌钙蛋白 I 升高，透析一般只增高肌钙蛋白 T 但降低肌钙蛋白 I。尚不清楚肾功能损害时肌钙蛋白（尤其是肌钙蛋白 T）高升高率的确切原因，可能与心脏损害、清除率不同或与其他生化或代谢异常有关[223]。无论何种原因，肾功能不全患者肌钙蛋白（包括肌钙蛋白 T）升高与高风险致病率有关，无论是否有心脏症状或冠心病。入选 GUSTO IV 试验的 7 033 例拟诊急性冠状动脉综合征患者中，肌钙蛋白 T 水平是所有入选患者肾功能的独立风险预测因素[228]。

表 9　与可疑 ACS 患者肌钙蛋白测定阳性结果相关的死亡风险

亚组	发生事件例数/总例数				
	肌钙蛋白阴性	肌钙蛋白阳性	总相对危险	95%可信区间	研究数目
TnT					
总死亡数	32/1187	46/473	3.1	2.0～4.9	5
心因性死亡	31/1689	52/744	3.8	2.4～6.0	7
UA 患者	21/397	26/198	2.5	1.4～4.5	5
胸痛患者	43/2479	73/1019	4.0	2.7～5.9	7
TnI					
总死亡数	34/1451	49/815	3.1	2.0～4.9	3
心因性死亡	3/905	26/384	25.0	11～55	2
UA 患者	2/70	2/22	3.2	0.3～40	1
胸痛患者	35/2286	73/1177	5.1	3.4～7.6	4
TnT 联合 TnI					
总死亡数	42/2088	69/1068	3.3	2.2～4.8	7
心性死亡	28/1641	55/792	5.0	3.2～7.9	7

由于多数肾功能损害的死亡是心源性的，因此对肾功能不全患者要采取积极的预防措施[223]。但是，有些标准治疗（例如使用他汀降脂治疗或 PCI）不能有效改善某些进展性肾功能不全患者的存活[229,230]。而且，拟诊急性冠状动脉综合征患者发生肾功能损害后的预后尤其不好，事件率与肌酐清除率减低有关[231-234]。拟诊急性冠状动脉综合征前 24 h 肌钙蛋白水平的序列变化支持新发的心肌损伤，而肌钙蛋白水平保持不变则与没有急性冠状动脉综合征的慢性疾病状态有关。

肌钙蛋白升高具有重要的治疗意义，可以识别高危患者和可以从特殊治疗中受益的患者。因此，急性冠状动脉综合征患者中，肌钙蛋白升高的患者可以从血小板糖蛋白 IIb/III 抑制剂治疗中获益，而那些肌钙蛋白没有升高的患者则可能不受益，甚至有害。例如，CAPTURE（c7E3 Fab Antiplatelet Therapy in Unstable

Refractory Angina）试验显示，肌钙蛋白 T 升高的死亡或非致死性心肌梗死发生率在安慰剂组为 23.9%，而阿昔单抗组为 9.5%（p=0.002）[235]。类似的结果也见于应用替罗非班的肌钙蛋白 I 和肌钙蛋白 T[236]。

在肌钙蛋白阳性的急性冠状动脉综合征患者低分子肝素的受益也较大。FRISC（Fragmin during Instability in Coronary Artery Disease）试验显示，安慰剂组 40 d 死亡或非致死性心肌梗死的发生率从最低四分位数的 5.7%逐渐增高到次级四分位数的 12.6%和三级四分位数的 15.7%，而达肝素组分别为 4.7%、5.7%和 8.9%，说明事件风险降低四分位数的 17.5%、43%和 55%[237]。在进行依诺肝素与普通肝素对比的 ESSENCE 试验也观察到类似的不同受益[165]。反而有趣的是，CURE（Clopidogrel in Unstable angina to prevent Recurrent ischemic Events）试验显示，肌钙蛋白 T 不升高的急性冠状动脉综合征患者从氯吡格雷（一种血小板 P2Y12 腺苷二磷酸受体抑制剂）中的获益与肌钙蛋白 T 升高的患者一样[238]。安慰剂对照的 ISAR-REACT（Intracoronary Stenting and Antithrombotic Regimen- Rapid Early Action for Coronary Treatment）-2 试验在接受 PCI 的急性冠状动脉综合征患者比较了使用阿司匹林+氯吡格雷+阿昔单抗 3 联抗血小板治疗与阿司匹林+氯吡格雷 2 联治疗的结果，其中 52%为肌钙蛋白阳性患者，48%为肌钙蛋白阴性。30 d 事件发生率在肌钙蛋白 T 水平正常的患者为 4.6%，在肌钙蛋白 T 水平升高并且进行 3 联治疗的患者降低 30%（13.1% vs 18.3%）[239]。出现这种受益差异的原因应当是低危患者并不受益，或者被治疗的并发症所掩盖。

这种情况也可以见于应用糖蛋白 IIb/IIIa 抑制剂和应用有创治疗策略（包括介入手术的应用）。的确，两个比较早期常规有创策略和常规无创策略的试验—FRISC-II 和 TACTICSTIMI-18（Treat Angina with Aggrastat and determine Cost of Therapy with Invasive or Conservative Strategy）显示，从早期有创治疗策略中获益的患者是那些肌钙蛋白 T 水平和入院心电图确定为高危的患者。FRISC 研究显示，在 ST 段下移加上肌钙蛋白 T 水平升高（≥0.03ug/L）的患者，有创策略降低 12 个月死亡或心肌梗死的风险 40%（13.2% vs 22.1%，p= 0.001），但是 ST 段下移和肌钙蛋白 T 水平升高组与没有这些表现组比较，有创策略的绝对获益并不显著[240]。TACTICS TIMI-28 研究显示，心电图没有变化、TIMI 低得分和没有肌钙蛋白升高的患者不能够从有创策略中受益，而对于那些肌钙蛋白阳性（与 CK-MB 水平升高无关）的患者显示临床不良事件比数比明显降低：30 d 为 0.13（95%可信区间：0.04～0.39），180 d 为 0.29（95%可信区间：0.16～0.52）[241]。

2.2.8.2.1.1 标志物变化评分的临床应用

一种识别和排除症状发作 6 h 以内心肌梗死的较新方法是依据较短间隔时间内（例如 2 h）血清标志物水平的变化（δ值），而不是在 6～8 h 内序列检测的传统方法[208,209,242-245]。由于检测方法变得越来越敏感和准确，还在该检测方法的正常或不确定的范围时，这种方法就可以识别检测值增高。通过δ值来识别或排除心肌梗死，可以早期发现δ值阳性的高危患者并采取更积极的抗缺血治疗（即糖蛋白 IIb/III 抑制剂），对于δ值阴性的低危患者可以考虑早期负荷试验[208,209,242,243,246]。一项 1 042 例患者的研究显示，加上 CK-MB 3 h δ值诊断心肌梗死的敏感性为 93%，特异性为 94%[245]。另一项对连续 2 074 例急诊科胸痛患者的研究显示，CK-MB 2 h δ值结合肌钙蛋白 Iδ值对于最初心电图没有诊断损伤意义的患者，诊断急性心肌梗死的敏感性为 93%，特异性为 94%。如果结合医师的判断和选择性核素负荷试验，诊断心肌梗死的敏感性为 100%，特异性为 82%，诊断 30 d 急性冠状动脉综合征的敏感性为 99.1%，特异性为 87%[209]。由于没有生产厂家建议的δ界限值，因此识别和排除心肌梗死得最适δ值必须考虑所采用方法的敏感性和准确度，并且在医院内进行核实。使用同一台仪器检测δ值也很重要，因为不同的仪器（即使是同一种型号）之间存在一定的校正误差。

诊断与除外症状发作 6 h 以内心肌梗死的另一个方法是应用

多个标志物方法，序列检测肌红蛋白（即极早期标志物）结合序列检测肌钙蛋白和（或）CK-MB（即晚期标志物）[247-251]。研究报道，基线和 90 min 时检测多个标志物诊断心肌梗死的敏感性大约为 95%并且阴性预期值高，因此可以结合临床早期排除心肌梗死[248,249]。然而，由于多标志物策略的特异性低（主要是由于肌红蛋白的特异性低），多标志物检测结果阳性不足以诊断心肌梗死，需要后期标志物结果的证实[248,252]。

2.2.8.2.1.2 床旁检测心脏标志物

测定心脏标志物可以在检验科或急诊科使用台式装置或床旁手持快速定性试剂条测定[226]。检验科测定应当在 60 min 内获得结果，最好在 30 min 以内。床旁使用试剂条的优点是缩短送标本到检验科处理的时间，还可以弥补检验科不能全天 24 h 测定所带来的延误。有些袖珍式装置可以采用血液点滴同时测定肌红蛋白、CK-MB 和肌钙蛋白 I[242]。虽然血液点滴试剂条有这些优点，但是必须严格控制质量并对急诊科有关人员进行操作培训，还应当考虑到试剂条测定心脏标志物的费用较检验科测定费用高。此外，目前这种试剂条还只是定性测定，最多是半定量测定。迄今，床旁检测还没得到广泛接受或应用。

2.2.8.3 肌红蛋白和 CK-MB 亚型并与肌钙蛋白对比

肌红蛋白是一种发现于心肌和骨骼肌中低分子血红素蛋白，没有心脏特异性，但是它从梗死心肌中的释放速度快于 CK-MB 或肌钙蛋白，因而可以在心肌坏死后 2 h 检测出。但是，连续测定肌红蛋白对诊断心肌梗死的临床价值，受到其增高持续时间短（＜24 h）和缺乏心脏特异性的限制。因此，只有肌红蛋白浓度增高而心电图不具诊断意义时，不能诊断心肌梗死，并且需要有心脏特异的标志物作为补充[253]。CK-MB 亚型也可以有效应用于心肌梗死的早期诊断，特异性与 CK-MB 相当，但是需要特殊的专门知识，与已经标准化和更容易应用的肌钙蛋白检测比较，没有实际的优点。

2.2.8.4 坏死生化标志物的对比：单个应用与联合应用

表 10 比较了各种心脏生化标志物在评估和处理急性冠状动脉综合征不伴 12 导联心电图 ST 段抬高患者中的优点与缺点。鉴于心脏生化标志物释放的时间窗口重迭，临床医师应当结合患者症状发作时间来判断生化标志物测定结果[7,247,254,255]（图 5）。

对于许多拟诊急性冠状动脉综合征的患者采用联合评估肌钙蛋白和 CK-MB。包括几项临床试验在内一个大规模数据库显示，联合应用肌钙蛋白和 CK-MB 进行胸痛综合征的诊断性和风险评估时，这两种标记物显示阳性患者的死亡或心肌梗死的短期（24 h 和 30 d）风险最高[256]。然而，那些基线肌钙蛋白升高但没有 CK-MB 升高患者的 30 d 风险也增加，而单纯 CK-MB 升高患者的风险较低，并且与两种标记物阴性的患者比较没有明显差别[256]。

总之，肌钙蛋白是目前诊断心肌梗死的选择标志物。其敏感性和特异性极高，可以识别面积非常小的心肌坏死。这些小面积梗死是不稳定这血栓性斑块碎屑导致的严重缺血和（或）远端微栓塞所致。这种不稳定斑块可能与这种高危情形有关。因此，肌钙蛋白作为生化标志物不仅是细胞坏死的标志物，而且还反映了活动的致血栓性斑块，因此，可以提示预后并且有助于指导治疗。采用质量法检测的 CK-MB 虽然不如肌钙蛋白敏感和特异，但仍然是有助于诊断心肌梗死延展和围手术期心肌梗死的第 2 个选择的标志物。一般不再建议常规应用肌红蛋白和其他标志物。

由于实践中存在并且报告了许多检测心脏生化标志物的方法以及经历了许多代的演变，医师应当与所在医院的临床实验室共同努力，确保应用和熟悉所应用检测方法的现代检验技术及其正常范围和诊断界限值。

表 10 用于评价和处理 12 导联心电图无 ST 段抬高的可疑 ACS 患者的心肌生化标记物

标记物	优点	缺点	是否可进行床边快速检测	评注	临床建议
肌钙蛋白	1.利于风险分层 2.比 CK-MB 更敏感、特异 3.可检测出近 2 周内发作的心肌梗死 4.利于治疗的选择 5.对再灌注进行检测	1.MI 早期时敏感性低（症状发作后 6 h 内），如果结果阴性则要求在发作后 8 h 和 12 h 复查 2.察觉后期微灶再梗死的能力有限	有	更多临床试验提供了其诊断和治疗意义的资料	单次结合多次测定可有效诊断非 ST 段抬高心肌梗死（包括微灶心肌损伤）。临床医生应熟悉所在医院试验室的诊断数值
CK-MB	1.快速、经济、有效精确 2.可发现早期再梗死	1.当存在骨骼肌疾病或损伤时（包括外科手术）缺乏特异性 2.MI 极早期时（症状出现后 6 h 内）或晚期（症状出现 36 h 后）及微灶心肌损伤时（肌钙蛋白可检出）敏感性低	有	大部分临床医生对此熟悉	在大多数临床条件下以前将其作为标准的、可接受的诊断方法
肌红蛋白	1.敏感性高 2.有助于早期发现心肌梗死 3.发现再灌注 4.排除心肌梗死最有效方法	1. 当存在骨骼肌疾病或损伤时特异性差 2.迅速恢复至正常范围，限制了后期敏感性	有	较 CK-MB 更便捷的早期标记物，因为肌红蛋白检测更实用；其可快速释放，在已确诊心肌梗死的患者中可无创性地监测再灌注情况	

2.2.9 其他标志物与多个标志物方法

除了心肌坏死的标志物外，正在观察反映急性冠状动脉综合征病理生理学机制的标志物，这应当有助于确定病理生理学、个体化治疗和评估疗效。临床考虑应用新的生化标志物时，重要的是确定这些新标志物的价值比现有的生化标志物高。一直提倡采用多种标志物对急性冠状动脉综合征进行风险分层（即同时检测肌钙蛋白 I、C 反应蛋白和脑钠肽），可能优于检测单个生化标志物[257,258]。进一步评估多种标志物方法将是一个热点。

2.2.9.1 缺血

与前述生化标志物比较，其他检测心肌坏死的生化标志物要么价值不大，要么研究不多。例如，暂时阻塞后即刻发现的缺血修饰白蛋白和前述肌红蛋白、CK-MB 或肌钙蛋白 I 的明显升高。这种修饰的白蛋白取决于缺血时人体白蛋白与外源性钴结合能力的降低[259,260]。胆碱的释放依赖磷脂得分裂，也应当能够作为缺血的一种标志物。生长分化因子-15 是缺血和再灌注损伤后诱导的转化生长因子——β细胞因子超级家族的一员，文献报道是一种对急性冠状动脉综合征患者死亡具有预后价值的一种新型生化标志物[265a]。

2.2.9.2 凝血

急性冠状动脉综合征时反映凝血链活性的标志物水平升高（包括血浆纤维蛋白原、凝血酶原片断和 D-二聚体水平升高），但是对于反映特殊的病理生理学、诊断或治疗的评估价值有限[251,261]。实验研究显示，抗凝药物可以阻断凝血酶产生的标志物，但是中断给药后可以再次激活[262]并且不受氯吡格雷的影响[263]。

2.2.9.3 血小板

目前还不能在活体检测血小板的活性。然而，正在涌现出新的方法，可以更好更有效地评估血小板的活化状态和药物的作用[264-266]。也正在研究其他反映血小板活性的标志物，包括CD40L、血小板-嗜中性粒细胞复合聚合物、血小板选择蛋白和血小板微粒。

2.2.9.4 炎症

正在对炎症的全身标志物进行广泛研究，有可能对触发血栓形成的病理生学机制以及提示新的治疗方法提供一些补充信息。心肌梗死患者白细胞计数升高，并且这种升高具有预后意义。没有心肌坏死生化标志物证据、但是入院时或 1 个月急性期反应过后 C 反应蛋白水平升高的患者和 C 反应蛋白高值患者，发生不良后果的风险增高[267-269]。也对白介素-6（促进 C 反应蛋白合成）和其他致炎细胞因子水平升高的预后价值进行了研究[270]。其他可能有价值的标志物包括循环可溶性黏附因子的水平（例如细胞间黏附分子-1、血管细胞黏附分子-1 和内皮细胞选择素[271]）、妊娠相关血浆蛋白 A（是一种新的血管重建时释放的与锌结合的基质金属蛋白酶，并被认为是一个早期斑块破裂的标志物[272]）、髓过氧化酶（一种白细胞介导的蛋白，能够产生反应性的过氧化物，导致粥样硬化性病变中组织损伤、炎症和免疫过程[273]）和其他。在编写本指南时，还没有对上述任何一种标志物进行充分的研究与验证，不能够建议临床常规应用于急性冠状动脉综合征。

2.2.9.5 B 型脑钠肽

目前本指南建议中可以考虑并且令人相当感兴趣的一个较新生化标志物是 B 型脑钠肽。脑钠肽是一种心室心肌细胞受牵拉后释放的心脏神经激素（脑钠肽前体），可以顺序酶解为 NT 脑钠肽前体和脑钠肽。在心力衰竭的诊断与评估中首先显示了检测这种神经激素的价值。自此之后，许多前瞻性研究和来自大规模数据库的资料显示，与传统的危险因素相比，它对稳定型和不稳定型冠心病患者的死亡率具有重要的预测价值[257,274-278]。复习现有的急性冠状动脉综合征研究显示，首次与患者接触时或住院期间，脑钠肽是急性冠状动脉综合征患者短期和长期死亡率的强烈预测因素[275]。NT-脑钠肽前体升高的水平与短期和长期死亡率呈比例升高，GUSTO-IV 试验（6 809 例患者）显示增加的四分位数分别为 1.8%、3.9%、7.7%和 19.2%（$p<0.001$）[276]。这种预后价值与既往心力衰竭病史和入院时或住院期间左心室功能不全的临床或实验室表现无关[275]。目前在大多数医院的试验室可以容易和迅速检测脑钠肽和 NT-脑钠肽前体浓度。

2.3 即刻治疗

建议

I 类

1. 应当将病史、体格检查、12 导联心电图和初次心脏标志物测定结果结合起来，对患者的胸痛进行分类：非心源性诊断、慢性稳定型心绞痛、可能急性冠状动脉综合征和肯定急性冠状动脉综合征（证据级别：C）。

2. 急性冠状动脉综合征肯定或可能但其最初 12 导联心电图和心脏标志物水平正常的患者，应当在专门病房（即胸痛专科门诊或医院监测病房）进行心脏监测，并按既定时间（参阅 2.2.8 节）再次做心电图（或连续 12 导联心电监测）和心脏标志物检查（证据级别：B）。

3. 在拟诊急性冠状动脉综合征的患者，如果随访 12 导联心电图和心脏标志物测定结果正常，可以在急诊科、胸痛专科门诊或出院后在门诊（72 h 之内）进行负荷（运动或药物）试验检查，诱发缺血。对于试验结果阴性的低危患者，可以在门诊治疗（证据级别：C）。

4. 对于到门诊和负荷试验（前述）的低危患者，在等待试验结果的同时应当给予适当的药物治疗，例如阿司匹林、舌下硝酸甘油和（或）β-阻滞剂（证据级别：C）。

5. 急性冠状动脉综合征明确并且有进行性胸痛、心脏标志物测定结果阳性、新出现的 ST 段改变、新出现的深大 T 波、血流动力学异常或负荷试验结果阳性者，均应入院进一步治疗。对于活动性、进行性缺血/损伤或血流动力学或电活动不稳定的患者，建议入住重症监护病房。也可以入住有监测的过渡病房（证据级别：C）。

6. 急性冠状动脉综合征可能并且心脏标志物测定结果阴性、不能耐受运动试验或静息心电图异常的患者，应当做药物负荷试验（证据级别：B）。

7. 急性冠状动脉综合征肯定并且 V_7～V_9 导联 ST 段抬高（回旋支闭塞所致）的患者，应当评估即刻再灌注治疗的可能性（证据级别：A）。

8. 对于从急诊科或胸痛病房出院的患者，应当给予有关活动、用药、其他检查和由负责医师随访方面的特别指导（证据级别：C）。

IIa 类

对于拟诊急性冠状动脉综合征并且有低度或中度冠心病可能性的患者，如果随访的 12 导联心电图和心脏生化标志物正常，可以做无创的冠状动脉成像检查（即多排冠状动脉 CT 血管显像），作为负荷试验可供选择的方法（证据级别：B）。

综合考虑病史、体格检查、12 导联心电图和初次心脏标志物试验结果，将胸痛患者做如下分类：非心源性疾病、慢性稳定型心绞痛、可能是急性冠状动脉综合征和肯定是急性冠状动脉综合征（图 2）。

就诊时无胸痛、心电图无变化或正常、血流动力学状态稳定并且没有心脏标志物升高的患者，其诊断较急诊治疗更具有挑战性。通过采集病史、体格检查和心电图检查（表 6 和表 7）评估这类患者，来肯定或排除急性冠状动脉综合征诊断。

诊断冠心病可能性小的患者，应当寻找引起症状的其他原因，例如肌肉骨骼痛、胃肠道疾患（如食道痉挛、胃炎、消化性溃疡或胆囊炎）、胸腔内疾病（如肌肉骨骼不适、肺炎、胸膜肥厚、气胸、肺栓塞、主动脉夹层、心肌炎或心包炎）和精神性疾病（如过度通气和惊吓性疾患）（图 2，B_1）。如果症状恶化或者对症治疗无效者，则应当进一步评估。此时也可以诊断为慢性稳定型心绞痛（图 2，B_2），并且根据《ACC/AHA 慢性稳定型心绞痛治疗指南（2002 年修订版）》[34]治疗。

急性冠状动脉综合征可能的患者（图 2，B_3 和 D_1），适合在胸痛专科门诊观察（图 2，E_1）。根据 12 导联心电图的表现，可以鉴别出急性冠状动脉综合征诊断明确的患者（图 2，B_4）。对于 ST 段抬高的患者（图 2，C_3），应评估即刻再灌注治疗的必要性（图 2，D_3），并且根据《ACC/AHA ST 段抬高心肌梗死治疗指南》治疗。对于没有 ST 段抬高的患者（图 2，C_2），则进一步观察（图 2，E_1）或住院观察（图 2，H_3）。没有一过性 ST 段压低≥0.05 mV（0.5 mm）和（或）T 波倒置≥0.2 mV（2 mm）、心脏标志物阴性和负荷试验阴性的急性冠状动脉综合征低危患者（图 2，H_1）（表 5），可以出院在门诊治疗（图 2，I_1）。低危患者可以在出院后 3 d 内作负荷试验。

2.3.1 胸痛专科门诊

为了更加准确地评估并且避免可能是急性冠状动脉综合征患者（图 2，B_3）和急性冠状动脉综合征低危患者（图 2，F_1）不必要的住院，避免没有 ST 段抬高但有心肌缺血患者（图 2，C_2）不适当的出院，建议设置或称为“胸痛专科门诊”、或称为“急诊科短期冠心病监护病房”的特殊病房。这些病房的医务人员根据诊断流程判断患者是否存在心肌缺血。如果存在缺血，则进一步将患者区分为不稳定型心绞痛或非 ST 段抬高心肌梗死，并且确定下一步最佳治疗计划（即入院或急诊介入治疗）[83,209,279,280]。目标是在规定时间内做出该决策，通常在 6～12 h 之间做出决定，但是有时可以延迟到 24 h，这取决于各个医院的诊断流程。标准的做法是患者先在一定时间内接受序列心脏生化标志物和心电图观察。观察期结束时，再次评估该患者，然后一般要做心脏功能性检查（例如静息核素扫描或超声心动图检查）和（或）负荷试验（例如平板负荷超声心动图或负荷核素检查）或无创冠状动脉成像检查（例如多排冠状动脉 CT 血管显像）（参阅 2.3.2 节）。那些胸痛症状复发强烈提示急性冠状动脉综合征的患者，如果生化标志物阳性、心电图明显变化或功能性/负荷检查阳性或多排冠状动脉 CT 血管显像，一般需要住院进行评估和治疗。尽管胸痛专科门诊有帮助，但是也可以在其他合适的地方评估胸痛患者，例如在医院有心脏遥控监测的病房。

设置观察胸痛患者的胸痛专科门诊的地方各不相同，例如可以设置在急诊科，也可以设置在配备必要器械的其他地方（24 h 入院）[281]。同样，胸痛监护专科门诊在行政上隶属于急诊科，人员来自急诊科。也可以由其他科室管理和配备人员或作为医院心血管服务的一部分。胸痛专科门诊通常包括有连续监测患者的心电图装置，有随时能够进行心肺复苏的设备和药物，以及适当配备医护人员。由于胸痛专科门诊已经引入临床医学，美国急诊医师学会已经发表了有关连续在这类病房评估患者结果以及对医院资源影响的指南[282]。美国急诊医师学会的文件小组强调，应当考虑将胸痛专科门诊作为整个综合计划的一部分，尽可能减少患者因求医和在急诊科本身带来的延误[282]。

历史对照研究和随机试验的资料显示，与住院评估“排除心肌梗死”比较，设置胸痛专科门诊可以节省费用[283,284]。胸痛专科门诊可能节省费用的幅度不同，取决于具体医院处理胸痛患者的具体流程[284]。低危患者为了“排除心肌梗死”而住院率高（70%～80%）的医院，可以通过设立胸痛专科门诊来大幅度降低费用，但是心肌梗死漏诊者增多。相反，这种患者入院率相对较低（30%～40%）的医院，其治疗质量会明显提高，因为很少漏诊心肌梗死患者。但是由于基础入院率低，因而节省费用的幅度较小。

Farkouh 等[98]将胸痛专科门诊作为急诊科的一个独立部分，并且根据以前发表的《医疗研究和质量署不稳定型心绞痛治疗指南》[285]（表 7），研究临床不良后果中度风险的患者。作者报道，在胸痛专科门诊平均留观 9.2 h 以后，最终需要住院的中度风险患者的百分比减少 46%。在胸痛专科门诊对中度风险患者可以通过一周 7 d 内完成平板运动试验和负荷影像检查（超声心动图或核素）诊断性检查，来降低住院费用[286]。

分析了病史、体格检查、就诊时 12 导联心电图和心脏生化标志物资料后仍然不能做出特异诊断的胸痛患者，应当做进一步评估。根据图 2 所显示的流程对患者进行分类：

①可能急性冠状动脉综合征的患者（图 2，B_3）是指那些近期静息性胸痛发作没有典型缺血、初次就诊时并无疼痛、心电图正常或无变化并且没有心脏标志物升高。

②近期有典型缺血发作，表现为新发或既往心绞痛恶化（尤其发生在静息状态下或既往 2 周内心肌梗死）者，首先应当“肯定急性冠状动脉综合征诊断”（图 2，B_4）。但是，这类患者症状发作时，若心电图无明显异常并且其初次心脏血清标志物（尤其是心脏特异的肌钙蛋白）正常（图 2，C_2 和 D_1 图 2，B_3），则判定为低危。如流程图所示，无论是“可能急性冠状动脉综合征”的患者，还是“肯定急性冠状动脉综合征（图 2，B_4）但是心电图无诊断意义并且初次心脏标志物正常（图 2，C_2 和 D_1）的患者，都适合在急诊科或胸痛专科门诊留观（E1）。相反，没有 ST 段抬高但是有动态缺血表现（进行性疼痛、ST-T 波改变、心脏标志物阳性或血流动力学紊乱）者（图 2，D_2），应当入院（H_3）。

2.3.2 从急诊科或胸痛专科门诊出院

在患者就诊时即刻做出初步评估，确定是否有急性冠状动脉综合征和最合适的风险分层方法。根据症状、心电图和心脏血清标志物测定的表现与结果，迅速确定需要进一步评估的患者。

如果复发性缺血胸痛患者的随访 12 导联心电图或心脏标志物测定结果异常或发生血流动力学异常，例如新出现的充血性心力衰竭或恶化时（图 2，D_2），均需要入院（图 2，H_3），其处理见 3 节。

没有疼痛、心电图正常或不具诊断意义或者与以前心电图比较没有变化、同时最初心脏标志物测定结果正常的患者，应申请做进一步评估，以筛查是非缺血性胸痛（图 2，B_1）还是急性冠状动脉综合征低危者（图 2，D_1）。如为低危（表 7）并且未再发生缺血性胸痛，同时观察 6～8 h 之后的随访 12 导联心电图和心脏标志物测定均正常（图 2，F_1），则可以考虑做早期负荷试验诱发心肌缺血或多排冠状动脉 CT 血管显像确定阻塞性冠心病（图 2，G_1）。也可以在出院前由有经验的医师监督完成负荷试验。或者，患者出院后 72 h 内在门诊进行负荷试验。负荷试验的准确性差异很大，取决于平板运动试验、踏车试验和当地医院的实践（即每天或每周何时能提供不同的负荷试验方法）而异[287]。能够活动并且没有心电图干扰因素（如束支传导阻滞、左心室肥厚或起搏心律）的患者，可以采用常规症状限制性运动试验进行评估。不能耐受运动或基础心电图因为干扰因素难以判读的患者，应当考虑核素灌注成像或二维超声心电图检查[172,288,289]。还可以做无创的冠状动脉成像检查（例如多排冠状动脉 CT 血管显像）。与传统心电图运动负荷试验相比，影像增强检查可能对女性的预测价值更高（参阅 6.1.节）。

应用于检测冠状动脉钙化的两种成像方法（心脏磁共振和多排 CT）和多排冠状动脉 CT 血管显像，正在临床得到越来越多的验证与应用，并且有希望成为评估胸痛综合征患者的一种可供选择或具有补充价值的影像手段[20,289,290]。心脏磁共振能够同时期确定心脏功能、灌注和心肌存活情况。这两种方法的优点是对心脏结构有极好的分辨力（约 1 mm），不用接触放射线和含碘造影剂。缺点包括检查时间长、检查空间狭小（对封闭的场所的恐惧症）和（目前）禁忌应用于植入起搏器/除颤器的患者。为了评估缺血性心脏病，腺苷首次通过钆灌注检查可以结合评估局部和整个心脏功能以及存活心肌（钆延迟检查）。多排冠状动脉 CT 血管显像可以直接进行冠状动脉成像（后述）。一项研究显示，腺苷负荷和钆延迟增强（存活性）心脏磁共振检查发现冠心病的敏感性为 89%，特异性为 87%[291]。多巴酚丁胺心脏磁共振负荷检查可以作为腺苷灌注心脏磁共振的一种选择方法（例如在哮喘患者）。

早期临床试验显示，应用现有的多排技术施行冠状动脉 CT 血管显像（即 2005 年开始的 64 排 CT）检测冠心病的敏感性和特异性均在 90%～95%以上[292-294]。为评估急性冠状动脉综合征，典型的做法是应用多排冠状动脉 CT 血管显像做冠状动脉钙化评分。多排冠状动脉 CT 血管显像的优点是清楚显示冠状动脉解剖（分辨力约 0.6mm）和检查时间短（单次屏气）。缺点是放射线剂量（8～24 mSv）、使用造影剂和必须保证心率慢而有规律（通常需要使用β-受体阻滞剂）。这些技术目前的限度是缺乏大规模对照试验和赔偿问题。总之，多排冠状动脉 CT 血管显像阴性预期值高是其最大优点：如果没有发现钙化或非钙化斑块（软斑块/纤维斑块），则患者症状是由于粥样硬化原因导致急性冠状动脉综合征的所致。（注：没有排除原发性微血管功能障碍导致的胸痛。）相反，多排冠状动脉 CT 血管显像对于确定是斑块还是狭窄导致急性冠状动脉综合征体征和症状的阳性预期价值不清楚，因为尽管能够提供有价值的解剖信息，但是不能够提供有关功能或生理学资料。冠状动脉 CT 血管显像已经应用于评估有症状患者的阻塞性冠心病（IIa 类，证据级别：B）[20]并且应用于评估序列心电图和生化标志物阴性但有中度和低度可能性冠心病患者的急性胸痛[289]。对于心电图没有诊断意义并且心脏生化标志物阴性但是冠心病中度可能性的急性胸痛综合征患者，可能尤其适合做多排冠状动脉 CT 血管显像检查[289]。

由于左心室功能与预后密切相关、并且明显影响对治疗的选择，因此，极力主张在心肌缺血患者使用超声心动图检查或另一个手段（例如心脏磁共振、核素、多排冠状动脉 CT 血管显像或对比剂血管造影）来确定左心室功能。在不能做负荷试验的医院，低危患者可以在出院并在门诊作负荷试验。

在这些等待负荷试验的患者，应当考虑谨慎的抗缺血治疗（例如阿司匹林、舌下硝酸甘油和β-受体阻滞剂）。在试验前还应当特别告诉患者是否使用这些药物（例如β-受体阻滞剂），这会因所选择的试验和患者特殊因素。还应当给这些患者特殊的指导：在等待负荷试验时如果症状复发或加重应当做什么，并且如何寻求急诊医疗。

观察期间再次发生胸痛或随访期间（12 导联心电图、心脏标志物）有新的异常的患者（图 2，F_2），应当入院（图 2，H_3）。应当重新确定已经排除了急性冠状动脉综合征的患者，需要进一步评估其他类似急性冠状动脉综合征症状的内科疾病（例如肺栓塞和主动脉夹层）。

鉴于连续性治疗在胸痛综合征患者的总体处理中很重要，因此患者的负责医师（如果在首诊发病中未参与患者的治疗）必须知道有关检查结果，并且获得相关副本。不能诊断心脏疾患的患者和负荷试验阴性的急性冠状动脉综合征低危患者，可以由其负责医师在门诊进一步观察，判断引起症状的原因（图 2，I_1）。这类患者应当在急诊科或胸痛专科门诊出院后 72 h 内与其负责医师联系。

可能急性冠状动脉综合征的患者（图 5，B_3）和诊断明确但心电图不具诊断意义并且心脏生化标志物正常的患者（图 2，D_1），在没有设置胸痛专科门诊的医院首次就诊后应当入院。有关病房必须配备连续心电图监测和心肺复苏装置以及相应的人员（如前面在胸痛专科门诊的设计部分所述）。

3

早期住院治疗

急性冠状动脉综合征、急性冠状动脉综合征症状复发或心电图上 ST 段改变或心脏标志物阳性并且血流动力学稳定的患者，应当入院并且卧床连续监测心律、仔细观察缺血复发症状（过渡病房），同时按有创或保守治疗策略进行处理（表 11）。胸痛持续和（或）血流动力学不稳定的患者，应当在冠心病监护病房至少观察 24 h。冠心病监护病房的特点如下：有足够的护士/患者人数比，能够提供：①连续监测心律；②随时确定生命体征和神智；③记录到心室颤动后很快进行电复律；④有足够的人员完成这些操作。患者在冠心病监护病房连续监护，如果没有下列严重并发症：持续性室性心动过速或心室颤动、窦性心动过速、心房颤动或扑动、高度房室传导阻滞、持续性低血压、有症状或 ST 段改变的复发性缺血、新出现的机械性缺损（室间隔缺损或二尖瓣关闭不合）或充血性心力衰竭，24 h 后可以离开冠心病监护病房。对于经过选择的成功再灌注患者和左心室功能正常并且坏死很少或没有的患者，可以进行短期监测。

急性冠状动脉综合征高危的患者一旦入院，则应当开始进行标准治疗（如后所述）。除非有禁忌症，否则均应开始阿司匹林、β-受体阻滞剂、抗凝治疗、糖蛋白 IIb/IIIa 抑制剂治疗和噻吩并吡啶类药物（例如一旦确定施行血管重建治疗，再开始应用氯吡格雷）。而且，需要做出有关冠状动脉造影（有创）的重要决策。

一种观点是常规行冠状动脉造影和血管重建治疗，除非有禁忌症。采用这种手段最常用的策略是药物治疗稳定一段时间。有些医师目前采取更积极的策略—入院后 24 h 内完成冠状动脉造影和血管重建治疗，其依据是抗凝和抗血小板治疗对介入手术结果的保护作用。另一种策略就是根据有心肌缺血而采用“早期保守策略”（参阅 3.3 节），对尽管给予药物治疗仍然反复有心肌缺血或负荷试验高危的患者施行血管造影。无论是否采取冠状动脉造影策略，均应当重点考虑确定心肌缺血患者的左心室功能，因为使用 ACEI 和β-受体阻滞剂治疗有左心室功能受损的患者，十分重要。冠状动脉解剖适合时（例如 3 支冠状动脉病变），可以采用 CABG（参阅 4 节）。冠状动脉造影后，即可完成左心室造影。如未计划施行冠状动脉造影，可以采用超声心动图或心室核素显像评估左心室功能。

表 11 早期治疗策略的选择：有创治疗与保守治疗

首选策略	患者特征
有创治疗	再发心绞痛或静息时缺血发作或强化药物治疗下低耐量活动
	心肌标记物升高（TnT 或 TnI）
	新发或可能新发的 ST 段压低
	心力衰竭的体征或症状或新发/加重的二尖瓣返流
	无创性检查发现高危表现
	血流动力学不稳定
	持续室性心动过速
	6 个月内曾行经皮冠状动脉内介入治疗
	既往曾行冠状动脉旁路移植术
	高危险评分（如 TIMI，GRACE 评分）
	左室功能降低（左室射血分数<40%）
保守治疗	低危险评分（如 TIMI，GRACE 评分）
	在无高危特征的情况下，患者及医生首选

3.1 抗缺血和抗心绞痛治疗

抗缺血治疗的建议

I 类

1. 建议在所有急性冠状动脉综合征患者在入院早期连在床旁/座椅上连续行心电图监测（证据级别：C）。

2. 脉氧饱和度＜90%、呼吸性窘迫或有其他低氧血症高危特征的急性冠状动脉综合征患者应当吸氧（脉搏血氧定量仪有助于连续监测 SaO_2。）（证据级别：B）。

3. 有进行性缺血性胸部不适的急性冠状动脉综合征患者，如果没有禁忌证则应当舌下硝酸甘油(0.4 mg)每 5 min 一次共 3 次，然后评估是否需要静脉内硝酸甘油（证据级别：C）。

4. 急性冠状动脉综合征后前 48 h 有指征应用静脉内硝酸甘油治疗持续性缺血、心力衰竭或高血压。决定使用静脉内硝酸甘油和所用剂量不应当影响其他已经证明能够降低死亡率的治疗（例如β-受体阻滞剂或 ACEI）（证据级别：B）。

5. 没有下述情况的急性冠状动脉综合征患者应当在前 24 h 开始口服β-受体阻滞剂治疗：①有心力衰竭体征；②有低心排状态证据；③发生心源性休克的风险增加；④其他应用β-受体阻滞剂的相对禁忌症（PR 间期＞0.24 s、II°或 III°心脏传导阻滞、活动性哮喘或反应性气道疾病）（证据级别：B）。

6. 对于持续性或频繁反复发作心肌缺血的急性冠状动脉综合征患者和禁忌使用β-受体阻滞剂的患者，如果没有临床严重的左心室功能不全或其他禁忌症，应当应用非二氢吡啶钙通道阻滞剂（维拉帕米或地尔硫䓬）作为初始治疗（证据级别：B）。

7. 对于肺充血或左室射血分数≤0.40 的急性冠状动脉综合征患者，如果没有低血压（收缩压＜100 mmHg 或较基线值低 30 mmHg）或有用药禁忌症，前 24 h 内应当口服 ACEI（证据级别：A）。

8. 对于不能耐受 ACEI 和有临床或心力衰竭放射学证据或左

室射血分数≤0.40 的急性冠状动脉综合征患者，应当使用血管紧张素受体阻断剂（证据级别：A）。

9. 由于使用非类固醇类的抗炎药物（阿司匹林除外）与死亡率、再梗死、高血压、心力衰竭和心肌破裂的风险增高有关，在急性冠状动脉综合征患者应当停用非选择性或环氧合酶-2——选择性药物（证据级别：C）。

IIa 类

1. 对于所有发病后前 6 h 的急性冠状动脉综合征患者可以给氧（证据级别：C）。

2. 对于应用硝酸甘油后不能控制缺血性胸部不适的急性冠状动脉综合征患者，如果没有禁忌症，在应用其他抗缺血治疗的基础上可以静脉应用盐酸吗啡（证据级别：B）。

3. 没有下述情况就诊时合并高血压的急性冠状动脉综合征患者可以静脉使用β-受体阻滞剂治疗：①有心力衰竭体征；②有低心排状态证据；③发生心源性休克的风险增加；④其他应用β-受体阻滞剂的相对禁忌症（PR 间期＞0.24 s、II°或 III°心脏传导阻滞、活动性哮喘或反应性气道疾病）（证据级别：B）。

4. 如果已经全量应用β-受体阻滞剂和硝酸盐类之后没有禁忌症，缺血反复发作的急性冠状动脉综合征患者可以口服长效非二氢吡啶钙拮抗剂（证据级别：C）。

5. 对于没有肺充血或左室射血分数≤0.40 的急性冠状动脉综合征患者，如果没有低血压（收缩压＜100 mmHg 或较基线值低 30 mmHg）或有用药禁忌症，前 24 h 内口服 ACEI 有益（证据级别：B）。

6. 对于强化药物治疗后仍有持续性或频繁发作严重缺、冠状动脉造影之前或之后血流动力学不稳定和有心肌梗死机械性并发症的急性冠状动脉综合征患者，可以应用主动脉气囊反搏装置（证据级别：C）。

IIb 类

1. 在急性冠状动脉综合征患者可以考虑使用缓释的非二氢

吡啶钙拮抗剂替代β-受体阻滞剂（证据级别：B）。

2. 在使用足量β-受体阻滞剂后仍有缺血症状或高血压的急性冠状动脉综合征患者，可以考虑应用即刻释放的二氢吡啶钙拮抗剂（证据级别：B）。

Ⅲ类

1. 在收缩压＜90mmHg 或较基线值减低≥30mmHg、有严重心动过缓（＜50 次/min）、心动过速（＞100 次/min）的急性冠状动脉综合征患者，如果没有心力衰竭症状或右心室梗死，不应当使用硝酸盐类（证据级别：C）。

2. 已经使用磷酸二酯酶抑制剂（使用西地那非 24 h 或他达那非 48 h 之内）治疗勃起功能障碍的急性冠状动脉综合征患者不应当使用硝酸甘油或其他硝酸盐类。还没确定使用伐地那非后应用硝酸盐类的最适时间（证据级别：C）。

3. 急性冠状动脉综合征患者没有使用β-受体阻滞剂时不应当使用即刻释放的二氢吡啶钙拮抗剂（证据级别：A）。

4. 由于增加发生低血压的风险，因此在急性冠状动脉综合征发生后的前 24 h 不应当给患者静脉内 ACEI（合并顽固性高血压的患者可能例外）（证据级别：B）。

5. 有使用β-受体阻滞剂禁忌症、心力衰竭体征或低心排状态或其他发生心源性休克危险因素的急性冠状动脉综合征患者，静脉内β-受体阻滞剂可能有害（证据级别：A）。

6. 由于使用非类固醇类的抗炎药物（阿司匹林除外）与死亡率、再梗死、高血压、心力衰竭和心肌破裂的风险增高有关，在急性冠状动脉综合征患者住院期间不应当使用非选择性或环氧合酶-2——选择性药物（证据级别：C）。

急性冠状动脉综合征的最佳治疗主要有两个目的：即刻缓解缺血和预防严重不良结果（即死亡或心肌梗死/再梗死）。其治疗包括抗缺血治疗（表 12）、抗血小板和抗血栓治疗（表 13），以及风险分层和有创治疗。不良后果中度或高度风险的患者，包括进行性缺血并且对初始药物治疗反应差的患者，以及有血流动力学不稳定表现的患者。只要可能，即应入冠心病监护病房，随时准备施行冠状动脉造影、PCI 或 CABG。“绿色通道”是指能够保证随时可以到心导管室（配备有专门人员）进行介入手术以及急诊心脏手术、血管外科手术和心脏手术麻醉[295,296]。

表 12 抗缺血治疗的 I 类建议：存在持续缺血/其他临床高危特征*

卧床/静坐状态下行持续心电监护

血氧饱和度低于 90%、呼吸窘迫或其他低氧血症高危特征时予吸氧。脉搏血氧仪利于持续监测血氧饱和度

每 5 min 舌下含服硝酸甘油 0.4 mg，共用药 3 次；此后根据需要考虑静脉使用硝酸甘油

急性冠状动脉综合征后最初 48 h 内静脉使用硝酸甘油，用以治疗持续缺血、心力衰竭或高血压

静脉使用硝酸甘油时不应排斥使用其他降低死亡率的药物，如β受体阻滞剂或 ACEI

在无禁忌症（如心力衰竭）的情况下 24 h 内使用β受体阻滞剂（口服），无论是否进行经皮冠状动脉内介入治疗

如果存在β受体阻滞剂使用禁忌症，则应在排除严重左室功能障碍或其他禁忌症的前提下使用非二氢吡啶类钙离子拮抗剂（如维拉帕米或地尔硫䓬）作为初始治疗

在没有低血压（收缩压低于 100mmHg 或较开始时降低 30mmHg 以上）或其他已知同类药物禁忌症的前提下，可在最初 24h 内存在肺淤血或左室射血分数≤40%时使用 ACEI（口服）

对于血管紧张素转换酶抑制剂不耐受，且存在心力衰竭或左室射血分数≤40%的临床/影像学表现的急性冠状动脉综合征患者，应该给予 ACEI

* 静息时再发心绞痛和/或心电图缺血变化（ST 段压低 0.05mV 及以上或束支阻滞），或存在低耐量活动；或血流动力学不稳定或左室功能降低（无创测量下左室射血分数＜40%）；或严重的室性心律失常。

表 13　急性冠状动脉综合征患者抗血小板及抗凝治疗剂量表

		PCI 期间			
药物*	初始药物治疗	接受初始治疗的患者	未接受初始治疗的患者	PCI 后	出院时
口服抗血小板药物治疗					
阿司匹林	162～325mg 口服或嚼服	无额外治疗	162～325mg 口服或嚼服	每日 162 至 325mg※，金属裸支架植入术后至少使用 1 个月，西罗莫司洗脱支架植入术后至少使用 3 个月，紫杉醇洗脱支架后 6 个月，此后可能继续每日服用 75～162mg	每日 162 至 325mg※，金属裸支架植入术后至少使用 1 个月，西罗莫司洗脱支架植入术后至少使用 3 个月，紫杉醇洗脱支架后 6 个月，此后可能继续每日服用 75～162mg
氯吡格雷	负荷量 300～600mg 口服，维持量每日 75mg 口服	可能需再次予 300mg 负荷量以补充之前的负荷量	负荷量 300～600mg 口服	金属裸支架：每日 75mg 至少 1 个月，最好 1 年。药物洗脱支架：每日 75mg 至少 1 年(对于无高度出血风险的患者)（见图 11）	金属裸支架：每日 75mg 至少 1 个月，最好 1 年。药物洗脱支架：每日 75mg 至少 1 年(对于无高度出血风险的患者)（见图 11）

		PCI 期间			
药物*	初始药物治疗	接受初始治疗的患者	未接受初始治疗的患者	PCI 后	出院时
噻氯匹啶	负荷量 500mg 口服，维持量 250mg/d 口服，2 次	无需额外治疗	负荷量 500mg 口服	维持量 250mg 口服，2 次/d（持续时间同氯吡格雷）	维持量 250mg 口服，2 次/d（持续时间同氯吡格雷）
抗凝药物					
水蛭素	0.1mg/kg 注射，0.25mg/（kg·h）静脉使用	0.5mg/kg 注射，将静脉滴速增至 1.75mg/（kg·h）	0.75mg/kg 注射，将静脉滴速增至 1.75mg/（kg·h）	无额外治疗，或静脉使用至 4h	
达肝素	120IU/kg 皮下注射 12h 一次（最大量 10000IU，2 次/d）※※	计划静脉使用糖蛋白Ⅱb/Ⅲa；ACT 目标值 200 s，使用普通肝素未计划静脉使用糖蛋白Ⅱb/Ⅲa；ACT 目标值 250～300 s HemoTec；300～350 s Hemochron,使用普通肝素	计划静脉使用糖蛋白Ⅱb/Ⅲa60-70U/kg§使用低分子肝素未计划静脉使用糖蛋白Ⅱb/Ⅲa100～140U/kg 使用普通肝素	无额外治疗	
依诺肝素	可能使用负荷量 30mg 静脉弹丸式注射＃，维持量 1mg/kg 皮下注射，12h 1 次＃；如果 Ccr＜30ml/min 则使用 1mg/kg 每 24h 1 次	距离最后一次皮下注射少于 8h：无额外治疗多于 8h：0.3mg/kg 静脉弹丸式注射	0.5～0.75mg/kg 静脉注射	无额外治疗	

PCI 期间					
药物*	初始药物治疗	接受初始治疗的患者	未接受初始治疗的患者	PCI 后	出院时
戊糖	2.5mg 皮下注射 1 次/d。避免 Ccr<30ml/min＃	50～60U/kg 静脉弹丸式注射，使用低分子肝素，由 OASIS 5I 试验观察者建议@	50～60U/kg 静脉弹丸式注射，使用普通肝素，由 OASIS 5I 试验观察者建议@	无额外治疗	
普通肝素	负荷量 60U/kg（最大量 4000U）静脉注射维持量静脉注射 12U/（kg·h）（最大量 1000U/h），将 APTT 维持于 1.5～2.0 倍（大约 50～70 s）＃	计划静脉使用糖蛋白Ⅱb/Ⅲ：ACT 目标值 200 s，静脉使用未计划使用糖蛋白Ⅱb/Ⅲa：ACT 目标值 250～300 s HemoTec；300～350 s Hemochron	计划静脉使用糖蛋白Ⅱb/Ⅲa：60～70U/kg§，未计划静脉使用糖蛋白Ⅱb/Ⅲa：100～140U/kg	无额外治疗	
阿昔单抗	未应用	未应用	负荷量 0.25mg/kg	静脉弹丸注入维持量 0.125/mg/（kg·min）(最大量 10mg/min)	继续维持量静注 12h
依替巴肽	负荷量 180mg/kg 静脉注入；维持量 2.0mg/（kg·min）；当患者评估肌酐清除率<50%ml/min 时，减少 50%的静注的量	继续静脉注入	负荷量 180mg/kg 静脉弹丸注入 10min 后再次静脉注入 180mg/kg 维持量 2.0mg/（kg·min）当患者评估肌酐清除率<50%ml/min 时，减少		继续维持量静注 18（kg·min）24h

PCI 期间					
药物*	初始药物治疗	接受初始治疗的患者	未接受初始治疗的患者	PCI 后	出院时
			50%静脉注射的量		
替罗非班	负荷量 0.4mg/（kg·min）静脉注入30min；维持量 0.1mg/（kg·min）静脉注入；当患者评估肌酐清除率＜30%ml/min 时，减少 50%的静脉注射的量	继续静脉注入	负荷量 0.4mg/（kg·min）静脉注入 30min；维持量 0.1mg/（kg·min）静脉注入，当患者评估肌酐清除率＜30%ml/min 时，减少50%的静脉注射的量	继续维持量静注 18～24h	

对谨慎处理的患者，仍应额外考虑可能发展成需要行 PCI。在这种情形下，建议静脉注入 50～60U/kg 戊糖进行初始药物治疗；这种药物联合使用的安全性并没有得到很好的证实。为了谨慎处理那些初始药物治疗应用依诺肝素的患者，正如在表中注释，额外静脉注射依诺肝素是一个可以接受的办法。

*本表按字母表排序，并不意味着任何特殊治疗的优先。※在那些医师关心有出血风险的患者中，PCI 后的初始低剂量的阿司匹林 75～162mg/d 是合理的（治疗建议 IIa 证据级别：C）。※※达肝素被评估用于急性冠状动脉综合征的某段时间的处理，即在重要的方法例如支架、氯吡格雷和血小板 IIb//IIIa 受体拮抗剂广泛使用前。其相对有效性和安全性在治疗时间上未得到很好的证实。# 一些手术使用<60U/kg 的普通肝素和血小板 IIb//IIIa 受体拮抗剂，尽管目前没有临床试验数据来证明 60U/kg 剂量的有效性。*对于初始采用保守策略的患者，与静脉注射普通肝素相比，应用例如依诺肝素和戊糖有皮下注射的便利优势。与普通肝素相比，较少导致肝素诱导的血小板减少症。有效的数据显示，在保守治疗的患者应用纸制的食物疗法后，戊糖与依诺肝素相比，与轻微出血的关系更小。@个人咨询 2006.07.07 的 OASIS 5 研究提到食物疗法还未经过严格的预期的随机化试验评估。

达到这两个目标的方法包括开始药物治疗以及制定最终的治疗策略。多数患者就诊时病情稳定，或者短期药物强化治疗后变得稳定，并且经过适当协商，可以进行最终治疗策略（有关保守策略 vs 有创策略选择的详细讨论参阅 3.3 节）。少数患者需做急诊心脏导管检查和（或）置入主动脉气囊反搏。

3.1.1 一般治疗

首次治疗期间应当根据症状的严重程度给予一般治疗。缺血正在发作的患者应当卧床，但是可以移动到椅子上。没有症状时，可以在床旁洗漱。对其后的活动不应当加以不适当的限制，应当着重防止缺血症状复发。治疗有效时，让患者适当活动。有紫绀、呼吸困难或其他高危表现的患者，给予吸氧。可用直接测定法（尤其是呼吸性窘迫或发绀）或用脉搏血氧仪测定动脉血氧饱和度。尚无资料支持在所有没有呼吸困难或动脉低氧血症表现的急性冠状动脉综合征患者给予吸氧。初始评估时给氧，应当限于可能有呼吸困难或有低氧血症的患者。然而，本编写委员会建议，鉴于给氧的安全性和潜在未识别的低氧血症，在患者初步稳定期间可以常规短时间给氧。如果动脉血氧饱和度＜90%，则应当吸氧。手指脉搏血氧仪有助于连续监测血氧饱和度，但是没有必要常规应用于没有缺氧风险的患者。急诊科检查期间和入院早期的患者，应当连续监测心电图，因为在此期间，死亡的主要原因是猝死和不能预测的心室颤动，但是可以预防。而且，监测再次出现的 ST 段改变，能提供有关诊断与预后方面的信息，但是要保证 ST 段监测系统能够可靠和准确地记录。

3.1.2 抗缺血治疗的应用

3.1.2.1 硝酸盐类

硝酸甘油能够降低心肌需氧，同时增加心肌供氧。硝酸甘油是一种依赖内皮细胞的血管扩张剂，对周围动脉和冠状动脉都有扩张作用。硝酸甘油通过扩张容量血管（即静脉床），增加静脉血聚积，降低心肌前负荷，因而减轻决定心肌氧耗的心室室壁张力。硝酸甘油对动脉系统还有轻度作用，可以减少收缩期室壁张力（后负荷），从而进一步降低心肌氧耗。这种降低心肌需氧，部分由于心率和心脏收缩力反射性增加而被抵消，除非合并使用β-受体阻滞剂。硝酸甘油能够扩张正常和有动脉粥样硬化的冠状动脉，以及某些刺激（例如寒冷、精神或体力活动）引起收缩的较小动脉。由于冠状动脉严重粥样硬化性闭塞和由于内皮细胞功能失调造成的不太严重的血管闭塞，使冠状动脉对心肌血流变化的生理学反应减弱（即血流介导的扩张丧失），因而不会出现最大程度扩张，除非使用像硝酸甘油这样直接作用于血管的扩张剂。因此，硝酸甘油可以扩张大的冠状动脉以及促进侧枝循环血流，使冠状动脉血流重新分布到缺血区域。硝酸甘油还能抑制血小板聚集[296]，但是这种作用的临床意义尚未确定。

间隔 5 min 3 次舌下含服 0.4mg 硝酸甘油、或口喷硝酸甘油后（表 12 和表 14）症状没有缓解因而开始静脉使用β-受体阻滞剂（没有禁忌症时）的患者，以及所有心力衰竭或高血压患者，可以从静脉滴注硝酸甘油中受益。注意，过去 24 h 使用西地那非或 48 h 内使用他达那非或低血压的患者，禁忌使用硝酸甘油[297-299]。一直不能够确定应用伐地那非后间隔多长时间再使用硝酸盐，但是血压通常到 24 h 才恢复到基线水平[300]。西地那非可抑制降解环磷酸鸟苷的磷酸二脂酶，而环磷鸟苷可通过一氧化氮介导血管平滑肌扩张。因此，磷酸二脂酶抑制剂可以明显加强和延长硝酸甘油介导的血管扩张。在使用昔多芬后 24 h 内使用硝酸甘油，或者在使用硝酸甘油后 24 h 内使用昔多芬，可以导致严重低血压、心肌梗死甚至死亡[299]。对他达那非和伐地那非有类似的担忧[297,300]。

静脉硝酸甘油开始剂量为 10μg/min 持续滴注，每 3～5 min 增加 10μg/min，直到出现用药后症状或血压下降。如果 20μg/min 没有反应，则可以先增加 10μg/min，然后增加 20μg/min。如果缺血症状与体征减轻，则没有必要继续增加剂量以降低血压。若缺血症状与体征无减轻，则应当增加剂量，直到出现血压反应。一旦观察到血压下降趋势，增加剂量的幅度要减小，间隔时间延长。药物副作用有头痛和低血压。既往血压正常的患者，一般收缩压不应当降低至＜110mmHg，或者使高血压患者平均动脉血压降低不应当＞25%。在最初收缩压＜90mmHg 或比基线水平低 30mmHg 以上或有严重心动过缓或心动过速的患者，应当避免使用硝酸甘油。尽管不能建议最大剂量，但是一般常用最大剂量为 200μg/min。长时间（2～4 周）以 300～400μg/h 速率滴注，并不会增加高铁血红蛋白水平[301]。

表 14　硝酸甘油及硝酸酯类在心绞痛的应用

药物	给药途径	剂量	作用时间
硝酸甘油	舌下含服片	0.3～0.6mg，可达 1.5mg	1～7min
	喷雾剂	必要时 0.4mg	与舌下含服片相似
	皮肤贴片	0.2～0.8mg/h，12h 1 次	治疗间歇期 8～12h
	静脉制剂	5～200mg/min	7～8h 耐受
二硝基异山梨酯	口服片	5～80mg，2～3 次/d	达 8h
	口服缓释片	40mg，1～2 次/d	达 8h
单硝酸异山梨酯	口服片	20mg，2 次/d	12～24h
	口服缓释片	60～240mg，1 次/d	
四硝酸季戊四醇	舌下含服片	必要时 10mg	不清楚
四硝酸赤藓醇	舌下含服片	必要时 5～10mg	不清楚
	口服	10～30mg，3 次/d	不清楚

没有进行性顽固性缺血症状的患者，也可以使用硝酸甘油局部涂剂或口服制剂。患者对硝酸甘油血流动力学作用的耐受性，呈剂量和时间依赖性，任何剂型治疗 24 h 后均可出现。需要连续给药 24 h 以上的患者，可能需要定期增加滴注速率，维持疗效。尽量使用不产生耐受性的硝酸甘油给药方案（低剂量和间歇给药）。如果患者连续 12～24 h 没有缺血性疼痛和其他表现，应当

尝试减少静脉硝酸甘油用量，或者过渡到口服剂或局部用药。没有缺血性体征和症状的患者，不应继续静脉使用硝酸甘油。连续使用硝酸甘油治疗期间缺血症状复发时，常常可以通过增加剂量恢复对硝酸甘油的反应，然后控制症状数小时后，延长给药间隔时间。只要症状未得到有效控制，即应施行这种治疗方法。患者缺血状态稳定后，即应当在 24 h 内过渡到非静脉给药（表 14），使用不产生耐药的方案，避免症状复发。已经发表一个从静脉内硝酸甘油转变为局部给药的实用方法[302]。

有关硝酸甘油治疗急性冠状动脉综合征的研究，多数是小样本、非对照性的研究，并且没有随机、安慰剂对照试验来证实其减轻症状或减少心脏事件的作用。一项小样本随机试验比较了静脉硝酸甘油与口服硝酸甘油的效果，并且发现在控制缺血方面没有明显差异[303]。复习溶栓治疗时代前在心肌梗死使用硝酸甘油的小样本研究显示，死亡率降低 35%[304]，但是 ISIS-4（Fourth International Study of Infarct Survival）试验[305]和 GISSI-3（Gruppo Italiano per lo Studio della Sopravvivenza nell'infaro Miocardico）试验[306]在拟诊心肌梗死的患者验证这一假说，但效果没有那么好。然而，这些大规模试验受到"对照"组在入院前及住院期间频繁使用硝酸甘油的影响。但是，常规应用硝酸盐与选择性应用硝酸盐都不能降低死亡率。突然停用静脉硝酸甘油，心电图显示缺血加重[307]。因此，急性冠状动脉综合征患者使用硝酸甘油是基于病理生理学和广泛非对照的临床观察结果[296]。

3.1.2.2 硫酸吗啡

连续 3 次舌下含服硝酸甘油片而症状不能缓解者，或者是充分抗缺血治疗后症状复发者，主张静脉注射硫酸吗啡 1～5mg。除非有低血压或不能耐受的并发症，否则吗啡可以与静脉硝酸甘油一同使用，但是要监测血压。必要时每 5～30 min 重复使用一次，以减轻症状并且保证患者舒适。

硫酸吗啡具有强烈的止痛和抗焦虑作用，以及明显的血流动力学效应，这对急性冠状动脉综合征患者有潜在益处。目前没有随机试验确定吗啡对初始治疗方案的影响，或者确定其最佳的给药方案。吗啡引起静脉扩张，并且通过提高迷走张力降低心率和收缩压，从而进一步降低心肌需氧。吗啡的主要不良反应与其过强的治疗作用有关，它可引起低血压，尤其是在血容量不足和(或)使用血管扩张剂治疗时。这种影响通常可以通过仰卧即 Trendelenburg 体位或静脉快速注射生理盐水、合并心动过缓时使用阿托品予以纠正。一般不需要使用血管收缩药物或纳洛酮来恢复血压。恶心和呕吐见于 20%的患者。呼吸抑制是吗啡最严重的并发症。急性冠状动脉综合征的患者使用吗啡治疗，极少发生严重通气不良需要插管处理。对于吗啡过量引起的呼吸和（或）循环障碍，可以静脉注射 0.4～2.0mg 纳洛酮予以纠正。对吗啡过敏的患者可以使用其他麻醉药。入选急性冠状动脉综合征患者的大规模注册登记资料（443 家医院，57 039 例患者）提示应当谨慎应用吗啡（57 039 例）[308]。所有各个亚组应用吗啡的患者（30%）经过校正的死亡风险较高（校正趋势后的比数比=1.41 95%可信区间 1.26～1.57）[308]。虽然有不受控制的选择偏差问题，但是这些结果带来了安全担忧，提示需要进行随机试验。与此同时，本编写委员会已经将吗啡应用于不能控制的缺血性胸部不适的建议从Ⅰ类降为Ⅱa 类。

3.1.2.3 *β* 肾上腺素能阻断剂

β-受体阻滞剂竞争性地阻断细胞膜上*β*-受体的儿茶酚胺作用。β_1-肾上腺素能受体主要位于心肌，在这些部位抑制儿茶酚胺的作用能够降低心肌收缩力、窦房结频率和房室传导速度。通过这种作用，可以减缓心率和心肌收缩力对胸痛、劳累和其他刺激的反应。这些药物还能降低收缩压。所有这些作用可以减少心肌氧耗。β_2-肾上腺素能受体主要位于血管平滑肌和支气管平滑肌。抑制这些部位的儿茶酚胺作用，可以引起血管收缩和支气管收缩[296]，对于急性冠状动脉综合征的患者，*β*-受体阻滞剂的主

要益处是由于阻断β_1受体降低心脏功能和心肌需氧的效应所致。减慢心率的益处表现在不仅可以降低心肌氧耗，还可以延长舒张间期和舒张压力—时间，这是影响冠状动脉血流和侧支血流的一个主要因素。

没有禁忌症时，应当早期开始口服β-受体阻滞剂。高危以及进行性静息性疼痛的患者，尤其是合并心动过速或高血压者，没有禁忌症时静脉使用β-受体阻滞剂（后述）（表 12）。

在溶栓时代常规早期静脉内应用β-受体阻滞剂的受益受到后来2项静脉内应用β-受体阻滞剂随机试验[309,310]和GUSTO-I 试验回顾性分析阿替洛尔[311]的挑战。随后对 ST 段抬高心肌梗死早期应用β-受体阻滞剂治疗的系统回顾发现死亡率并没有明显降低[21]。新近，COMMIT 研究在 45 852 例心肌梗死患者（93%为 ST 段抬高心肌梗死，7%为非 ST 段抬高心肌梗死）评估了早期静脉内然后口服β-受体阻滞剂（美托洛尔）的效果[312]。无论是死亡、再梗死或心脏骤停复合终点还是单纯死亡，在住院 28 d 均无减少。总之，再梗死和心室颤动（见于入院第 1 d）轻度减少的获益由于心源性休克增加，而心源性休克发生在早期（第 1 d），主要发生在那些血流动力学受损的患者或心力衰竭患者或病情虽稳定但是有发生休克高危的患者。因此，早期积极应用β-受体阻断剂对于血流动力学不稳定的患者带来害处，因此应当避免。休克的危险因素包括高龄、女性、时间延迟、Killip 分级高、血压较低、心率较快、心电图异常和既往有高血压。对于那些相对稳定和休克低危的患者可以有轻度受益。尚不清楚在这后一类稳定的患者是开始静脉使用还是口服β-受体阻滞剂，并且应用的形式各不相同。鉴于应用于整个急性冠状动脉综合征患者的循证学依据，本指南建议前 24 h 内没有禁忌症（例如心力衰竭）时，可以开始应用β-受体阻滞剂。目前建议，早期应用静脉内β-受体阻滞剂尤其需要谨慎，应当针对特殊的情况并且应当避免应用于心力衰竭、低血压和血流动力学不稳定的患者。

某一具体患者选择何种β-受体阻滞剂，主要是根据药代动力学和副作用标准以及医师的习惯（表 15）。尽管没有证据表明这一类药物中这一种较另一种更有效，但是应当优选没有内源性拟交感活性的β-受体阻滞剂。急诊时的研究用药包括美托洛尔、普萘洛尔或阿替洛尔。卡维地洛可以作为心肌梗死后的一线用药。还没有在急性冠状动脉综合征后长期应用不同种类β-受体阻滞剂的比较研究，因此不能提出优先选择应用那一种药物。一项研究显示，在心力衰竭患者应用卡维地洛（具有阻断β-受体和α-受体的作用）比美托洛尔（阻断β1-受体）获益大[313]。分析近期的临床试验结果对阿替洛尔在高血压患者的心血管相对受益提出了质疑[314,315]。有明显 I° AVB（即心电图表现为 PR 间期＞0.24 s）、任何形式的 II°或 III°AVB 而没有起搏器保护、有哮喘病史或严重左心室功能不全或心力衰竭（例如罗音或 S_3 奔马律）或休克高危（前述），均不应急诊使用β-受体阻滞剂[34]。有低心排状态（即少尿）或窦性心动过速证据的患者，常常表现为心搏出量低、严重窦性心动过缓（心率＜50bpm）或低血压（收缩压＜90mmHg），不应急诊使用β-受体阻滞剂，除非心动过缓或低血压已得到纠正。COMMIT 试验中那些静脉内使用β-受体阻滞剂导致心源性休克风险最高的患者是那些心动过速或 Killip II 级或 III 级的患者[312]。然而，强烈建议在那些心力衰竭（代偿期）或左心室收缩功能不全的患者出院前应用β-受体阻滞剂进行二级预防[316]。慢性阻塞性肺疾病患者可能有反应性气道疾病，因此应当非常小心地使用β受体阻滞剂，开始时使用小剂量的β_1受体阻滞剂。如果担心不能耐受β受体阻滞剂，开始应选择短效的β_1受体阻滞剂，例如美托洛尔。轻度眩晕或者有慢性阻塞性肺疾病病史的患者，应当使用小剂量对心脏具有选择性的短效制剂（即口服 12.5mg 美托洛尔），而不是完全不用阻断β受体阻滞剂。如果没有这些担心，可以使用几种方案。例如，静脉缓慢注射美托洛尔（1～2 min 内 5mg），每次递增 5mg，每 5min 重复一次，开始总剂量 15mg。能够耐受总剂量 15mg 静脉推注的患者，应当在最后一次静脉注射后 15min 开始口服治疗，每隔 6 h 给药 25～50 mg，共 48 h。之后，给患者维持剂量 100mg，2 次/d。也可以首先静脉注射普萘洛尔 0.5～1.0mg，然后在 1～2 h 内口服 40～80mg，每隔 6～8 h 一次。静脉使用β-受体治疗期间，应当监测心率、血压以及心电图，并且听诊检查有无罗音和支气管痉挛。如果没有静脉内使用的特殊临床适应证或担心积极早期应用β-受体阻滞剂的安全性，前 24 h 如果适合，也可以开始口服小剂量β-受体阻断剂。口服卡维地洛 6.25mg（2 次/d），然后根据具体情况每隔 3～10 d 增加剂量最大至 25mg（2 次/d），结果可以降低新近（3～21 d）心肌梗死伴左心室功能不全患者的死亡率和再梗死[316]。静脉途径给予负荷剂量后，没有副作用的患者可以改为口服治疗。目标静息心率为 50～60 次/min，除非出现了限制性的副作用。选择口服制剂主要是根据医师熟悉这种制剂。维持剂量如表 15 所示。

表 15　β受体阻滞剂的特性在临床中的应用

药物	选择性	部分激动性	心绞痛时常规剂量
普萘洛尔	非选择性	否	20～80mg 每日两次
美托洛尔	β_1受体选择性	否	50～200mg 每日两次
阿替洛尔	β_1受体选择性	否	50～200mg 每日一次
纳多洛尔	非选择性	否	40～80mg 每日一次
噻吗洛尔	非选择性	否	10mg 每日两次
醋丁洛尔	β_1受体选择性	是	200～600mg 每日两次
倍他洛尔	β_1受体选择性	否	10～20mg 每日一次
比索洛尔	β_1受体选择性	否	10mg 每日一次
艾司洛尔（静脉用）	β_1受体选择性	否	50～300mg 1kg/1min
拉贝洛尔	非选择性	是	200～600mg 每日两次
吲哚洛尔	非选择性	是	2.5～7.5mg 每日三次
卡维地洛	非选择性	是	最大剂量为 25mg 每日两次

*拉贝洛尔和卡维地洛兼有α和β受体阻滞的特性。

急性冠状动脉综合征使用β-受体阻滞剂获益来自小样本、非对照的初期研究。复习致命性或演进性心肌梗死患者进行的双盲随机对照试验结果提示，β-受体阻滞剂可以降低心肌梗死进展的风险性 13%[317]。这些试验是在常规应用阿司匹林、肝素、氯吡格雷、糖蛋白 IIb/III 抑制剂和血管重建治疗之前完成的。这些试验不足以评估这些药物对不稳定型心绞痛死亡率的影响。荟萃分析 EPIC（Evaluation of c7E3 for the Prevention of Ischemic Complications）、EPILOG（Evaluation of PTCA and Improve Long-term Outcome by c7E3 GP IIb/IIIa receptor blockade）、EPISTENT（Evaluation of Platelet IIb/IIIa Inhibitor for STENTing）、CAPTURE 和 RAPPORT（ReoPro in Acute myocardial infarction and Primary PTCA Organization and Randomization Trial）研究评估了β-受体阻滞剂治疗应用于急性冠状动脉综合征接受 PCI 患者的有效性[318]。接受β-受体阻滞剂治疗患者的 30 d 死亡率为 0.6%，而没有接受治疗β-受体阻滞剂治疗的患者为 2.0%（$p<0.001$）。接受β-受体阻滞剂治疗患者的 6 个月死亡率为 1.7%，而没有接受治疗β-受体阻滞剂治疗的患者为 3.7%（$p<0.001$）。因此，应用β-受体阻滞剂治疗接受 PCI 的急性冠状动脉综合征患者的短期死亡率较低[318]。

总之，将β-受体阻滞剂应用于各种类型冠心病（包括不稳定型心绞痛）的依据是一般结果良好，但是初始心力衰竭者除外。没有禁忌症时，新的证据可能足以使β-受体阻滞剂成为常规治疗的一部分。相关研究显示受益的是那些择期做心脏或非心脏手术的高危或中危患者[319]。例如，COMMIT 试验是一项大规模主要在 ST 段抬高心肌梗死患者应用β-受体阻滞剂的试验，结果显示整个死亡率没有降低。亚组分析提示，这可能是由于初始心力衰竭或有心源性休克危险因素患者风险增加的原因[312]。与此早期不良经验相反，大多数现代口服β-受体阻滞剂的心肌梗死后试验，例如 CAPRICORN（Carvedilol Post-Infarct Survival Control in LV Dysfunction）试验[316]显示，在心肌梗死伴左心室功能不全（射血分数≤0.40）心肌梗死后 3～10 d 的患者开始积极应用β-受体阻滞剂卡维地洛并且逐渐减增加剂量，同时与现代急性冠状动脉综合征治疗联合应用，可以减少死亡或非致死性再次心肌梗死。

总之，不稳定型心绞痛患者使用β受体阻滞剂受益的证据，是基于有限的随机试验资料、病理生理学机制和来自治疗其他缺血综合征（稳定型心绞痛或代偿性慢性心力衰竭）患者的经验。尚未确定长期口服治疗的受益持续时间，可能与血管重建治疗的强度有关。

3.1.2.4 钙通道阻滞剂

钙拮抗剂可以减少钙离子通过细胞膜内流，因而抑制心肌和血管平滑肌收缩。有些钙拮抗剂还可以减慢房室传导并且抑制窦房结冲动的形成。这类制剂扩张血管、降低收缩力、减慢房室传导和窦房结冲动形成的程度不同。硝苯地平和氨氯地平扩张外周动脉的作用明显，但是对房室结或窦房结没有影响。维拉帕米和地尔硫䓬对房室结和窦房结的作用明显，对周围动脉也有扩张作用。所有四种制剂以及新型制剂对扩张冠状动脉的作用相似。虽然这类药物在结构上和作用机制上都有些不同，但是除了快速释放的短效二氢吡啶类（例如硝苯地平）所具有的风险之外，还没有可靠的证据证实任何一种制剂在急性冠状动脉综合征中优于另一种（表 16）。在急性冠状动脉综合征的获益是由于后负荷降低、心肌收缩力降低和心率减慢导致的心肌需氧减少，以及冠状动脉和小动脉扩张致使心肌血流增加的综合结果[296,320]。这些制剂在理论上还具有松弛左心室和动脉顺应性方面的作用。主要副作用包括低血压、加重充血性心力衰竭、窦性心动过缓和房室传导阻滞。

钙拮抗剂可以用于控制下列患者的进行性缺血或复发性缺血症状：已经使用足量硝酸甘油和β-受体阻滞剂的患者，不能耐受硝酸甘油或β-受体阻滞剂的患者，或变异型心绞痛患者（参阅 6.7 节）。此外，这类药物一直用于治疗复发性不稳定型心绞痛患者的高血压[320]。在急性冠状动脉综合征没有联合使用β受体阻滞剂时，避免使用快速释放的短效二氢吡啶（即硝苯地平），因为对照试验提示使用后不良结果增加[321-323]。肺水肿或严重左心室功能不全的患者，避免使用维拉帕米和地尔硫䓬[324-326]。慢性左心室功能不全的患者可以良好耐受氨氯地平和非洛地平[324-329]，但是还没有对其在急性冠状动脉综合征的应用进行研究。钙拮抗剂应用于急性冠状动脉综合征的证据显示维拉帕米和地尔硫䓬受益最大[321,326]。

表 16　钙拮抗剂的特性在临床中的应用

药物	常规剂量	药效持续时间	副作用
二氢吡啶类			
硝苯地平*	快速释放：30～90mg 每日口服	短	低血压，眩晕、颜面潮红
	缓慢释放：30～180mg 口服		恶心、便秘、水肿
氨氯地平	5～10mg 每日一次	长	头痛、水肿
非洛地平	5～10mg 每日一次	长	头痛、水肿
易拉地平	2.5～10mg 每日两次	中	头痛、疲劳
尼卡地平	20～40mg 每日三次	短	头痛、眩晕、颜面潮红、恶心
尼索地平	20～40mg 每日一次	短	与硝苯地平类似
尼群地平	20mg 每日一至两次	中	与硝苯地平类似
其他			
地尔硫䓬	快速释放：30～90mg 每日四次	短	低血压、眩晕、颜面潮红、心动过缓、水肿
	缓慢释放：120～360mg 每日一次	长	
维拉帕米	快速释放：80～160mg 每日三次	短	低血压、心衰、心肌抑制、水肿、心动过缓
	缓慢释放：120～480mg 每日一次	长	

*立即释放的硝苯地平若非联用β受体阻滞剂，否则并不被建议用于急性冠状动脉综合征。

上世纪 80 年代的几项随机试验涉及在急性冠状动脉综合征应用钙拮抗剂。结果证实，这些药物可以减轻或防止心肌缺血症状，其效果与β-受体阻滞剂相当。DAVIT（Danish Study Group on Verapamil in Myocardial Infarcation）试验[328,329]共入选 3 447 例拟诊急性冠状动脉综合征的患者。其受益没得到证实，但是死亡或非致死性心肌梗死趋于减少。DRS（Diltiazem Reinfarction Study）研究了 576 例急性冠状动脉综合征患者[324]。地尔硫䓬可以降低再梗死患者的 CK-MB 水平和 14 d 时顽固性心绞痛，而死亡率无明显增加。回顾性分析 MDPIT 试验（Multicenter Diltiazem Postinfarction Trial）中非 Q 波心肌梗死亚组患者，结果提示与 DRS 试验相似[327]。HINT（Holland Interuniversity Nifedipine/ metoprolol Trial）试验在 515 例患者以 2×2 因子设计检验了硝苯地平和美托洛尔[323]。因为对单独使用硝苯地平的担心导致提前中止了该试验。但是，已经使用β-受体阻滞剂的患者加用硝苯地平可能有益（相对风险 0.68）[330]。

几个荟萃分析所有钙拮抗剂用于急性冠状动脉综合征的试验结果提示，使用钙拮抗剂并不受益[317,331]，而文献那报道那些排除硝苯地平（例如维拉帕米）的试验对结果影响有益[328]。回顾性分析 DAVIT 和 MDPIT 的结果显示，伴有左心室功能不全的患者使用维拉帕米和地尔硫䓬，可以明显增加死亡率[324,325]。相反，DAVIT-2 试验显示能明显减少使用利尿剂[329]。而且，有关在心肌梗死合并心力衰竭同时使用 ACEI 患者的前瞻性分析显示明显受益[325,332]。DATA（Diltiazem as Adjunctive Therapy to Activase）试验也提示，在心肌梗死患者静脉注射地尔硫䓬可能是安全的，35 d 和 6 个月死亡、心肌梗死或缺血复发降低[333]。

总之，所有钙拮抗剂在急性冠状动脉综合征受益的肯定证据主要限于控制症状。对于即刻释放的硝苯地平，文献报道如果不早期与β-受体阻滞剂联合应用，严重事件增加。减慢心率的钙拮抗剂（维拉帕米和地尔硫䓬）可以早期应用于没有心力衰竭的急性冠状动脉综合征患者，其整体危害不大并且受益趋势。因此，不能够使用β-受体阻滞剂时，如果没有临床严重左心室功能不全，最好使用减慢心率的钙通道阻滞剂。β-受体阻滞剂与钙拮抗剂联合治疗顽固性缺血症状时应特别小心，因为它们对左心室功能和窦房结与房室结的传导具有协同抑制作用。与前述老的钙通道阻滞剂相比，在急性冠状动脉综合征应用新型钙通道阻滞剂（例如二氢吡啶类、氨氯地平和非洛地平）的风险与受益，仍然未确定，因此提示要谨慎应用，尤其是没有使用β-受体阻滞剂时。

3.1.2.5 肾素血管紧张素醛固酮系统抑制剂

ACEI 可以降低下列患者的死亡率：急性心肌梗死或近期发生心肌梗死并有左心室收缩功能障碍者[334-336]、糖尿病伴左心室功能不全者[337]和广义高危慢性冠心病者，包括左心室功能正常的患者[338]。TRACE（TRAndolapril Cardiac Evaluation）试验对心肌梗死伴左心室功能不全患者的随访结果显示，群多普利对死亡率和住院率的受益能够至少维持 10～12 年[339]。系统回顾阿司匹林与 ACEI 潜在相互作用的研究显示，无论是否联合应用阿司匹林，临床应用 ACEI 治疗均能够受益较大，并且 ACEI 治疗联合应用阿司匹林对受益影响甚微[340]，但是这些资料均没有单独涉及心肌梗死患者。因此，ACEI 应当应用于接受阿司匹林治疗的患者和那些应用β-受体阻滞剂不能控制血压的高血压患者。本指南“长期药物治疗”（参阅 5.2.3 节）一节对 ACEI 应用于稳定冠心病患者的新近资料进行了小结。

在合并左心室收缩功能不全和（或）心力衰竭的心肌梗死患者，血管紧张素受体阻断剂——缬沙坦对于心肌梗死后心血管事件高危患者与卡托普利同样有效。联合应用缬沙坦和卡托普利可以增加不良时间，不能提高存活[341]。CHARM（Candesartan in Heart failure Assessment in Reduction of Mortality）试验应用坎地沙坦治疗慢性心力衰竭患者（至少一半有心肌梗死）显示，尽管不是急诊用药，但是心血管死亡和因心力衰竭入院率降低，并且与射血分数或基线治疗无关[342]。

EPHESUS（Eplerenone Post-acute myocardial infarction Heart failure Efficacy and SUrvival Study）试验显示，选择性醛固酮受体阻断剂—依普利酮应用于心肌梗死合并左心室功能不全和心力衰竭或糖尿病的患者，可以降低致残率和死亡率[343]。这对早期的RALES（Randomized ALdactone Evaluation Study）研究的资料进行了补充，RALES 研究显示，应用醛固酮受体阻断剂—螺内酯可以降低严重心力衰竭患者（半数系缺血所致）的致残率和死亡率[344]。有关长期应用醛固酮受体阻断剂的适应证，可以参阅 5.2.3 节。

3.1.2.6 其他抗缺血治疗

目前正在评估其他应用较少的减轻缺血的技术，如脊髓刺激[345]和长期体外反搏[346,347]。在脊髓刺激治疗“顽固性心绞痛”的应用方面，已经积累了许多经验[348]。这些技术还没有应用于急性冠状动脉综合征的急性期。

K_{ATP} 通道开放剂具有改善血流动力学和心脏保护方面的作用，因而可以用于急性冠状动脉综合征患者。尼可地尔就是这种制剂，已经在许多国家获得批准，但在美国还未获得批准。一个小样本 245 例不稳定型心绞痛患者的双盲、安慰剂对照研究将此药物补充到常规治疗中，结果可以明显减少一过性心肌缺血（主要是隐匿性缺血）和室性以及室上性心动过速的发作次数[349]。对这类药物仍在进行进一步评估。

雷诺嗪是一种新近获得批准（2006 年 1 月）的具有抗心绞痛但没有减慢心率或降低血压作用的药物[350]。目前，雷诺嗪可以单独或与氨氯地平、β-受体阻滞剂或硝酸盐类联合应用，治疗对标准抗心绞痛治疗无效的慢性心绞痛。建议的初始剂量为口服 500mg，2 次/d，根据需要可以增加到最大剂量 1000mg，2 次/d。

雷诺嗪的作用机制尚未完全阐明，当时可能取决于膜离子通道效应（与长期应用胺碘酮后类似）[351]。它不能应用于 QT 间期延长的患者。急性冠状动脉综合征后 48 h 内开始应用雷诺嗪的大规模（6 560 例患者）试验的初步结果显示，应用雷诺嗪安全并且可以减轻缺血症状，但是没有达到心血管死亡、心肌梗死或缺血复发减少的主要有效终点（风险比 0.92，95%可信区间 0.83～1.02）[352,353]。因此，雷诺嗪可以安全应用于急性冠状动脉综合征后减轻症状，但是对基础性疾病改善不明显。

3.1.2.7 主动脉内气囊反搏术

应用主动脉内气囊反搏术治疗顽固性缺血可以追溯到 30 多年前。一项前瞻性注册登记 22 663 例主动脉内气囊反搏术患者的资料显示，其中 5 495 例有急性心肌梗死。在心肌梗死患者置入主动脉内气囊反搏术的主要原因是心源性休克、高危外科手术前进行心导管检查和（或）PCI 时维持血流动力学、心肌梗死的机械性并发症或心肌梗死后严重不稳定型心绞痛。主动脉内气囊置入成功率为 97.7%，平均使用 3 d 期间严重并发症见于 2.7%的患者[354]。主动脉内气囊反搏术应当应用于强化药物治疗后仍有心肌缺血复发的患者和在完成冠状动脉造影和血管重建治疗之前血流动力学不稳定的患者。

3.1.2.8 止痛治疗

由于已知应用环氧化酶-2 抑制剂和非类固醇类的抗炎药物患者的心血管事件风险增加[355-357]，急性冠状动脉综合征患者应当立即停止应用这些药物（进一步讨论参阅 5.2.16 节）。二次分析 EXTRACT（Enoxaparin and Thrombolysis Reperfusion for Acute Myocardial Infarction Treatment）TIMI-25 的资料[358]证实，入选 7 d 内使用非类固醇类抗炎药物患者发生死亡、再梗死、心力衰竭或休克的风险增加。长期治疗参阅 2.16 节。

3.2 对急性冠状动脉综合征患者抗栓治疗的建议

3.2.1 对抗血小板治疗的建议

（详见表 17～表 21 和图 7）

表 17 抗血小板药物的建议

2007 年建议	2011 年更新建议	注解
I 类建议		
患者到达医院后，如果使用没有禁忌应尽快给予阿司匹林，并持续应用（证据级别：A）（图 7 和图 8，框 A）	1. *患者到达医院后，如果可以耐受应尽快给予阿司匹林，并持续应用[359-366]（证据级别：A）	修改了建议（措辞改变使得表述更清楚）
对于高敏或严重胃肠不适不能使用阿司匹林的患者，应使用氯吡格雷（负荷剂量后每日维持剂量）（证据级别：A）（图 7 和图 8，框 A）	2. 对于高敏或严重胃肠不适不能使用阿司匹林的患者，应使用氯吡格雷（负荷剂量后每日维持剂量）[238,367,368]（证据级别：A）	修改了建议（由于临床试验不关注该特定亚组，证据级别从 A 降至 B）
在有胃肠出血病史者，单独或联合应用阿司匹林和氯吡格雷时应同时应用能够最大程度减少胃肠出血复发的药物（例如质子泵抑制剂）（证据级别：B）		删除了建议（参见 ACCF/ACG/AHA 质子泵抑制剂专家共识文件）
对于选择早期有创策略者，在施行诊断性冠状动脉造影之前（上游）应开始阿司匹林+其他抗血小板治疗：使用氯吡格雷（负荷剂量后每日维持剂量）或静脉应用血小板糖蛋白 IIb/IIIa 抑制剂（证据级别：A）。	3. 对于选择初始有创策略的中危或高危患者，就诊时应给予双联抗血小板治疗[238,369-371]（证据级别：A）。就诊时就应当给予阿司匹林[359-365]（证据级别：A）。除阿司匹林外的第二种抗血小板药物包括以下任何一种：	修改了建议（包括了普拉格雷和治疗定义更加明确）

2007 年建议	2011 年更新建议	注解
只有在血管造影无明显延迟并可能施行 PCI 时，阿昔单抗是上游血小板糖蛋白 IIb/IIIa 抑制剂治疗的选择药物，否则首选静脉应用依替巴肽或替罗非班（证据级别：B）	PCI 前： ● 氯吡格雷[238,369]（证据级别：B）；或 ● 静脉应用血小板糖蛋白 IIb/IIIa 抑制剂[372-375]（证据级别：A）。首选静脉应用依替巴肽或替罗非班 PCI 术中： ● 如果术前未应用，应给予氯吡格雷[238,369]（证据级别：A）；或 ● 普拉格雷†[376]（证据级别：B）；或 ● 静脉应用血小板糖蛋白 IIb/IIIa 抑制剂[372,375,377,378]（证据级别：A）。	
对于选择早期保守策略者（即无创治疗），入院后尽快在阿司匹林和抗凝治疗基础上加用氯吡格雷（负荷剂量后每日维持剂量），并至少 1 个月（证据级别：A），理想的是 1 年（证据级别：B）（图 8；框 C2）。	4. 对于选择早期保守策略者（即无创治疗），入院后尽快在阿司匹林和抗凝治疗基础上加用氯吡格雷（负荷剂量后每日维持剂量），并至少 1 个月[238]，理想的是 1 年[238,367]（证据级别：B）。	修改了建议（氯吡格雷维持 1 个月的证据级别从 A 降至 B）

2007 年建议	2011 年更新建议	注解
对于选择早期保守策略者，若反复出现症状/缺血、心力衰竭或严重心律失常，应施行诊断性血管造影（证据级别：A）（图 8；框 D）。在诊断性血管造影（上游）之前，除了阿司匹林和抗凝治疗之外，还应加用静脉内糖蛋白 IIb/IIIa 抑制剂（依替巴肽或替罗非班；证据级别：A）或氯吡格雷（负荷剂量后每日维持剂量；证据级别：A）（证据级别：C）。	5. 对于选择早期保守策略者，若反复出现症状/缺血、心力衰竭或严重心律失常，应施行诊断性血管造影[179,238,379]（证据级别：A）。在诊断性血管造影（上游）之前，除了阿司匹林和抗凝治疗之外，还应加用静脉内糖蛋白 IIb/IIIa 抑制剂（依替巴肽或替罗非班[372-374]；证据级别：A）或氯吡格雷（负荷剂量后每日维持剂量[238,370]；证据级别：B）（证据级别：C）。	修改了建议（氯吡格雷的证据级别从 A 降至 B）
	6. 对于计划行 PCI 的患者，建议应用负荷剂量的噻吩并吡啶。应当给予以下药物之一： a. 应在 PCI 术前或术中尽早的给予 300 到 600mg 的氯吡格雷[238,239,380-383]（证据级别：A）或 b. 一旦冠状动脉解剖明确并且决定行 PCI 治疗，应迅速地给予 60mg 普拉格雷†，最晚不能迟于 PCI 术后 1 h[376]（证据级别：B）	新增的建议（增加内容以便和 2009 年 ST 抬高心肌梗死和 PCI 指南更新[384]的内容一致，修改了 ACS 患者的建议）

2007 年建议	2011 年更新建议	注解
	7. 噻吩并吡啶类药物的服用时间和维持剂量应当遵循： a. 接受 PCI 治疗的患者，氯吡格雷 75mg[369] 或者普拉格雷 10mg †[376]应当至少服用 12 个月[238,369]（证据级别：B） b. 如果应用噻吩并吡啶类药物后出血所造成的死亡风险超过预期的获益，应考虑及早地停药（证据级别：C）	新增的建议（增加内容以便和 2009 年 STEMI 和 PCI 指南更新[384]的内容一致）
IIa 类建议		
对于选择早期保守策略者并应用氯吡格雷、阿司匹林和抗凝治疗后仍然有复发性缺血性胸痛，在诊断性血管造影之前可使用血小板糖蛋白 IIb/IIIa 抑制剂（证据级别：C）	1. 对于选择早期保守策略者并应用氯吡格雷、阿司匹林和抗凝治疗后仍然有复发性缺血性胸痛，在诊断性血管造影之前可使用血小板糖蛋白 IIb/IIIa 抑制剂（证据级别：C）	与 2007 年版指南一致
对于选择早期有创策略者，在施行诊断性血管造影前，若选择比伐卢定抗凝并在计划做心导管检查或 PCI 前 6 h 使用氯吡格雷至少 300mg，则可不用静脉内糖蛋白 IIb/IIIa 抑制剂进行上游治疗（证据级别：B）	2. 对于选择早期有创策略者，若选择比伐卢定抗凝并在计划做心导管检查或 PCI 前 6 h 使用氯吡格雷至少 300mg，则可不用静脉内糖蛋白 IIb/IIIa 抑制剂进行上游治疗（证据级别：B）	修改了建议（删除了诊断性血管造影）

2007 年建议	2011 年更新建议	注解
IIb 类建议		
对于选择早期保守（即无创）策略者，可加用依替巴肽或替罗非班进行抗凝口服抗血小板治疗（证据级别：B）（图 8；框 C2）	1. 对于选择早期保守（即无创）策略者，可加用依替巴肽或替罗非班进行抗凝口服抗血小板治疗[373,374]（证据级别：B）	与 2007 年版指南一致
	2. 对于冠状动脉解剖未明确并计划行 PCI 的患者，如果出血风险低并且考虑行 CABG 的可能性不大时，可在就诊时立即给予 60mg 普拉格雷†[376,385,386]（证据级别：C）	新增建议
	3. 对于选择有创策略并已服用阿司匹林和噻吩并吡啶的高危患者，例如肌钙蛋白水平升高、糖尿病、ST 段显著压低等情况并且无出血高风险时，可考虑上游应用血小板糖蛋白 IIb/IIIa 抑制剂[179,239,373,374,387]（证据级别：B）	新增建议
	4. 对于将 PCI 作为早期有创策略并且无出血高风险的患者，可给予氯吡格雷 600mg 负荷剂量，高倍维持剂量 150mg 共 6 d，以后每日 75mg[383]（证据级别：B）	新增建议

2007 年建议	2011 年更新建议	注解
III 类建议：无益的		
阿昔单抗不应当用于不准备做 PCI 者（证据级别：A）	1. 阿昔单抗不应当用于不准备做 PCI 者[372,378]（证据级别：A）	与 2007 年版指南一致
	2. 对于发生缺血事件风险低（例如，TIMI 评分≤2）或出血风险高并且已经服用阿司匹林和氯吡格雷的患者，不应当上游应用血小板糖蛋白 IIb/IIIa 抑制剂[179,386-388]（证据级别：B）	新增建议
III 类建议：有害的		
	1. 对于既往有脑卒中和/或 TIA 病史的患者，计划行 PCI 前普拉格雷作为双联抗血小板药物是潜在有害的[376]（证据级别：B）	新增建议（增加内容以便与 2009 年 STEMI 和 PCI 指南更新[384]的内容一致）

*参考 ACC/AHA/SCAI 冠状动脉介入治疗指南关于支架置入后阿司匹林长期剂量的建议。

†体重＜60kg 的患者更多暴露于普拉格雷活性代谢产物中，每日 10mg 的维持剂量增加了出血风险。对于体重＜60kg 的患者可考虑给予每日 5mg 的维持剂量，尽管还缺乏有关 5mg 维持剂量有效性和安全性的前瞻性研究。对于 PCI 术后置入金属裸支架（BMS）或药物洗脱支架（DES）的患者，除非噻吩并吡啶类药物的出血风险超过了预期的联合有效终点，每日维持剂量应当至少坚持 12 到 15 个月。存在活动性病理出血或者有 TIA、脑卒中病史的患者禁止使用普拉格雷。对于年龄≥75 岁的患者，由于普拉格雷可能增加致命性和颅内出血的风险，因此通常不建议使用普拉格雷，但是高危患者（糖尿病患者或者既往 MI 患者）的获益似乎大于风险因此可以考虑使用，其他患者的获益如何尚不清楚。对于可能行紧急 CABG 的患者禁止使用普拉格雷。如果已经使用普拉格雷，任何外科术前应至少停药 7 d[385]。另外出血风险因素还包括体重＜60kg、出血倾向和合并使用增加出血风险的药物（例如，华法林、普通肝素、溶栓治疗或者长期使用非甾体抗炎药）[385]。

表 18　支持 NSTEMI 患者 PCI 治疗的抗血小板和抗凝治疗药物剂量表

药物	PCI 期间		注解
	患者接受起初的药物治疗（应用噻吩并吡啶）	患者未接受起初的药物治疗（应用噻吩并吡啶）	所有患者均接受阿司匹林（162～325mg）
GPIIb/IIIa 受体抑制剂			
阿昔单抗	获益不明确	静脉推注负荷量 0.25mg/kg 维持量 0.125ug/（kg·min）（最大 10ug/min）（Ia，证据级别：A）	医师慎重决定后持续 12h[389，390]
依替巴肽	获益不明确	10min 内静脉推注负荷量 180ug/kg，然后第二次静脉推注 180ug/kg； 维持量 2ug/（kg·min）在首次负荷量后给予；在肌酐清除率＜50ml/min 的患者减量 50%（I 类，证据级别：A）	FDA 支持在 ACS 患者开始药物治疗并且估计要延迟造影/PCI 时，应用负荷量依替巴肽：负荷量 180ug/kg 静脉推注然后维持量 2ug/（kg·min）；在肌酐清除率＜30ml/min 的患者减量 50%（I 类，证据级别：B） 医师慎重决定后应当持续静滴 12～18h。[389]
替罗非班	获益不明确	负荷量 25ug/kg 静脉推注， 维持量静脉滴注 0.15ug/（kg·min）；在肌酐清除率＜30ml/min 的患者减量 50%（I 类，证据级别：B）	较之前建议的剂量增大[390，391] 医师慎重决定后持续 18h[391] FDA 支持在 ACS 患者开始药物治疗并且确定要延迟造影/PCI（如 48h）时应用较低的依替巴肽剂量并已证明有效：负荷量

药物	PCI 期间		注解
	患者接受起初的药物治疗（应用噻吩并吡啶）	患者未接受起初的药物治疗（应用噻吩并吡啶）	所有患者均接受阿司匹林（162～325mg）
			50ug/ml 以 0.4ug/（kg·min）持续 30min 滴注，然后以 0.1ug/（kg·min）持续滴注。在造影期间和血管成形或动脉粥样硬化斑块切除术后 12～24h 继续滴注[373]。
噻吩并吡啶			
氯吡格雷	如果已口服 600mg，则不需进一步治疗； 先前已给予 300mg 负荷量，可以再次给予 300mg 负荷量（I 类，证据级别：C）。	口服 300～600mg 负荷量（I 类，证据级别：A） 口服 75mg/d 维持量（I 类，证据级别：A） 起初 6 d 可以考虑口服 150mg/d 维持量（IIb 类，证据级别：B）	最合适的负荷量需要考虑临床情况 尚未确定年龄＞75 岁患者的剂量 已有对于所有置入 BMS 或 DES 的 PCI 术后患者的治疗时间的建议 术前撤药时间应当至少 5 d（全面解释见表注）
普拉格雷	没有可用于指导决定的数据。	口服 60mg 负荷量 口服 10mg/d 维持量（I 类，证据级别：B）	没有明确 PCI 术前应用普拉格雷治疗的需要 特殊情况下每天口服 5mg 维持量 体重＜60kg 的患者给予特殊剂量 已有对于所有置入 DES 的 PCI 术后患者的治疗时间的建议 对于年龄≥75 岁的患者不建议普拉格雷治疗，因为其增加出血风险并且与氯吡格雷相

药物	PCI 期间		注解
	患者接受起初的药物治疗（应用噻吩并吡啶）	患者未接受起初的药物治疗（应用噻吩并吡啶）	所有患者均接受阿司匹林（162～325mg）
			比获益不明确。 禁忌用于既往有 TIA 或卒中的患者（全面解释见表注）
非口服抗凝药物			
比伐卢定	对于正接受普通肝素（UFH）治疗的患者，等 30min 后，给予 0.75mg/kg 静脉推注，然后 1.75mg/（kg・h）持续静滴（I 类，证据级别：B）。	0.75mg/kg 静脉推注，然后 1.75mg/（kg・h）持续静滴。	比伐卢定可以用于支持之前有或没有应用 UFH 和 600mg 氯吡格雷治疗的 PCI 和 ACS 患者[389]。 在接受 PCI 治疗且处于出血高危的 ACS 患者，应用比伐卢定抗凝是合理的[389]。
普通肝素	计划静脉应用糖蛋白（GP）IIb/IIIa 受体抑制剂：ACT 目标：200～250s 未计划静脉应用 GPIIb/IIIa 受体抑制剂：ACT 目标：HemoTec 250 ～ 300s，Hemochron 300～350s（I 类，证据级别：B）	计划静脉应用 GPIIb/IIIa 受体抑制剂：50～70U/kg 静脉推注以使 ACT 达到 200～250s。 未计划静脉应用 GPIIb/IIIa 受体抑制剂：70～100U/kg 静脉推注以使 ACT 达到 HemoTec 250 ～ 300s，Hemochron 300-350s（I 类，证据级别：B）。	

*本表按字母表排序，并不适用作为某一特定治疗的参考。本药物表并非是所列药物联合应用时的建议。本表只适用于指定的条件下应用经批准的药物剂量。

†并没有确定氯吡格雷的最佳负荷剂量。随机试验确定了氯吡格雷的有效性并提供了 300mg 负荷剂量后每日 75mg 维持剂量所带来的出血风险[376，392]。更高的负荷剂量，例如 600mg 或 900mg[393]的氯吡格雷可以更加迅速地抑制血小板聚集，并且可以达到更高的抑制血小板聚集的绝对水平，但是更高的负荷剂量所带来的额外临床获益和安全性并没有得到完全地证实。对于 PCI 术后置入 DES 的患者，除非噻吩并吡啶类药物的出血风险超过了预期的联合有效终点，每日维持剂量应当至少坚持 12 个月。对于 PCI 术后置入 BMS 的患者，每日维持剂量应当至少坚持 1 个月[394]，理想的是坚持 12 个月（除非噻吩并吡啶类药物的出血风险超过了预期的联合有效终点；应当最少服用 2 周）。PCI 术前给予氯吡格雷负荷剂量的必要性是由氯吡格雷的药代动力学所决定的，因为达到理想的血小板抑制水平需要数小时。CYP2C19 等位基因功能缺失的患者氯吡格雷活性代谢产物明显地更低，削弱血小板的抑制程度，以及更高的主要临床不良事件发生率，包括支架内血栓的发生[395]。已经服用氯吡格雷的 NSTEMI 患者计划行 CABG 并可以择期手术时，应当停止使用氯吡格雷以耗尽其抗血小板的作用，除非在紧急血管重建时氯吡格雷的联合获益超过了潜在的出血风险增加。服用氯吡格雷的患者撤药时间至少是 5 d[396]。

‡体重＜60kg 的患者更多暴露于普拉格雷活性代谢产物中，每日 10mg 的维持剂量增加了出血风险。对于体重＜60kg 的患者可考虑给予每日 5mg 的维持剂量，尽管还缺乏有关 5mg 维持剂量有效性和安全性的前瞻性研究。对于 PCI 术后置入 BMS 或 DES 的患者，除非噻吩并吡啶类药物的出血风险超过了预期的联合有效终点，每日维持剂量应当至少坚持 12～15 个月。存在活动性病理出血或者有 TIA、脑卒中病史的患者禁止使用普拉格雷。对于年龄≥75 岁的患者，由于普拉格雷可能增加致命性和颅内出血的风险，因此通常不建议使用普拉格雷，但是高危患者（糖尿病患者或者既往 MI 患者）的获益似乎大于风险因此可以考虑使用，其他患者的获益如何尚不清楚。对于可能行紧急 CABG 的患者禁止使用普拉格雷。如果已经使用普拉格雷，任何外科术前应至少停药 7 d[385]。另外出血风险因素还包括体重＜60kg、出血倾向和合并使用增加出血风险的药物（例如，华法林、普通肝素、溶栓治疗或者长期使用非甾体抗炎药）[385]。

表 19　口服 P2Y12 抑制剂的有效性对比

	氯吡格雷		普拉格雷	
药理学	前体---需要经代谢转化为活性代谢物不可逆抑制 P2Y12 受体。		前体---需要经代谢转化为活性代谢物不可逆抑制 P2Y12 受体。转化为活性代谢产物比氯吡格雷更迅速并且程度更深。	
对血小板聚集的作用	达血小板最大聚集作用有几小时的延迟时间		抗血小板作用开始更迅速而且抑制血小板聚集程度更深。	
治疗策略	保守	有创	保守	有创
负荷量	300mg	300～600mg*	不建议 ACS 患者术前应用。	60mg
注解	*虽然一般选择 600mg，但是，有创治疗策略的最佳剂量未确定。			
时机	症状发生即开始	PCI 之前或 PCI 时尽快给予		知道冠状动脉解剖并决定介入治疗后尽快开始
维持量	75mg	75mg		10mg
注解	患者的最优个体化剂量基于基因型和个体的抗血小板作用未严格确定	最优个体化剂量未严格确定（见左侧注解）。（起始 6 d 150mg/d 是种选择）		体重<60kg 的患者考虑减到 5mg。年龄≥75 岁患者应用普拉格雷的有效性（或获益）不确定。禁忌用于脑卒中或 TIA

	氯吡格雷		普拉格雷	
				患者。
持续	至少 1 月，理想是 1 年	置入 DES 至少 1 年。		置入 DES 至少 1 年。
另外的考虑				
反应的多样性	与普拉格雷相比更显著。影响反应的因素在有些患者可能包括将药物转化为活性代谢产物的遗传素质和药物相互作用（例如 PPIs）。		与氯吡格雷相比较低。基因分型和合并用药的影响似乎低于氯吡格雷。	
血小板功能测定	临床用处未严格确定。应用氯吡格雷可能在发生缺血/血栓事件的患者有用。		临床用处未严格确定，但是因为反应的差异性低于氯吡格雷，所以必要性不如氯吡格雷。	
基因分型	识别患者缺少（CYP2C19 *2，*3 等位基因）或增强（CYP2C17 等位基因）的转换活性代谢产物的能力。基因分型在临床治疗中的作用未完全确定。		临床用处未严格确定，但是因为反应的差异性低于氯吡格雷，所以必要性不如氯吡格雷。	
出血风险	氯吡格雷标准剂量出血的风险低于普拉格雷。较高剂量氯吡格雷的出血风险高于标准剂量。		自发、器械导致的和致命性出血发生率高于标准剂量氯吡格雷。	
择期或非急诊手术的过渡期	最后一次给药后至少等待 5 d。		最后一次给药后至少等待 7 d。	

表 20 总结表

研究	研究目的	研究规模	患者入选和排除标准	终点	统计分析报告	*P* 值（95% CI）	OR/HR/RR	结论
CURRENT-OASIS 7[397];Mehta 等	评价氯吡格雷负荷剂量和起始维持剂量加倍是否优于标准剂量氯吡格雷以及研究较高剂量的阿司匹林是否优于较低剂量阿司匹林。患者进行 2×2 因子设计，比较第一日 600mg 氯吡格雷负荷，随后 150mg/d 维持 6 d，此后 75mg/d 维持与第一日 300mg 氯吡格雷负荷，此后 75mg/d 维持，同时	25 086（例）	入选标准：年龄≥18 年的非 ST 抬高 ACS 或 STEMI。需要包括缺血相关的心电图改变或心脏生物标志物的升高和冠状动脉造影评估，随机后尽可早计划实行 PCI 但是不晚于 72h。 排除标准：高危或已知出血风险以及氯吡格雷或阿司匹林过敏。	主要终点为 30 d 内首先发生的心血管死亡、心肌梗死或卒中的任意一项，次级终点为行 PCI 患者确定或可疑的支架血栓（ARC 定义）。主要安全性终点为根据试验标准确定的大出血。	氯吡格雷剂量比较的主要终点双倍剂量组 4.2% 比标准剂量组 4.4% 氯吡格雷剂量比较的大出血双倍剂量组 2.5% 比标准剂量组 2.0% 阿司匹林剂量比较的主要终点较高剂量组 4.2% 比较低剂量组 4.4%	0.030 (0.83～1.06) 0.01(1.05～1.46) 0.47 (0.86～1.09)	HR: 0.94 HR: 1.24	25086 例患者全部试验的分析在 7d 双倍剂量氯吡格雷组与标准剂量氯吡格雷组间以及较高剂量与较低剂量阿司匹林亚组间未能证明 30 d 心血管死亡、心肌梗死或卒中的主要终点存在显著差异。行 PCI 患者明确的支架血栓的次级终点不论是在 DES 中还是非 DES 中较高剂量氯吡格雷组均有降低，但是

研究	研究目的	研究规模	患者入选和排除标准	终点	统计分析报告	*P*值（95% CI）	OR/HR/RR	结论
	对比阿司匹林300～325 mg/d与较低剂量阿司匹林75～100 mg/d。				阿司匹林比较的大出血较高剂量组2.3%比较低剂量组2.3%		HR: 0.97	这种获益被大出血的增加所抵消。
					氯吡格雷和阿司匹林剂量的相互作用——较高剂量阿司匹林患者的主要终点：双倍剂量氯吡格雷组3.8%比标准剂量氯吡格雷组4.6%	0.90 (0.84～1.17) 0.03(0.69～0.98)	HR: 0.99	
					氯吡格雷和阿		HR: 0.82	

研究	研究目的	研究规模	患者入选和排除标准	终点	统计分析报告	*P* 值（95% CI）	OR/HR/RR	结论
					司匹林剂量的相互作用——较低剂量阿司匹林患者的主要终点：双倍剂量氯吡格雷组4.5%比标准剂量氯吡格雷组4.2%	0.46（0.90～1.26)	HR: 1.07	
					行 PCI 患者的支架血栓：双倍剂量氯吡格雷组 1.6%比标准剂量氯吡格雷组 2.3%	0.001(0.55～0.85)	HR: 0.68	

研究	研究目的	研究规模	患者入选和排除标准	终点	统计分析报告	*P* 值（95% CI）	OR/HR/RR	结论
CURRENT-OASIS 7[383]; Mehta 等	CURRENT-OASIS 7 [397]研究预先设定的亚组分析的目的是在行 PCI 的患者中检测有效性和安全性终点	17 263（例）	入选标准：ACS 患者（有或无 ST 段抬高）以及缺血心电图证据或生物标志物升高。患者需要行冠状动脉血管成形术并且随机后尽可能早的计划实行 PCI 但不晚于 72h。排除标准：出血风险增高或活动性出血。在研究网站的附录中研究入选标准里附加的信息。	主要终点为随机后 30 d 的心血管死亡、心肌梗死或卒中的复合终点。次要终点包括主要终点加再发缺血，复合终点的单个组分以及 ARC 标准的支架血栓。	氯吡格雷剂量比较双倍剂量氯吡格雷组主要终点事件减少：双倍剂量氯吡格雷组 3.9% 比标准剂量氯吡格雷组 4.5% 氯吡格雷剂量比较双倍剂量氯吡格雷组次要终点（心血管死亡、心肌梗死、卒中或再发缺血）事件减少：双倍剂量氯吡格雷组 4.2% 比标准剂量氯吡	0.039（0.74～0.99） 0.025（0.74～0.98）	校正后 HR: 0.86 HR: 0.85	CURRENT-OASIS-7 的亚组研究分析了 69%的行 PCI 的患者（*n*=17 263），在随机后的亚组中进行预先设定的分析。在这个 PCI 亚组中，随机高剂量氯吡格雷组的 30 d 心血管死亡、心肌梗死或卒中的主要终点有所下降，这很大程度上是由于再次心肌梗死的减少所致。高剂量氯吡格雷组明确的支架血栓发生率同样降低，并且在 DES 和非 DES 亚

研究	研究目的	研究规模	患者入选和排除标准	终点	统计分析报告	P 值（95% CI）	OR/HR/RR	结论
					格雷组 5.0%			类中结果是一致的。阿司匹林剂量的结果没有显著差异。高剂量氯吡格雷组大出血更常见但是高剂量阿司匹林组则没有。
					明确的支架血栓发生率双倍剂量氯吡格雷组（0.7%）比标准剂量氯吡格雷组（1.3%）低。			
					CURRENT 定义的大出血双倍剂量氯吡格雷组（0.1%）比标准剂量氯吡格雷组（0.04%）更常见；但是，TIMI 定义的严重或大出血没有差异。	0.0001(0.39～0.74) 0.16 (0.71～7.49)	HR: 0.54 HR: 2.31	

研究	研究目的	研究规模	患者入选和排除标准	终点	统计分析报告	*P* 值（95% CI）	OR/HR/RR	结论
TIMACS[388]；Mehta 等	研究早期有创策略（症状发生 24h 内）对比延迟有创策略（症状发生 36h 以后）的有效性。	3031	入选标准：症状发生 24h 以内就诊时没有 ST 抬高的不稳定心绞痛或心肌梗死患者，下列 3 条标准符合 2 条表现为风险的增加：年龄≥60y，心脏生物标志物超过正常上限，或心电图结果符合缺血改变（如：ST 段压低≥1mm 或一过性 ST 抬高或 T 波倒置＞3mm）。 排除标准：不适合进行血管重建的患者。	6 个月的死亡、心肌梗死或卒中的复合终点。	6 个月主要终点事件的发生率早期介入组患者比延迟介入组患者为 9.6% 比 11.3%。 早期介入组(9.5%)死亡、心肌梗死或顽固性缺血的次要终点比延迟介入组(12.9%)降低 28%。 预先设定的分析表明早期介入改善了第三	0.15 (0.68～1.06) 0.003 (0.58～0.89) 0.06 (0.48～0.89)	HR: 0.85 HR: 0.72	TIMACS 研究最初设定入选 4000 例患者但是由于入选困难最终入选了 3031 例，这限制了其研究效力。对于全部的试验群体，早期介入组相比延迟介入组在主要缺血终点的降低上仅仅显示出一个非显著的趋势。早期介入预先定义的死亡、心肌梗死或顽固性缺血的次要终点的降低，主要是因为顽固性缺血的降低。 根据 GRACE 评分

研究	研究目的	研究规模	患者入选和排除标准	终点	统计分析报告	P 值（95% CI）	OR/HR/RR	结论
					级最高危患者的主要终点。 预先设定的分析未显示出早期介入可改善前两级低至中危患者的主要终点。	0.48 (0.81～1.56)	HR: 0.65 HR: 1.12	预先确定基线风险，结果主要缺血终点不一样；风险最高的患者风险降低更明显，提示在高危险组患者中早期血管重建可能获益。
CARE[398]；Solomon 等	在行冠状动脉造影或 PCI 的慢性肾脏疾病（CKD）患者中（eGFR 20～59 mL/min）比较碘必乐和碘克沙醇。	482	入选标准：准备行诊断性冠状动脉造影或 PCI 的合并中至重度 CKD 的男女患者（≥18 岁）排除标准：妊娠，哺乳期，之前 30d 内使用任何的研究药	主要终点为使用后 SCr 比基线水平增加 0.5 mg/dL（44.2 mol/L）。次要终点为使用后 SCr 增加 ≥	414 例患者中，对比剂用量，糖尿病患病率，N 乙酰半胱氨酸的使用，平均基线 SCr 以及 eGFR 两组间患	0.39 (6.7～2.1)		在这项中等规模的随机试验中，合并中度 CKD 的更高危患者的对比剂肾病（CIN）发生率在低渗对比剂碘必乐和等渗对比剂碘克沙

研究	研究目的	研究规模	患者入选和排除标准	终点	统计分析报告	P 值（95% CI）	OR/HR/RR	结论
			物，研究药物使用前7d 到使用后 72h 动脉内或静脉内使用含碘对比剂，医疗条件或环境将会在本质上减少获得可靠数据的机会（NYHA 分级 IV 级充血性心力衰竭，含碘化合物过敏，甲亢或甲状腺恶性肿瘤，未控制的糖尿病，不稳定的肾脏药物依赖，精神疾患，痴呆），任何预防 CIN 药物的使用除了 N 乙酰半胱氨酸，或在研究药物使用前 24h 至使用后 24h 摄入肾毒性药物。	25%，使用后 eGFR 降低≥25%和 SCr 平均峰值改变。	者相似。SCr 增加≥0.5 mg/dL 在使用碘必乐的患者中发生率为 4.4%（204 例患者中有 9 例），在使用碘克沙醇的患者中发生率为 6.7%（210 例患者中有 14 例）。			醇组间没有显著的差异。
					SCr 增加≥25%的比率碘必乐为 9.8%，碘克沙醇为 12.4%。	0.44 (8.6～3.5)		
					在糖尿病的患	0.11		

研究	研究目的	研究规模	患者入选和排除标准	终点	统计分析报告	P 值（95% CI）	OR/HR/RR	结论
					者中，SCr 增加≥0.5 mg/dL 碘必乐为 5.1%（78 例中 4 例）。碘克沙醇为 13%（92 例中 12 例）。			
					在糖尿病的患者中，SCr 增加≥25% 的比率碘必乐为 10.3%，碘克沙醇为 15.2%。	0.37		
					使用碘必乐后平均 SCr 的增加显著减少（全	0.03		

研究	研究目的	研究规模	患者入选和排除标准	终点	统计分析报告	*P* 值（95% CI）	OR/HR/RR	结论
					部患者：碘必乐 0.07 mg/dL 比碘克沙醇 0.12 mg/dL）。	0.03 0.013		
					在糖尿病的患者中，SCr 相比于基线水平的改变碘必乐为 0.07 mg/dL，碘克沙醇为 0.16 mg/dL			
					记录到 eGFR 下降 ≥ 25% 碘必乐为 5.9%（12 例），碘克沙醇为 10%(21 例)。	0.013		

研究	研究目的	研究规模	患者入选和排除标准	终点	统计分析报告	P 值（95% CI）	OR/HR/RR	结论
						0.15 (9.3～1.1)		
	比较等渗对比剂碘克沙醇和低渗对比剂（LOCM）肾毒性的荟萃分析[167,399]	16 个试验（2 763 例受试者）	比较碘克沙醇或低渗对比剂的对比剂急性肾功能不全(CI-AKI)发生率的随机对照试验的入选患者	主要终点为 CI-AKI 的发生率。次要终点为需要肾脏替代治疗或死亡。	碘克沙醇组与 LOCM 组 CI-AKI 发生率无显著差异（总体）。 与碘克酸相比碘克沙醇 CI-AKI 发生率下降。 与欧乃派克相比碘克沙醇 CI-AKI 发生率下降。	0.19 (0.56～1.12) 0.022 (0.37～0.92) (0.07～0.56)	总计 RR: 0.79 RR: 0.58 RR: 0.19	在这个最新的 16 个 CIN 试验的荟萃分析中，支持等渗对比剂碘克沙醇较 LOCM 有利于减少 CIN 的数据不再具有显著性。 亚组分析显示，比较碘克沙醇与离子型低渗对比剂碘克沙酸和非离子型对比剂碘海醇，低渗对比剂对减少对比剂肾病的相对肾脏安全性有所不同，但是与其他 4 种低渗对比

研究	研究目的	研究规模	患者入选和排除标准	终点	统计分析报告	*P* 值（95% CI）	OR/HR/RR	结论
					但是碘克沙醇与碘必乐相比无显著差异。	0.55 (0.66～2.18)		剂相比，则没有不同。
							RR: 1.20	
					与优维显相比同上。	0.84 (0.47～1.85)		
					与碘佛醇相比同上。	0.68 (0.60～1.39)	RR: 0.93	
					碘克沙醇与LOCM 相比记录到的术后血液透析发生率无显著差异。	0.20 (0.08～1.68)	RR: 0.92 RR: 0.37	

研究	研究目的	研究规模	患者入选和排除标准	终点	统计分析报告	P 值（95% CI）	OR/HR/RR	结论
					碘克沙醇与LOCM相比死亡率无显著差异。	0.663 (0.33～5.79)	RR: 1.38	
	比较等渗对比剂碘克沙醇与非离子型低渗对比剂（LOCM）肾毒性的随机对照试验的荟萃分析[168,400]	25项试验（3 270例受试者）	入选标准：在血管内应用碘克沙醇或LOCM前后随机对照试验分析SCr水平。	CIN的发生率和SCr水平的改变。	总体上碘克沙醇较LOCM没有显著降低CIN风险（或SCr增加的风险）。但是，动脉内应用碘海醇的风险比碘克沙醇大。 静脉使用对比剂风险无显著	0.10 (0.61～1.04)	RR: 0.80	在同期的25项试验的荟萃分析中，除碘海醇外所有的非离子型LOCM与等渗对比剂碘克沙醇的混合比较CIN的发生率相似，表明这2类对比剂具有相等的安全性。

研究	研究目的	研究规模	患者入选和排除标准	终点	统计分析报告	*P* 值（95% CI）	OR/HR/RR	结论
					降低。 在动脉内给药和肾功能不全的患者中，碘海醇 CIN 的风险高于碘克沙醇。 碘克沙醇与其他非离子型 LOCM 没有差异。	0.79 (0.62～1.89) <0.01 (0.21～0.68) 0.86 (0.50～1.78)	RR: 1.08 RR: 0.38 RR: 0.95	
EARLY-ACS[37,387]; Giugliano	在非 ST 段抬高急性冠状动脉综合征高危患者中评价上	9 492	入选标准：入选的患者至少 18 岁以上，症状发生 8～12h 以内，	主要有效性复合终点为全因死亡，心肌梗	主要终点事件早期依替巴肽组（9.3%）少于	0.23 (0.80～1.06)	OR: 0.92	在经常早期（导管室前）使用氯吡格雷的背景下，早期常规使

研究	研究目的	研究规模	患者入选和排除标准	终点	统计分析报告	*P* 值（95% CI）	OR/HR/RR	结论
等	游使用 GP IIb/IIIa 抑制剂依替巴肽对比导管室临时给予依替巴肽		并且安排施行有创治疗策略不早于下个日历日。作为高危 ACS 的条件，要求患者具有下列至少 2 条：ST 压低或一过性 ST 抬高，生物标志物水平升高（CK-MB 或肌钙蛋白）和年龄≥60 岁。此试验设计在晚些时候修改为允许 50～59 岁伴有心脏标志物水平升高、证实为血管疾病并且明确了血管造影时间为随机后≥12h 的患者入选。 排除标准：出血风险增加，肝素或依替巴	死，再发缺血需要急诊血管重建，或 96h 血栓形成。次要有效性终点为前 30 d 全因死亡或心肌梗死的复合终点。安全性终点包括随机后 120h 出血、输血、外科探查、卒中、血小板减少以及严重不良事件的发生率。	延迟依替巴肽组（10%）。 30 d 死亡或心肌梗死发生率为早期依替巴肽组（11.2%）比延迟依替巴肽组（12.3%）。 早期依替巴肽组患者相比于延迟依替巴肽组出现更高的 TIMI 大出血风险（分别为 2.6% 比 1.8%），更高的中度	0.08 (0.79～1.01) 0.02	OR: 0.89 OR: 1.42; 95%	用依替巴肽（快速推注和静脉滴注双重途径）相比于延迟给药（冠状动脉造影后但在 PCI 之前）96h（例如 8%，主要终点）和 30d（例如 11%，次要终点）缺血事件的降低未达到统计学意义。早期常规使用依替巴肽与出血风险增加相关。有效性终点与之前确定的基线特征间相互影响不显著。

研究	研究目的	研究规模	患者入选和排除标准	终点	统计分析报告	P 值（95% CI）	OR/HR/RR	结论
			肽过敏，妊娠，前 30 d 内的肾脏透析，研究者意图使用非肝素抗凝药，近来应用 GP IIb/IIIa 抑制剂，任何其他增加风险的情况下。		GUSTO 出血发生率（早期依替巴肽组 6.8%比延迟依替巴肽组 4.3%，$p<0.001$），更少的严重 GUSTO 出血发生率（早期依替巴肽组 0.8%比延迟依替巴肽组 0.9%，P=0.97），并且早期依替巴肽组需要输注红细胞的比率相比于延迟依替巴肽组有所增加(分别为 8.6%		CI: 1.07～1.89	

研究	研究目的	研究规模	患者入选和排除标准	终点	统计分析报告	*P* 值（95% CI）	OR/HR/RR	结论
					比 6.7%，P=0.001）。			
ABOARD[120,401]；Montalescot 等	评价住院即刻介入治疗相比于延迟介入治疗是否可以使心肌梗死发生率下降。	252（例）	入选标准：至少存在下列 2 条：缺血症状，心电图至少两个连续导联异常，或肌钙蛋白阳性，TIMI 风险评分≥3。 排除标准：血流动力学不稳定或心律失常需要急诊介入治疗，长期口服抗凝药，或先前 24h 内溶栓治疗。	主要终点为住院期间的肌钙蛋白峰值。次要终点为随访 1 个月死亡、心肌梗死或急诊血管重建的复合终点。	组间肌钙蛋白 I 峰值无差异（各自中位数为即刻介入治疗组 2.1 mg/mL 比延迟介入治疗组 1.7mg/mL）。 次要终点事件即刻介入组为 13.7%（95% CI: 8.6%～18.8%），延迟介入组为 10.2%（95% CI: 5.7%～14.6%）。其它终点两种策略间没有差异。	0.79 0.31		ACS 患者关于主要终点（肌钙蛋白 I 评估的心肌坏死）即刻血管造影和血管重建（中位数 70min）相比于延迟血管造影和血管重建（中位数 21h）没有优势，甚至其结果也没有可以改善 1 个月死亡、心肌梗死或急诊血管重建的临床次要终点的趋势。

研究	研究目的	研究规模	患者入选和排除标准	终点	统计分析报告	*P* 值（95% CI）	OR/HR/RR	结论
TRITON-TIMI 38 [22,376]，Wiviott 等	在计划行 PCI 的 ACS 患者中评价普拉格雷与氯吡格雷的治疗作用。	13 608（例）	入选标准：ACS 患者已安排 PCI，ACS 患者缺血症状≥10min 小于随机后 72h，TIMI 风险评分≥3，并且 ST 段移位≥1mm 或心肌坏死标志物升高。对于 STEMI 患者，症状发生随机后的 12h 内已安排直接 PCI 或 14d 内进行药物治疗。 排除标准：包括出血风险增加，贫血，血小板减少，颅内疾病，或 5d 内使用任何噻吩吡啶类药物。	主要终点为心血管原因死亡、非致死性心肌梗死或卒中。主要安全性终点为严重出血。	普拉格雷组相比于氯吡格雷组主要终点事件显著降低（分别为 9.9% 比 12.1%）。 ACS 群体中主要终点相似（普拉格雷 9.9%比氯吡格雷 12.1%，18% RR）。 STEMI 群体主要终点（普拉格雷 10%比氯吡格雷 12.4%，	<0.001 (0.73～0.90) 0.002 (0.73～0.93) 0.02 (0.65～0.97)	HR: 0.81 HR: 0.82	TRITON-TIMI-38 试验在 13 608 例拟接受 PCI 的中至高危 STEMI 和 NSTEMI 患者中比较了新型噻吩吡啶类药物普拉格雷与氯吡格雷。普拉格雷与随访超过 15 个月的缺血复合终点事件发生率降低有关，包括支架血栓，但其与出血发生率显著增加有关。在亚组分析中，先前有卒中或 TIA 的患者普拉格雷结果较差，并且在年龄≥75 岁或体重

研究	研究目的	研究规模	患者入选和排除标准	终点	统计分析报告	*P* 值（95% CI）	OR/HR/RR	结论
					21% RR）。		HR: 0.79	＜60kg 的患者中未观察到普拉格雷的优势。
					3d 有效性获益明显（普拉格雷 4.7% 比氯吡格雷 5.6%）	0.01 (0.71～0.96)		
					3d 至随访结束有效性获益（普拉格雷 5.6% 比氯吡格雷 6.9%）。	0.003 (0.70～0.93)	HR: 0.82	
					普拉格雷组相比于氯吡格雷组明确的或可疑的支架血栓发生率降低（分别为 1.1%	＜0.001 (0.36～0.64)	HR: 0.80	

研究	研究目的	研究规模	患者入选和排除标准	终点	统计分析报告	*P* 值（95% CI）	OR/HR/RR	结论
					比 2.4%）。			
					非 CABG 的 TIMI 严重出血的安全性终点普拉格雷组高于氯吡格雷组（分别为 2.4%比 1.8%）增加的出血事件由不同的 TIMI 大出血分类组成，包括危及生命的出血（普拉格雷 1.4% 比氯吡格雷 0.9%，HR：1.52，95% CI：1.08-2.13，p=0.01），致死	0.03 (1.03～1.68)	HR: 0.48 HR: 1.32	

研究	研究目的	研究规模	患者入选和排除标准	终点	统计分析报告	*P* 值（95% CI）	OR/HR/RR	结论
					性出血（普拉格雷 0.4% 比氯吡格雷 0.1%，HR：4.19，95% CI：1.58～11.11，*p*=0.002），非致死性出血（普拉格雷 1.1%比氯吡格雷 0.9%，HR：1.25，95% CI：0.87～1.81，*p*=0.23）。			
					普拉格雷组相比于氯吡格雷组 CABG 相关的 TIMI 严重出血增加（分别为	<0.001 (1.90～11.82)		

研究	研究目的	研究规模	患者入选和排除标准	终点	统计分析报告	*P* 值（95% CI）	OR/HR/RR	结论
					13.4%比 3.2%）。		HR: 4.73	
					组间死亡率无差异（全因死亡）（普拉格雷 3.0% 比氯吡格雷 3.2%）。	0.64 (0.78～1.16)		
					净临床获益终点（死亡、心肌梗死、卒中或 TIMI 严重出血复合终点）有利于普拉格雷（分别为 12.2% 比 13.9%）。	0.004 (0.79～0.95)	HR: 0.95 HR: 0.87	

研究	研究目的	研究规模	患者入选和排除标准	终点	统计分析报告	*P* 值（95% CI）	OR/HR/RR	结论
SWEDEHEART[161,402]，Szummer 等	描述 CKD 的分布和早期血管重建的应用，同时检测是否在任一肾功能水平时有创方法与降低死亡率相关。	23 262（例）	入选标准：来自全国 CCU 登记的≤80 岁的 NSTEMI 患者（2003—2006）。	根据肾功能分期进行 1 年生存率的描记。	早期血管重建患者 1 年生存率整体改善。 eGFR≥90 的患者 1 年死亡率：有创治疗 1.9% 对比药物治疗 10% eGFR60 至 89 的患者 1 年死亡率：有创治疗 2.4% 对比药物治疗 10% eGFR30 至 59 的患者 1 年死	<0.001 (0.56～0.73) 0.001 (0.42～0.80) <0.001 (0.52～0.80) 0.001 (0.51～	HR: 0.64 HR: 0.58 HR: 0.64 HR: 0.91	一个同期的瑞典全国注册研究，评估全部 CKD 分期的 NSTEMI 后早期血管重建的应用，结果通过 CKD 分期进行分层。早期血管重建与改善轻至中度 CKD 的 ACS 患者校正后 1 年生存率相关，但是在重度或终末期 CKD 患者中无相关性。SWEDEHEART 研究的局限是其为观察性研究，但是通过获得未选择的患者，此试验在很大程度上反映了真实世

研究	研究目的	研究规模	患者入选和排除标准	终点	统计分析报告	*P* 值（95% CI）	OR/HR/RR	结论
					亡率：有创治疗 7%对比药物治疗 22%	1.61)		界的情况。
					eGFR15 至 29 的患者 1 年死亡率：有创治疗 22%对比药物治疗 41%	0.940 (0.51～1.61)	HR: 0.91	
					eGFR＜15 或血液透析的患者 1 年死亡率：有创治疗 44%对比药物治疗 53%	0.150 (0.84～3.09)	HR: 1.61	
COGENT [108,403];	在接受氯吡格雷和阿司匹林治疗的	3 761（例）	入选标准：年龄≥21 岁，预期在接下来的至	主要消化道安全性终点：明	全部消化道事件发生率：奥美	＜0.001 (0.18～	HR: 0.34	在这项随机、安慰剂对照的 3 873 例有双

研究	研究目的	研究规模	患者入选和排除标准	终点	统计分析报告	*P* 值（95% CI）	OR/HR/RR	结论
Bhatt 等	CAD 患者中研究氯吡格雷与 PPI 联合用药的有效性和安全性		少 12 个月中应用氯吡格雷和阿司匹林，包括 ACS 或冠状动脉支架置入的患者。 排除标准：随机后 48h 内住院患者意外出院，需要当前或长期应用 PPI、H_2 受体拮抗剂、硫糖铝或米索前列醇，糜烂性食管炎或食道、胃底静脉曲张或先前的非胃镜的胃部外科手术，随机前氯吡格雷或其他噻吩吡啶类药物应用>21d，出于安全考虑不能中断的口服抗凝药物治疗，近期的溶栓治疗。	显或隐匿消化道出血、有症状消化道溃疡、糜烂、梗阻或穿孔的复合终点。主要心血管安全性终点：心血管原因死亡、非致死性心肌梗死、冠状动脉血管重建或缺血性卒中的复合终点。	拉唑 1.1%对比安慰剂 2.9%。 明显的上消化道出血发生率：奥美拉唑 0.1%对比安慰剂 0.6%。 全部心血管事件的发生率：奥美拉唑 4.9%对比安慰剂 5.7%。	0.63) 0.001 (0.03～0.56) 0.96 (0.68～1.44)	HR: 0.13 HR: 0.99	联抗血小板治疗适应症的患者的比较中，氯吡格雷加奥美拉唑与氯吡格雷加安慰剂相比 180d 主要心血管复合终点未见显著差异。应用奥美拉唑降低消化道出血和相关并发症的发生率。研究的局限性包括入选计划的提前终止，限制了治疗间小或中等差异的分辨力，使用单一制剂其两种成分在药物释放动力学方面可能会有所不同。

表 21　起始治疗策略选择：有创 vs. 保守策略[2]

策略	状态	患者特征
有创	一般选择	顽固性心绞痛或虽然强化药物治疗仍静息性或低水平活动即可诱发缺血 心肌标志物升高（肌钙蛋白 T 或肌钙蛋白 I） 新发或推测新发 ST 段压低 心力衰竭征象或症状、或新发或加重二尖瓣返流 无创性检查发现高危 血流动力学不稳定 持续室性心动过速 6 个月内 PCI 既往 CABG 评分高危（如 TIMI 和 GRACE） 轻度或中度肾功能不全 糖尿病 射血分数低（＜40%）
保守	一般选择	评分低危（如 TIMI 和 GRACE） 在无高危特征的情况下患者或医师的选择

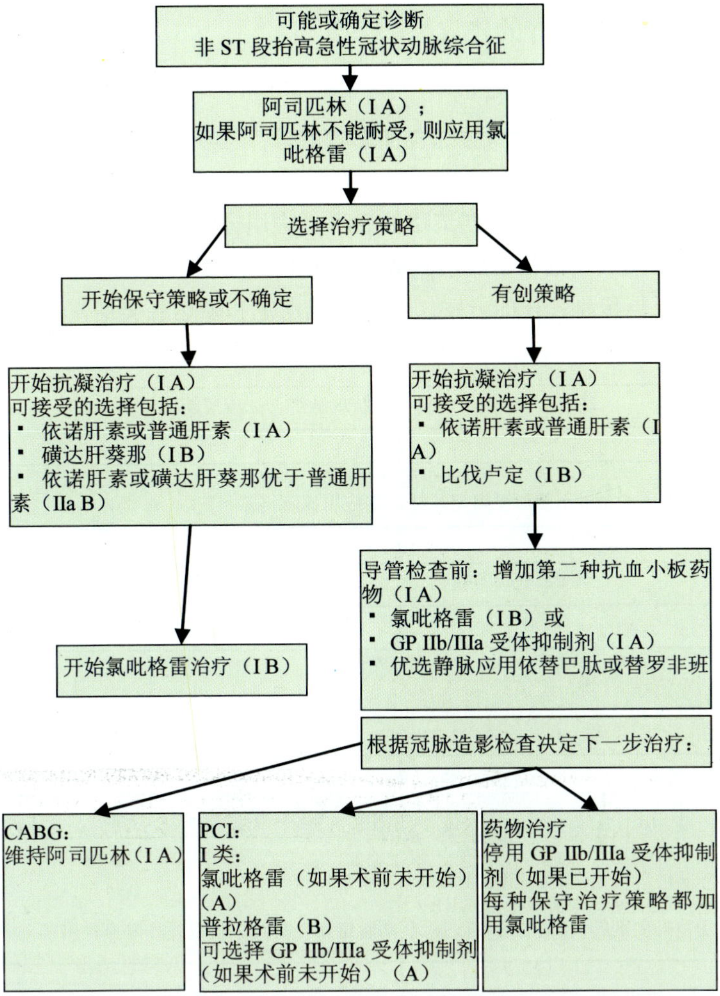

*如果已应用磺达肝癸钠（I B），则必须与另外一种具有 IIa 因子抑制活性的抗凝药物合用，例如普通肝素。

†有创治疗的时机一般在 4～48h。如果选择即刻行冠状动脉造影，见 STEMI 治疗指南（147）。

‡对于高危患者，术前三联抗血小板治疗（阿司匹林、氯吡格雷和 GP IIb/IIIa 受体抑制剂）的建议级别是 IIbB。

图 7　非 ST 段抬高急性冠状动脉综合征开始治疗的 I 类和 IIa 类建议流程图

3.2.2 抗凝治疗的建议

Ⅰ类

一旦急性冠状动脉综合征患者就诊，应当尽可能在抗血小板治疗基础上加用抗凝治疗。

（1）对于选择有创策略的患者，应用证明有效的证据级别：A 的方案（包括依诺肝素和普通肝素）（图 8；框 B1）和证明有效的证据级别：B 的方案（包括比伐卢定和磺达肝癸钠）（图 8；框 B1）。

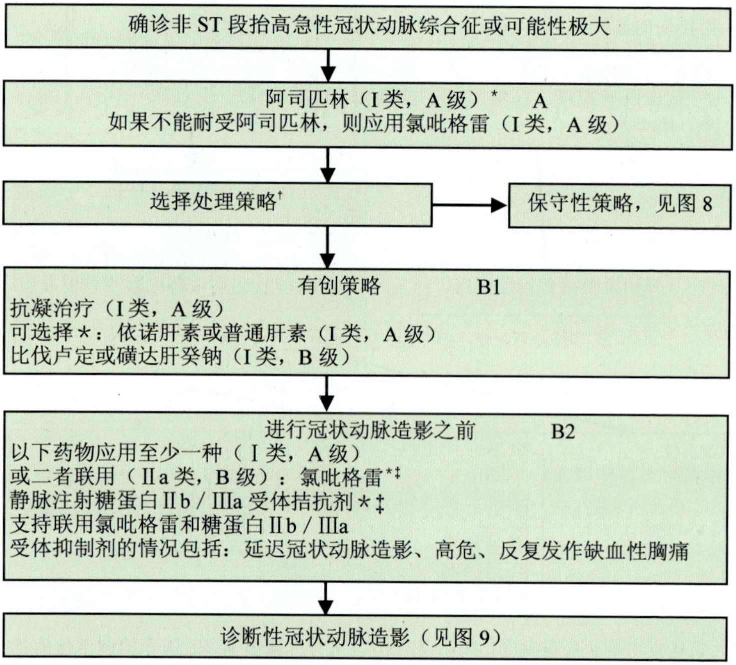

图 8　非 ST 段抬高急性冠状动脉综合征患者有创策略的处理流程

以上列出的药物，是按照字母顺序排列而并非建议的顺序（例如，方框 B，B1,B2）。*剂量见表 13。†选择处理策略见表 11。‡有证据显示如果患者接受了至少 300mg 负荷剂量的氯吡格雷超过了 6 h（I 类，B 级），糖蛋白 Ⅱb / Ⅲa 受体抑制剂并非必须应用，比伐卢定也可以用来抗凝（Ⅱa，B 级）。

（2）对于选择保守治疗策略的患者，应用依诺肝素或普通肝素（证据级别：A）或磺达肝癸钠（证据级别：B）这些已经证有效的方案（图 9；框 C1）。参阅下述 IIa 类建议。

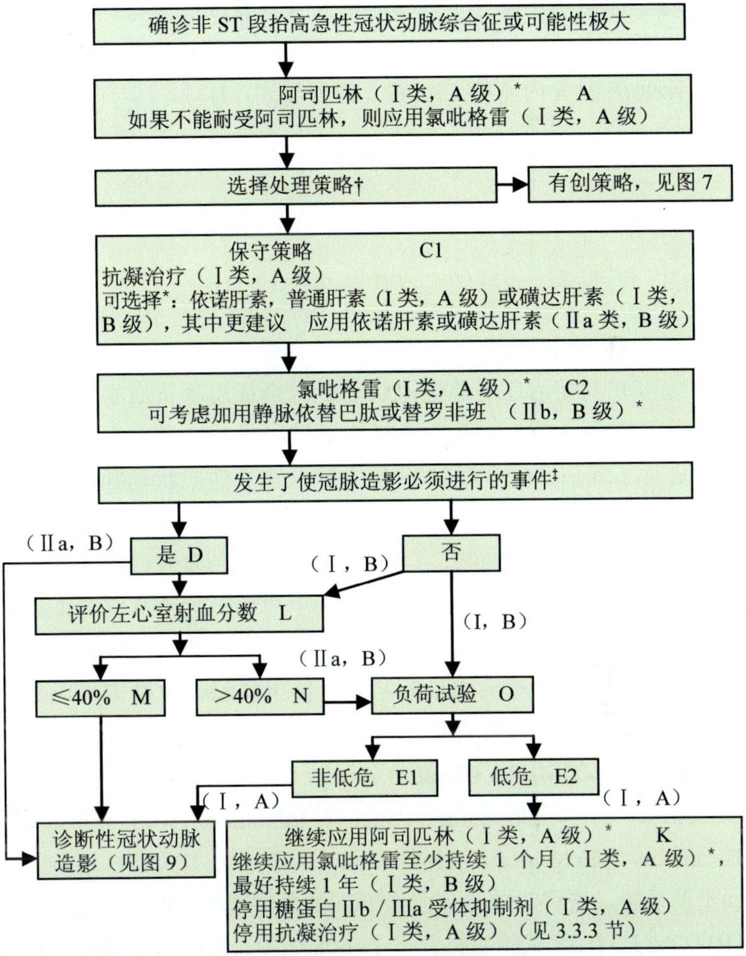

图 9 非 ST 段抬高急性冠状动脉综合征患者保守性策略的处理流程

以上列出的药物，是按照字母顺序排列而并非建议的顺序（例如，方框 C1 和 C2）。*剂量见表 13。†选择处理策略见表 11。‡症状/缺血反复发作、心功能不全和严重心律失常。

（3）对于选择保守治疗策略并且有出血风险增高的患者，优先选择磺达肝癸钠（证据级别：B）（图 9；框 C1）。

IIa 类

对于选择早期保守治疗策略的急性冠状动脉综合征患者，与普通肝素比较，优先选择依诺肝素或磺达肝癸钠进行抗凝治疗，除非计划在 24 h 内施行 CABG（证据级别：B）。

3.2.3 对抗栓治疗的其他方面建议

（详见表 17～表 22）

3.2.3.1 急性冠状动脉综合征患者的抗栓治疗

3.2.3.1.1 噻吩并吡啶

噻吩并吡啶治疗是急性冠状动脉综合征患者抗血小板治疗的一个重要内容，并且在几项大规模急性冠状动脉综合征患者的试验中进行了评估。本指南 2007 年版建议在急性冠状动脉综合征患者应用氯吡格雷是因为当时氯吡格雷是美国食品与药物管理局批准的唯一噻吩并吡啶药物。自 2007 年版指南[2]发表以来，美国食品与药物管理局又批准了第 2 个应用于急性冠状动脉综合征患者的噻吩并吡啶药物。美国食品与药物管理局批准应用普拉格雷是基于与氯吡格雷头对头比较的结果，结果显示普拉格雷可以减少临床事件但是出血风险增高。

TRITON-TIMI 38（Trial to Assess Improvement in Therapeutic Outcomes by Optimizing Platelet Inhibition with Prasugrel-Thrombolysis in Myocardial Infarction）试验[376]是有关普拉格雷的一项重要试验，研究对象是接受做 PCI 的急性冠状动脉综合征患者。TRITON-TIMI 38 试验随机分组 13 608 例中、高危急性冠状动脉综合征患者，其中 10 074 例（74%）有急性冠状动脉综合征并接受普拉格雷（60mg 负荷剂量后每日 10mg 维持剂量）或氯吡格雷（300mg 负荷剂量每日 75mg 维持剂量），平均随访 14.5 个月。

表 22　抗血小板和抗凝治疗的建议

2007 年建议	2011 年更新建议	注解
I 类		
对于选择早期保守治疗策略并没有需要进行诊断性血管造影表现（症状/缺血复发、心力衰竭或严重心律失常）者，应做负荷试验（证据级别：B）（图 8；框 O）。 a. 若负荷试验结果不是低危，则应做诊断性冠状动脉造影（证据级别：A）（图 8；框 E1）； b. 若负荷试验结果是低危（图 8；框 E2），则应按下述情况准备出院（图 8；框 K）（证据级别：A）： 1. 继续长期阿司匹林治疗（证据级别：A）； 2. 继续氯吡格雷至少 1 个月（证据级别：A），理想是 1 年（证据级别：B）； 3. 若以前在使用静脉内糖蛋白 IIb/IIIa 抑制剂，则停止使用（证据级别：A）； 4. 继续普通肝素 48 h 或住院期间使用依诺肝素或磺达肝癸钠达 8 d，然后停止抗凝治疗（证据级别：A）。	1. 对于选择早期保守治疗策略并没有需要进行诊断性血管造影表现（症状/缺血复发、心力衰竭或严重心律失常）者，应做负荷试验[404]（证据级别：B）。 a. 若负荷试验结果不是低危，则应做诊断性冠状动脉造影[179, 404]（证据级别：A）； b. 若负荷试验结果是低危（图 8；框 E2），则应按下述情况准备出院[179, 404]： 1. 继续同样剂量的阿司匹林治疗[359, 360, 365]（证据级别：A）； 2. 继续氯吡格雷至少 1 个月[238]，理想是 1 年[238, 367]（证据级别：B）； 3. 若以前在使用静脉内糖蛋白 IIb/IIIa 抑制剂，则停止使用[373, 374]（证据级别：A）； 4. 继续普通肝素 48 h[361, 405]（证据级别：A）或住院期间使用依诺肝素[165, 177, 406]（证据级别：A）或磺达肝癸钠[407]（证据级别：B）达 8 d，然后停止抗凝治疗。	修改了建议（氯吡格雷应用 1 月的证据级别从 A 修改为 B，澄清了 UFH、依诺肝素和磺达肝癸钠的证据级别）

2007年建议	2011年更新建议	注解
对于选择做 CABG 作为血管造影后处理策略者，应按如下进行（图9；框G）： a. 继续阿司匹林治疗（证据级别：A）； b. 择期CABG前停用氯吡格雷5～7 d（证据级别：B）。若增高的出血风险可接受，必要时由经验丰富的外科术者实行紧急外科手术（证据级别：C）； c. CABG前停用静脉内糖蛋白IIb/IIIa抑制剂（依替巴肽或替罗非班）4 h（证据级别：B）； d. 应按下述方法进行抗凝治疗： 1. 继续普通肝素治疗（证据级别：B）； 2. CABG前停用依诺肝素12～24 h，根据当地医院的实践经验调整普通肝素剂量（证据级别：B）； 3. CABG前停用磺达肝癸钠24 h，根据当地医院的实践经验调整普通肝素剂量（证据级别：B）； 4. CABG前停用比伐卢定3 h，根据当地医院的实践经验调整普通肝素剂量（证据级别：B）。	2. 对于选择做CABG作为血管造影后处理策略者，应按如下进行： a. 继续阿司匹林治疗[408-412]（证据级别：A）； b. 见本节I类，#3； c. CABG前停用静脉内糖蛋白IIb/IIIa抑制剂（依替巴肽或替罗非班）4 h[413-415]（证据级别：B）； d. 应按下述方法进行抗凝治疗： 1. 继续普通肝素治疗[165，416-418]（证据级别：B）； 2. CABG前停用依诺肝素12-24 h，根据当地医院的实践经验调整普通肝素剂量[165，416-418]（证据级别：B）； 3. CABG前停用磺达肝癸钠24 h，根据当地医院的实践经验调整普通肝素剂量[419，420]（证据级别：B）； 4. CABG前停用比伐卢定3 h，根据当地医院的实践经验调整普通肝素剂量[421，422]（证据级别：B）。	修改了建议（修改条目“b”以包括普拉格雷并成为单独的建议，见本节I类，#3）

2007 年建议	2011 年更新建议	注解
对于选择做 CABG 作为血管造影后处理策略者，应按如下进行（图 9；框 G）： 1. 择期 CABG 前停用氯吡格雷 5-7 d（证据级别：B）。若增高的出血风险可接受，必要时由经验丰富的外科术者实行紧急外科手术（证据级别：C）；	3. 接受噻吩并吡啶治疗且计划行 CABG 的患者需要推迟，建议停药以使抗血小板效应消失[238]（证据级别：B）。撤药时间在接受氯吡格雷治疗的患者至少 5 d[238, 375, 396]（证据级别：B），在接受普拉格雷的患者至少 7 d[385]（证据级别：C），除非需要血管重建和/或噻吩并吡啶的净获益超过过多出血的潜在风险[423]（证据级别：C）。	修改了建议（修改以包括普拉格雷，更新撤药时长，见本节 I 类，#2）
对于选择做 PCI 作为血管造影后处理策略者，应按如下进行（图 9；框 H）： a. 继续阿司匹林治疗（证据级别：A）； b. 若诊断性血管造影前没有开始给药，则给予负荷剂量氯吡格雷（证据级别：A）； c. 对于肌钙蛋白阳性和其他高危患者，若诊断性血管造影前没有开始给药，则给予静脉内糖蛋白 IIb/IIIa 抑制剂（阿昔单抗、依替 a) 巴肽或替罗非班）（证据级别：A）。若没有选择比伐卢定进行抗凝，则参考下述 IIa 类建议。 d. PCI 若没有并发症，停止抗凝治疗（证据级别：B）。	4. 对于选择做 PCI 作为血管造影后处理策略者，应按如下进行： a. 继续阿司匹林治疗[359, 360, 365]（证据级别：A）； b. 若诊断性血管造影前没有开始给药，则给予负荷剂量噻吩并吡啶[368, 380, 381, 424, 425]（证据级别：A）； c. 见本节 IIa，#1； d. PCI 若没有并发症，停止抗凝治疗[165, 177, 426-428]（证据级别：B）。	修改了建议（允许普拉格雷作为噻吩并吡啶的选择；条目“c”分类从 I 类改为 IIa 类）

2007 年建议	2011 年更新建议	注解
对于选择药物治疗作为血管造影后处理策略并血管造影没有发现阻塞性冠状动脉疾病患者，应由临床医师决定进行抗血小板和抗凝治疗（证据级别：C）。对于由冠状动脉粥样硬化证据者（例如管壁不规则或血管内超声证实的病变），尽管没有限制血流性狭窄，应用阿司匹林和其他二级预防措施进行治疗（图 2-9；框 I）（证据级别：C）。	5. 对于选择药物治疗作为血管造影后处理策略并血管造影没有发现阻塞性冠心病患者，应由临床医师决定进行抗血小板和抗凝治疗（证据级别：C）。对于由冠状动脉粥样硬化证据者（例如管壁不规则或血管内超声证实的病变），尽管没有限制血流性狭窄，应应用阿司匹林和其他二级预防措施进行治疗（证据级别：C）。	与 2007 年版指南一致
对于选择药物治疗作为血管造影后处理策略并血管造影没有发现阻塞性冠心病患者，建议按如下进行（图 2-9；框 J）： a. 继续阿司匹林治疗（证据级别：A）； b. 若诊断性血管造影前没有开始给药，则负荷剂量氯吡格雷（证据级别：A）； c. 若以前已经开始应用静脉内糖蛋白 IIb/IIIa 抑制剂，则停用（证据级别：B）。 d. 必须遵循下述情况进行抗凝治疗： 1. 在诊断性血管造影前继续静脉内普通肝素至少 48 h 或直到出院（证据级别：A）； 2. 住院期间在诊断性血管造影前继续依诺肝素治	6. 对于选择药物治疗作为血管造影后处理策略并血管造影没有发现阻塞性冠心病患者，建议按如下进行： a. 继续阿司匹林治疗[359，360，365]（证据级别：A）； b. 若诊断性血管造影前没有开始给药，则负荷剂量氯吡格雷[238]（证据级别：B）； c. 若以前已经开始应用静脉内糖蛋白 IIb/IIIa 抑制剂，则停用[371，373，374，388]（证据级别：B）。 d. 必须遵循下述情况进行抗凝治疗： 1. 在诊断性血管造影前继续静脉内普通肝素至少 48 h 或直到出院[165，361，405]（证据级别：A）； 2. 住院期间在诊断性血管造影前继续依诺肝素治疗达 8 d[165，177，406，420]（证据级别：A）；	修改了建议（氯吡格雷负荷剂量的证据级别从 A 修改为 B）

2007 年建议	2011 年更新建议	注解
疗达 8 d（证据级别：A）； 3. 住院期间在诊断性血管造影前继续磺达肝癸钠达 8 d（证据级别：B）； 4. 在诊断性血管造影前要么停用比伐卢定，要么在医师的指导下以 0.25mg/（kg·h）共 72 h（证据级别：B）；	3. 住院期间在诊断性血管造影前继续磺达肝癸钠达 8 d[407]（证据级别：B）； 4. 在诊断性血管造影前要么停用比伐卢定，要么在医师的指导下以 0.25mg/（kg·h）共 72 h[429-431]（证据级别：B）；	
对于选择保守治疗策略并没有做血管造影或负荷试验者，建议按如下进行（图 2-8；框 K）： a. 继续同样剂量的阿司匹林（证据级别：A）； b. 继续氯吡格雷至少 1 个月（证据级别：A），理想是 1 年（证据级别：B）； c. 若以前已经开始应用静脉内糖蛋白 IIb/IIIa 抑制剂，则停用（证据级别：A）； d. 继续使用普通肝素 48 h，或住院期间给予依诺肝素或磺达肝癸钠达 8 d，然后停用抗凝治疗（证据级别：A）。	7. 对于选择保守治疗策略并没有做血管造影或负荷试验者，建议按如下进行： a. 继续同样剂量的阿司匹林[359, 360, 365]（证据级别：A）； b. 继续氯吡格雷至少 1 个月[238]，理想是 1 年[238, 367, 432]（证据级别：B）； c. 若以前已经开始应用静脉内糖蛋白 IIb/IIIa 抑制剂，则停用[373, 374]（证据级别：A）； d. 继续使用普通肝素 48 h[361, 405]，或住院期间给予依诺肝素[165, 177, 406]或磺达肝癸钠达 8 d[407]，然后停用抗凝治疗（证据级别：A）。	修改了建议（氯吡格雷应用 1 月的证据级别从 A 修改为 B）
对于选择早期保守治疗策略者，若没有需要时行诊断性血管造影的表现（复发 症状/缺血、心力衰竭或严重心律失常），应测量左室射血分数（证据级	8. 对于选择早期保守治疗策略者，若没有需要时行诊断性血管造影的表现（复发 症状/缺血、心力衰竭或严重心律失常），应测量左室射血分数[179, 433-436]（证据级别：B）。	与 2007 年版指南一致

2007 年建议	2011 年更新建议	注解
别：B）（图 2-8；框 L）。		
IIa 类		
	1. 对于选择做 PCI 作为血管造影后处理策略者，若诊断性血管造影前没有开始给药，给予静脉内糖蛋白 IIb/IIIa 抑制剂（阿昔单抗、依替巴肽或替罗非班）是合理的，尤其是对于肌钙蛋白阳性和其他高危患者[179, 239]（证据级别：A）。	修改了建议（见本节 I 类，#4）
对于选择 PCI 作为血管造影后处理策略者，若选择比伐卢定进行抗凝并至少在 6 h 前使用了 300mg 氯吡格雷，则可不用静脉内糖蛋白 IIb/IIIa 抑制剂（证据级别：B）（图 2-9）。 若左室射血分数>0.40，可完成诊断性血管造影（证据级别：B）（图 2-8；框 M）。 若左室射血分数>0.40，可完成负荷试验（证据级别：B）（图 2-8；框 N）。	2. 对于选择 PCI 作为血管造影后处理策略者，若选择比伐卢定进行抗凝并至少在 6 h 前使用了 300mg 氯吡格雷，则可不用静脉内糖蛋白 IIb/IIIa 抑制剂[179, 371]（证据级别：B）。 3. 若左室射血分数>0.40，可完成诊断性血管造影[433-436]（证据级别：B）。 4. 若左室射血分数>0.40，可完成负荷试验[436]（证据级别：B）。	与 2007 年版指南一致
IIb 类		
对于选择 PCI 作为血管造影后处理策略者，若肌钙蛋白阴性和并没有临床或血管造影高危特征，诊断性血管造影前没有开始给药，则不用给予静脉内糖蛋白 IIb/IIIa 抑制剂（证据级别：C）。		删除了建议。

2007 年建议	2011 年更新建议	注解
	1. 如果测试结果可能改变治疗，可以考虑在接受噻吩并吡啶治疗的 ACS 患者测定血小板功能以确定血小板抑制反应（或者在 ACS 和 PCI 之后）[437-441]（证据级别：B）。	新建议
	2. 如果测试结果可能改变治疗，可以考虑在接受氯吡格雷治疗的 ACS 患者（或者在 ACS 和 PCI 之后）做 CYP2C19 功能丢失基因分型[395, 442-447]（证据级别：C）。	新建议
III 类：无益		
没有急性 ST 段抬高、正后壁心肌梗死或新发左束支传导阻滞者，没有指征行静脉内溶栓治疗（证据级别：A）。	1. 没有急性 ST 段抬高、正后壁心肌梗死或新发左束支传导阻滞者，没有指征行静脉内溶栓治疗[448]（证据级别：A）。	与 2007 年版指南一致

*体重＜60kg 的患者更多暴露于普拉格雷活性代谢产物中，每天一次 10mg 的维持量增加出血风险。体重＜60kg 的患者应当考虑给予 5mg 的较低剂量维持量，虽然 5mg 剂量的有效性和安全性尚未得到前瞻性研究。置入 BMS 或 DES 的 PCI 术后患者，每天的维持量应当至少持续 12 个月直到 15 个月，除非出血的风险超过噻吩并吡啶带来的预期获益。不要将普拉格雷用于有活动性病理性出血、有 TIA 病史或卒中病史的患者。因为普拉格雷增加致命性和颅内出血的风险并且获益不明确，因此不建议在年龄≥75 岁的患者中应用，除非在高危情况下（糖尿病患者或有既往 MI 史的患者），在这种情况下似乎效果更好而可以考虑应用。不要在可能需要紧急 CABG 的患者应用普拉格雷治疗。如果可能，在任何手术前停用普拉格雷至少 7 d[385]。其他导致出血的危险因素包括：体重＜60kg、出血倾向、同时应用增加出血风险的药物（如华法林、肝素、溶栓治疗、长期应用非甾体类抗炎药）[385]。

PCI 的 24 h 内使用阿司匹林。分别在 30 d、90 d 和 6～15 个月期间每隔 3 个月评价临床终点。在接受 PCI 的患者，在 PCI 术前、术中或术后 1 h 内使用负荷剂量普拉格雷，但是首先要确定冠状动脉解剖。

普拉格雷能够绝对减少 2.2%的主要随访期间有效性终点、心血管死亡（包括心律失常、充血性心力衰竭、休克和猝死）、非致死性心肌梗死或非致死性卒中，相对减少 19%。普拉格雷组主要有效性终点为 9.9%，氯吡格雷组为 12.1%（普拉格雷 vs 氯吡格雷的风险比 0.81，95%可信区间 0.73～0.90，$p<0.001$）[376]。普拉格雷减少心血管死亡、心肌梗死和卒中 138 次事件（需要治疗 46 例）。主要终点的差异主要与非致死性心肌梗死有关（普拉格雷组 7.3% vs 氯吡格雷组 9.5%，风险比 0.76，95%可信区间 0.67～0.85，$p<0.001$）。与氯吡格雷组相比，普拉格雷组的心血管死亡（2.4% vs 2.1%，$p=0.31$）和非致死性卒中（1.0% vs 1.0%，$p=0.93$）均没有减少。普拉格雷组的支架血栓发生率从 2.4%明显减少到 1.1%（$p<0.001$）。

普拉格雷与出血发生率明显增加有关，主要是 TIMI 定义的严重出血，普拉格雷组为 2.4%，氯吡格雷组为 1.8%（普拉格雷 vs 氯吡格雷的风险比 1.32，95%可信区间 1.03～1.68，$p=0.03$）。严重出血的相对风险为 32%。与氯吡格雷组相比（0.1%），普拉格雷组（0.4%）与致命性出血明显增加有关（$p=0.002$）。从安全性角度看，普拉格雷增加 35 例 TIMI 严重和非 CABG 出血，（需要损害 167 例）[376]。而且，普拉格雷组致命性出血明显高于氯吡格雷组：1.4% vs 0.9%（普拉格雷的风险比 1.52，95%可信区间 1.08～2.13，$p<0.01$）。在少数接受了 CABG 的患者，普拉格雷组 15 个月 TIMI 严重出血也明显高于氯吡格雷组：13.4% vs 3.2%（普拉格雷的风险比 4.73，95%可信区间 1.90～11.82，$p<0.001$）[376]。TRITON-TIMI 38 研究的净临床获益显示，氯吡格雷组的主要有效性和安全性终点为 13.9%，普拉格雷组为 12.2%（风险比 0.87，95%可信区间 0.79～0.95，$p=0.004$）。

一项因析分析显示，应用普拉格雷没有临床净获益（定义为全因死亡、非致死性心肌梗死、非致死性卒中或非 CABG 相关的非致死性 TIMI 严重出血）或净损害的 3 个亚组急性冠状动脉综合征患者：入选前有卒中或一过性脑缺血发作的患者应用普拉格雷有净损害（风险比 1.54，95%可信区间 1.02～2.32，p=0.04），年龄≥75 岁的患者应用普拉格雷不获益（风险比 0.99，95%可信区间 0.81～1.21，p=0.92），体重＜60 kg 的患者应用普拉格雷不获益（风险比 1.03，95%可信区间 0.69～1.53，p=0.89）。在两个治疗组，至少有一个以上危险因素的患者的出血风险较那些没有危险因素的患者高[376]。美国食品与药物管理局提出有一过性脑缺血发作或卒中病史或有活动性病理性出血的患者是应用普拉格雷的禁忌症[35]。美国食品与药物管理局在药物说明书上提出，由于对致死性和颅内出血风险增高的关切和不清楚是否受益，普拉格雷一般不应用于年龄≥75 岁的患者，除非在高危情形时（糖尿病或既往有心肌梗死的患者）其净获益较大才可以考虑其应用[35]。在急性冠状动脉综合征患者，普拉格雷的主要有效性终点明显降低（9.9% vs 12.1%，校正风险比 0.82，95%可信区间 0.73～0.93，p＝0.002）[376]。

编写委员会清楚地意识到有关普拉格雷应用的资料仅仅来自 TRITON-TIMI 38 试验，因此其临床实践中的应用应当密切注意该研究中的评价结果[376]。只是在确定施行 PCI 前开始应用普拉格雷。不建议在血管造影前常规应用普拉格雷（例如在急诊室），也不建议在不做 PCI 的患者应用。

美国食品与药物管理局的药品包装说明建议，在决定接受施行血管造影和 PCI 的亚组患者在插管前可以考虑选择性应用普拉格雷[449]。本编写委员会赞同这种灵活性，但是并不准备就哪一类亚组患者能够应用普拉格雷替代氯吡格雷获益提出专门建议。特别要提醒临床医师注意普拉格雷较氯吡格雷有更高的出血风险，尤其是在那些包装说明书上列举的亚组患者[376,449]。

3.2.3.1.2 急性冠状动脉综合征——PCI 时噻吩并吡啶的选择

本指南并非说一种噻吩并吡啶优于另一种。做出该决定有几个理由。虽然有效性的复合终点有利于普拉格雷，主要表现在非致死性心肌梗死有显著差异，但是死亡和非致死性卒中相当，并且普拉格雷组出血风险增高[376]。此外，这两种药物的比较是依据一项大规模的试验，TRITON-TIMI 38 试验中氯吡格雷的复合剂量低于目前指南所建议的剂量[376]。而且，有些新的研究提示，有些患者对氯吡格雷抵抗，但是有关将普拉格雷选择性地应用于应当反应良好患者策略的信息甚少。考虑预防血栓的有效性和与出血相关的不良作用相关的风险以及应用某一种药物的经验，可能可以为具体患者选用噻吩并吡啶提供最好的指导[450]。

可能在不太远的将来对口服抗血小板的有效性会有不同的观点。替卡格雷是一种可逆的非噻吩并吡啶 P2Y12 受体拮抗剂，在 PLATO（Study of Platelet Inhibition and Patient Outcomes）试验[451]中已经与氯吡格雷进行了头对头的评价。它与氯吡格雷和普拉格雷不同，不是一种前体药物，因此无需生物活化[451,452]。替卡格雷减少死亡和心肌梗死的风险，但是是以增加非手术出血为代价的[451]。替卡格雷在编写本指南时还没有得到美国食品与药物管局的批准上市，因此还不能就其在急性冠状动脉综合征患者的应用提出建议，但是该药物将来在急性冠状动脉综合征的患者中将占有一定的地位。

3.2.3.1.2.1 外科手术停用噻吩并吡啶治疗的时机

编写委员会权衡急性冠状动脉综合征后仍然住院并且适合 CABG 的患者应用噻吩并吡啶治疗的现有资料后，仍然采纳 2007 年版指南的建议[2]，即经验性停用氯吡格雷治疗至少 5 d[238]，主张使用普拉格雷的患者在计划 CABG 前停用 7 d[385]。最终，患者的临床状态将决定 CABG 与等待血小板恢复功能的风险/获益比。

3.2.3.1.3 对氯吡格雷反应的个体差异

虽然氯吡格雷与阿司匹林联合应用可以减少急性冠状动脉综合征患者入院后冠状动脉事件的复发率[238,369]，但是对氯吡格雷的反应因患者不同而异，并且已经观察到对氯吡格雷的反应低下[453,454]。氯吡格雷是一种前体药物，需要转化为R130964，其活性代谢产物通过涉及肝脏内的几个CYP450同功酶的2个步骤[455]，其中第一个步骤形成的几乎一半与CYP2C19同功酶有关[447]。CYP2C19同功酶至少有3个遗传多态现象与CYP2C19*1、*2和*3的功能丧失有关[443,444,447]。CYP2C19*2和*3变异分别占高加索人和亚洲人等位基因功能丧失的85%和99%[447]。

在高加索人、非裔美国人、亚洲人和拉丁美洲人之间，等位基因功能丧失率存在人种差异，但是所有这些人中都有部分表达。来自几项观察性研究的资料已经显示心血管不良事件风险增加与≥1个无功能等位基因之间的关系[442,443,445,453-458]，并且在ACCF/AHA氯吡格雷临床应用警示[447]中做了充分阐述。普拉格雷是第二个美国食品与药物管理局批准应用于急性冠状动脉综合征的噻吩并吡啶，也是一种前体药物，需要转化为其活性代谢产物。普拉格雷需要单一依赖CYP氧化成其活性代谢产物，并且至少有两项观察性研究已经证实，至少有一个CYP2C19同功酶等位基因功能缺失携带者的血浆浓度或血小板抑制活性没有明显减少[395,459]。

自从美国食品与药物管理局于2010年3月12日发布有关在转化氯吡格雷为活性形式能力受损的患者氯吡格雷有效性大大降低的“黑框警告”以来[460]，更多的关注就是临床医师是否应当在氯吡格雷治疗的患者常规进行检测。应当常规对CYP2C19等位基因的遗传变异和（或）对血小板活性抑制整个有效性进行检测。ACCF/AHA氯吡格雷临床应用警示专门小结了氯吡格雷的相关问题和基因检测以及可能作为血小板功能常规检测的方法[447]。

美国食品与药物管理局的修改版药物说明书并非强制要求检测CYP2C19基因或整个血小板功能[460]。该说明书只是警示临床医师有些患者可以表现为氯吡格雷介导的血小板抑制作用降低，强调临床医师必要时应当采用其他可以替代的治疗策略。

现有几种市售的基因检测套装装置可以识别≥1个CYP2C19等位基因功能丧失，但是这些检测费用昂贵，并且大多数保险公司不予报销。此外，尚没有前瞻性研究证实常规应用这些检测来优化抗血小板治疗可以改善临床结果，减少后续临床事件。至少有 11 项研究正在评估在等位基因功能缺失的患者进行基因分型来指导抗血小板治疗是否能够改善临床结果。根据现有的证据，还不能对急性冠状动脉综合征患者常规检测基因分型提出有力的建议，但是依据病例分析可以考虑，尤其是在接受氯吡格雷治疗同时再次发生急性冠状动脉综合征事件的患者。有些人认为，临床医师应当常规检测血小板功能，尤其是在接受高危 PCI 的患者[447]，在保证安全性的前提下发挥最大效果。而且，还没有已经完成的前瞻性研究评估这种方法来指导临床治疗中的这种重大变化。目前至少有 4 项临床随机研究评估应当常规检测血小板功能来指导抗血小板治疗这一假说，因此必须等到这些结果发表以后，才能够对有关更广泛应用这种检测提出强烈建议。缺乏证据并非意味着缺乏有效性或潜在获益，但是，谨慎的医师对于这种概念保持一种开放的心态，直到≥1 项评价这种策略正在进行的临床随机试验获得数据。

对基因检测和血小板功能检测的建议是：在不给在急性冠状动脉综合征患者实施这些策略的临床医师、保险公司和社会带来不必要的负担，与认识到这些问题对急性冠状动脉综合征患者的重要性之间寻求一种平衡。提出有关应用两种方法均可以获益的建议，必须考虑到本修订版中的相关阐述以及 ACCF/AHA 氯吡格雷临床应用警示[447]中更全面的分析。这些策略的 IIb 类建议提示，在有较好的临床证据可以提出科学的建议之前，血小板基因分型和血小板功能检测是很谨慎的方法。

3.2.3.1.4 氯吡格雷的最佳负荷剂量和维持剂量

有些研究已经提示，氯吡格雷负荷剂量和维持剂量的变化应当考虑到对氯吡格雷治疗的反应性降低，或者应当优先采用普拉格雷治疗某些亚组的高危患者[447]。因此，接受 PCI-急性冠状动脉综合征患者的氯吡格雷最佳负荷和短期维持剂量仍不清楚。CURRENT-OASIS 7（Clopidogreal optimal loading dose Usage to Reduce Recurrent EveNTs– Organization to Assess Strategies in

Ischemic Syndromes）试验研究了氯吡格雷最佳负荷和短期维持剂量，其发表的数据证实接受有创治疗策略的急性冠状动脉综合征患者应用大剂量氯吡格雷可能受益[383,397]。CURRENT-OASIS 试验将 25 086 例准备做 PCI 并且认为不是高危出血的急性冠状动脉综合征患者随机接受大剂量氯吡格雷（600 mg 负荷剂量，150 mg/d 共 6 d，之后 75 mg/d）或标准剂量氯吡格雷（300 mg 负荷剂量，75 mg/d），作为还比较维持大剂量阿司匹林（300～325 mg/d）与低剂量阿司匹林（75～100 mg/d）2×2 设计的一部分。第 1 d 所有患者接受≥300 mg 的阿司匹林，不考虑第 1 d 之后的随机化。该试验的主要终点是 30 d 心血管死亡、（再次）心肌梗死或卒中的综合。虽然整个试验[397]未能证实氯吡格雷组与阿司匹林组的主要终点有显著差异（4.2% vs 4.4%），PCI 亚组（17 263 例）在氯吡格雷组未显示显著差异[383]。随机到大剂量氯吡格雷组的 PCI 亚组主要终点减少（3.9% vs 4.5%，p=0.035），主要是（再次）心肌梗死减少（2.0% vs 2.6%，p=0.017）。大剂量氯吡格雷组的肯定血栓发生率减少（0.7% vs 1.3%，p=0.0001），这一结果在药物洗脱支架与非药物洗脱支架亚组相比，结果一致。大剂量氯吡格雷治疗增加全组（2.5% vs 2.0%，p=0.012）和 PCI 亚组（1.1% vs 0.7%，p=0.008）的出血发生率。大剂量氯吡格雷的受益被严重出血增加所抵消[397]。

如剂量表（表 17）所示，目前有关氯吡格雷的建议负荷剂量仍不清楚。此外，氯吡格雷代谢为其活化的代谢产物需要数小时，使得该时间窗内即使在对氯吡格雷有反应的患者，其有效水平降低。

3.2.3.1.5 质子泵抑制剂与双联抗血小板治疗在急性冠状动脉综合征的应用

已经发现，质子泵抑制剂可以干扰氯吡格雷的代谢。开始使用氯吡格雷时，常常预防性地应用质子泵抑制剂，防止双联抗血小板治疗尤其是阿司匹林和氯吡格雷[454]相关的胃肠道并发症，例如溃疡和相关的出血[461]。为了应对对胃肠道并发症的关切，越来越强调防止早期停用双联抗血小板治疗，尤其是在应用了药物洗脱支架的患者，因此对这类患者建议抗血小板治疗 12 个月[394]。

一直有有关比较氯吡格雷+阿司匹林抗血小板治疗联合质子泵抑制剂与不联合应用质子泵抑制剂时心血管不良事件（即因急性冠状动脉综合征再次入院）的回顾性报道[454,462,463]。一项有关美国退伍军人局病历记录和药品数据库的回顾性队列研究显示，对 8 205 例以急性冠状动脉综合征出院的患者进行随访，联合应用氯吡格雷和质子泵抑制剂治疗（奥美拉唑、雷贝拉唑、兰索拉唑或泮托拉唑）与死亡或因急性冠状动脉综合征再次入院的风险增高有关[454]。其他分析研究[445]和对美国心、肺和血液研究所动态注册的回顾性分析[464]显示，质子泵抑制剂联合应用氯吡格雷和阿司匹林对急性冠状动脉综合征患者、急性冠状动脉综合征后的患者和 PCI 后的患者应用氯吡格雷，临床上并无影响[445,464]。

有些研究提示，氯吡格雷与质子泵抑制剂联合应用的心血管不良结果，可以用某种质子泵抑制剂来解释，尤其是抑制 CYP450 2C19 的质子泵抑制剂，包括奥美拉唑、兰索拉唑或雷贝拉唑。值得注意，已经报道质子泵抑制剂奥美拉唑可以明显减弱氯吡格雷对血小板聚集的抑制作用[465,466]。一项研究报道，质子泵抑制剂泮托拉唑应用氯吡格雷患者的再发心肌梗死无关，可能与泮托拉唑不抑制 CYP450 2C19 有关[462]。

其他研究已经评估了噻吩并吡啶联合应用质子泵抑制剂。一项开放标签的药物研究评估了质子泵抑制剂兰索拉唑对普拉格雷和氯吡格雷的药动学和药效学：在健康受试者每日给予单剂量普拉格雷 60mg 和氯吡格雷 300mg 加用或不加用兰索拉唑 30mg。结果显示，联合应用氯吡格雷和兰索拉唑的患者，血小板聚集抑制降低，而应用普拉格雷的患者的血小板聚集不受影响[467]。

另一项研究[463]评价了质子泵抑制剂与氯吡格雷和普拉格雷药动学和临床有效性的关系，其依据是两项随机试验：PRINCIPLE（Prasugrel In Comparison to Clopidogreal for Inhibition of Platelet Activation and Aggregation）TIMI-44 试验[468]和 TRITON-TIMI 38

试验[376]。结果显示，首先，质子泵抑制剂治疗降低氯吡格雷的药动学，对普拉格雷的影响较小；其次，质子泵抑制剂治疗不影响应用氯吡格雷或普拉格雷患者的临床结果。这一结果也适用于所有经过评价的质子泵抑制剂，包括奥美拉唑和泮托拉唑。

观察性试验可以受选择偏倚的影响。COGENT（Clopidogreal and the Optimization of Gastrointestinal Events）研究[403]（参阅表17）在3 627例开始应用阿司匹林+氯吡格雷双联抗血小板治疗的患者比较了奥美拉唑与安慰剂。结果显示，与氯吡格雷+安慰剂比较，氯吡格雷+奥美拉唑组的主要心血管复合终点没有差异（风险比1.02），但是胃肠道出血并发症减少[403]。因此，需要对照良好的临床随机试验资料联合应用氯吡格雷治疗和质子泵抑制剂的临床影响。

美国食品与药物管理局有关评价氯吡格雷安全性的通讯[460]建议，医务人员应当再次评估是否需要开始或继续在应用氯吡格雷的患者应用包括奥美拉唑在内的质子泵抑制剂治疗。美国食品与药物管理局指出，没有证据显示其他能够减少胃酸的药物，例如 H_2 受体阻断剂或抗酸药物，可以影响氯吡格雷的抗血小板活性。医务人员应当继续给患者使用氯吡格雷，患者应当根据要求使用氯吡格雷，因为氯吡格雷已经显示预防导致心脏病发作或卒中凝血块的获益。医务人员应当再次评估是否需要开始或继续在应用氯吡格雷的患者应用包括奥美拉唑（非处方用药）在内的质子泵抑制剂治疗。应用氯吡格雷的患者如果正在应用或考虑应用包括奥美拉唑在内的质子泵抑制剂，则应当向医务人员咨询[460]。新近，ACC发表了一份有关应用质子泵抑制剂和氯吡格雷的声明，并不反对在适当的临床背景下应用质子泵抑制剂，但是强调了联合应用质子泵抑制剂和氯吡格雷的潜在风险与获益[469]。

3.2.3.1.6 糖蛋白 IIb/IIIa 抑制剂

在急性冠状动脉综合征患者尤其是高危患者，例如肌钙蛋白生化标志物升高的患者、糖尿病患者和做过血管重建的患者，PCI时应用糖蛋白 IIb/IIIa 抑制剂治疗的有效性已经得到了充分证明[235,236,372-375,470-474]。支持应用糖蛋白 IIb/IIIa 抑制剂治疗的证据先于在急性冠状动脉综合征患者应用氯吡格雷、早期有创治疗和现代药物治疗获益的试验之前。这些研究支持在急性冠状动脉综合征双联抗血小板治疗患者上游应用作为阿司匹林的第 2 个联合应用的药物—糖蛋白 IIb/IIIa 抑制剂，尤其是在肌钙蛋白生化标志物升高的患者、糖尿病患者和做过血管重建这样的高危患者[179,235,236,373,374,475]。这些研究没有以随机方式直接评估口服噻吩并吡啶与静脉糖蛋白 IIb/IIIa 抑制剂作为急性冠状动脉综合征的第 2 种抗血小板药物。

因此，需要现代临床试验来确定：①在急性冠状动脉综合征患者开始应用糖蛋白 IIb/IIIa 抑制剂治疗的最佳时机，“上游”（就诊时和血管造影之前）？或“延迟”（血管造影/PCI 时）？②最佳应用，常规？择期？或必要时？③明确阿司匹林和噻吩并吡啶联合应用的第 3 种抗血小板药物的相对获益与风险。

EARLY ACS（Early Glycoprotein IIb/IIIa Inhibition in Patients With Non–ST Elevation Acute Coronary Syndrome）试验[387]验证了在高危急性冠状动脉综合征患者早期常规应用糖蛋白 IIb/IIIa 抑制剂依替巴肽对于降低缺血并发症应当优于延迟必要时应用这一假设。该研究的观察者入选了 9 492 例静息性缺血发作 24 h 之内至少持续 10 min 的患者。将该研究的对象就诊后 8～12 h 随机化并且分配到不晚于次日的有创治疗策略组。为了确定为高危急性冠状动脉综合征，要求患者至少具备 2 项：ST 段压低或一过性 ST 段抬高、生物标志物水平（CK–MB 或肌钙蛋白）升高或年龄≥60 岁。将该研究对象以双盲方式分组为早期常规应用依替巴肽（2 次推注后标准静脉滴注）或 PCI 时延迟必要时应用依替巴肽。两组 PCI 后滴注依替巴肽 18～24 h。对于接受 PCI 的患者，总的滴注时间为≤96 h。对于因故没有接受 PCI 的患者，滴注时间为≤96 h。对于接受 CABG 的患者，术前 2 h 停用药物滴注。根据观察者的决定，可以早期应用氯吡格雷（75%的观察者打算早期应用）。如果使用，建议给予 300 mg 负荷剂量。对于 PCI 期间开始应用氯吡格雷的患者（打算在 25%的研究对象使用，但是实际上在 11%的患者实施），可以使用 600 mg 剂量。根据观察者的意见，随机应用 3 种抗栓方案中的 1 种，早期应用氯吡格雷（即随机时或随机前）[387]。

主要终点（30 d 全因死亡、心肌梗死再发性缺血需要紧急血管重建或 96 h 溶栓救急）在早期治疗组见于 9.3%的患者，在必要时糖蛋白 IIb/IIIa 抑制剂治疗组见于 10.0%的患者（比数比 0.92，95%可信区间 0.80～1.06，p=0.23）。次要终点（30 d 全因死亡或心肌梗死）事件率为 11.2% vs 12.3%（比数比 0.89，95%可信区间 0.79～1.01，p=0.08）。早期常规给予依替巴肽与定义的严重出血有关（2.6% vs 1.8%，p=0.02）。GUSTO（Global Utilization of Streptokinase and t-PA for Occluded Coronary Arteries）标准定义的严重或中度出血也更常见于早期依替巴肽组（7.6% vs 5.1%，p<0.001）。早期依替巴肽组和延迟依替巴肽组红细胞输血率分别为 8.6%和 6.7%（p<0.001）。预先确定的基线特征，包括早期应用氯吡格雷和主要或次要有效性终点，均无明显的相互影响。亚组分析显示，在接受 PCI 的患者早期应用依替巴肽与缺血事件数字减少相关。

ACUITY（Acute Catheterizationand Urgent Intervention Triage strategY）试验[371]是第 2 个现代研究，部分评价了在接受早期有创治疗的中-高危急性冠状动脉综合征患者应用糖蛋白 IIb/IIIa 抑制剂的最佳策略。将总共 9 207 例患者随机分为 3 种抗栓方案中的 1 种：普通肝素或依诺肝素+糖蛋白 IIb/IIIa 抑制剂治疗、比伐卢定+糖蛋白 IIb/IIIa 抑制剂治疗或单用比伐卢定。PCI 时，分配到肝素（普通肝素或依诺肝素）+糖蛋白 IIb/IIIa 抑制剂治疗或分配到比伐卢定+糖蛋白 IIb/IIIa 抑制剂治疗的患者还随机常规即刻上游应用糖蛋白 IIb/IIIa 抑制剂治疗或延迟选择性应用糖蛋白 IIb/IIIa 抑制剂治疗。PCI 后 2 h 之内要求所有患者应用≥300mg 氯吡格雷，并且在延迟组有严重缺血时允许血管造影前必要应用糖蛋白 IIb/IIIa 抑制剂。上游应用组缺血复合终点为 7.1%，延迟选择应用组为 7.9%（相对风险 1.12，95%可信区间 0.97～1.29，p=0.044），因此没有达到非劣效性假设。延迟缺血组的严重出血低于上游组（4.9%～6.1%，非劣效性比较 $p<0.001$，优效比较 $p<0.009$）。

虽然早期糖蛋白 IIb/IIIa 抑制剂治疗作为双联抗血小板治疗也能够减少 PCI 后并发症，支持其在接受 PCI 患者中的价值[239,387,470,472,473]，但是 2 项新近研究强烈支持选择性而非必要时应用糖蛋白 IIb/IIIa 抑制剂治疗作为 3 联抗血小板治疗的策略。来自 EARLY ACS 研究[387]的资料强调了上游应用糖蛋白 IIb/IIIa 抑制剂作为 3 联抗血小板治疗的潜在出血风险。在权衡风险-获益比提示患者可能获益时，应当应用糖蛋白 IIb/IIIa 抑制剂。在担心出血风险增加或在例如肌钙蛋白基线水平正常的患者、没有糖尿病的患者和年龄<75 岁的患者这样的非高危患者出血的潜在风险明显高于潜在获益时，应用这些药物作为 3 联抗血小板治疗的一部分时可能得不到支持。

3.2.3.2 对首先保守策略与有创策略的比较

（详见表 23 和附录 6）

编译者说明：“3.2.3.2 对首先保守策略与有创策略的比较……”至第 153 页“……早期介入治疗的获益是在强化基础抗栓治疗的前提下获得的”的文字内容和第 208 页“3.3.3.1 强化治疗的时机……”至第 210 页“……早期介入治疗的获益是建立在强化抗栓治疗基础上的”的文字内容重复，特此说明。

表 23 早期保守治疗与早期有创治疗策略的比较

2007 年建议	2011 年更新建议	注解
I 类建议		
有顽固性心绞痛或血流动力学或电活动不稳定时（没有严重的合并症或早期有创策略的禁忌症），有指征采用早期有创策略（即诊断性血管造影并拟行血管重建治疗）（证据级别：B）	1. 有顽固性心绞痛或血流动力学或电活动不稳定时（没有严重的合并症或早期有创策略的禁忌症），有指征采用早期有创策略（即诊断性血管造影并拟行血管重建治疗）[476，477]（证据级别：B）	与 2007 年版指南一致
开始稳定者（没有严重的合并症或早期有创策略的禁忌症）但临床事件风险增加时，有指征采用早期有创策略（即诊断性血管造影并拟行血管重建治疗）（表 11 和 2.2.6 章和 3.4.3 章）（证据级别：A）	2. 开始稳定者（没有严重的合并症或早期有创策略的禁忌症）但临床事件风险增加时，有指征采用早期有创策略（即诊断性血管造影并拟行血管重建治疗）（表 11 和 2007 年版的 2.2.6 章和 3.4.3 章）[179，404，436]（证据级别：A）	与 2007 年版指南一致
IIa 类建议		
	1. 对于初始稳定的高危患者，可优先选择早期有创治疗策略（就诊后 12～24 h 内）而不是延迟有创策略*。对于非高危患者，延迟有创治疗策略也是合理的[388]（证据级别：B）	新增的建议（经 2009 年 STEMI 和 PCI 指南更新[384]的内容修改而来）
IIb 类建议		
在开始稳定者，可考虑早期保守（即选择性有创）策略作为患者（没有严重的合并症或早期有创策略的禁忌	1. 在开始稳定者，可考虑早期保守（即选择性有创）策略作为患者（没有严重的合并症或早期有创策略的禁忌症）	与 2007 年版指南一致

2007 年建议	2011 年更新建议	注解
症）但临床事件风险增加（包括肌钙蛋白阳性）时的一种治疗策略（表 11 和 2.2.6 章和 3.4.3 章）（证据级别：B）。在这些患者可根据医师和患者的选择，实施早期保守（与早期有创比较）策略（证据级别：C）	但临床事件风险增加（包括肌钙蛋白阳性[436，478]）时的一种治疗策略（2007 年版[2]表 11 和 2.2.6 章和 3.4.3 章）（证据级别：B）。在这些患者可根据医师和患者的选择，实施早期保守（与早期有创比较）策略（证据级别：C）	
在慢性肾功能不全患者可考虑有创策略（证据级别：C）		建议移到 6.5 章，更改为 IIa 类建议，证据级别更改为 B
III 类建议：无益		
在有广泛合并性疾病者（例如肝功能衰竭或呼吸衰竭和癌症），血管重建治疗和合并性疾病的风险可能大于血管重建治疗获益者，不建议施行早期有创策略（即诊断性血管造影并拟行血管重建治疗）（证据级别：C）	1. 在有广泛合并性疾病者（例如肝功能衰竭或呼吸衰竭和癌症），血管重建治疗和合并性疾病的风险可能大于血管重建治疗获益者，不建议施行早期有创策略（即诊断性血管造影并拟行血管重建治疗）（证据级别：C）	与 2007 年版指南一致
在急性胸痛但 ACS 可能性小者，不建议施行早期有创策略（即诊断性血管造影并拟行血管重建治疗）（证据级别：C）	2. 在急性胸痛但 ACS 可能性小者，不建议施行早期有创策略（即诊断性血管造影并拟行血管重建治疗）（证据级别：C）	与 2007 年版指南一致
在不同意施行血管重建治疗（无论结果如何）者，不应施行早期有创策略（即诊断性血管造影并拟行血管重建治疗）（证据级别：C）	3. 在不同意施行血管重建治疗（无论结果如何）者，不应施行早期有创策略（即诊断性血管造影并拟行血管重建治疗）（证据级别：C）	与 2007 年版指南一致

*对于不稳定的患者建议立即行导管或血管造影检查

3.2.3.3 有创治疗的时机

在首先选择早期有创策略冠状动脉造影的稳定急性冠状动脉综合征患者，还没有确定血管造影的最佳时机。对不稳定冠状动脉病变实施早期或即刻血管重建的插管可以预防应当出现在药物治疗时发生的缺血事件。相反，预先施行强化抗栓治疗可以消除血栓负荷和“钝化”不稳定斑块，提高经皮血管重建的安全性和降低围手术期出血并发症的风险。

通过 3 项试验，在急性冠状动脉综合征患者比较了“早期”与“延迟”介入治疗的不同策略，是修订本指南建议的基础。

2000 年至 2002 年在两家医院进行的 ISAR-COOL（Intracoronary Stenting with Antithrombotic Regimen Cooling-Off）试验[479]将 410 例不稳定胸痛并且有心电图 ST 段压低或肌钙蛋白水平抬高的患者和随机分为就诊后 6 h 内(2.4 h)或抗栓治疗后 3～5 d（平均 86 h）的患者进行冠状动脉造影[479]。“大面积心肌梗死”患者（定义为 ST 段抬高或 CK–MB 同功酶活性≥正常值上限 3 倍）被排除本研究外。两个治疗组的合并用药包括阿司匹林、氯吡格雷、普通肝素和替罗非班。30 d 随访时，延迟导管组的主要终点死亡或大面积心肌梗死（定义为新出现的心电图 Q 波、左束支传导阻滞或肌酸激酶–MB 升高≥正常值上限 5 倍）为 11.6%，早期血管造影组为 5.9%（p=0.04）。两个治疗组的差异仅见于插管术之前，血管造影后两个组的事件率相同。虽然得到的证据——血管造影前 3～5 d 的“冷却”策略并不能改善结果，但是由于样本量较小和药物治疗组血管造影前延迟时间长，本试验的结果受限。

2009 年发表的大规模多中心的 TIMACS（Timing of Intervention in Acute Coronary Syndromes）试验[388]提供了更多与现代实践模式相关的信息，该试验针对急性冠状动脉综合征患者比较了早期与延迟血管造影和介入治疗。以下患者入选：不稳定缺血症状发作 24 h 之内的高龄（≥60 岁）、心脏生物标志物升高或心电图缺血性改变，然后随机分为随机后 24 h（平均 14 h）内尽快或至少延迟 36 h（平均 50 h）做血管造影。>80%患者的抗凝治疗包括阿司匹林和氯吡格雷，23%的患者包括肝素或磺达肝癸钠和糖蛋白 IIb/IIIa 抑制剂。虽然该试验最初设计入选 4，000 例患者来评估 6 个月主要终点死亡、新发心肌梗死或卒中减少 25%，但是由于存在入选困难的问题，在入选 3 031 例患者后，指导委员选择终止入选。

在整个试验人群中，主要终点降低率只是有非显著趋势，从延迟介入组的 11.3%，到早期介入组的 9.6%（早期介入组：0.85，95%可信区间 0.68～1.06，p=0.15）。然而，早期介入治疗组预先确定的次要终点死亡、心肌梗死或顽固性缺血从 12.9%明显降低到 9.5%（风险比 0.72，95%可信区间 0.58～0.89，p=0.003），主要是由于顽固性缺血发生率的差异所致（延迟组 3.3% vs 早期介入治疗组 1.0%，p<0.001）。顽固性缺血的发生与继发性心肌梗死风险增高 4 倍以上有关。而且，根据 GRACE（Global Registry of Acute Coronary Events）评分预先确定基线风险分层，观察到的主要终点差异很大。GRACE 风险评分最高的前三分之一（>140 分）患者的主要缺血性终点发生率明显降低，从 21.0%降低到 13.9%（风险比 0.65，95%可信区间 0.48～0.89，p<0.006），而在低危的后三分之二（GRACE 评分≤140 分）患者，结果没有差异（延迟组 6.7%，而早期组 7.6%；风险比 1.12，95%可信区间 0.81～1.56，p=0.48）[388]。

TIMACS 试验的结果提示，急性冠状动脉综合征时早期而不是延迟介入治疗患者的结果更好，但是整个试验人群主要终点的减少没有达到统计学意义。然而，早期治疗组的顽固性缺血减少，就像 GRACE 风险评分最高的前三分之一患者的死亡、心肌梗死和卒中风险降低一样[388]。

为了评估极早期介入治疗更积极策略（相当于 ST 段抬高心肌梗死直接 PCI）是否能够改善非 ST 段抬高急性冠状动脉综合征患者的结果，ABOARD（Angioplasty to Blunt the Rise of Troponin in Acute Coronary Syndromes）研究的观察者[401]比较了就诊后即刻血管造影和介入治疗与第2个工作日做介入治疗。总共将13家医院352例不稳定缺血症状、心电图改变或肌钙蛋白升高的患者随机分为即刻（入选后平均30 min）或延迟（平均12 h）血管造影和血管重建治疗。基础抗栓治疗包括阿司匹林、≥300mg负荷剂量氯吡格雷、PCI术中阿昔单抗和观察者选择抗凝药。主要试验终点是住院期间肌钙蛋白I峰值。即刻介入治疗对主要终点不受益（即刻介入治疗组平均肌钙蛋白I值为2.1 ng/mL，延迟介入治疗组为1.7 ng/mL），甚至在预选确定次要临床终点随访1个月死亡、心肌梗死或紧急血管重建也无受益趋势（即刻介入治疗组13.7%，延迟介入治疗组10.2%，p=0.31）[401]。

这3项试验连同较早的研究并不支持早期血管造影和介入治疗策略能够减少已经入选开始有创治疗策略患者尤其是高危患者（GRACE评分＞140分）的缺血并发症，而延迟治疗适合于低、中危患者。本指南中的“早期”是指入院后前24 h内，但是没有证据显示入院后前几个h施行血管造影和介入治疗的获益会递增。早期介入治疗的获益是在强化基础抗栓治疗的前提下获得的。

3.2.4 抗血小板药物与试验（阿司匹林、噻氯匹啶和氯吡格雷）

3.2.4.1 阿司匹林

治疗冠心病患者长期预后效果的最有力证据来自阿司匹林[480]。阿司匹林正是通过不可逆地抑制血小板内环氧化酶-1防止血栓烷A_2形成而不是别的途径阻断血小板聚集。这种血小板抑制是阿司匹林在临床上获益的可能机制，因为使用小剂量阿司匹林后其作用完全展现出来，并且在斑块破裂后血小板是血栓形成的主要因素之一。阿司匹林可能还有其他作用机制，例如抗炎作用[365]，但是小剂量对急性冠状动脉综合征可能无效。

所有阿司匹林临床观察中，阿司匹林在针对急性冠状动脉综合征试验中的作用最突出，尽管试验设计在急性期后入选时间、随访时间和药物剂量方面有差异[359-361,481]（图11）。

还没有在急性冠状动脉综合征患者直接比较不同剂量阿司匹林效果的试验。然而，从抗血小板治疗预防高危患者（即急性或既往血管病疾病或其他疾病史）死亡、心肌梗死和卒中的随机试验荟萃分析可以获得相关信息[482]。该荟萃分析资料来自 195 个试验共 143 000 多例患者，结果证实抗血小板治疗可以降低临床表现急性冠状动脉综合征患者的血管性死亡、心肌梗死或卒中的比数比达 22%。间接比较不同剂量阿司匹林（每日 75mg～1500mg）的比例效应显示，每日 75mg～1500mg 剂量之间血管事件比数比减少的幅度相当。与较大剂量相比，每日使用 75mg 阿司匹林的获益比例至少降低一半。来自 CURE 试验的分析显示，不同剂量阿司匹林的血栓事件发生率没有明显差异，但是使用阿司匹林（加安慰剂）患者的出血增加呈剂量依赖性：每日使用＜100mg 阿司匹林患者的严重出血率为 2.0%，每日使用 100～200mg 为 2.3%，每日使用＞200mg 为 4.0%[238,483]。因此，优先选择 75～162mg 阿司匹林作为维持剂量。

鉴于阿司匹林作用迅速及其降低入选 ISIS-2（Second International Study of Infarct Survival）试验心肌梗死患者死亡率的能力，因而建议诊断急性冠状动脉综合征后即刻在急诊科使用阿司匹林。入院前拟诊急性冠状动脉综合征时也可以开始应用阿司匹林治疗。根据较早的随机试验方案和临床经验，阿司匹林的初始剂量为 162～325mg。虽然有些试验使用肠溶阿司匹林作为初始剂量，但是使用非肠溶配方吸收更快[484]。置入支架后，建议使用较大的初始维持剂量的阿司匹林（每日 325mg）：金属裸支架置入术后 1 个月，药物洗脱支架入术后 3～6 个月[295]。这主要是依据获准应用这些支架的临床试验（开始使用大剂量阿司匹林）。然而，根据大出血的危险和后来对应用阿司匹林剂量现有资料的更新，建议初始剂量为每日 162～325mg（表 13；图 12）。

已经使用阿司匹林的患者，应当继续使用。阿司匹林的保护作用可以持续 1～2 年以上。但是缺乏这一人群的长期随访资料。可以从冠心病阿司匹林治疗的其他研究中得到长期效果方面的资料。既往心肌梗死、卒中或一过性缺血发作患者的研究已经显示，前2年受益有明显统计学意义，但是第3年受益无统计学意义[480]。由于缺乏比较心血管疾病患者不同疗程的抗血小板治疗、或一级预防的大规模试验，所以除非出现副作用，均应谨慎继续使用相同剂量的阿司匹林[5,34,359]。因此，应当告诉患者资料支持针对急性冠状动脉综合征和冠心病使用阿司匹林，并且剂量不变，除非出现了禁忌症。重要的是要对患者强调联合应用阿司匹林的重要性（即使在同时应用抗血栓药物例如氯吡格雷或华法林）（图 12）以及停用阿司匹林或氯吡格雷与急性冠状动脉综合征复发（包括支架血栓形成）有关[485-487]。最后，由于布洛芬与阿司匹林之间的药物相互作用，应当建议患者使用另一种非甾体抗炎药或口服即刻释放型阿司匹林后 30 min 内或口服阿司匹林前至少 8 h 使用布洛芬，避免可能影响阿司匹林的保护作用。根据现有资料，还不能提出有关联合应用布洛芬和低剂量肠溶阿司匹林的建议[488]。

阿司匹林禁忌症包括不能耐受和过敏（主要表现为哮喘）、活动性出血、血友病、活动性视网膜出血、严重未经治疗的高血压、活动性消化性溃疡或其他严重胃肠道或生殖泌尿系出血。小剂量使用胃肠道副作用如消化不良和恶心不常见。一级预防试验显示颅内出血轻度增加，但是这种颅内出血增加在二级预防试验中由于防止缺血性卒中而被抵消。据推测，ACEI 与阿司匹林合用，并不降低 ACEI 的扩血管作用，可能是由于阿司匹林抑制了 ACEI 诱导的前列腺素合成。这种相互作用对两种药物治疗的临床效果并无影响[489]。因此，除非有特殊禁忌症，所有急性冠状动脉综合征患者均应使用阿司匹林。

3.2.4.2 二磷酸腺苷受体拮抗剂和其他抗血小板药物

噻氯匹啶和氯吡格雷是二磷酸腺苷（adenosine diphosphate，ADP）受体（P2Y12）的拮抗剂，目前已获得批准用于抗血小板治疗[490]。噻氯匹啶和氯吡格雷对血小板的作用不可逆，但是如果不使用负荷剂量则需要数天才能达到最大作用。使用负荷剂量可以缩短达到抗血小板治疗有效水平的时间。由于阿司匹林和 ADP 拮抗剂的抗血小板作用机制不同，联合应用可以提高疗效。对于有胃肠出血病史的患者，单独或联合应用阿司匹林或噻吩并吡啶类药物时应当同时应用能够最大程度减少胃肠出血复发的药物（即质子泵抑制剂）[491-493]。

噻氯匹啶已经成功地应用于卒中和心肌梗死的二级预防，并且用于预防支架闭塞和移植物闭塞[494]。噻氯匹啶的副作用限制了其应用：胃肠道疾患（腹泻、腹痛、恶心和呕吐）、中性粒细胞减少（2.4%）、严重中性粒细胞减少（0.8%）、和罕见的血栓性血小板减少性紫癜[495]。中性粒细胞减少通常在停止治疗后 1～3 周内消失，致死性中性粒细胞减少罕见。血栓性血小板减少性紫癜也是一种非常少见、危及生命的并发症，需要即刻进行血浆置换。噻氯匹啶治疗需要监测全血细胞计数，治疗的前 3 个月每 2 周检查一次。

使用氯吡格雷的主要临床经验来自 CAPRIEC（Clopidogrel Versus Aspirin in Patinets at Risks of Ischaemic Events）[496]。总共 19 185 例患者随机口服阿司匹林 325mg/d，或氯吡格雷 75mg/d。入选标准包括动脉粥样硬化性疾病（表现为新近缺血卒中和心肌梗死）或有症状的周围动脉疾病。随访 1～3 年。缺血性卒中、心肌梗死或血管性死亡的相对风险，在氯吡格雷组降低 8.7%（从 5.83%降低到 5.32%，$p=0.043$）。外周动脉疾病患者获益最大。该组相对风险降低 24%（$p=0.03$）。氯吡格雷治疗后的皮疹和腹泻发生率稍有增高，阿司匹林治疗后的出血发生率稍增加。氯吡格雷治疗后没有发生严重中性粒细胞减少，这与噻氯匹啶治疗不同。这些结果提示，氯吡格雷的疗效等于或大于阿司匹林。一个报告报道 11 例患者使用氯吡格雷 14 d 内发生严重血栓性血小板减少性紫癜，其中 10 例需要进行血浆置换，1 例死亡[497]。这些病例发生在使用氯吡格雷治疗的 300 多万例患者中。

氯吡格雷是合理的二级预防抗血小板治疗药物，其效果至少与阿司匹林相当。阿司匹林过敏或有胃肠道禁忌症（因消化性溃疡或胃炎引起的新近大量出血）而不能耐受阿司匹林的急性冠状动脉综合征患者，有使用氯吡格雷的指征。有胃肠出血病史并且正在口服阿司匹林的患者如果使用噻吩并吡啶类药物，应当同时应用能够最大程度降低胃肠出血复发的药物（即质子泵抑制剂）[491-493]。急性期考虑使用噻吩并吡啶类药物治疗时，应当认识到要达到完全的抗血小板作用需要一段时间。与噻氯匹啶相比，氯吡格雷抑制血小板更迅速并且安全性更好，因此优先选用。典型的做法是口服负荷剂量（300mg）氯吡格雷，迅速抑制血小板。还没有确立氯吡格雷的最佳负荷剂量。由于应用 300mg 氯吡格雷负荷剂量的临床经验和随机试验的资料最多，因此批准 300mg 为负荷剂量。已经评估了更大负荷剂量（600～900mg）[381,425]。更大负荷剂量可能安全并且作用更快。然而，必须认识到有关这种更大负荷剂量的资料还不足，不能够提出肯定性的建议。迄今多数使用更大负荷剂量氯吡格雷的研究已经评估了反映临床结果的指标，例如检测 1 种或多种血小板聚集或功能的标志物。对各组患者进行研究后观察到一个普遍的剂量反应：随着负荷剂量的增加，对血小板聚集抑制（对 ADP 拮抗剂的反应）的程度和发挥效果的时间也增加和加快。然而，也观察到应用各种负荷剂量氯吡格雷的抗血小板效应有很大的个体差异，因此很难预测针对某一具体患者不同负荷剂量氯吡格雷所产生的影响。小样本和中等样本的试验报道，与使用 300mg 负荷剂量的 PCI 患者比较，600mg 负荷剂量的效果要好[498]。然而，仍然需要进行大规模随机试验来比较不同负荷剂量氯吡格雷的有效性和安全性。这对于那些使用 300mg 氯吡格雷后不久要施行 CABG 这样出血风险增高的患者尤其重要[499]，因此需要确定更大负荷剂量氯吡格雷导致出血的相对风险。本编写委员会认为需要进行设计良好的临床试验来确定氯吡格雷的最佳负荷剂量。

完成了 2 项随机试验比较了氯吡格雷和噻氯匹啶。一项试验将 700 例成功行支架置入术的患者随机分为服 500mg 噻氯匹啶或 75mg 氯吡格雷，另外加服 100mg 阿司匹林，共 4 周[500]。结果 30 d 心脏死亡、急诊靶血管重建治疗、血管造影证实的支架血栓性阻塞或非致死性心肌梗死发生率，在氯吡格雷组为 3.1%，在噻氯匹啶组为 1.7%（p=0.24），非心性死亡、卒中、严重外周血管性出血事件或因任何不良事件导致中断试验用药的发生率，在这两个组分别为 4.5%和 9.6%（p=0.01）。1 020 例患者的 CLASSICS 试验[501]（CLopidogrel ASpirin Stent International Cooperative Study）对下列 3 组患者进行比较：第 1 组先给 300mg 负荷剂量氯吡格雷、然后 75mg/d；第 2 组 75mg/d 噻氯匹啶，不给负荷量；第 3 组负荷剂量 150mg 噻氯匹啶后 150mg、2 次/d；3 组均口服阿司匹林。支架置入后 1～6 h 给予第 1 次剂量，疗程为 28 d。试验结果显示，与噻氯匹啶相比，患者对氯吡格雷（使用或不使用负荷剂量）的耐受性较好。3 组支架血栓形成或严重并发症的发生率相当。

CURE 试验将发病 24 h 内的 12 562 例急性冠状动脉综合征患者随机分为安慰剂组或氯吡格雷组（先给 300mg 的负荷剂量后，75mg/d），然后随访 3～12 个月[238]。所有患者均使用阿司匹林。结果心血管死亡、心肌梗死或卒中的发生率在安慰剂组为 11.5%，在氯吡格雷组为 9.3%（相对风险=0.80，p＜0.01）。此外，氯吡格雷明显降低住院期间严重缺血和血管重建治疗的机会，并且明显减少对溶栓治疗或静脉使用糖蛋白 IIb/IIIa 抑制剂的需要。这些结果涵盖了各个亚组的患者。在随机分组的前几个小时观察到，复发性缺血减少。

严重出血（安慰剂组为 2.7%，氯吡格雷组为 3.7%，p=0.003）以及轻度出血较多，但是没有发生威胁生命的大出血。在外科 CABG 组停用氯吡格雷的前 5 d，出血的风险性增加。CURE 试验是在没有常规进行早期有创治疗的医疗中心完成的，在初次入院时仅在 23%的患者进行了血管重建治疗。尽管 CURE 试验中针对使用阿司匹林、氯吡格雷和肝素的患者，加用血小板糖蛋白 IIb/IIIa 抑制剂可以良好耐受，但是只有＜10%的患者接受了这种联合用药。因此，还应当得到针对已经使用阿司匹林和氯吡格雷的患者，增加使用肝素（低分子肝素或普通肝素）的安全性的资料。需要准确评估氯吡格雷是否能够改善已经使用糖蛋白 IIb/IIIa 抑制剂患者的结果。

CURE 试验还提供了准备采用无创措施的急性冠状动脉综合征患者入院处理时氯吡格雷加用阿司匹林的强有力证据，这对于没有早期有创治疗常规方案的医院是一个非常有用的方法。两组的时间曲线早期分离。还没有确定对于只使用药物治疗的患者应用氯吡格雷治疗的最佳疗程，但是在 CURE 试验观察到的受益结果平均为 9 个月，并且长达 1 年。

PCI-CURE 研究是大规模 CURE 试验中对接受 PCI 的患者进行的一个亚组研究[369]。PCI-CURE 研究将 2 658 例做 PCI 的患者随机分配进行氯吡格雷（1 313 例）或安慰剂（1 345 例）双盲治疗。所有患者先用阿司匹林治疗，研究用药平均时间为 10 d。PCI 之后，多数患者接受开放的噻恩并吡啶治疗 4 周，然后重新开始使用研究用药平均 8 个月。氯吡格雷组有 59 例（4.5%）患者发生主要终点观察指标：PCI 后 30 d 内心血管死亡、心肌梗死、或急诊靶血管重建治疗，而安慰剂组相应为 86 例（6.4%）（相对风险 0.70，95%可信区间 0.50～0.97；p=0.03）。整体上（包括 PCI 术前和术后），心血管死亡和心肌梗死减少 31%（p=0.002）。因此，在接受阿司匹林和 PCI 的急性冠状动脉综合征患者，治疗前应用氯吡格雷后再应用氯吡格雷 1 年（置入药物洗脱支架的患者至少 1 年，后述）的策略，与安慰剂对照可以有效减少主要心血管事件，可能有良好的性价比（氯吡格雷+阿司匹林与单纯阿司匹林的性价比为每一个校正的质量生命年为 15 400 美元）[502]。因此，在做 PCI 的患者，应当常规使用氯吡格雷。

在置入药物洗脱支架的患者获得的病理学和临床证据强调了需要长期使用 ADP 受体阻断剂[503]。已经显示药物洗脱支架可以降低支架再狭窄。然而，这种同样的抗增生作用也可以是内皮化延迟，支架置入后可以导致支架血栓，包括晚期（3～6 个月）或极晚期（1 年之后）血栓[503-505]。这些担忧提出了这样的问题：双重抗血小板治疗的理想时间是多长？如何全面平衡药物洗脱支架与金属裸支架相比的受益/风险？[506]。已经发表了几个置入药物洗脱支架和金属裸支架 4 年的对照结果（包括最初美国药物与食品管理局批准的试验）[505,507-515]，证实应用药物洗脱支架可以明显减少再狭窄和由此导致再次血管重建治疗[514]。然而，虽然结果不一，但是也提示支架血栓的风险轻度增加（约 0.5%）[512-514]。令人安慰的是药物洗脱支架与金属裸支架相比，整个死亡或心肌梗死没有增加，提示血管重建治疗改善的优点超过了支架血栓风险增加。这些观察强调需要进行进一步研究，开发生物相容性更好的支架，最大程度降低再狭窄，同时不增加血栓的风险。ISAR-REACT-2 试验显示，将 PCI 患者分为阿昔单抗组[注射 0.25mg/kg 后静脉滴注 0.125mg/（kg • min）（最大量 10mg/min）共 12 h，同时静脉滴注肝素 70U/kg]或安慰剂组（安慰剂注射和滴注 12 h，同时滴注肝素 140 U/kg）[239]。所有患者至少术前 2 h 口服 600mg 氯吡格雷并且口服或静脉内使用 500mg 阿司匹林。在入选的 2 022 例患者中，1 012 例分配到阿昔单抗组，1 010 例分配到安慰剂组。阿昔单抗组有 90 例患者（8.9%）达到主要终点，安慰剂组有 120 例（11.9%），应用阿昔单抗组的相对风险降低 35%（相对风险 = 0.75，95%可信区间 0.58～0.97，p= 0.03）[239]。在没有肌钙蛋白水平抬高的患者，主要终点事件发生率在阿昔单抗组[499 例患者中有 23 例（4.6%）]与安慰剂组[474 例患者中有 22 例（4.6%）；相对风险 = 0.99，95%可信区间 0.56～1.76，p= 0.98]没有差异，而在肌钙蛋白水平抬高的患者，阿昔单抗组[513 例患者中有 67 例（13.1%）]的事件发生率较安慰剂组 536 例患者中有 98 例（18.3%）明显降低，相应的相对风险为 0.71（95%可信区间 0.54～0.95，p= 0.02；p= 0.07）。两组之间严重或轻微出血或需要输血没有显著差异。因此，如果在有高危特征的患者计划施行有创策略（即肌钙蛋白水平抬高；图 8～图 10），静脉内糖蛋白 IIb/IIIa 抑制剂加上噻吩并吡啶类药物治疗可以受益。

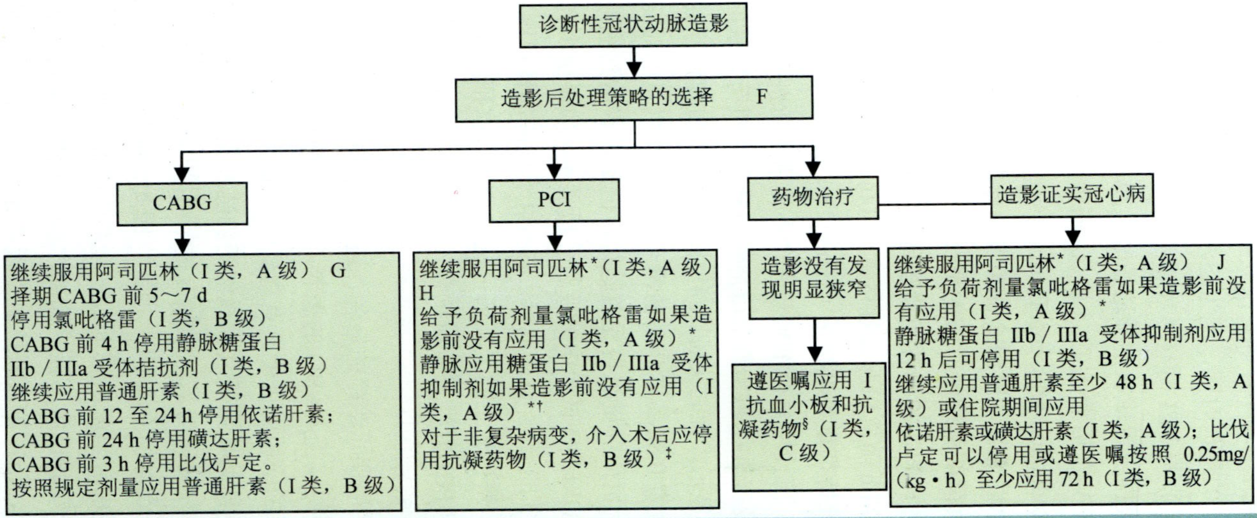

图 10　非 ST 段抬高急性冠状动脉综合征患者进行诊断性冠状动脉造影后的处理流程

*剂量见表 13。†有证据显示如果患者接受了至少 300mg 负荷剂量的氯吡格雷超过了 6 h（I 类证据，证据级别：B 级），糖蛋白 IIb / IIIa 受体抑制剂并非必须应用，比伐卢定也可以用来抗凝（IIa 类证据，证据级别：B 级）。‡如果选择磺达肝癸钠抗凝，建议加用一定剂量的普通肝素（见表 13）。§对于存在冠状动脉粥样硬化的患者，尽管没有影响血流的严重狭窄，医师仍然会建议长期应用抗血小板药物和其他二级预防的治疗。

从 PCI-CURE 研究中还不能确定采取早期有创策略的患者使用负荷剂量氯吡格雷的最佳时限，因为还没有比较诊断性血管造影前（“上游治疗”）与 PCI 时（“导管室治疗”）使用负荷剂量的比较。然而，根据延迟冠状动脉造影时早期曲线分离，患者应当接受氯吡格雷作为初始治疗（图 8～图 10）。CREDO（Clopidogrel for the Reduction of Events During Observation）试验[370]虽然不是专门针对急性冠状动脉综合征患者设计的试验，但是部分提供了有关使用负荷剂量最佳时限的资料。在有症状冠心病和由心肌缺血证据需要做 PCI 的患者和那些高度可能需要做 PCI 的患者，PCI 术前 3～24 h 随机口服氯吡格雷（300mg）或安慰剂。所有患者接受 28 d 维持剂量氯吡格雷（75mg/d）。因此，CREDO 是一项真正比较 PCI 前使用负荷剂量与完全不使用负荷剂量的试验 1。CREDO 试验没有进行 PCI 前负荷剂量与导管室负荷剂量的比较。CREDO 试验显示，死亡/心肌梗死/紧急靶血管重建治疗的复合终点的相对风险为 0.82，与 PCI 前没有接受负荷剂量的对照组比较，PCI 前接受负荷剂量组有受益趋势，但是没有达到统计学意义（$p=0.23$）。CREDO 试验中的亚组分析显示，如果至少在 PCI 前 6 h（最好是 15 h）给予负荷剂量，与不给予负荷剂量相比，事件发生率较低[516]。来自荷兰的一项研究比较了 PCI 前预先给予氯吡格雷治疗与择期 PCI 时给予负荷剂量，结果显示生化标志物释放或临床终点没有差异[517]。

因此，无论是采用保守治疗的患者，还是接受 PCI（尤其是支架术）的患者或最终接受 CABG 的患者，目前氯吡格雷在急性冠状动脉综合征患者的应用中可能具有重要的作用[518]。然而，还不清楚治疗应当维持多长时间[519,520]。虽然药物洗脱支架术后早期停用双联抗血小板治疗明确与风险增加有关[370,394,521]，但是超过 1 年以上的延长治疗的收益仍不清楚[506,510,511]。因此，对双联抗血小板治疗时间的最低要求应当严格依据每一种药物洗脱支架的类型来确定。然而，鉴于双联抗血小板治疗的二级预防作用（尤其是置入药物洗脱支架后），1 年双联抗血小板治疗对于所有没有高危出血风险的急性冠状动脉综合征患者可能是理想的。相反，有关该时间点的有限资料并不支持建议在所有药物洗脱支架治疗的患者应用双联抗血小板治疗 1 年以上[506,510,511]。对于有支架血栓高危临床特征（例如糖尿病或肾功能不全）或手术高危特征（例如多个支架或治疗分叉病变）的患者，可以延长双联抗血小板治疗时间。有关在多支血管病变或心肌梗死的患者（高危并且事件发生率高）进行药物洗脱支架与金属裸支架相对优劣性比较和在这些患者进行双联抗血小板治疗的理想事件的资料仍然有限，目前还不足以得出专门的结论[506,510,511]。

由于置入支架后（尤其考虑药物洗脱支架时）应用阿司匹林和噻吩并吡啶类药物进行双联抗血小板治疗的重要性，临床医师应当明确该患者是否能够依从 1 年的双联抗血小板治疗。还应当教导患者在停用抗血小板治疗之前要找经治的心脏专科医师，因为突然停用抗血小板治疗可以使患者面临支架血栓的风险，可以导致心肌梗死甚至死亡[394]。医务人员应当将择期外科手术推延迟药物洗脱支架置入后 12 个月以上[394]。如果必须在 12 个月之内施行外科手术，则应当维持使用阿司匹林，最大程度缩短停用噻吩并吡啶类药物的时间[394]。CURE 研究主要涉及急性冠状动脉综合征患者的药物治疗，结果显示随机化分组后前 30 d 事件相对风险降低的幅度（约 20%）8 个月累计者相当[522]。相反，大规模高危一级预防患者的试验显示氯吡格雷不能受益[432]。

由于大的外科手术期间使用氯吡格雷加阿司匹林的出血风险增加，因此建议针对择期 CABG 的患者至少停用氯吡格雷 5 d[238]，最多 7 d[523,524]。在许多医院，急性冠状动脉综合征患者入院 24 h 内做快速性诊断性心脏插管检查，因此在明确之后的几天不做 CABG 时才开始应用氯吡格雷。然而，不稳定的患者应当口服氯吡格雷或行即刻血管造影（图 8～图 10）。如果即刻做 PCI，可以在导管床上给患者口服负荷剂量的氯吡格雷。如果不施行 PCI，可以在心导管检查后给予氯吡格雷。

然而，在导管检查前给予氯吡格雷并且有指征行急诊 CABG

时，有的经验提示，出血增加在可以接受的范围时可以由有经验的外科医师施行“早期”CABG。CRUSADE（Can Rapid Risk Stratification of Unstable Angina Patients Suppress Adverse Outcomes With Early Implementation of the American College of Cardiology/American Heart Association Guidelines）注册登记接受 CABG 的 2 858 例急性冠状动脉综合征患者中，30%在急性期接受氯吡格雷治疗，其中大多数（87%）在 5 d 内接受了 CABG。使用氯吡格雷后“早期”CABG 与输血明显增加有关（比数比 1.36，95%可信区间 1.10～1.68）并且需要输血≥4 个单位（比数比 1.70，95%可信区间 1.32～2.1）。住院死亡率低（3%～4%），并且急性期使用与不使用氯吡格雷比较，“早期” CABG 患者的死亡、再梗死或卒中发生率无明显差异[525]。值得注意，需要更多使用氯吡格雷治疗的情况下施行早期 CABG 的相对受益与风险的资料，规范有关急性冠状动脉综合征患者接受外科手术时机的建议。

苯磺唑酮、双嘧达莫、前列环素和拟前列环素药物不能使急性冠状动脉综合征患者受益，因而不主张使用。已经在急性冠状动脉综合征评估血栓烷合成酶阻断剂和血栓烷 A_2 受体拮抗剂，但是尚未显示出较阿司匹林有任何优点。目前临床上还有许多其他抗血小板药物，并且还有一些正在积极的观察中。由于氯吡格雷比噻氯匹啶起效迅速，尤其是在给予负荷剂量后[526,527]，并且更安全[528]，因此是一种优先使用的噻恩并吡啶。

新的证据表明，不同的患者对氯吡格雷的反应性有很大的不同，在给药后对血小板聚集的抑制范围很宽[529]。对氯吡格雷反应差的患者可能发生缺血事件的风险增加[437,530]。正在观察不同患者对氯吡格雷反应性有很大不同的原因，但是吸收、活性代谢产物的产生和药物之间相互作用的不同可能是主要原因。克服对氯吡格雷反应性差的方法可以采用增加剂量[531]。然而，仍然需要确立监测氯吡格雷反应差的技术和还没有解决的最佳剂量策略。

3.2.5 抗凝药物与试验

目前有许多药物可以供临床医师处理急性冠状动脉综合征患者。虽然医学文献有时提及“抗凝血酶”这样的药物，但是本编写委员会选择“抗凝”来替代“抗凝血酶”，因为这些药物往往抑制凝血酶前凝血链的一种或多种蛋白。评估抗凝策略是一个活跃的研究领域。由于不清楚是否给予同样的剂量、整个试验期间的疗程不同、许多患者在试验中随机分配到另一种抗凝治疗之前已经使用了一种标签开放的抗凝治疗（不清楚标签开放的抗凝治疗在该试验中有何种残余效应），因此目前很难得出一种抗凝策略优于另一种抗凝策略的结论。另一方面，由于临床医师的选择或者急性冠状动脉综合征患者从药物治疗期转到介入治疗期作为试验设计的一部分，结果目前的资料不能够清楚解释特殊抗凝策略的影响，包括一系列这种抗凝同时加上第二种抗凝的抗血小板策略[420,422,427]。

本编写委员会还希望引起注意，目前越来越多地进行活性—对照非劣效试验，原因是进行安慰剂—对照试验伦理上的难度越来越大。例如本版指南中，有关主要或重要的二级终点的非劣效（“等效”）比较在 ACUITY（Acute Catheterization and Urgent Intervention Triage strategy）[422]、OASIS-5（Organization to Assess Strategy for Ischaemic Syndromes）[420]和 REPLACE-2（Randomized Evaluation of PCI Linking Angiomax to reduced Clinical Events）[532]研究中非常重要。尽管实用，但是非劣效分析是依据经典优于分析设计中没有的假设，因此存在其他的限度并且对如何解释是一种挑战[533-535]。非劣效试验需要首先确定“非劣效的界限”，典型的做法是根据临床判断和统计学处理来确定与安慰剂这种标准治疗对照的分数比（即 0.5）[534]。由于非劣效试验没有安慰剂对照，因此不能够轻易证实这些假设。因此，与优于试验相比，不清楚这种新的治疗是否就是治疗上的“相当”。鉴于此，需要谨慎权衡和应用非劣效试验的结果。

值得注意，可以建议使用许多 I 类建议可以接受的抗凝策略，但是要强调选择某种策略的理由还不清楚（图 8～图 10）。建议每一家医院有一个统一方案来最大程度减少医师个人选择与已经启动的治疗计划的重叠带来的用药错误和双重抗凝治疗的机会。考虑一种抗凝策略（或制订能够涵盖患者各方面情况的策略）应当权衡的因素包括公认的有效性，对某一患者的发生出血的风险、费用，对使用剂量熟悉程度（尤其是计划施行 PCI 时），预期是否需要外科手术和发生出血时对迅速逆转抗凝作用的需要程度。

肝素通过加速激活循环血液中抗凝血酶而显示其抗凝作用。抗凝血酶是一种蛋白分解酶，可以使因子 IIa（凝血酶）、因子 IX_a 和因子 X_a 失活。它可以预防血栓形成，但是不能溶解已经存在的血栓[536]。普通肝素是分子量为 5 000～30 000 u、抗凝活性不同的混合物。普通肝素可与大量的血浆蛋白、血细胞和内皮细胞结合。低分子肝素是通过对肝素的多糖链进行化学和酶聚解而制成，含有不同分子量链。低分子肝素中大约 25%～50%的戊聚糖含有＞18 糖单位，它们不能使凝血酶和因子 Xa 失活。但是，含有＜18 糖单位的戊聚糖仍然使因子 Xa 失活，但不能使凝血酶失活。因此，与凝血酶失活相比，低分子肝素通过抗凝血酶水解对因子 Xa 抑制的作用更强。与普通肝素相比，低分子肝素的主要优点有与血浆蛋白和内皮细胞结合减少，清除呈剂量依赖性并且半衰期长，结果一天 1～2 次皮下注射就可以获得持续的抗凝作用。低分子肝素的一个主要优点就是通常无需在实验室监测其活性。不同市售低分子肝素制剂，其药代学和药动学特性不同，平均分子量为 4 200～6 000 u。因此，其抗因子 Xa 与抗因子 IIa 的比率不同，大约为 1.9～3.8[537]。

相反，直接凝血酶抑制剂能够高度特异地阻断凝血酶，无需协同因子例如抗凝血酶的参与。水蛭素直接与凝血酶的阴离子结合部位和水解部位结合，具有强烈、并可以预测的抗凝作用[538]。

比伐卢定是一种人工合成的拟水蛭素药物，能够可逆地结合凝血酶。凝血链的更上游是 Xa 因子抑制剂，例如人工合成的戊多糖磺达肝癸钠在更近端抑制下游凝血反应的延增效应，因而减少凝血酶产生的量。与普通肝素相比，磺达肝癸钠的优点包括减少与血浆蛋白和内皮细胞的结合、清除呈剂量依赖性、半衰期长因而可以预测结果和使用固定剂量维持抗凝作用、一天一次皮下给药。与普通肝素相比磺达肝癸钠的另一个优点是与低分子肝素一样不需要实验室监测活性。磺达肝癸钠经肾脏排泄，表现为依诺肝素的抗 Xa 因子活性。即使给药，Xa 因子抑制剂对已经形成或产生的凝血酶没有作用，这可能与 a 因子抑制剂例如磺达肝癸钠单独应用于支持 PCI 手术时观察到的导管内血栓发生率增加有关。同时存在直接凝血酶抑制剂和磺达肝癸钠时，由于没有鱼精蛋白结合的部位，因此不可能使用鱼精蛋白来逆转这种效应。发生逆转其作用需要中断用药，需要时要输入凝血因子（例如冻干血浆）。

总之，尽管抗凝治疗是急性冠状动脉综合征治疗组成部分，但是由于现代试验提供了许多新的选择（其中部分对于日常临床实践没有提出充分的比较信息），结果对抗凝策略的建议变得更加复杂化。值得注意，目前还没有充分的比较资料应用于急性冠状动脉综合征采用早期有创策略优先选择方案的建议，因此最好考虑医师和医疗系统的选择，并且根据患者的具体情况来应用。更多的经验将来可以改变这种观点。

相反，现有的这些试验受大量采用早期无创或延迟有创策略治疗患者的影响较少，提示在无创策略治疗患者采用这些试验中评估特殊方案的抗凝排序为磺达肝癸钠、依诺肝素和普通肝素（选择最少）。没有在无创策略中评估比伐卢定，因此目前还不能建议应用。即使在此情况下，选择的顺序往往取决于单个大规模试验，因此需要更多的临床试验资料。

仍然不清楚抗凝治疗的最佳疗程。中断短期静脉普通肝素后事件复发和在 ST 段抬高心肌梗死患者正是住院期间给予抗凝药物受益的研究结果提示，对于那些采用保守治疗策略的抗凝治疗 2 d 以上可以受益，但是这还需要进一步的研究[539,540]。

3.2.5.1 普通肝素

已经报道了 6 项使用普通肝素的较小规模随机安慰剂对照的试验[541-546]。比较联合使用阿司匹林+肝素与单独使用阿司匹林的试验结果如图 11 所示。普通肝素试验中，第 1 周期间的死亡率或心肌梗死降低了 54%（p=0.016）。而普通肝素或低分子肝素的试验中，则降低了 63%。2 项已经发表的荟萃分析包括了许多不同的试验。其中一项荟萃分析包括了 3 项随机试验和早期（＜5 d）终点观察指标[364]，结果联合使用阿司匹林和肝素的死亡或心肌梗死风险降低了 56%（p=0.03）。另一项荟萃分析包括了 6 项试验和 2～12 周的终点观察指标，其相对风险降低了 33%（p=0.06）[547]。然而，不同抗凝制剂的受益多为短期，不能长期维持。中断使用抗凝药物后疾病过程的再激活，可能与前述使用普通肝素[548]、达肝素[549]和水蛭素[550,551]的早期受益丧失有关。联合使用普通肝素和阿司匹林，可以部分减少这种再激活[548,552]，但是有血液学方面的证据提示，即使在有阿司匹林的情况下中断静脉普通肝素，凝血酶活性增高（“反跳”）[553]。无对照的观察提示，停用肝素的几天前，从静脉注射过渡到皮下注射，可以减少“肝素反跳”。普通肝素在药代动力学上存在着严重缺陷，它与蛋白和细胞呈非特异结合。结果导致其生物可利用度差（尤其在小剂量时），并且在患者中的抗凝反应有明显差异[554]。由于这些药代动力学缺陷，需要通过部分活化的凝血酶原时间（activated partial thromboplastin time，aPTT）来监测肝素抗凝效果。该检查对于普通肝素对凝血酶（因子 IIa）、因子 Xa 和因子 IXa 的抑制效应敏感。许多临床医师习惯上使用固定剂量的普通肝素，例如，5000u 冲击量注射后 1000u/h 开始静脉滴注。临床试验提示，根据体重校正剂量的方法，比固定剂量方法的抗凝作用更加可以预测[555-557]。主张根据体重校正剂量的方法是先静脉一次性冲击量注射 60～70u/kg（最大量 5000u），然后静脉滴注 12u/（kg・h）（最大量为 1000u/h）。由于用于测定 aPPT 的实验室方法不同，因而不同图表计算的治疗剂量范围也不同。因此，美国胸科医师学会[558]建议，根据计算图表得到的与治疗范围对应的校正剂量，相当于通过测定抗因子 Xa 的肝素 0.3～0.7u/ml 的水平，即相当于 aPTT 值在 60～80 s。除了体重之外，影响对普通肝素反应的其他临床因素还包括与 aPTT 高值有关的年龄、和与 aPTT 低值有关的吸烟史和糖尿病[554,557]。大剂量肝素经肾脏代谢[558]。

临床研究	死亡或心肌梗死（%）			P 值
	样本量	阳性药物	安慰剂	
阿司匹林 vs.安慰剂				
Lewis 等	1266	5.0	10.1	0.005
Cairns 等	555	10.5	14.7	0.137
Théroux 等	239	3.3	11.9	0.012
RISC	388	7.4	17.6	0.003
阿司匹林 vs.安慰剂（全部）	2448	6.4	12.5	0.0005
普通肝素＋阿司匹林 vs.阿司匹林				
Théroux 等	243	1.6	3.3	0.40
RISC	399	1.4	3.7	0.140
ATACS	214	3.8	8.3	0.170
Gurfinkel 等	143	5.7	9.6	0.380
普通肝素 vs.阿司匹林（全部）	999	2.6	5.5	0.018
低分子肝素＋阿司匹林 vs.阿司匹林				
Gurfinkel 等	141	0.0	9.6	NA
FRISC	1498	1.8	4.8	0.001
普通肝素 / 低分子肝素 vs.阿司匹林（全部）	2629	2.0	5.3	0.0005
糖蛋白 IIb/IIIa 受体拮抗剂＋普通肝素 vs.普通肝素				
CAPTURE	1265	4.8	9.0	0.003
PARAGON*	1516	10.6	11.7	0.410
PRISM－PLUS	1570	8.7	11.9	0.034
PRISM†	3232	5.8	7.1	0.110
PURSUIT	9461	3.5	3.7	0.042
糖蛋白 IIb/IIIa 受体拮抗剂 vs.普通肝素‡（全部）	17044	5.1	6.2	0.0022

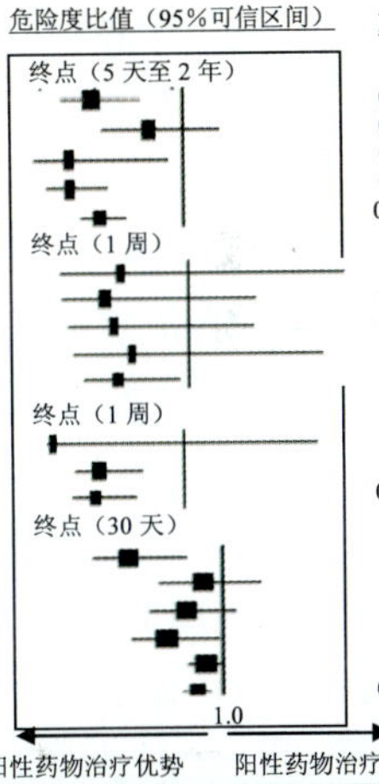

图 11　应用抗血小板和抗凝治疗非 ST 段抬高急性冠状动脉综合征的早期临床试验

*结果最好的研究组。†糖蛋白 IIb/IIIa 受体抑制剂没有加用肝素。‡除了 PRISM 研究，其他研究均为糖蛋白 IIb/IIIa 受体抑制剂联用普通肝素与普通肝素的比较。荟萃分析对非 ST 段抬高急性冠状动脉综合征的随机研究中阿司匹林与安慰剂，普通肝素联用阿司匹林与单独应用阿司匹林，低分子肝素联用阿司匹林与单独应用阿司匹林，血小板糖蛋白 IIb/IIIa 受体抑制剂、普通肝素、阿司匹林三者联用与普通肝素、阿司匹林二者联用分别进行了比较。并且分别显示了每组研究的危险度比值，95％可信区间和概率。规定的终点的时间是不同的（死亡或心肌梗死）。有关血小板糖蛋白 IIb/IIIa 受体抑制剂研究的终点是 30 d。我们可以从单独应用阿司匹林治疗，二联应用阿司匹林与普通肝素治疗，和三联应用阿司匹林、普通肝素、血小板糖蛋白 IIb/IIIa 受体抑制剂治疗的比较中观察到额外的获益。在 CAPTURE 研究中，几乎所有的患者在平均 20 h 至 24 h 后接受了介入治疗。

因此，即使使用体重校正普通肝素剂量的方法，仍应当监测 aPTT，以校正普通肝素用量。由于各家医院的 aPTT 对照值存在差异，因此每一个机构应当确定计算图表，使得 aPTT 值达到靶范围[例如，对于 aPTT 对照值为 30S 者，靶范围（对照值的 1.5～2.5 倍）则应为 45～75 s]。实验室检测 aPPT 带来的延误也可以是导致治疗差异的一个原因，结果在一定时间之内抗凝过头或抗凝不足，因此应当予以避免。改变剂量后 6 h 应当再次测定，以校正普通肝素静脉滴注量，直到 aPTT 达到治疗水平。连续 2 次 aPTT 测定值在治疗范围时，则可以每隔 24 h 测定一次。如有必要，则校正剂量。此外，患者临床状况的明显变化（例如心肌缺血复发、出血和低血压），需要即刻测定 aPTT，随后必要时校正剂量。

普通肝素治疗期间，建议至少每天测定一次血红蛋白/红细胞比容和血小板。此外，任何临床严重出血、症状复发或血流动力学不稳定，均应迅速测定 aPTT。连续血小板计数对于肝素诱发的血小板减少性紫癜是必要的。轻度血小板减少性紫癜可以见于 10%～20%使用肝素的患者，而重度血小板减少性紫癜（血小板计数＜100，000）见于 1%～2%的患者，典型表现出现在治疗 4～14 d 期间[559-563]。一种少见但是危险的并发症（发生率＜0.2%）是自体免疫性普通肝素诱发的血小板减少性紫癜伴血栓形成，可以发生在使用普通肝素后不久，或者极少发生在后期（即 5～19 d 之后），常常没有被认识[564-566]。临床高度疑诊使得必须立刻终止所有肝素治疗（包括使用肝素盐水冲洗静脉输液管）。

大多数评估普通肝素在急性冠状动脉综合征应用的试验是连续治疗 2～5 d。但是，尚未确定最佳的治疗时期。

3.2.5.2 低分子肝素

一项小样本开放试验将 219 例不稳定型心绞痛患者随机分为接受阿司匹林（200mg/d）组、阿司匹林+普通肝素组或阿司匹林+那曲肝素组[567]。联合应用阿司匹林+低分子肝素能够明显减少总的缺血事件发生率、复发性心绞痛发生率和需要进行介入治疗患者的例数。

FRISC 试验[549]将 1 506 例不稳定型心绞痛或非 Q 波心肌梗死患者随机分为皮下注射低分子肝素达肝素（120u/kg，2 次/d）或安慰剂治疗 6 d，然后 1 次/d 共 35～45 d。达肝素组前 6 d 期间的死亡或心肌梗死的风险性降低 63%（4.8% vs 1.8%，p=0.001），与使用普通肝素的结果相当。尽管 6 d 后将剂量减少到 1 次/d 后的事件发生率增高，但是 40 d 时达肝素组的复合终点观察指标——死亡、心肌梗死或血管重建治疗的发生率明显降低（23.7% vs 18.0%，p=0.005），并且死亡或心肌梗死发生率有下降趋势（10.7% vs 8.0%，p=0.07）。

由于对使用低分子肝素的患者不容易监测抗凝水平，例如 aPTT 或活化的凝血时间，因此心脏介入医师对可能择期做 PCI 的患者使用低分子肝素替代普通肝素，表示出担忧。然而，Collett 等[568]在一个涉及 293 例接受常规剂量依诺肝素的急性冠状动脉综合征患者的研究中显示，可以安全地进行 PCI。

在初期稳定时期，可以选择使用低分子肝素。可以在介入手术的当天早晨停用，如果需要进行介入治疗并且给最后一次低分子肝素的时间＞8 h，可以根据介入手术的具体情况，使用普通肝素完成 PCI。由于普通肝素的抗凝作用比低分子肝素容易中和，因此，在 24 h 之内可能做 CABG 的患者，优先使用普通肝素。

3.2.5.3 低分子肝素与普通肝素比较

9 项大规模临床随机试验直接比较了低分子肝素与普通肝素（表 24）。其中 2 项评估了达肝素，1 项评估了那曲肝素，6 项评估了依诺肝素。已经观察到试验结果的不一致。与应用普通肝素的试验比较，应用达肝素和那曲肝素试验的死亡或非致死性心肌梗死发生率相当，而 6 项依诺肝素试验中有 5 项显示死亡或非致死性心肌梗死发生率低于普通肝素，荟萃的比数比为 0.91（95%可信区间 0.83～0.99）。依诺肝素的收益主要表现在非致死性心肌梗死减少，尤其是在随机分组之前没有接受标签开放抗凝治疗的患者。

表 24　ACS 低分子肝素对比普通肝素的临床试验

试验名称	例数	低分子肝素/用量	普通肝素	终点指标/药效	分析	95%可信区间	P 值	严重出血（P 值）
FRISC[549]	1 506	（a）6 d*：达肝素 120IU/kg 皮下注射每日两次（最大剂量 10 000IU） （b）最初的 40 d：达肝素 7 500IU 皮下注射，每日一次	（a）6 d：安慰剂 （b）最初的 40 d：安慰剂	（a）死亡或新发 MI（6 d）：低分子肝素 1.8%，安慰剂 4.8% （b）死亡或新发 MI（最初的 40 d）：低分子肝素 8%，安慰剂 10.7%	（a）相对危险度 0.37 绝对危险度减少值 3% （b）相对危险度 0.75 绝对危险度减少值 2.7%	（a）0.20～0.68 （b）0.54～103	（a）0.001 （b）0.07	（a）低分子肝素 0.8% 安慰剂 0.5%；绝对危险度减少值 − 0.3%（p=NR） （b）最初 40 d：低分子肝素 0.3%，安慰剂 0.3%；绝对危险度减少值 0%（p=NR）
ESSENCE[165]	3 171	依诺肝素 1mg/kg 皮下注射 每日两次（最短 48h，最长 8 d）	普通肝素 静脉弹丸注射（通常 5 000IU）并持续静脉注入	（a）14 d 时死亡，MI，或者再发心绞痛：低分子肝素	（a）在 14 d 时比数比 =0.80 绝对危险度减少值 3.2%	（a）0.67～0.96 （b）0.68～0.96	（a）0.019 （b）0.016	在 30 d 时：低分子肝素 6.5%，普通肝素 7%；绝对危险度减少值 0.5%（p=0.57）

试验名称	例数	低分子肝素/用量	普通肝素	终点指标/药效	分析	95%可信区间	P值	严重出血（P值）
				16.6%，普通肝素 19.8% （b）30 d 时死亡，MI，或者再发心绞痛：低分子肝素 19.8%，普通肝素 23.3%	（b）在 30 d 时比数比 0.81 绝对危险度减少值 3.5%			
FRIC[569]	1482	(a)第 1 d 到第 6 d：达肝素 120IU/kg 皮下注射 每日两次 （b）第 6 d 到第 45 d：达肝素 7500IU 皮下注射 每日一次	（a）第 1 d 到第 6 d：达肝素 5000IU 静脉弹丸注射，而后 48h 内 1000IU/h 静点 （b）第 6 d 到第 45 d：安慰	（a）死亡，MI,或者再发心绞痛（第 1 d 到第 6 d）：低分子肝素 9.3%，普通肝素 7.6% （b）死亡，	(a)相对危险度 1.18 绝对危险度减少值−1.7% (b)相对危险度 1.01 绝对危险度减少值 0% (a)相对危险	(a)0.84～1.66 (b)0.74～1.38 (a)0.63～1.80 (b)0.54～1.57	（a）0.33 （b）0.96 （a）0.80 （b）0.76	(a)第 1 d 到第 6 d：低分子肝素 1.1% 普通肝素 1.0%；绝对危险度减少值−0.1%（p=NR） （b）第 6 d 到第 45 d：低分子肝素 0.5% 安慰剂 0.4%；绝对危险度

试验名称	例数	低分子肝素/用量	普通肝素	终点指标/药效	分析	95%可信区间	P 值	严重出血（P 值）
			剂皮下注射每日一次	MI，或者再发心绞痛（第 6 d 到第 45 d）低分子肝素普通肝素都为 12.3% （a）死亡或者 MI（第 1 d 到第 6 d）：低分子肝素 3.9%，普通肝素 3.6% （b）死亡或者 MI（第 6 d 到 45 d）：低分子肝素 4.3%，安慰剂 4.7%	度 1.07 绝对危险度减少值−0.3% （b）相对危险度 0.92 绝对危险度减少值 0.4%			减少值 − 0.1%（p=NR）

试验名称	例数	低分子肝素/用量	普通肝素	终点指标/药效	分析	95%可信区间	P 值	严重出血（P 值）
FRAX.I.S.[570]	3468	（a）那屈肝素 6 d：那屈肝素 86 抗 Xa 因子单位/kg 静脉注入，而后那屈肝素 86 抗 Xa 因子单位/kg，皮下注射每日 2 次，共 6 d （b）那屈肝素 14 d：那屈肝素 86 抗 Xa 因子单位/kg 静脉注入，而后那屈肝素 86 抗 Xa 因子单位/kg，皮下注射每日 2 次，14 d	（a）+（b）普通肝素 5000IU 静脉注入然后 6 d 内 1250IU/h 静注（加或减 2 d）	心源性死亡，MI，难治心绞痛，14 d 时再发心绞痛：低分子肝素 6 d 时：17.8%，低分子肝素 14 d 时 20.0%，普通肝素 18.1%	绝对危险度减少值 0.3% 绝对危险度减少值 -1.9%	（a）－2.8～3.4 （b）－5.1～1.3	（a）0.85 （b）0.24	6 d 时：普通肝素 1.6%，低分子肝素 1.5%，绝对危险度减少值-0.1% 14 d 时：普通肝素 1.6%，低分子肝素 3.5%，绝对危险度减少值－1.9%（p=0.0035）
TIMI 11B[177]	3910	（a）住院病人：依诺肝素 30mg 静脉弹丸注入，后 1mg/kg 皮下注射	（a）住院病人：普通肝素 70IU/kg 弹丸注射给药，后	死亡，MI，急性血管重建 （a）48h 时：	（a）相对危险度 0.75 绝对危险度减少值 1.8%	（a）0.58～0.97 （b）0.69～1.00 （c）0.69～0.98	（a）0.026 （b）0.048 （c）0.029 （d）0.048	48h 时：低分子肝素 0.8%，普通肝素 0.7%；绝对危险度减少值－0.1%

试验名称	例数	低分子肝素/用量	普通肝素	终点指标/药效	分析	95%可信区间	P 值	严重出血（P 值）
		每 12h （b）门诊病人：依诺肝素 40mg 皮下注射 每日两次（患者体重<65kg）或者 60kg 皮下注射 每日两次（患者体重至少 65kg）	15IU/h，测量 aPTT（根据医师判断治疗维持时间，最少 3 d 到最长 8 d） （b）门诊病人：安慰剂皮下注射 每天两次	低分子肝素 5.5%，普通肝素 7.3% （b）8 d 时：低分子肝素 12.4%，普通肝素 14.5% （c）14 d 时：低分子肝素 14.2% 普通肝素 16.7 （d）43 d 时低分子肝素 17.3% 普通肝素 19.7	（b）相对危险度 0.83 绝对危险度减少值 2.1% （c）相对危险度 0.82 绝对危险度减少值 2.5% （d）相对危险度 0.85 绝对危险度减少值 2.4%	（d）0.72～1.00		（p=0.14） 开始住院治疗的终点：低分子肝素 1.5%，普通肝素 1%；绝对危险度减少值 − 0.5%（p=0.143） 在 8 d 和 43 d 内：低分子肝素 2.9%，安慰剂 2.9%，绝对危险度减少值 0%（p=0.021）
ACUTE[571] α	525	依诺肝素 1mg/kg 皮下注射，每 12h 次	普通肝素 5000IU 弹丸静注，后根据	（a）死亡或（b）MI 在 30 d 时	（a）相对危险度 − 1.3 绝对危险度减	（a）0.06～3.93（b）0.45～2.56	（a）0.77 （b）0.86	低分子肝素 0.3%；普通肝素 1%；绝对危险度减少值

试验名称	例数	低分子肝素/用量	普通肝素	终点指标/药效	分析	95%可信区间	P 值	严重出血（P 值）
			aPTT 调整静脉注射量，维持 1000IU/h	（a）低分子肝素 2.5% 普通肝素 1.9% （b）低分子肝素 6.7% 普通肝素 7.。1%	少值－0.6%（b）相对危险度 0.924 绝对危险度减少值 0.4%			0.7%（p=0.57）
INTERACT[572] β	746	依诺肝素 1mg/kg 皮下注射 每 12h	普通肝素 70IU/kg 静脉注射，后持续静注 15IU/（kg·h）	死亡或 MI 在 30 d 时：低分子肝素 5.0%，普通肝素 9.0%	相对危险度 0.55 绝对危险度减少值 4%	0.30～0.96	0.031	在 96h 时：低分子肝素 1.8%；普通肝素 4.6%；绝对危险度减少值 2.8%（p=0.03）
A to Z**[573]	3987	依诺肝素 1mg/kg 皮下注射 每 12h	普通肝素 4000IU 静注，后 900IU/h 在病人体重>等于70公斤时普	全因死亡，MI，或在应用替罗非班后 7 日内的难治性心肌	危险度 0.88 绝对危险度减少值 1%	0.71～1.08	NR	低分子肝素 0.9%；普通肝素 0.4；绝对危险度减少值－0.5%（p=0.05）

试验名称	例数	低分子肝素/用量	普通肝素	终点指标/药效	分析	95%可信区间	P 值	严重出血（P 值）
			通肝素 60IU/kg（最大 4000IU）静脉注射，后持续静注 12IU/(kg・h)在病人体重＜70kg 时	缺血				
SYNERGY[427]	9978	依诺肝素 1mg/kg 皮下注射 每 12h	普通肝素 60IU/kg（最大 5000IU）静脉注射，后持续静注 12IU/(kg・h)（初始最大计量 1000IU/h）	随机分组后，在前 30 d 内死亡或非致死行 MI：低分子肝素 14.0% 普通肝素 14.5%	危险率：0.96 绝对危险度减少值 0.5%	0.86～1.06	0.40	TIMI 次要的：低分子肝素 12.5%，普通肝素 12.3%；绝对危险度减少值 −0.2%（p=0.80）TIMI 主要的：低分子肝素 9.1%，普通肝素 7.6%绝对危险度减少值 −1.5%（p=0.008）GUSTO 7：低分子

试验名称	例数	低分子肝素/用量	普通肝素	终点指标/药效	分析	95%可信区间	P 值	严重出血（P 值）
								肝素 2.7%，普通肝素 2.2%；绝对危险度减少值 − 0.5%（p=0.08）

这项研究期间，对于特殊的介入和附加的药物治疗，可查看相应的参考文献。各项试验的严重出血分类如下：A to Z：血红蛋白减少>5mg/dl 或者颅内的出血或心包的出血。ESSENCE：出血结果导致死亡，至少输 2U 的血，血红素减少 30g/l 或更多，腹膜后、颅内的或眼内的出血。TIMI 11B：严重出血结果致死亡，腹膜后、颅内或者眼内定位出血；血红蛋白降低≥3g/dl；或者输至少 2U 的血。SYNERGY：TIMI 和 GUSTO 的标准。ACTUE II：依据 TIMI 试验出血的标准，70 个数据被记录。TIMI 严重出血涉及血红蛋白下降超过 5g/dl（伴或不伴某个确定的部位，不与冠状动脉搭桥术有关）或颅内出血的标准。INTERACT：严重出血包括出血性死亡、或腹膜后出血，或出血在特殊部位伴随血红蛋白严重下降>等于 3g/dl。FRIC：出血事件被分为主要的，如果出血导致血红蛋白水平下降至少 20g/l，需要输血，颅内出血，或导致死亡，或中断试验治疗。*最初研究终点时开始的 6 d。最初的试验剂量是 150IU/kg，皮下注射，每日两次，之后减量到 120IU/kg 皮下注射，每日两次，取决于在最初 6 d 增加的出血情况（4 个患者或 6%严重出血事件，和 9 个患者或 14%少量出血事件，在 63 个强化治疗的患者中）。*根据要求，13 个患者（8 个使用达肝素，5 个使用安慰剂）随访不完全。*最初研究结果是第 6 d 至第 45 d。**所有在 ACUTE II 中的患者，接受替罗非班负荷量 0.4mg/（kg · min）超过 30min，后维持注入 0.1mg/（kg · min）。**所有在 INTERACT 的患者，接受依替巴肽 180mg/kg 弹丸注入，后 2.0ug/（kg · min）静注 48h。**所有 A to Z 研究登记的患者都接受了阿司匹林和替罗非班治疗。***患者也接受了血小板 IIb/IIIa 受体拮抗剂、阿司匹林、氯吡格雷治疗。即使之前使用了低分子肝素和普通肝素的患者仍有资格入选，在 PCI 中调整依诺肝素和普通肝素量。

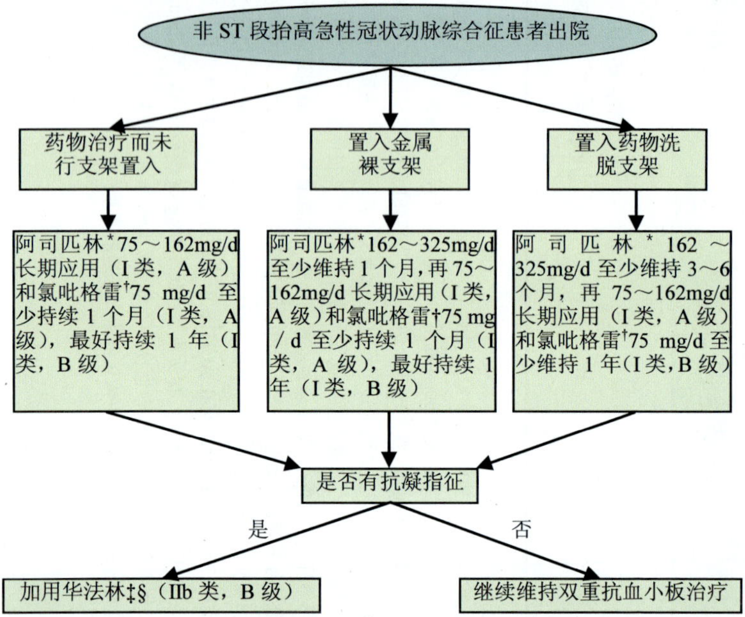

图 12 非 ST 段抬高急性冠状动脉综合征患者出院后长期抗凝治疗

*对于阿司匹林过敏的患者，单独应用氯吡格雷（长期）或试用阿司匹林脱敏治疗。†对于氯吡格雷过敏的患者，应用口服噻氯匹定，250mg，一日两次。‡对于特殊人群如心房纤颤；左心室血栓；大脑、静脉或肺栓塞，应长期服用阿司匹林和华法林。§当联合应用华法林、阿司匹林和氯吡格雷时，INR（国际标准化比值）要求在 2.0～2.5 之间。

鲜有资料评估这些不一致的结果是否由于不同的人群、不同的研究设计、不同的肝素剂量方案、不同的低分子肝素特性（更确切地说，不同的低分子量和抗 Xa 因子/抗 IIa 因子比率）、同时进行其他治疗或其他还没有被认识的影响因素。虽然比较不同低分子肝素化合物的相对治疗收益的确吸引人，但是必须认识到这种直接比较的限度。比较两种治疗方法唯一可靠的方法是直接比较一个活系列设计良好的临床试验。在不同的试验中将不同的治疗（即不同的低分子肝素）与普通治疗（即普通肝素）进行比较，不能够得到不同的低分子肝素相对效果的结论，因为设计方案不同导致对照组与试验组的事件发生率不同，地域与事件的差异导致同时进行的治疗不同，以及进行试验的时机不同。在血小板糖蛋白 IIb/III 抑制剂之间进行比较存在这类似的问题。EVET（Enoxaparin Versus Tinzaparin）试验针对 436 例急性冠状动脉综合征患者比较了使用 7 d 两种低分子肝素–依诺肝素与亭扎肝素的结果，与亭扎肝素比较，依诺肝素组 7 d 和 30 d 的死亡、心肌梗死、心绞痛复发均降低[574,575]。2 种低分子肝素的出血发生率相似。低分子肝素制剂的优点是可以皮下注射，无需监测。而且，低分子肝素对血小板的刺激作用不如普通肝素[576]，较少发生肝素诱导的血小板减少性紫癜[562]。ESSENCE 试验中，轻度出血发生率在依诺肝素组为 11.9%，普通肝素组为 7.2%（$p<0.001$），而重度出血发生率在两组分别为 6.5%和 7.0%[165]。TIMI11B 试验中，住院轻度出血发生率分别为 9.1%和 2.5%（$p<0.001$），严重出血发生率为 1.5%和 1.0%（$p=0.14$）[177]。FRISC 试验中，达肝素组严重出血发生率为 0.8%，安慰剂组为 0.5%，两个组轻度出血发生率分别为 8.2%（61/746 例患者）和 0.3%（2/760 例患者）[549]。

低分子肝素的抗凝作用被鱼精蛋白逆转不如普通肝素容易。此外，PCI 期间使用低分子肝素，无需监测 aPTT 来滴定调节抗凝水平。ESSEMCE 和 TIMI 11B 试验中，制订了在 PCI 和 CABG 前中止使用依诺肝素的特殊规定。PCI 期间使用普通肝素，使 aPTT ＞350s。SYNERGY（Superior Yield of the New Strategy of Enoxaparin，Revascularization and Glycoprotein IIb/IIIa Inhibitors）试验针对高危急性冠状动脉综合征行 PCI 的患者比较了依诺肝素与普通肝素[427]（图 13）。结果依诺肝素组出血更多，TIMI 定义的严重出血明显增加（9.1% vs 7.6%，$p=0.008$），但是 GUSTO 定义的严重出血（2.7% vs 2.2%，$p= 0.08$）和输血（17.0% vs 16.0%，$p=0.16$）没有显著性差异。来自 SYNERGY 试验的回顾性分析显示，有些见于依诺肝素导致的出血是由于施行 PCI 时又转为使用普通肝素所致[428]。这也得到前瞻性研究的证实，但是目前可以通过避免 PCI 时交叉抗凝将抗凝过度的风险降到最低程度(即从 PCI 之前到手术结束维持持续抗凝治疗）。

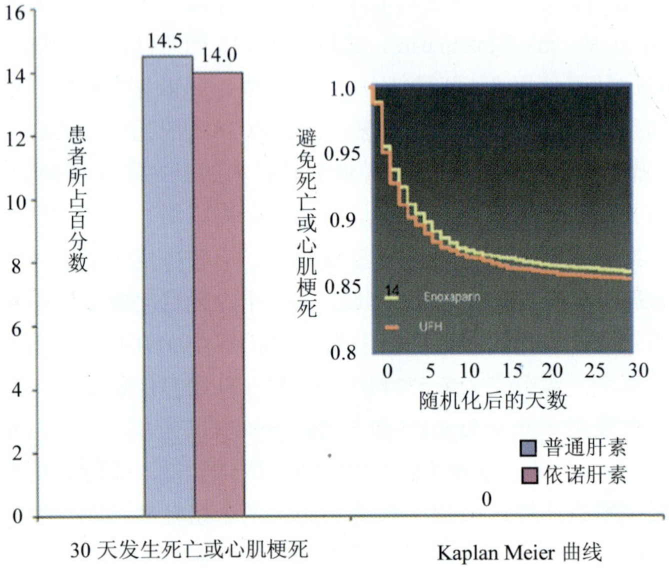

SYNERGY 研究

绝对危险度降低	0.5
Hazard 比率	0.96
95%可信区间	0.86～1.06
P 值	0.40

图 13　SYNERGY 研究 30 d 的主要结果

ESSENCE 试验的经济学分析结果提示，依诺肝素治疗可以节省费用[577]。对于皮下注射低分子肝素并且准备行 CABG 的患者，建议停止使用低分子肝素并且在手术期间使用普通肝素。目前正在积累有关低分子肝素联合应用糖蛋白 IIb/IIIa 抑制剂和溶栓剂安全性与有效性方面的经验。

3.2.5.3.1 低分子肝素延长期治疗

FRISC、FRIC（Fragmin in unstable coronary artery disease

study）、TIMI 11B 和 FRISC-II（Fast Revascularization during InStability in Coronary artery disease-II）试验评估了出院后延长使用低分子肝素的潜在受益（表 24）。FRISC 试验使用达肝素 6 d 和 35～45 d；FRIC 试验中患者先使用 6 d 达肝素，然后再随机使用 40 d；TIMI 11B 试验中患者在门诊持续治疗 5～6 周；FRAXIS（FRAXiparine in Ischaemic Syndromes）试验中持续使用 1 周。FRISC-II 试验使用了不同的研究设计，所有患者至少使用 5 d 达肝素[578]。然后患者随机接受安慰剂或持续使用达肝素(2 次/d)共 90 d。分析随机分组后的结果显示，达肝素组的复合终点——30 d 死亡或心肌梗死明显减少（3.1% vs 5.9%，p= 0.002），但是 3 个月时没有明显差别（6.7% vs 8.0%，p= 0.17）。整个治疗期间死亡、心肌梗死或血管重建治疗复合终点在 3 个月时减少（29.1% vs 33.4%，p= 0.031）。延长使用达肝素的受益限于那些药物治疗的患者和那些肌钙蛋白 T 基线水平升高的患者。

尽管这些结果提示在经过选择的药物治疗的患者或延迟施行血管造影的患者可以延长使用低分子肝素，但是这种做法在现代实践中的意义还不清楚，因为目前更加频繁使用氯吡格雷，并且更多的倾向是采取早期有创策略。

3.2.5.4 直接凝血酶抑制剂

水蛭素是直接凝血酶抑制剂的原体，已经进行了广泛研究，但是结果不一致。GUSTO-Ⅱb 试验将 12 142 例患者随机分配为静脉水蛭素或普通肝素治疗 72 h[579]。根据基础心电图上 ST 段抬高（4 131 例患者）或没有 ST 段抬高（8 011 例患者），对患者进行分层。30 d 主要终点观察指标——死亡、非致死性心肌梗死或再次梗死，在普通肝素组为 9.8%，而水蛭素组为 8.9%（比数比 0.89，p=0.058）。没有 ST 段抬高的患者，分别为 9.1%和 8.3%（比数比 0.90，p=0.22）。24 h 水蛭素组死亡或心肌梗死风险性明显低于普通肝素组（2.1% vs 1.3%，p=0.001）。然而，作为 ST 段抬高心肌梗死患者溶栓治疗的一种辅助治疗，使用水蛭素的 TIMI 9B 试验没有显示出较普通肝素的任何受益，无论是试验期间的药物滴注，还是在此之后[580]。在发现 GUSTO-IIA 和 TIMI 9A 试验使用大剂量水蛭素的出血发生率高（一次性注射 0.6mg/kg 后以 0.2mg/（kg・h）静脉滴注）之后，GUSTO-Ⅱb 和 TIMI 9B 试验水蛭素治疗剂量为：先一次性注射 0.1mg/kg 后，静脉滴注 0.1mg/h 共 3～5 d[579,581]。

缺血综合征诊断策略组织（Organization to Assess Strategy for Ischemic Syndrome，OASIS）项目在不稳定型心绞痛或非 Q 波心肌梗死患者评估了水蛭素。OASIS 1[582]是一个小样本试验，针对 909 例患者比较了小剂量水蛭素（静脉滴注 0.1mg/h）、中剂量水蛭素（静脉滴注 1.5mg/h）与普通肝素的治疗结果。中剂量水蛭素的效果最佳，7 d 死亡率、心肌梗死发生率或顽固性心绞痛发生率降低（普通肝素组 6.5% vs 水蛭素组 3.3%，p=0.047）。因此将这种中等剂量应用到了大规模的 OASIS 2[583]试验。该试验将 10 141 例急性冠状动脉综合征患者随机地分为普通肝素组（5000U 静脉一次性注射后 15U（kg・h）静脉滴注）或重组水蛭素组（静脉注射 0.4mg/kg 后 0.15mg/（kg・h）静脉滴注），两组共用药 72 h。结果 7 d 主要终点观察指标——血管死亡或新发心肌梗死的发生率在普通肝素为 4.2%，水蛭素组为 3.6%（相对风险 0.84，p=0.064）。7 d 次要终点观察指标——心血管死亡、新发心肌梗死或顽固性心绞痛发生率在水蛭素组明显降低（6.7% vs 5.6%，相对风险 0.83，p=0.011）。水蛭素组需要输血的严重出血发生率明显增加（1.2% vs 普通肝素组 0.7%，p=0.014），但是危及生命的出血或卒中无明显增加。荟萃分析 GUSTO-ⅡB 试验、TIMI 9B 试验、OASTS 1 试验和 OASIS 2 试验的结果显示，与普通肝素比较，随机分组后 30 d 死亡率或心肌梗死的风险在水蛭素组为 0.90（p=0.015），相对风险在溶栓剂治疗的患者为 0.88，无溶栓剂治疗的患者为 0.90[583]。

GUSTO-IIb 试验在 1 410 例开始药物滴注时接受 PCI 的急性冠状动脉综合征患者对比评估了水蛭素与普通肝素的相对受益。

水蛭素组非致死性心肌梗死和死亡与心肌梗死复合终点减少，但是出血发生率轻度增加[426]。

水蛭素（来匹卢定）目前获得美国食品与药物管理局的批准应用于肝素诱导的血小板减少症患者的抗凝治疗[562]和应用于预防外科髋关节置换术患者的深静脉血栓形成。应当在 15～20 s 内先静脉注射 0.4mg/kg，然后连续静脉内滴注 0.15mg/（kg・h），将 aPTT 值调整到对照值的 1.5～2.5 倍。阿加曲班是另一种直接凝血酶抑制剂，被批准应用于治疗肝素诱导的血小板减少症的患者[584]。然而，急性冠状动脉综合征时与普通肝素相比，这种单价直接凝血酶抑制剂（包括阿加曲班）是无效的抗血栓药物，因此一般不将阿加曲班应用于急性冠状动脉综合征的治疗[585]。建议使用的阿加曲班初始剂量为静脉内滴注 2 μg/（kg・min），然后根据 aPTT（药物治疗）或活化凝血时间（介入治疗）调整剂量。

REPLACE 2 试验的观察者在接受急诊或择期 PCI 的患者比较了比伐卢定[静脉注射 0.75mg/kg 后滴注 1.75mg/（kg・h）糖蛋白 IIb/IIIa 抑制剂）与普通肝素（静脉注射 65 U/kg 后按计划使用糖蛋白 IIb/IIIa 抑制剂）[532]。只有 14%的不稳定型心绞痛 患者在入选前 48 h 接受了治疗。对于比伐卢定预先确定的“非劣效”定义进行分层，出血发生率明显降低[586]。随访 1 年提示两种方法的死亡率相当[430]。

ACUITY 试验对比伐卢定作了进一步观察[422]（图 14 和图 15）。ACUITY 试验使用了 2×2 因子设计，比较肝素（普通肝素或依诺肝素）联合或不联合上游糖蛋白 IIb/IIIa 抑制剂与比伐卢定联合或不联合上游糖蛋白 IIb/IIIa 抑制剂。第 3 组评估单纯比伐卢定与必要时应用糖蛋白 IIb/IIIa 抑制剂。该研究为随机但是开放（非盲）的研究。ACUITY 试验主要比较肝素+糖蛋白 IIb/IIIa 抑制剂与比伐卢定+糖蛋白 IIb/IIIa 抑制剂与比伐卢定+必要时糖蛋白 IIb/IIIa 抑制剂。预先确定的 3 个 30 d 主要终点包括复合缺血、严重出血和净临床结果（缺血或严重出血复合终点）。与肝素+糖蛋白 IIb/III 抑制剂比较，比伐卢定+糖蛋白 IIb/III 抑制剂的 30 d 复合终点缺血（7.7% vs 7.3%）、严重出血（5.3% vs 5.7%）和临床结果（11.8% vs 11.7%）并不差（图 14）。与肝素+糖蛋白 IIb/III 抑制剂比较，比伐卢定的复合缺血（7.8% vs 7.3%，p=0.32，相对风险 1.08，95%可信区间 0.93～1.42）终点并不差，严重出血明显减少（3.0% vs 5.7%，$p<$ 0.001，相对风险 0.53，95%可信区间 0.43～0.65），30 d 净临床结果（分别为 10.1% vs 11.7%，p= 0.015，相对风险 0.86，95%可信区间 0.77～0.97）更好。对于血管造影或 PCI 前接受噻吩并吡啶类药物的 5，753 例亚组患者，比伐卢定组的复合缺血终点为 7.0%，肝素+糖蛋白 IIb/IIIa 抑制剂组为 7.3%（相对风险 0.97，95%可信区间 0.80～1.17），而在血管造影或 PCI 前没有接受噻吩并吡啶类药物的 3，304 例患者，比伐卢定组的复合缺血事件率为 9.1%，肝素+糖蛋白 IIb/IIIa 抑制剂组为 7.1%（相对风险 1.29，95%可信区间 1.03～1.63，p=0.054）（图 15）[422]。值得注意，该观察提示单独应用比伐卢定时应当谨慎，尤其在处理 ACUITY 试验可能没有涉及的高危患者延迟施行血管造影时，或已经实施早期抗栓策略后出现早期缺血时（图 8-图 10）。因此，建议满足这些标准的患者可以在血管造影前联合应用糖蛋白 IIb/III 抑制剂或噻吩并吡啶类药物治疗，优化治疗结果，无论是应用以比伐卢定为基础还是以肝素为基础的抗凝策略。这种策略也得到了 ACUITY 研究结果的支持，显示与上游糖蛋白 IIb/IIIa 抑制剂组相比，延迟糖蛋白 IIb/IIIa 抑制剂组的缺血事件发生率有增高趋势。常规上游糖蛋白 IIb/IIIa 抑制剂组的死亡/心肌梗死/因缺血施行事先没有计划的血管重建治疗为 7.1%，延迟选择性抑制剂组为 7.9%（相对风险 1.12，95%可信区间 0.97～1.29）[371,587]。同样，ACUITY- PCI 亚组研究显示[431,588]，与肝素+糖蛋白 IIb/IIIa 抑制剂组比较，比伐卢定组 PCI 前没有接受噻吩并吡啶类药物治疗患者的复合缺血终点发生率较高。REPLACE 2 和 ACUITY 试验显示，比伐卢定+必要时糖蛋白 IIb/IIIa 抑制剂与出血低风险有关，而 ACUITY 试验中比伐卢定+计划使用糖蛋白 IIb/IIIa 抑制剂的结果并非如

此，提示给药剂量和联合应用糖蛋白 IIb/IIIa 抑制剂在发生出血的奉献中具有重要作用[429]。尚不清楚随机分组后转为使用比伐卢定抗凝对严重出血的影响[427,589]。应当指出，ACUITY 试验的方案要求随机分组后 24～48 h 进行血管造影，并且到心导管室的平均时间（从使用研究药物开始）大约为 4 h，因此，该试验的研究结果不能够扩展到采用早期有创治疗策略以外的患者。

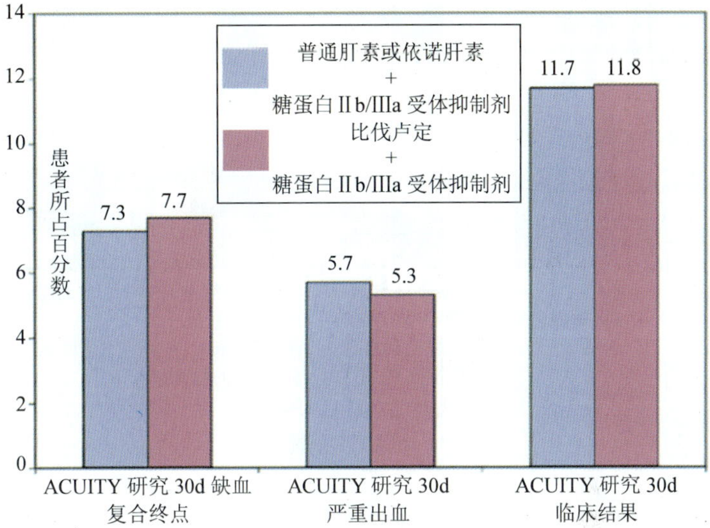

	ACUITY 研究		
绝对危险度降低	−0.4	0.4	−0.1
危险度比率	1.07	0.93	1.01
95%可信区间	0.92～1.23	0.78～1.10	0.90～1.12
P 值	0.007*	<0.001*	<0.001*

图 14　ACUITY 研究 30 d 的主要结果

**P* 值代表不劣于。

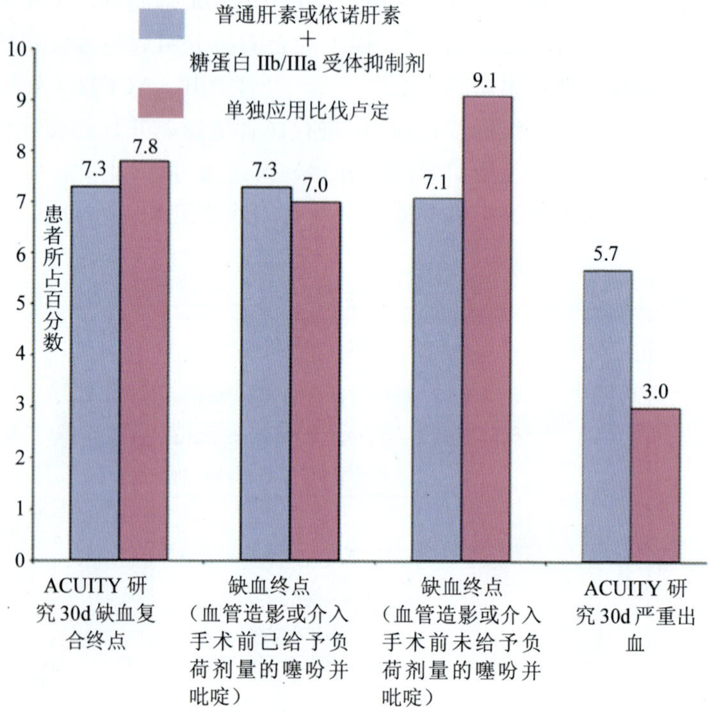

绝对危险度降低	−0.5	0.3	−2.0	2.7
危险度比率	1.08	0.97	1.29	0.53
95%可信区间	0.93～1.24	0.80～1.17	1.03～1.63	0.43～0.65
P 值	0.32		<0.054	<0.001

图 15　ACUITY 研究总体上发生缺血事件和出血事件的结果

3.2.5.5 Xa 因子抑制剂

OASIS 5 试验评估了磺达肝癸钠在急性冠状动脉综合征中的应用[420]（图 16）。OASIS 5 试验比较了 2 种抗凝策略，平均用药 6 d。在实施该试验时对其中一种策略进行了修改。OASIS 5 试验将急性冠状动脉综合征患者随机分为施行 PCI 时皮下注射依诺肝素（1.0mg/kg，2 次/d，估测肌酐清除＜ 30 ml/min 的患者减低剂量为 1.0mg/kg，1 次/d）对照组或普通肝素组（如果最后一次给予依诺肝素＜6 h，则不追加普通肝素）。如果最后一次给予依诺肝素＞6 h，建议如果计划使用糖蛋白 IIb/IIIa 抑制剂，则静脉内注射普通肝素 65 U/kg。如果不计划使用糖蛋白 IIb/IIIa 抑制剂，则静脉内注射普通肝素 100 U/kg。另一组是如果施行 PCI，则按下述方法采用磺达肝癸钠策略（2.5mg 皮下注射，1 次/d）：最后一次给予磺达肝癸钠＜6 h，如果使用糖蛋白 IIb/IIIa 抑制剂，则不追加研究用药；如果没有使用糖蛋白 IIb/IIIa 抑制剂，则静脉使用 2.5mg 磺达肝癸钠。最后一次给予磺达肝癸钠＞6 h，如果使用糖蛋白 IIb/IIIa 抑制剂，则建议静脉追加磺达肝癸钠 2.5mg；如果没有使用糖蛋白 IIb/IIIa 抑制剂，则静脉注射 5.0mg。

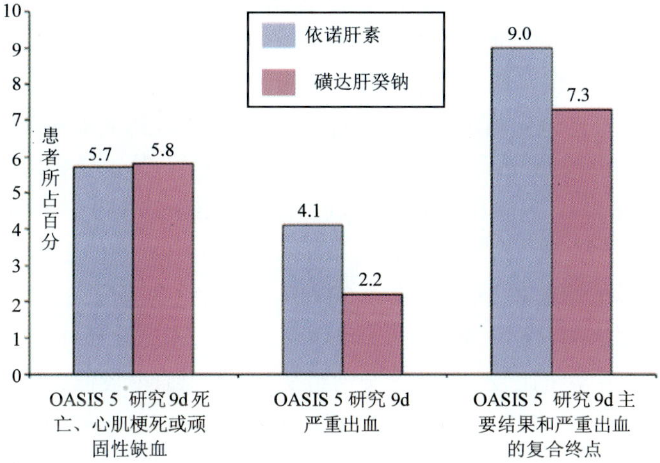

	OASIS 5 研究		
绝对危险度降低	−0.1	1.9	1.71
Hazard 比率	1.01	0.52	0.81
95%可信区间	0.90～1.13	0.44～0.61	0.73～0.89
P 值	0.007*	<0.001†	<0.001†

图 16　OASIS 5 中死亡、心肌梗死或顽固性缺血的累积危险度

*值代表不劣于。†代表优于。

正如 OASIS 5 试验观察者所解释的，在依诺肝素组施行 PCI 时，建议使用应用普通肝素的依据是基于在美国依诺肝素并没有得到美国食品与药物管理局的批准应用于 PCI，设计 OASIS 5 试验时还缺乏施行 PCI 时应用依诺肝素的试验资料，现有的 ACC/AHA 或 ESC 有关 PCI 指南中还没有关于应用依诺肝素的建议（2006 年 7 月咨询 OASIS 5 试验观察者）。对依诺肝素组应用普通肝素剂量的建议依据使用依诺肝素医师的意见，这一点没有改变，因为 SYNERGY 试验并没有显示依诺肝素优于普通肝素[427]。值得注意，在实施本试验过程中，采用磺达肝癸钠策略组发生导管血栓者要高 3 倍（0.9% vs 0.3%）。20，078 例入选本试验的患者中最终有 12，000 例完成了随机分组，之后对研究方案进行了修改，提醒观察者静脉内使用磺达肝癸钠要冲洗输液管并且允许开放使用普通肝素。正如 OASIS 5 试验观察者所描述（2006 年 7 月个人咨询 OASIS 5 试验观察者），观察者在 PCI 之前和之中开放使用普通肝素，给药剂量由医师自已决定。

根据预先确定的非劣效标准，两组 9 d 达到主要终点事件（死亡、心肌梗死或顽固性缺血）的患者数相当：磺达肝癸钠组有 579 例（5.8%，风险比 1.01，95%可信区间 0.90～1.13），而依诺肝素组有 573 例（5.7%）。符合该主要有效符合终点的事件数显示，磺达肝癸钠 30 d（805 例 vs 864 例，p=0.13）和研究结束时（180 d：1，222 例 vs 1，308 例，p=0.06；图 13）没有明显降低趋势。与依诺肝素组比较，磺达肝癸钠组 9 d 严重出血率较低：412 次事件（4.1%）vs 217 次事件（2.2%）（风险比 0.52，p＜0.001）。9 d 主要结果和严重出血有利于磺达肝癸钠组：737 次事件（7.3%）vs 905 次事件（9.0%）（风险比 0.81，p＜ 0.001）（图 16）。磺达肝癸钠与 30 d 死亡数（295 例 vs 352 例，p= 0.02）和 180 d（574 例 vs 638 例，p= 0.05）明显减少有关。磺达肝癸钠还与 180 d 死亡、心肌梗死和卒中减少有关（p=0.007）。

因此，在急性冠状动脉综合征的治疗中，磺达肝癸钠是另一个给予 I 类建议的抗凝药物（如图 8～图 10）。就像 OASIS 5 试验所评估的一样，磺达肝癸钠（加上普通肝素）策略与低出血率有关。鉴于出血事件与死亡和缺血事件增加之间的联系，因此具有吸引力[590]。依诺肝素组严重出血部分原因是 PCI 期间联合应用了依诺肝素和普通肝素。目前，基于 OASIS 5 试验和 OASIS 6 试验的经验[539]，PCI 之前接受磺达肝癸钠的患者可能还应当加用抗 IIa 因子抗凝来支持 PCI（参阅表 13）。迄今，PCI 期间唯一在应用磺达肝癸钠期间抗凝的药物是普通肝素，因此根据有限的经验，OASIS 试验的观察者建议在施行 PCI 采用磺达肝癸钠治疗的患者静脉注射普通肝素的剂量为 50～60 U/kg（2006 年 7 月个人咨询 OASIS 5 试验观察者）。然而，应当注意这种应用普通肝素的建议没有充分的循证学证据，因为 OASIS 5 试验中对其应用没有统一的标准和设立对照组。因此需要进一步的临床试验来严格评估使用磺达肝癸钠的患者 PCI 时静脉内使用普通肝素作为初始药物治疗的安全性（表 13）。与磺达肝癸钠相比，普通肝素的抗凝作用更容易逆转，因此在 24 h 内有可能接受 CABG 的患者优先使用普通肝素，而不是磺达肝癸钠。

3.2.5.6 长期抗凝

几项小样本试验评估了长期使用华法林的效果。Williams 等[542]将 102 例不稳定型心绞痛患者随机分为普通肝素治疗 48 h 后开放使用华法林 6 个月，结果心肌梗死或复发性不稳定型心绞痛发生率的风险降低 65%。ATACS（Antithrombotic Therapy in Acute Coronary Syndrome）试验[364]将 214 例急性冠状动脉综合征患者随机分为阿司匹林组或阿司匹林+普通肝素随后口服华法林组。14 d 时，联合治疗组的复合终点观察指标——死亡、心肌梗死和复发性心肌缺血明显降低（27.% vs 10.5%，p=0.004）。一项小样本随机试验将 57 例患者分为华法林组或安慰剂组，两组均口服阿司匹林。结果华法林治疗 10 周后，血管造影检查未发现罪犯病变有进展（安慰剂组 33% vs 华法林组 4%），反而观察到有明显消退[591]。OASIS 小样本试验[592]在 197 例患者比较了急性期治疗后使用固定剂量华法林 3mg 或中等剂量将 INR 滴定至 2～2.5 共 7 个月的结果。小剂量华法林并不受益，而中等剂量降低死亡、心肌梗死或顽固性心绞痛发生率 58%，减少 58%的患者因不稳定型心绞痛而需要再次住院。然而，这些结果在更大规模的 OASIS2 试验[583]中不能得到重复，该试验将 3 712 例患者随机分为中等剂量的华法林组或标准治疗组，所有患者均服用阿司匹林。5 个月后心血管死亡、心肌梗死或卒中的发生率在抗凝治疗组为 7.7%，在非抗凝治疗组为 8.4%（p=0.37）[593]。因此，急性冠状动脉综合征患者长期应用华法林的价值仍不清楚。

在心肌梗死后患者进行的 CARS（Coumadin Aspirin Reinfarction Study）试验提前中止，是由于与单独阿司匹林（160mg/d）比较，阿司匹林（80mg/d）+1mg 或 3mg/d 华法林缺乏受益的证据[594]。CHAMP（Combination Hemotherapy and Mortalily Prevention）试验发现，心肌梗死后平均随访 2.7 年，与 162mg/d 阿司匹林比较，华法林（INR 调整至 1.5～2.5）+81mg/d 阿司匹林组在总死亡率、心血管死亡率、卒中和非致死性心肌梗死方面均无受益[595]。因此对于入院后的急性冠状动脉综合征患者，不主张常规使用某一剂量进行低强度或中等强度的抗凝。但是，有使用华法林明确指征的急性冠状动脉综合征患者，例如心房颤动和心脏人工机械瓣，则应当使用华法林。

ASPECT-2（Antithrombotics in the Secondary Prevention of Events in Coronary Thrombosis-2）开放性试验将 999 例急性冠状动脉综合征患者分为低剂量阿司匹林、高强度口服抗凝（INR 3.0～4.0）或低剂量阿司匹林+中等强度口服抗凝（INR 2.0～2.5）[596]。随访中位数 12 个月，主要终点心肌梗死、卒中或死亡在阿司匹林组为 9%，抗凝组为 5%（p= 0.048），联合治疗组为 5%（p= 0.03）。严重和轻微出血事件分别为 1%和 5%、1%和 8%以及 2%和 15%。

同样，一项大规模（3 630 例）Norwegian 开放研究（WARIS-2）在心肌梗死（41%为非 Q 波心肌梗死）后平均 4 年期间比较了阿司匹林（160mg/d）、高强度华法林（INR 靶值 2.8～4.2）或阿司匹林

（75mg/d）+中等强度华法林（INR 2.0～2.5）[597]。研究期间有三分之一的患者接受了介入治疗。主要结果死亡、非致死性心肌梗死或血栓栓塞性卒中在阿司匹林组为20%，在华法林组为16.7%，在联合治疗组为15%(p= 0.03)。严重出血年发生率在华法林组为0.62%，在阿司匹林组为0.17%（p<0.001）。因此，中等强度华法林+低剂量阿司匹林应用于主要采用非介入方法治疗的心肌梗死患者，可能比单独使用阿司匹林更有效，但是出血风险较高。

除了多数高危患者应用的阿司匹林和氯吡格雷之外，急性冠状动脉综合征之后偶有使用华法林的适应证（即心房颤动、心脏人工机械瓣或作心室血栓）。没有前瞻性试验或观察性资料来评估这种“三联抗血栓”治疗的受益与风险[598,599]。2004 年版 ST 段抬高心肌梗死指南中[5]，在置入支架有抗凝治疗适应证的患者应用华法林（INR 2.0～3.0）联合阿司匹林（75～162mg）和氯吡格雷（75mg/d）治疗给予 IIb 类（证据级别：C）的建议。同样，2005 年版经皮冠状动脉介入治疗指南[600]指出，应当极其慎重地应用华法林联合氯吡格雷和低剂量阿司匹林，并且认真调整 INR（2.0～3.0）。尽管有有限的后续观察性资料[599]，但是证据不够充分，因此建议为 IIb 类，证据级别为 C。选择三联治疗有明确适应证并且临床判断受益大于出血风险增加时，应当给予尽可能短和尽可能小的有效剂量治疗来达到保护目的。非常需要更多有关此问题的循证学证据。图 12 提出了急性冠状动脉综合征后长期应用二联或三联抗血栓治疗的建议。

3.2.6 血小板糖蛋白 IIb/IIIa 抑制剂

血小板表面有大量的糖蛋白 IIb/IIIa 受体。血小板被激活时，该受体构型改变，结果与纤维蛋白原和其他配位体的亲和力增加。纤维蛋白原分子与不同血小板上的受体结合，导致血小板聚集。这种机制与刺激引起的血小板聚集不同，代表了血小板聚集的最后和唯一途径[601]。糖蛋白 IIb/IIIa 抑制剂通过占据该受体阻止纤维蛋白原结合，防止血小板聚集。实验和临床研究提示，受体占据率≥80%和抑制 ADP（5～20umol/L）引起的血小板聚集≥80%，可产生强烈的抗血栓效应[602]。然而，各种不同的糖蛋白 IIb/IIIa 抑制剂的药代学和药动学特性有很大差别[603]。

阿昔单抗是人类重组鼠科动物抗体的 Fab 片段，其血浆半衰期短，但是对该受体有很强的亲和力，因而可以占据受体达数周。停药后 24～48 h，血小板聚集逐渐恢复到正常水平。而且，阿昔单抗还可以抑制内皮细胞表面的玻基结合素受体（$\alpha v\beta_3$）和白细胞表面的 MAC-1 受体[604,605]。占据这些受体的临床意义目前还不清楚。

依替巴肽是一种环状七肽，含有 KGD（赖氨酸-甘氨酸-天冬氨酸）序列。替罗非班是纤维蛋白原 RGD（精氨酸-甘氨酸-天冬氨酸）序列的非肽类拟似物[603,606-608]。这两种人工合成拮抗剂的受体占据率，大体上与血浆的浓度相当。其半衰期为 2～3 h，对糖蛋白 IIb/IIIa 受体具有高度特异性。停药后 4～8 h，血小板聚集恢复正常，这与该药物的半衰期短相一致[609]。糖蛋白 IIb/IIIa 抑制剂可以与受体的不同部位结合，结果被结合部位的性质有所改变，影响其对血小板的作用，相反可以激活受体[610]。过去曾研究过该受体的口服制剂，但是由于这 4 种药物的 5 个大规模试验为阴性结果，因此已经放弃[611-614]。

糖蛋白 IIb/IIIa 抑制剂对预防经皮介入治疗并发症的有效性已经见于许多试验，其中许多试验包括的全部或大部分患者均是不稳定型心绞痛患者[615-618]（表 25）。替罗非班的 2 个试验和依替巴肽的 1 项试验也显示了这两个药物在急性冠状动脉综合征患者的有效性，但是其中仅部分患者做了介入治疗[619,620]。已经完成了两项应用拉米非班的临床试验[621,622]和一项使用阿昔单抗的试验[377]。很少有资料直接比较这些不同的抗血小板药物。TARGET 研究（Do Tirofiban and ReoPro Give Similar Efficacy Trial）在 4 809 例拟行冠状动脉支架术的患者评估了替罗非班与阿昔单抗安全性和有效性的差异[623]。结果替罗非班 30 d 死亡、非致死性心肌梗死或紧急靶血管重建治疗更多见（7.6% vs 6.0%）。只是在急性冠状动脉综合征患者（占 63%）观察到阿昔单抗的优点[623]。急性冠状动脉综合征时施行 PCI 在导管室开始使用替罗非班效果不好的可能解释是替罗非班的负荷剂量不足，不能够达到最佳早期（手术前）抗血小板效应[624]。

阿昔单抗研究主要在 PCI 的试验进行，持续应用能明显降低心肌梗死发生率和对急诊血管重建治疗术的需要（表 25）。在这些急性冠状动脉综合征试验的亚组患者中，采用阿昔单抗治疗，PCI 后前 30 d 的缺血风险降低了 60%～80%。两项应用阿昔单抗的试验专门研究了急性缺血综合征的患者。CAPTURE 试验选择顽固性不稳定型心绞痛患者[618]。血管造影确定罪犯病变适合做血管成形术后，将患者随机分为阿昔单抗组或安慰剂组，在血管成形术前用药 20～24 h，术后用药 1 h。结果 30 d 死亡或心肌梗死或急诊血管重建治疗的频度（主要终点观察指标），从安慰剂组 15.9%降低到阿昔单抗组 11.3%（相对风险 0.71，p=0.012）。6 个月死亡或心肌梗死在安慰剂组为 10.6%，在阿昔单抗组为 9.0%（p=0.19）。阿昔单抗已获准作为急性冠状动脉综合征患者 PCI 的一种辅助治疗，或计划 24 h 内行 PCI 时。

GUSTO IV-急性冠状动脉综合征试验[377]入选了 7 800 例胸痛发作 5 min 以上入院同时 ST 段下移和（或）肌钙蛋白 T 或肌钙蛋白 I 浓度升高的急性冠状动脉综合征患者。所有患者接受阿司匹林和普通肝素或低分子肝素，并被随机地分为安慰剂组、阿昔单抗团注射后 24 h 滴注组以及阿昔单抗团注射后 48 h 滴注组。与其他应用糖蛋白 IIb/IIIa 抑制剂的试验不同，GUSTO IV-急性冠状动脉综合征试验入选的是不准备做早期（＜48 h）血管重建治疗的患者。30 d 死亡或 MI 的发生率在安慰剂组为 8.0%，24 h 阿昔单抗组为 8.2%，48 h 阿昔单抗组为 9.1%，各组之间的差别无统计学意义。48 h 时，这些组的死亡发生率分别为 0.3%、0.7%和 0.9%（安慰剂组与 48 h 阿昔单抗组比较，p=0.008）。在多数亚组没有观察到阿昔单抗的受益，包括肌钙蛋白浓度升高的高危患者。尽管还不能够确切地解释这些结果，但是却提示 GUSTO IV-急性冠状动脉综合征试验中采用的阿昔单抗用药方案，不适宜应用于不准备采取早期有创治疗的急性冠状动脉综合征患者。

表 25　1 000 例 ACS 患者应用血小板 Iib/IIIa 受体拮抗剂的临床试验中死亡或 MI 的结果

试验名称	研究人群	药物	结果				绝对危险度减少值	相对危险度	95%可信区间	p
			安慰剂		血小板 IIb/IIIa 受体拮抗剂					
			n	%	n	%b				
PCI 试验										
EPIC（1994）[615]	高危的 PTCA	阿昔单抗	72/696	10.3	49/708	6.9*	3.4	0.68	0.47～0.95	0.022
EPILOG（1997 年）[616]	所有的 PTCA	阿昔单抗	85/939	9.1	35/935	3.7*	5.4	0.41	0.28～0.61	＜0.001
CAPTURE（1997 年）[618]	不稳定心绞痛	阿昔单抗	57/635	9.0	30/630	4.8	4.2	0.53	0.35～0.81	0.003
IMPACT II（1997 年）[625]	所有的 PTCA	依替巴肽	112/1328	8.4	93/1349	6.9	1.5	0.83	0.63～1.06	0.134
RESTORE（1997 年）[617]	不稳定心绞痛	替罗非班	69/1070	6.4	54/1071	5.0	1.4	0.78	0.55～1.10	0.162
EPISTEMT（1998 年）[617]	择期支架术	阿昔单抗	83/809	10.2	38/794	4.8	5.4	0.46	0.32～0.68	＜0.001
ESPRIT（2000 年）[626]	择期支架术	依替巴肽	104/1024	10.2	66/1040	6.3	3.9	0.62	0.46～0.84	0.0016
ISAR-REACT(2004 年)[627]	应用氯吡格雷预干预的择期支架术	阿昔单抗	42/1080	3.9	43/1079	4.0	-0.1	1.02	0.68～1.55	0.19
ACS 试验										
PRISM-PLUS(1998 年)[620]	不稳定心绞痛/非 Q 波心肌梗死	替罗非班	95/797	11.9	67/733*	9.1*	2.8	0.70	0.51～0.96	0.03

试验名称	研究人群	药物	结果				绝对危险度减少值	相对危险度	95%可信区间	p
			安慰剂		血小板 IIb/IIIa 受体拮抗剂					
			n	%	n	%b				
PRISM（1998 年）[628]	不稳定心绞痛/非 Q 波心肌梗死	替罗非班	115/1616	7.1	94/1616	5.8	1.3	0.82	0.61～1.05	0.11
PURSUIT（1998 年）[619]	不稳定心绞痛/非 Q 波心肌梗死	依替巴肽	744/4739	15.7	67/4722	1.4	14.3	0.09	0.07～0.12	＜0.0001
PARAGON A（1998 年）[621]	不稳定心绞痛/非 Q 波心肌梗死	拉米非班	89/758	11.7	80/755	10.6*	1.1	0.90	0.68～1.20	0.48
GUSTO IV ACS（2001 年）[377]	不稳定心绞痛/非 Q 波心肌梗死	阿昔单抗	209/2598	8.0	450/5202	8.7	−0.7		0.92～1.26	0.36
PARAGON B（2002 年）[629]	不稳定心绞痛/非 Q 波心肌梗死	拉米非班	296/2597	11.4	278/2628	10.6	0.8	0.94	0.77～1.09	0.32
ISAR-REACT（2006 年）[239]	不稳定心绞痛/非 Q 波心肌梗死*	阿昔单抗	116/1010	11.5	87/1012	8.6	2.9	0.75	1.57～0.92	0.03
所有的 PCI 试验			624/7581	8.2	408/7606	5.4	2.8	0.65	0.58～0.74	＜0.0001
所有的 ACS 试验			1664/14115	11.7	1123/16668	6.7	5.0	0.57	0.52～0.60	＜0.0001
所有的 PCI 和 ACS 试验			2288/21696	10.5	1531/24274	6.3	4.2	0.60	0.55～0.64	＜0.0001

*为分析选择的最好的治疗组 **血小板 IIb/IIIa 受体抑制剂不加用肝素 **在 24 和 48h 注入皮下的联合结果 *应用介入性策略（PCI）：所有的患者都服用了氯吡格雷。

PRISM（Platelet Receptor Inhibition in Ischemic Syndrome Management）试验[628]和 PRISM-PLUS（Platelet Receptor Inhibition in Ischemic Syndrome Management in Patient Limited by Unstable Signs and 症状）试验[620]对替罗非班进行了研究。前一项试验在 3 232 例患者直接比较了替罗非班与肝素。这些患者包括恶化型心绞痛、或静息性心绞痛、ST 段-T 波改变同时伴心肌酶谱升高、陈旧性心肌梗死或负荷试验结果阳性或血管造影证实的冠心病[628]。主要复合观察指标（48 h 静脉滴注结束时的死亡、心肌梗死或顽固性缺血）从普通肝素组 5.6%降低到替罗非班组 3.8%（相对风险 0.67，p=0.01）。30 d 复合终点观察指标的频度在这 2 个组相当（普通肝素组 17.1%，替罗非班组 15.9%，p=0.34），但是替罗非班组的死亡或心肌梗死率有减少趋势（7.1% vs 5.8%，p=0.11），死亡率则明显降低（3.6% vs 2.3%，p=0.02）。替罗非班的受益主要见于肌钙蛋白 I 或肌钙蛋白 T 浓度升高的患者。

PRISM-PLUS 试验入选了 1 915 例过去 12 h 内临床表现为不稳定型心绞痛并且有缺血性 ST-T 改变或 CK-MB 升高的患者[620]。将患者随机分为替罗非班组、普通肝素组或替罗非班+普通肝素组，用药时间为 48～108 h。试验期间因替罗非班组死亡率高而停止使用替罗非班。与普通肝素组比较，联合治疗的主要终点观察指标——死亡、心肌梗死或顽固性心肌缺血在第 7 d 时由 17.9%降到 12.9%（相对风险 0.68，p=0.004）。该复合终点观察指标在 30 d 和 6 个月分别明显降低 22%（p=0.03）和 19%（p=0.02）。死亡或非致死性心肌梗死终点在第 7 d 降低 43%（p=0.006），第 30 d 降低 30%（p=0.03），第 6 个月降低 22%（p=0.06）。该试验的高血管造影率应当与事件发生率明显地降低有关。PRISM-PLUS 试验对 1491 例治疗 48 h 后施行冠状动脉造影的图像进行计算机辅助分析，结果显示替罗非班+普通肝素联合治疗组患者的罪犯病变血栓明显减少，冠状动脉 TIMI 血流级别明显提高[130]。目前替罗非班已获得批准与肝素一起用于包括药物治疗和 PCI 治疗的急性冠状动脉综合征患者。

PURSUIT 试验研究了依替巴肽，该试验入选了 10，948 例过去 24 h 内有静息性胸痛并且有 ST-T 改变或 CK-MB 抬高的患者[619]。除标准治疗外，加上试验用药直到出院或 72 h，但是冠状动脉正常的患者或其他情况时，缩短静脉滴注药物时间。如果接近滴注 72 h 做介入治疗时，延长滴注 24 h。主要终点观察指标——30 d 死亡或非致死性心肌梗死发生率，从 15.7%降低到依替巴肽组的 14.2%（相对风险 0.91，p=0.042）。前 96 h 内，可以见到持续的治疗效果（9.1% vs 7.6%，p=0.01）。随访 6 个月仍能见到受益。依替巴肽已经获得批准应用于急性冠状动脉综合征药物或 PCI 治疗的患者，并且通常与阿司匹林和肝素联合使用。

观察 CAPTURE 试验、PRISM-PLUS 试验和 PURSUIT 试验中药物治疗和 PCI 期间的累积事件发生率，结果如图 17 所示[630]。根据试验设计，CAPTUEE 试验中几乎所有患者接受了 PCI。PRISM-PLUS 试验建议做血管造影。PRISM-PLUS 试验中有 31%做了 PCI，PURSUIT 试验为 13%。所有试验都显示，药物治疗期间死亡或心肌梗死发生率均明显降低，介入治疗的事件发生率也明显降低。

尽管比较介入治疗与非介入治疗来评估该药物的结果令人鼓舞，但是这种分析并不恰当。未做介入治疗的患者包括许多有机会做介入治疗之前就已经死亡的低危患者、有禁忌症的患者，以及在边远地区病情并不复杂的患者，并且没有方法校正这种不平衡。因此，图 17 分析包括药物治疗期间所有患者的事件发生率。然后重新分析试验药物或安慰剂治疗同时施行冠状动脉造影时完成 PCI 的患者。PRISM-PLUS 试验中，1 069 例患者没有采取早期 PCI。虽然替罗非班治疗与 30 d 死亡、心肌梗死或死亡的低发生率以及心肌梗死或顽固性缺血的低发生率有关，但是这些降低并没有统计学意义[620]。在这些没有做 PCI 的高危亚组患者中（TIMI 风险得分≥4）[156]，无论是施行 PCI（比数比 0.60，95%可信区间 0.35～1.01），还是不施行 PCI（比数比 0.69，95%可信区间 0.49～0.99），替罗非班都可以受益。然而，在低危患者没有观察到受益[178,631]。PURSUIT 试验中，依替巴肽对前 72 h 没有接受血管

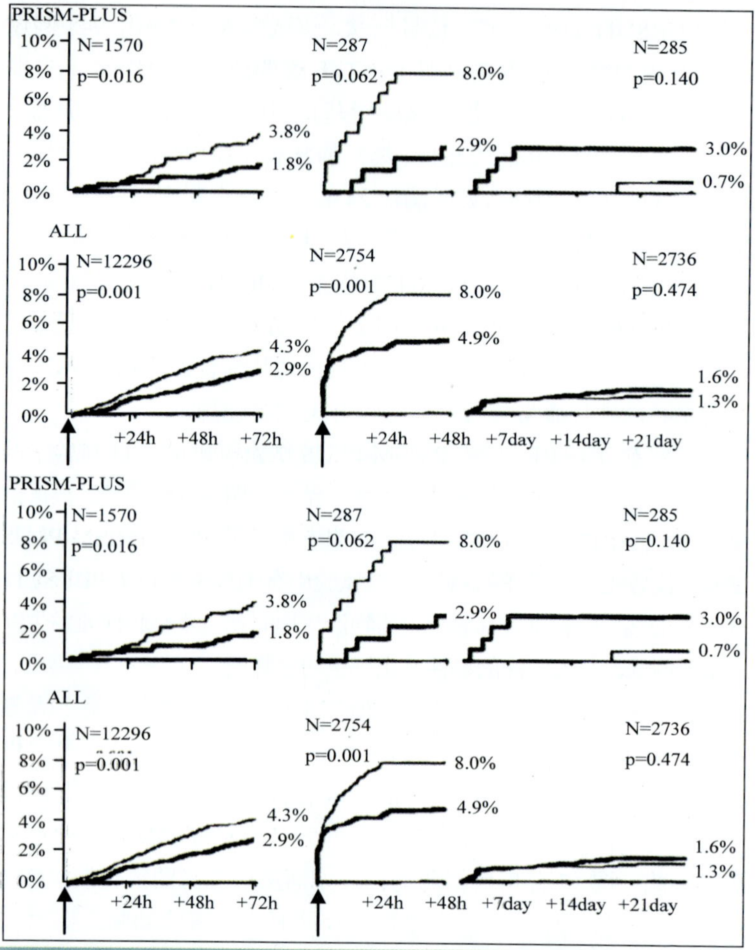

图 17　Kaplan－Meier 曲线显示了死亡或心肌梗死事件的累积发生率

患者随机分为血小板糖蛋白 IIb/IIIa 受体抑制剂组和安慰剂组，图中显示了两组事件的发生率。数据来自于 CAPTURE、PURSUIT 和 PRISM－PLUS 研究。左侧显示了进行介入治疗或搭桥手术之前药物治疗期间的事件发生率。在 CAPTURE 研究中，几乎所有的患者接受了介入治疗，阿昔单抗应用从介入手术前 18~24 h，到介入治疗后 1 h 停用。在 PURSUIT 研究中，11.2% 的患者接受了介入治疗，均应用依替巴肽 72 h，并且术后维持 24 h。右侧显示了从介入手术开始到术后 48 h 的事件发生率，介入治疗前的事件发生率未被计算入内。药物治疗期间，CK 或 CK－MB 较正常上限升高 2 倍以上视为心肌梗死；升高 3 倍以上视为与介入手术相关。

重建治疗亚组患者的死亡或心肌梗死发生率的影响不大，与整个试验结果一致，但是没有个体差异（15.6% vs 14.5%，p= 0.23）[619]。

Boersma 等荟萃分析了全部 6 项使用糖蛋白 IIb/IIIa 抑制剂的大规模随机、安慰剂对照试验[375]（包括没有准备常规进行冠状动脉重建治疗的 31 402 例急性冠状动脉综合征患者的 GUSTO IV 试验[377]）。所有患者中，活性治疗组的 30 d 死亡或心肌梗死中度减少（11.8% vs 10.8%，比数比 0.91，95%可信区间 0.84～0.98，p= 0.015）。治疗效果在肌钙蛋白升高或心电图 ST 段压低的高危患者更明显。令人难以置信，在女性患者没有观察到获益。但是若根据肌钙蛋白浓度进行分层，则治疗效果没有性别差异（即肌钙蛋白水平升高的男性和女性患者均可见到风险降低）。这些与其他资料均显示，在急性冠状动脉综合征患者决定应用这些药物的决策中，肌钙蛋白水平升高是一个重要的因素。与接受安慰剂的患者比较，糖蛋白 IIb/IIIa 抑制剂治疗组严重出血并发症明显增加（2.4% vs 1.4%，p＜ 0.0001）。有关在女性患者应用糖蛋白 IIb/IIIa 抑制剂的其他特殊考虑，参阅 6.1.2.1 节。

Boersma 等[375]的荟萃分析显示，血管重建治疗与糖蛋白 IIb/IIIa 抑制剂的明显治疗作用有关，但是试验设计或随机化并没有预先确定血管重建治疗策略。尽管原先不准备施行冠状动脉血管重建治疗，但是 31 402 例患者中有 5 847 例（19%）在 5 d 内、11 965 例（38%）在 30 d 内施行了 PCI 或 CABG，并且糖蛋白 IIb/IIIa 抑制剂组中这一亚组的死亡或心肌梗死明显降低（5 d 内施行血管重建者的比数比 0.79，95%可信区间 0.68～0.91，30 d 内施行血管重建者的比数比 0.89，95%可信区间 0.80～0.98），而没有施行冠状动脉重建治疗的 19 416 例患者 30 d 没有治疗受益（死亡或心肌梗死比数比 0.95，95%可信区间 0.86～1.05）。作者得出结论，糖蛋白 IIb/IIIa 抑制剂应用于急性冠状动脉综合征患者的受益在高危发生血栓并发症的而患者具有重要的临床意义[375]。荟萃分析 PCI 期间其他有关糖蛋白 IIb/IIIa 抑制剂的试验结果显示，糖蛋白 IIb/IIIa 抑制剂在施行 PCI 的急性冠状动脉综合征患者可以明显受益，在不准备常规施行 PCI 的患者可以轻度受益（但是也可以不受益），对于不施行 PCI 的患者是否受益，值得怀疑。

尽管比较各种糖蛋白 IIb/IIIa 抑制剂与安慰剂得到相对有效的结论令人鼓舞，但是这种做法可能使人误入歧途。因为每一项试验的入选标准不同，冠状动脉造影评估方法有异，判定终点标准也不同，并且时间与地点也都不同。间接比较则不考虑这些差异的影响。但是，为得出这些不同抑制剂相对有效的可靠结论，还是需要直接比较。如前所述，TARGET 试验证实，在接受冠状动脉支架的急性冠状动脉综合征患者在导管室开始应用阿昔单抗，其获益优于替罗非班[623]。对这种差异的解释是替罗非班的负荷剂量不足，没有达到最佳围手术期抗血小板效应[624]。

糖蛋白 IIb/IIIa 治疗可以增加出血风险性，这在皮肤粘膜或血管介入治疗的血管进入部位最明显。遗憾的是每一项试验对出血的定义不同，并且对 CABG 有关的报道也不同。没有施行介入治疗的 PRISM 试验中，替罗非班组严重出血（除外 CABG）发生率为 0.4%，普通肝素组为 0.4%[628]·PRISM-PLUS 试验中，根据 TIMI 标准定义，替罗非班组严重出血发生率为 1.4%，安慰剂组为 0.8%（p=0.23）。而 PURSUIT 试验中，依替巴肽组为 10.6%，安慰剂组为 9.1%（p=0.02）[130,632]。PURSUIT 试验排除了 CABG 患者，依替巴肽组出血率为 3.0%，安慰剂组为 1.3%（p＜0.001）。没有一个试验显示糖蛋白 IIb/IIIa 抑制剂治疗后颅内出血有明显增加。由于这些资料的有效性，试图间接比较各个试验，会受到试验设计、背景和定义不同等方面的影响。

所有试验中，阿司匹林都与静脉糖蛋白 IIb/IIIa 抑制剂联合应用。特殊情况下也可以联合应用普通肝素和糖蛋白 IIb/IIIa 阻滞剂。PRISM-PLUS 试验中没有与普通肝素联合应用的替罗非班组因为死亡率高而被早期中止。此外，PURSUIT 试验报道，未使用肝素患者的事件发生率高（11%）[619]。一项随机比较显示，较低剂量方案的糖蛋白 IIb/IIIa 抑制剂拉米非班与普通肝素联合应用较不联合应用的结果有改善趋势[621]。前建议联合应用肝素与糖蛋白

IIb/IIIa 抑制剂。肝素与糖蛋白 IIb/IIIa 抑制剂之间有相互作用，可以使 aPTT 延长。而且，试验资料提示，PCI 时较低剂量的普通肝素可以消除与糖蛋白 IIb/IIIa 抑制剂相关的出血，这些结论可能可以推广到急性冠状动脉综合征患者的药物治疗阶段。

应当监测血液血红蛋白和血小板计数。使用糖蛋白 IIb/IIIa 抑制剂期间，每天监测患者的出血情况。血小板减少是这类制剂的一种不常见并发症。严重血小板减少定义为血小板计数＜50 000ml^{-1}，见于 0.5%的患者。而极重度血小板减少定义为血小板计数＜20，000ml^{-1}，见于 0.2%的患者。尽管可逆，但是血小板减少可以增加出血的风险性[633,634]。

几项试验已经证实，糖蛋白 IIb/III 抑制剂可以与低分子肝素联合应用于不稳定缺血综合征患者。ACUTE II 研究（Antithrombotic Combination Using Tirofiban and Enoxaparin）[571]在使用替罗非班的急性冠状动脉综合征患者比较了普通肝素与依诺肝素。在应用依诺肝素的患者，严重出血和轻度出血的发生率相似，并且发生不良事件有较少的趋势。新近，两项大规模随机试验评估了依诺肝素与普通肝素应用于急性冠状动脉综合征患者的相对有效性。其中，A to Z（Aggrastat to Zocor）试验将 3 987 例联合应用阿司匹林和替罗非班的患者进行随机分组[573]。60%的患者接受了冠状动脉造影。与应用普通肝素相比，应用依诺肝素的缺血终点无明显减少，但是出血事件更频繁[573]。较大规模的 SYNERGY 试验将 10 027 例高危急性冠状动脉综合征患者随机分为普通肝素治疗或依诺肝素治疗[427]（图 13）。57%的患者使用了糖蛋白 IIb/IIIa 抑制剂，92%的患者接受了冠状动脉造影。对于 30 d 主要终点死亡或心肌梗死，依诺肝素不如普通肝素优越（14.5% vs14.0%），但是这两项随机试验对 PCI 期间缺血事件的保护作用相当。然而，依诺肝素与 TIMI 定义的严重出血的高风险有关（9.1% vs 7.6%，p=0.008）[427]。

ACUITY 试验评估了联合应用糖蛋白 IIb/IIIa 抑制剂与比伐卢定这种直接凝血酶抑制剂（参阅 3.2.2.4 节和图 14）[422]。糖蛋白

IIb/IIIa 抑制剂与比伐卢定联合应用的临床结果与糖蛋白 IIb/IIIa 抑制剂联合应用普通肝素或依诺肝素的结果相当（非劣效）。

现有指南面临的一个挑战是整合 20 世纪 90 年代的糖蛋白 IIb/IIIa 抑制剂研究与新近的血管造影前使用负荷剂量氯吡格雷。氯吡格雷是一种较新的抗栓药物，患者对其敏感性和风险/受益比不同。现有的循证学证据和专家意见提示，对于那些采用早期有创策略的急性冠状动脉综合征患者，在对低危和肌钙蛋白阴性患者进行诊断性血管造影（上游）之前，除了使用阿司匹林和抗凝治疗外，还应当加用静脉糖蛋白 IIb/IIIa 抑制剂或氯吡格雷。在对高危和肌钙蛋白阳性患者进行血管造影之前，还应当给予静脉糖蛋白 IIb/IIIa 抑制剂和氯吡格雷（I 类建议）。对于采用早期保守（即无创）治疗策略的急性冠状动脉综合征患者，受益证据少。对于高危急性冠状动脉综合征患者，可以采用依替巴肽或替罗非班抗凝和口服抗血小板治疗这种策略（IIb 类建议）。

3.2.7 溶栓治疗

TIMI IIB 试验、ISIS-2 试验和 GISSI 1（Grappo Italiano Per lo Studio della Sopravvivenza nell'Infarto-1）试验[635-637]均明确证实，静脉溶栓治疗不能改善没有 ST 段抬高或束支传导阻滞心肌梗死患者的临床后果。荟萃分析急性冠状动脉综合征患者溶栓治疗的结果显示，与标准治疗相比，溶栓对于减少急性心肌梗死并不能受益[638]。溶栓剂不仅不能明显获益，相反增加心肌梗死的风险[638]。因此，不建议将这种治疗应用于没有 ST 段抬高、正后壁心肌梗死或新发左束支传导阻滞的急性冠状动脉综合征患者（参阅《ACC/AHA ST 段抬高心肌梗死治疗指南》[5]）。

3.3 早期保守治疗与早期有创治疗策略的比较

建议

I 类

1. 急性冠状动脉综合征患者有顽固性心绞痛或血流动力学

或电活动不稳定时（没有严重的合并症或早期有创策略的禁忌症），有指征采用早期有创策略（即诊断性血管造影并拟行血管重建治疗）（证据级别：B）。

2.开始稳定的急性冠状动脉综合征患者（没有严重的合并症或早期有创策略的禁忌症）但临床事件风险增加时，有指征采用早期有创策略（即诊断性血管造影并拟行血管重建治疗）。（参阅表 11 和 2.2.6 节及 3.4.3 节）（证据级别：A）。

IIb 类

1. 对于开始稳定的急性冠状动脉综合征患者，可以考虑早期保守（即选择性有创）策略作为急性冠状动脉综合征患者（没有严重的合并症或早期有创策略的禁忌症）但临床事件风险增加（包括肌钙蛋白阳性）时的一种治疗策略（参阅表 11 和 2.2.6 节及 3.4.3 节）（证据级别：B）。在这些患者可以根据医师和患者的选择，实施早期保守（与早期有创比较）策略（证据级别：C）。

2. 对于慢性肾功能不全患者可以考虑有创策略（证据级别：C）。

III 类

1.对于有广泛合并性疾病的患者（例如肝功能衰竭或呼吸衰竭、癌症），血管重建治疗和合并性疾病的风险可能大于血管重建治疗获益的患者，不建议施行早期有创策略（即诊断性血管造影并拟行血管重建治疗）（证据级别：C）。

2. 对于急性胸痛但是急性冠状动脉综合征可能性小的患者，不建议施行早期有创策略（即诊断性血管造影并拟行血管重建治疗）（证据级别：C）。

3. 对于不同意施行血管重建治疗（无论结果如何）的患者，不应当施行早期有创策略（即诊断性血管造影并拟行血管重建治疗）（证据级别：C）。

3.3.1 一般原则

除了强化的药物治疗外，已经涌现出两种治疗急性冠状动脉综合征患者的方式。“早期”有创策略简称为“有创”策略，是将患者分层进行有创诊断性评估，而不是首先进行无创负荷试验或进行药物治疗（即早期保守诊断性策略，有时也称为“选择性有创策略”；参阅下文和 de Winter 等的文章[436]）。采用有创策略治疗的患者一般在入院后 4～24 h 施行冠状动脉造影，然而，这些患者也接受常用的急性冠状动脉综合征药物治疗，包括抗缺血治疗、抗血小板和抗凝治疗，参阅 3.1 节和 3.2 节。在完成血管造影后才停用这些药物。由于进行性缺血症状或血流动力学或心律不稳定但没有 ST 段改变而需要进行急诊冠状动脉造影和血管重建治疗到急诊科就诊的患者，需要在血管造影后才停用。采用有创策略。这些患者常常在就诊后数分钟至数小时被送到导管室，并且认为不适合采用保守治疗策略。即便如此，仍然要考虑适当的药物治疗。然而这些患者应用糖蛋白Ⅱb/Ⅲa 抑制剂或氯吡格雷可以延迟到血管造影时，这取决于医师的决定（图 8～图 10）。相反，患者就诊到实施血管造影之间的间隔时间越长，“上游”抗血小板治疗的受益就越大。总之，有创策略可以分为：①达到急诊科之后很快需要做急诊血管造影/血管重建治疗的患者；②那些由患者本人/医师选择或评估风险后能够从“早期”但是非急诊血管造影/介入治疗中获益的急性冠状动脉综合征患者。

相反，“早期保守治疗策略”（也称为“选择性有创治疗”）只是对那些药物治疗失败的患者（顽固性心绞痛或静息型心绞痛或尽管强化治疗但稍活动就有心绞痛）或发现有缺血客观证据（心电图动态变化和负荷试验有高危表现）的患者采用有创评估。评估不良后果的风险对于确定在急性冠状动脉综合征患者采用哪种策略，至关重要。已经证实，几个风险评估工具通过识别最有可能从强化治疗中获益的患者可以帮助指导选择治疗的类型与强度。

一个这种有价值的风险评估工具的依据是来自 TIMI 11B 和 ESSENCE 试验的资料[156]，已经在 2.2.6 节和表 8 进行了讨论。可以从 http：//www.timi.org/获取 TIMI 风险评估计算器。

另一个简单的风险评估工具来自 GRACE 试验的资料[166]（图 4；2.2.6 节）。GRACE 计算器可以评估短期和中期死亡率，并且有助于确定急性冠状动脉综合征患者的诊断与治疗。可以使用掌中宝从 http://www.outcomesumassmed.org/grace 下载 GRACE 临床应用工具供床旁应用。

PURSUIT、TIMI 和 GRACE 风险评分证实预测死亡和心肌梗死的准确度高。这种评分可以提供有价值的信息，应用于识别可以从早期强化治疗（包括静脉内糖蛋白血小板抑制剂和早期冠状动脉重建治疗）中获益的患者[171]。

3.3.2 早期保守治疗的依据

几项多中心试验的结果显示，早期保守治疗与早期有创治疗的结果相似[635,639,640]。有些试验[640,641]强调与血管重建治疗相关的早期风险性。保守治疗策略是为了避免常规早期采用有创手术，除非患者有顽固性或复发缺血症状或出现血流动力学不稳定。选择保守治疗需要有一个无创评估计划，发现自发性或低负荷量引起的严重缺血，可能时可以迅速完成冠状动脉造影和血管重建治疗。此外，与 ST 段抬高心肌梗死一样[435]，应当早期做超声心动图检查，以发现严重左心室功能不全（即射血分数<0.40）。其结果使得考虑施行冠状动脉造影，发现左主干或多支冠状动脉病变。因为多支血管病变伴左心室功能不全的患者高危，能够从 CABG 中受益，存活时间延长[433,434]。此外，主张在出院前或出院后不久施行荷试验（即运动负荷或药物负荷），发现心肌缺血，同时筛选出也能够从冠状动脉重建术中受益的患者。积极应用抗凝和抗血小板药物，可以降低保守治疗患者不良事件的发生率（参阅 3.3 节）[130,165,177,406,618,619,628,630]。保守治疗的优点是许多患者可以采用药物治疗来稳定病情，并且不需要施行冠状动脉造影。因此，保守治疗策略可以限制使用住院心导管检查，可以避免花费昂贵并且可能是不必要的有创手术。

3.3.3 有创治疗的依据

前 24 h 无复发性缺血的急性冠状动脉综合征患者施行冠状动

脉造影，是一种有创的风险分层方法。它可以发现 10%～15%的患者没有严重冠状动脉狭窄，20%左右的患者有 3 支血管病变伴左心室功能不全或左主干冠状动脉病变。后一类患者可以从 CABG 中受益，生存率提高（参阅 4 节）。此外，与早期保守治疗相比，对罪犯血管行早期介入治疗，可以减少随后住院时间，以及避免使用多种抗心绞痛药物（TIMI IIIB）[635]。

正是由于低分子肝素和（或）糖蛋白 IIb/IIIa 抑制剂抗血栓治疗提高了早期保守治疗患者的效果，因此现有这些药物降低了经皮介入治疗的风险性，使得早期有创治疗更具有吸引力。糖蛋白 IIb/IIIa 抑制剂的出现，使得 2 种方法可选择性地用于有创治疗：即刻冠状动脉造影或延迟冠状动脉造影。

3.3.3.1 强化治疗的时机

在选择冠状动脉造影早期有创策略并且初始稳定的急性冠状动脉综合征患者，尚未确定血管造影的最佳时机。对不稳定冠状动脉病变实施早期或即刻血管重建治疗可以防止应当出现于药物治疗时发生的缺血事件。

相反，预先强化抗栓治疗可以减轻血栓负荷、“钝化”不稳定斑块、提高 PCI 的安全性和降低围手术期缺血并发症的风险。3 项试验在急性冠状动脉综合征患者比较了“早期”与“延迟”介入治疗策略，其结果是制订本指南更新建议的基础。

ISAR-COOL（Intracoronary Stenting with Antithrombotic Regimen Cooling-Off）试验[479]将 2 家医院 2000—2002 年期间的 410 例不稳定性胸痛和有心电图 ST 段压低或肌钙蛋白水平升高的患者随机分为就诊后 6 h 内（平均 2.4 h）或抗栓治疗 3～5 d（平均 86 h）接受冠状动脉造影[479]。排除“大面积心肌梗死（定义为 ST 段抬高或 CK-MB 升高超过正常值上限 3 倍以上）”的患者。两个治疗组的药物治疗包括阿司匹林、氯吡格雷、普通肝素和替罗非班。随访 30 d 时，延迟策略组主要终点死亡或大面积心肌梗死（定义为新出现的心电图 Q 波、左束支传导阻滞或 CK-MB 升高超过正常值上限 5 倍以上）为 11.6%，而早期策略组为 5.9%（p=0.04）。两个治疗组之间的差异仅见于血管造影前的时间，血管造影之后两个组的事件发生率相等。虽然有证据显示血管造影前 3～5 d“冷却”策略并不能改善结果，但是该试验的发现受限于样本量小和药物治疗组血管造影前延误时间长。

2009 年发表的大规模多中心的 TIMACS（Timing of Intervention in Acute Coronary Syndromes）试验[388]提供了更多有关现代实践模式的信息。该试验针对急性冠状动脉综合征患者比较了早期与延迟血管造影和介入治疗。入选患者包括不稳定缺血症状发作 24 h 之内、高龄、心脏标记物升高或心电图缺血性改变。将患者随机分为随机后尽快行血管造影组、随机后 24 h 内（平均 14 h）行血管造影组和至少延长 36 h（平均 50 h）行血管造影组。抗栓治疗包括阿司匹林、氯吡格雷（80%的患者）、肝素或磺达肝癸钠和糖蛋白 IIb/IIIa 抑制剂(23%的患者)。虽然该试验开始计划入选 4 000 例患者来检测主要终点 6 个月时死亡、新发心肌梗死或卒中减少 25%，但是由于入选患者困难，指导委员会在入选了 3 031 例患者后确定终止继续入选。整个试验人群中，只有主要终点有非显著性降低趋势，从延迟组的 11.3%降低到早期介入治疗组的 9.6%（早期介入治疗组的风险比为 0.85，95%可信区间 0.68～1.06，p=0.15）。然而，早期介入治疗组中前瞻性确定次要终点死亡、心肌梗死或顽固性缺血从 12.9%明显降低到 9.5%（风险比 0.72，95%可信区间 0.58～0.89，p=0.003），主要差别是顽固性缺血发生率（延迟治疗组为 3.3%，早期介入治疗组为 1.0%，$p<0.001$）。出现顽固性缺血与后续发生心肌梗死的风险增高 4 倍有关。而且，根据 GRACE（Global Registry of Acute Coronary Events）评分预先评估基线风险进行分层，在主要终点观察到明显的异质性。在 GRACE 风险评分最高（＞140 分）的患者，主要缺血终点从 21.0%明显降低到 13.9%（风险比 0.65，95%可信区间 0.48～0.89，p=0.006），而在 GRACE 评分低危（≤140 分）的患者没有观察到结果有明显差异（延迟组和早期组分别为 6.7%和 7.6%，风险比 1.12，95%可

信区间 0.81～1.56，p=0.48）[388]。

TIMACS 试验的结果提示，针对急性冠状动脉综合征患者早期介入治疗的效果优于延迟治疗，但是主要终点减少在整个试验人群没有达到统计学意义。然而，早期介入治疗的顽固性缺血减少，并且对于 GRACE 评分缺血风险高危的患者，死亡、心肌梗死和卒中的风险降低[388]。

为了确定极早期介入治疗这种更积极的策略（相当于 ST 段抬高心肌梗死直接 PCI 的标准）是否能够改善急性冠状动脉综合征患者的结果，ABOARD（Angioplasty to Blunt the Rise of Troponin in Acute Coronary Syndromes）研究的观察者[401]比较了就诊后即刻实施血管造影和介入治疗与第 2 个工作日实施介入治疗。将来自 13 家医院 352 例不稳定性缺血症状、心电图变化或肌钙蛋白升高的患者随机分为即刻（入选后平均 70 min）或延迟（平均 21 h）血管造影和血管重建治疗。基础抗栓治疗包括阿司匹林、300mg 负荷剂量氯吡格雷、PCI 期间阿昔单抗和观察者选择抗凝药。主要试验终点是住院期间肌钙蛋白峰值。即刻介入治疗组没有显示除主要终点的益处(即刻介入治疗组和延迟介入治疗组的肌钙蛋白 I 值分别为 2.1 ng/mL 和 1.7 ng/mL），在预先确定的临床次要终点 1 月死亡、心肌梗死或紧急血管重建治疗的结果甚至没有改善趋势（即刻组和延迟组分别为 13.7%和 10.2%，p=0.31）[401]。

这 3 项试验连同较早的研究支持在选择首先施行有创策略的患者尤其是高危患者（GRACE 评分＞140 分）施行早期血管造影和介入治疗策略减少缺血并发症，而在低、中危患者可以选择延迟策略。此处“早期”是指就诊后 24 h 之内，但是没有证据显示在入院后数小时实施血管造影和介入治疗能够进一步获益。早期介入治疗的获益是建立在强化抗栓治疗基础上的。

3.3.4 即刻血管造影

除了那些需要紧急介入的患者以外，已经出现两种有创策略的可以替代的方法：早期（“即刻”）或延迟血管造影（即 12～

48 h）。有些人认为，即刻冠状动脉造影对急性冠状动脉综合征患者是一种有效方法。没有冠心病的患者可以迅速出院，或改用其他治疗方法。对罪犯病变适合施行冠状动脉介入治疗的患者，可以即刻进行介入治疗，加快出院。左主干病变患者和多支血管病变伴左心室功能不全的患者，应当迅速施行 CABG，避免因等待带来的风险。对即刻血管造影的支持来自 ISAR-COOL 研究（Intracoronary Stenting with Antithrombotic Regimen Cooling-off Study）[479]。所有急性冠状动脉综合征患者接受强化药物治疗（包括口服和静脉内抗血小板治疗），然后随机接受即刻血管造影（平均 2.4 h）或在接受心导管检查前平均延长“冷却”86 h。随机施行即刻血管造影患者的 30 d 死亡或心肌梗死明显减少。重要的是，这种结果上的差异见于“冷却”组施行心脏插管检查前的事件，这就是支持强化药物治疗和极早期血管造影的依据。支持这种做法的资料有限，但是将来有进一步的临床试验结果。

3.3.5 延迟血管造影

大多数涉及早期有创治疗的报道，在强化抗血栓和抗缺血治疗的同时，延迟 12～48 h 行冠状动造影。正 Smith 等人[642]总结的一样，几个观察性研究发现，与早期介入治疗比较，入院 48 h 以上施行 PCI 患者的并发症发生率低，此 48 h 期间使用肝素和阿司匹林。但是以前从未对冠状动脉造影前药物治疗稳定病情的价值进行过评估。

3.3.6 早期有创治疗与早期保守治疗策略的比较

既往荟萃分析得出结论：常规有创治疗优于早期保守或选择性有创治疗[643-645]。Mehta 等[644]得出结论，常规有创策略可以相对降低死亡或心肌梗死发生率 18%（包括明显降低心肌梗死发生率）。常规有创组与住院死亡率高有关（1.8% vs 1.1%），但是该缺点可以因为出院至随访期末死亡率明显降低而弥补（3.8% vs 4.9%）。与保守方法相比，有创策略还与心绞痛发作较少和再次住院较少有关。接受常规有创治疗的患者生活质量也得到改善。

与此结果相反，更新的 ICTUS（Invasive versus Conservative Treatment in Unstable coronary Syndromes）试验[436]强调了选择性有创治疗策略的受益[436]。ICTUS 试验将 1 200 例高危急性冠状动脉综合征患者随机分为常规有创治疗与选择性有创治疗，并且随访死亡、心肌梗死和缺血再次住院联合终点 1 年。所有患者采用最佳药物治疗，包括阿司匹林、氯吡格雷、低分子肝素和加 PCI；对接受血管重建治疗的患者给予阿昔单抗。1 年时两组复合终点没有明显差异。该研究提示急性冠状动脉综合征患者应当可以采用选择性有创策略。有创方法在该实验（和其他试验）缺乏受益的可能解释[646]应当与选择性有创治疗组实际完成血管重建治疗率相对较高（47%）有关，因而降低了观察到的治疗策略之间的差异[171]，事件发生率（低危人群）比其他研究低。在更长的随访期间内结果没有变化[647,648]。然而，ICTUS 研究要求入选患者的肌钙蛋白阳性。因此肌钙蛋白本身不再是选择策略的一个重要标准，尤其是在更多应用敏感的肌钙蛋白检测方法时。在选择治疗策略时应当一并考虑肌钙蛋白升高的程度和其他高危临床因素。

其他对 ICTUS 的批评包括其硬性终点相对不足，有关术后心肌梗死的定义相互矛盾（例如无症状最低程度的 CK-MB 升高）[436,647,648]。

此外，随访年可能不足以说明常规有创策略的长期影响和受益。RITA-3（Third Randomized Intervention Treatment of Angina）试验显示，5 年而不是 1 年事件发生率有利于早期有创组（参阅图 17 和下文）[649]。然而，ICTUS 试验的结果在 3 年的随访期间保持不变[650]。

因此，本指南建议，在早期稳定的急性冠状动脉综合征患者，可以考虑将早期保守（选择性有创）策略作为一种治疗选择。本编写委员会还认为，需要在采用现代药物强化和治疗的两个组进行更多选择性有创与常规早期有创策略的比较试验，这些药物治疗包括对药物治疗的患者应用常规双联抗血小板治疗（参阅 5.2.1

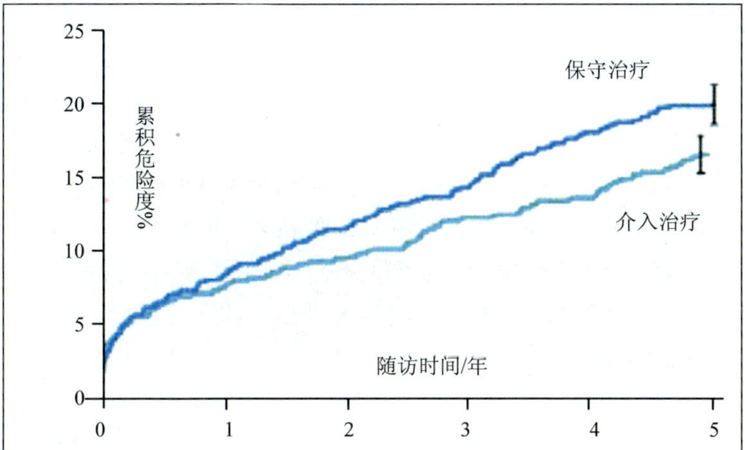

发生事件的人数						
介入治疗	895	827	808	783	705	446
保守治疗	915	838	808	782	683	436

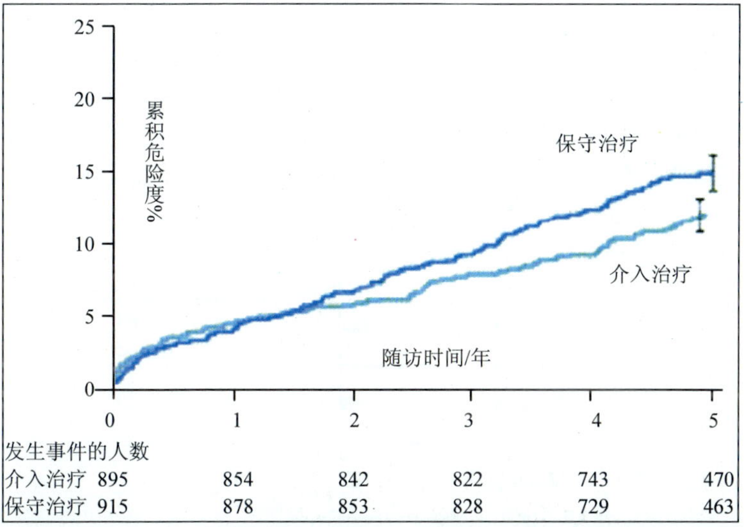

发生事件的人数						
介入治疗	895	854	842	822	743	470
保守治疗	915	878	853	828	729	463

图 18　RITA－3 研究中死亡或心肌梗死的累积危险度

上图显示了在 RITA－3 研究中的非 ST 段抬高急性冠状动脉综合征患者死亡或心肌梗死的累积危险度，而下图显示了其死亡的累积危险度。

节的建议）以及强化的降脂治疗和最新的二级预防措施（参阅 5.2 节小结）。就像在稳定型心绞痛患者一样，进一步的研究应当能够对早期稳定的患者提供有关早期保守/选择性有创策略的坚实循证学依据[650]。

然而，荟萃分析在急性冠状动脉综合征患者进行的现代随机试验（包括 ICTUS 试验）显示，目前支持与早期保守治疗策略相比，采用早期有创策略可以在长期死亡率和致残率方面受益[651]，并且 2 年非致死性心肌梗死（分别为 7.6% vs 9.1%；相对风险 0.83，95%可信区间 0.72～0.96，p=0.012）和 13 个月住院（相对风险 0.69，95%可信区间 0.65～0.74，p＜0.0001）也减少（图 19）。采用循证医学数据库对支架时代的现代随机试验进行分析后得到类似的结论[652]。下面介绍几项有创与保守策略对比的现代试验。

FRISC-II 研究中有 3 048 例急性冠状动脉综合征患者接受达肝素治疗 5～7 d[653]。其中 2 457 例患者随后在入院后 7 d 内随机接受（2×2 因子设计）达肝素或安慰剂（双盲），并接受无创或有创治疗策略（冠状动脉造影，必要时接受血管重建治疗）。6 个月时，持续达肝素组与安慰剂组之间没有显著差异。然而，有创策略治疗组死亡或心肌梗死为 9.4%，而无创策略组为 12.1%（p

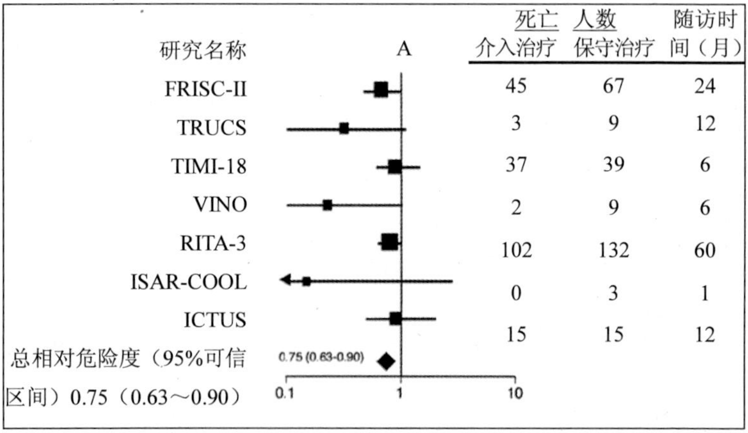

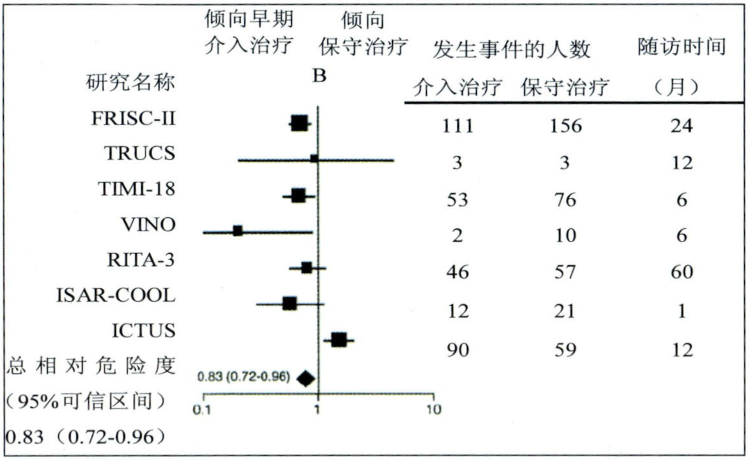

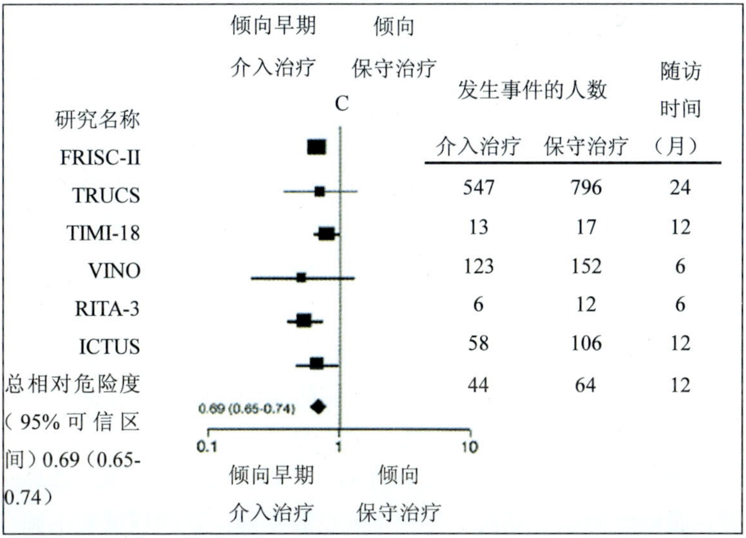

图 19　非 ST 段抬高急性冠状动脉综合征中早期有创治疗与保守治疗患者发生事件的相对危险度的比较

A 组：平均随访 2 年时，早期有创治疗与保守治疗患者全因死亡的相对危险度。B：平均随访 2 年时，早期有创治疗与保守治疗患者非致死性心肌梗死的相对危险度。C：平均随访 13 个月时，早期有创治疗与保守治疗患者因不稳定心绞痛复发而再次入院的相对危险度。

＜0.03）。1 年时，有创策略组死亡率为 2.2%，无创策略组为 3.9%（p=0.016）[654]。从 FRISC-II 试验可以得出结论，血管重建治疗非极高危并且首先接受平均 6 d 低分子肝素、阿司匹林、硝酸盐类和β-受体阻滞剂治疗的急性冠状动脉综合征患者，采用（延迟）常规有创治疗 6 个月的结果好于常规保守治疗（血管重建治疗率极低）。新近已经发表了 FRISC-II 试验的长期结果[655]。5 年时采用有创策略的死亡或非致死性心肌梗死主要终点（风险比 0.81，p=0.009）较好。受益限于男性、不吸烟并且有≥2 个危险因素的患者。

TACTICS-TIMI 18 试验[179]采用阿司匹林、肝素和糖蛋白 IIb/IIIa 抑制剂替罗非班治疗了 2 220 例急性冠状动脉综合征患者。入选患者在随机接受早期有创策略（48 h 之内常规冠状动脉造影，冠状动脉解剖适合时施行血管重建治疗）或更加保守的治疗策略。在保守治疗策略组，只是在患者有复发性缺血或负荷试验阳性时才做血管造影。有创策略组 6 个月死亡、心肌梗死或再次住院为 15.9%，保守治疗策略为 19.4%（p=0.025）。6 个月死亡或心肌梗死[179]也减少（7.3% vs 9.5%，$p<0.05$）。在中度危险和高危的患者（定义为肌钙蛋白 T＞0.01ng/ml、ST 段变化或 TIMI 风险评分＞3 分）观察到受益[156]。没有这些高危特征时，两组患者的结果相当，这就说明进行适当风险分层的关键意义所在。严重出血发生率相当，但是有创策略组患者住院时间缩短。6 个月随访期间，有创策略的受益并没有明显增加治疗费用。

因此，FRISC-II[653]试验和 TACTICS-TIMI 18[179]试验均显示有创策略组的患者受益。与较早的试验不同，这两项试验中施行 PCI 的患者大部分接受了冠状动脉支架，而不是只施行了球囊成形术。而且，两组噻吩并吡啶类药物使用率不同（只有置入支架的患者使用了该药物）。FRISC-II 试验中，有创策略包括在冠状动脉造影前住院使用低分子肝素、阿司匹林、硝酸盐类和β-受体阻滞剂平均 6 d，这种方法在美国很难采用。

TACTICS-TIMI 18 试验中，治疗包括在冠状动脉造影前平均

22 h 使用糖蛋白 IIb/IIIa 抑制剂替罗非班。由于该试验有创组早期（＜7 d）心肌梗死风险太高，FRISC-II 试验观察到的相应风险太高，并且其他试验中并没有常规“上游”应用糖蛋白 IIb/IIIa 抑制剂，因此该试验停止了常规应用糖蛋白 IIb/IIIa 抑制剂。因此，在根据表 11 定义的高危急性冠状动脉综合征患者，采用有创策略的结果良好，并且得到了在 TACTICS-TIMI 18 试验中应用糖蛋白 IIb/IIIa 抑制剂时结果的证实[179]。虽然已经明确在施行 PCI 的急性冠状动脉综合征患者应用静脉内糖蛋白 IIb/IIIa 抑制剂可以受益，但是还不清楚术前应用这些药物的最佳时机。PURSUIT 试验中[619]，在收入社区医院的急性冠状动脉综合征患者使用依替巴肽，可以减少转入上级医院的需要并改善结果[656]。

RITA-3 试验[649]在 1 810 例中度危险的急性冠状动脉综合征患者比较了早期与保守治疗的结果。心脏生化标志物阳性（随机分组时 CK-MB 大于正常上限的 2 倍）的患者，新发生的 Q 波、心肌梗死＜1 个月、PCI＜1 年和有 CABG 史的患者，随机分组时均排除在外。早期有创治疗组的死亡、非致死性心肌梗死和顽固性心绞痛的联合终点从 14.5%降低到 9.6%。受益主要是顽固性心绞痛减少。后期曲线分离，早期有创组 5 年死亡和心肌梗死减少（图 18）。

VINO 试验（Value of first day angiography/angioplasty In evolving Non-ST segment elevation myocardial infarction：Open multicenter randomized trial）[657]将 131 例非 ST 段抬高心肌梗死患者随机分为入院当天做心导管检查或保守治疗。尽管采用保守治疗的患者中在 6 个月随访时有 40%转为血管重建治疗，但是早期血管造影血管重建治疗组死亡或再梗死仍然明显降低（6% vs 22%）。

ISAR-COOL 试验[479]将 410 例中度危险至高危的患者随机分为极早期血管造影和血管重建治疗组与延迟有创策略组。所有患者接受强化药物治疗，包括阿司匹林、肝素、氯吡格雷（600mg 负荷剂量）和静脉内糖蛋白 IIb/IIIa 抑制剂替罗非班。在极早期组，患者接受心导管检查的平均时间为 2.4 h，而延迟有创组为 86 h。极早期有创策略与 30 d 良好结果有关，表现为死亡和大面积心肌梗死减少（5.9% vs 11.6%）。更重要的是，所观察到的受益归功于心导管检查前的事件减少，这就提出了风险可能与“冷却”期有关。

3.3.7 亚组患者

TACTICS-TIMI 18 试验证实了老年急性冠状动脉综合征患者 6 个月死亡或心肌梗死终点减少。至于性别方面，有关男性与女性急性冠状动脉综合征患者在血管重建治疗上的差异报道不一。FRISC-II 试验显示男性患者早期血管重建治疗在死亡或心肌梗死上的受益，没有在女性患者观察到[658]。相反，TACTICS-TIMI 18 试验中男性与女性患者的死亡、心肌梗死或再次住院率均减少[179]。而且，一项观察性研究报道，女性急性冠状动脉综合征患者采用早期介入治疗的效果好于男性患者[659]。最后，RITA-3 试验[649]显示有创评估在男性作为常规策略的获益并没有见于女性患者。因此，需要更多的研究来进一步阐明这些不同的观察结果[660]。

3.3.8 治疗目的

目的是提供一个可能获得最佳临床效果的治疗策略和改善长期预后。冠状动脉造影的目的就是提供有关冠心病范围与分布、动脉粥样硬化性狭窄的部位与程度、和是否适合冠状动脉重建术等方面的详细信息。左心室造影通常与冠状动脉造影一同完成，可以确定节段性或整个左心室功能不全的程度，以及是否合并有其他疾患（例如瓣膜疾病或是先天性疾病）及其程度。有关血管重建术的详细论述，参见《ACC/AHA 经皮冠状动脉介入治疗指南》[600]和《ACC/AHA 外科冠状动脉搭桥术指南》[661]。尽管可以提供一般性的指导原则，但是选择患者施行冠状动脉重建治疗的最佳方法以及施行冠状动脉重建治疗的决定，需要做出临床判断并且与患者及其家属讨论有关风险性与受益。

尽管2项新近研究未选择急性冠状动脉综合征患者，但是阐明了负荷试验指导治疗的价值。DANAMI（Danish Trial in Acute Myocardial Infarction）试验对503例首次心肌梗死溶栓治疗后可以诱发心肌缺血（即平板运动试验结果阳性）的患者进行研究，比较了有创治疗与保守治疗的结果[662]。急性心肌梗死后可诱发的心肌缺血患者进行有创治疗，可以降低再次梗死、因不稳定型心绞痛住院和稳定型心绞痛的发生率[663,664]。同样，将558例负荷试验和日常生活显示有心肌缺血但是临床状况稳定（平板运动试验ST段压低，不能运动的患者药物核素负荷试验显示灌注缺损、动态心电图上ST段下移）、并且过去6周有心绞痛的患者随机分为3组：药物控制症状组、药物控制缺血组和血管重建治疗组。冠状动脉造影显示，三分之一以上患者有"复杂"狭窄。早期行血管重建治疗的患者，12周动态缺血发生率少于开始药物治疗后再来施行血管重建治疗者。

SWISSI II（Swiss Interventional Study of Silent Ischemia Type II）研究将201例ST段抬高心肌梗死或非ST段抬高心肌梗死之后隐匿性缺血（负荷影像检查证实）的患者随机分为PCI血管重建治疗或药物抗缺血治疗，然后平均随访10年。结果PCI组无心性死亡、非致死性心肌梗死或因症状施行血管重建治疗的存活明显降低。虽然样本量相对较小，但该研究支持在急性冠状动脉综合征之后应用负荷试验指导采用早期保守治疗策略治疗的急性冠状动脉综合征患者选择有创评估[665]。

急性冠状动脉综合征患者无创检查的目的是发现有心肌缺血和确定不良后果者，同时可以进行冠状动脉造影和血管重建治疗。但是，没有随机试验[635,653,659,660]和观察资料[666]一致支持常规使用早期冠状动脉造影和血管重建治疗优越性的结论（参阅4节）。因此，有关具体某一个患者采取何种治疗策略，应当根据患者风险性、临床和无创检查结果、患者所住医院的现有设备、过去施行血管重建治疗的结果以及患者的态度来决定。

早期冠状动脉造影可以提高预后分层的可靠性。该结果可以指导药物治疗以及计划血管重建治疗，但是要强调，急性冠状动脉综合征的不良结果呈高度时间依赖性，1～2 个月之后不良后果的风险性在本质上与低危的慢性稳定型心绞痛一样（图 18）。包括 RITA-2（Second Randomized Intervention Treatment of Angina）试验[641]在内的几项早期在稳定型心绞痛患者进行的研究结果显示，与单纯药物治疗相比，介入治疗策略的早期死亡或心肌梗死风险性增大。因此，确定冠状动脉造影和血管重建治疗的时间对于高危患者是否能受益尤其重要。但是，常规施行血管重建治疗手术并发症的总例数增加，因为有些并不需要施行血管重建治疗的患者，将面临这种风险。然而，在急性冠状动脉综合征应用现代强化的药物治疗（包括口服和静脉内抗血小板药物和抗凝药物）已经降低了接受早期有创手术患者发生缺血并发症的早期风险。

根据早期临床表现，常常可将急性冠状动脉综合征患者分为几个不同风险组。TIMI、PURSUIT 和 GRACE 评分是评估急性冠状动脉综合征患者风险的有用临床工具（表 8；图 4；参阅 2.2.6. 节）。

风险分层可以识别最可能从血管重建治疗中获益的患者。例如，左主干病变或多支血管冠心病伴左心室功能减低的患者是发生不良事件的高危患者，并可能从 CABG 中受益。临床评估和无创检查可帮助识别多数高危患者，因为患者常常有下述一个或多个高危特征：高龄（＞70 岁）、既往心肌梗死、血管重建治疗、ST 段改变、心力衰竭或无创检查或无创负荷试验显示静息左心室功能减低（即左室射血分数≤0.40）。存在这些危险因素或糖尿病可帮助识别能够从有创策略中获益的高危患者。

然而，大多数急性冠状动脉综合征患者并不属于极高危患者，并没有不良后果的典型高危表现。因此，从常规血管重建治疗中的获益程度不可能与高危患者一样，并有创检查对于那些低危患者也是一种选择，在出现新的临床表现期间可安全延迟应用。对于临床检查和无创检查没有高危表现的患者，应根据患者的意愿和临床症状影响的程度来具体考虑是否需要施行冠状动脉造影。

这些建议的根据来自几项随机试验。早期试验包括 TEMI III B 试验[635,667]、VANQWISH 试验[640]和 MAFE（Medinine Versus Angingraphy in Thrombolytic Exclusion）试验[639]。新试验涉及现代实践，包括 FRISC-II[653]、TACTICS-TIMI 18[179]、VINO[657]、RITA-3[649]、ISAR-COOL[479]、和 ICTUS[436]试验，一项大规模多国注册研究 OASIS 注册登记[666]，以及几项荟萃分析[643-645]。有关这些试验和更新的荟萃分析的详细介绍，参阅 3.3.1.5 节[644,651]。

还需对某些问题加以评论。过去 6 个月内有 PCI 史而表现为不稳定型心绞痛的患者，提示有冠状动脉再狭窄，重复 PCI 往往有效。一般可以施行冠状动脉造影，而无需先做功能性检查。既往施行过 CABG 者属于另一类需要进行早期冠状动脉造影的患者。无创方法难以明确自体冠心病进展与伴有溃疡和栓塞的移植血管动脉粥样硬化间的相互作用，这两种情况均需施行早期冠状动脉造影。此外，左心室收缩功能减退，包括既往前壁梗死者、既往检查提示左心室收缩功能减退者和充血性心力衰竭者，都有相当程度的风险，均可以从血管重建治疗中受益，因而值得在进行功能检查前先施行早期冠状动脉造影。

急性冠状动脉综合征患者的冠状动脉造影典型表现如下：①10%～20%的患者没有严重狭窄；②30%～35%为单支狭窄；③40%～50%为多支血管狭窄；④4%～10%有明显（＞50%）的左主干狭窄。在 TIMI III B 试验早期有创治疗组，19%的患者无严重狭窄（直径狭窄＜60%），38%为单支狭窄，29%为两支狭窄，15%为三支狭窄，4%为左主干狭窄（＞50%）[668]。通常认为复杂斑块与罪犯病变有关。这些病变通常呈偏心性，有些边缘不规则，并且与冠状动脉内血栓、静息状态下心肌缺血复发、心肌梗死和心性死亡有关[669]。同样结果见于 VANQWISH 试验 80%以上的患者，并且大部分可见到 1 个以上的病变[640]。有趣的是 TIMI III B 试验中许多没有严重狭窄的患者其造影剂排空延迟，提示存在微血管功能障碍[668]，可能导致心肌灌注受损。

女性急性冠状动脉综合征患者的最佳治疗可能与男性患者不

同（参阅 6.1 节）。FRISC-II 和 RITA-3 试验中，早期有创组的受益结果仅见于男性患者，而 TACTICS-TIMI 18[179]试验中如果肌钙蛋白水平升高，则男性患者与女性患者施行早期血管重建治疗的受益相当。相反，低危女性患者采用早期血管重建治疗有结果不良的趋势（包括严重出血的风险），而在低危男性患者为中性结果[670]。多数研究显示，与男性相比，女性更多血管正常或狭窄不严重。高危女性患者 C 反应蛋白和脑钠肽升高者较多，肌钙蛋白升高者较少[179,670]。生化标志物阳性的女性患者可从有创治疗中获益，而对于那些 C 反应蛋白、脑钠肽或肌钙蛋白没有升高者，采用保守治疗效果更好（参阅 6.1 节）。

三支血管严重狭窄和左心室功能降低患者以及那些左主干狭窄者，应当考虑早期 CABG 治疗（参阅 4 节）。对低危患者权衡某一种治疗选择，应当考虑患者的生活质量和态度。强化药物治疗效果差、生活质量及功能状态差和准备承担因血管重建术带来风险的低危患者，应当考虑血管重建治疗。

如果发现患者没有严重阻塞性冠心病，则应考虑症状是否由心脏缺血的其他原因（例如，X 综合征、冠状动脉痉挛、冠状动脉栓塞或冠状动脉夹层，参阅 6 节）或心包炎/心肌炎或非心脏原因所致。正常冠状动脉与狭窄＜50%但有粥样硬化斑块的血管明显不同，后者在冠状动脉内超声可表现为病变范围广泛和形成溃疡的罪犯斑块。若没有心脏综合征，则应寻找症状的真正原因。但许多这类患者经常症状复发、再次住院、可致残和消耗医疗资源，甚至再次施行冠状动脉造影[671,672]。

目前不可能对每一例患者确定合并性疾病的程度，结果使得不适当地选择冠状动脉造影和血管重建术。对于有严重合并性疾病的高危患者，需要在医师、患者和其家属之间进行充分的讨论。应当视患者的具体情况，支持或反对血管重建术。

通常影响血管重建治疗的合并性疾病包括：①进展性或转移性肿瘤，并且预期寿命≤1 年；②禁忌使用系统抗凝或引起严重认知障碍（例如 Alzheimer 病）的颅内疾病，或严重活动受限；

③终末期肝硬化伴门静脉高压失代偿（例如肝性脑病和静脉曲张出血）；④既往冠状动脉造影显示冠心病不适合施行血管重建术治疗者。此处所列情况并非都是结论性的。更困难的决定涉及那些合并性疾病没有此处所列的那么严重。例如中、重度肾功能损害，但是通过透析治疗病情稳定者。

主张在冠状动脉造影之前与心脏介入医师和心脏外科医师进行讨论，确定有关技术环节和可能的风险与受益。完成冠状动脉造影和血管重建治疗的术者，以及完成这些手术的其他人员是重要的一环，因为必须有处理高危和复杂患者经验的心脏介入医师和心脏外科医师。作为总的原则，必须认真权衡冠状动脉造影和血管重建治疗的潜在受益、风险性以及临床试验与注册登记的矛盾结果。本编写委员会倡议在急性冠状动脉综合征患者进行进一步有关能够减少出血的技术（例如桡动脉途径和小直径动脉鞘管）的研究[673]，并且适度选择能够最大程度减少出血的药物及其用药剂量。

3.4 出院前风险分层

建议

I 类

1.对于静息时或低活动量时没有心肌缺血并且至少 12～24 h 没有心力衰竭的低危患者（表 7），建议做无创负荷试验（证据级别：C）。

2. 对于静息时或低活动量时没有心肌缺血并且至少 12～24 h 没有心力衰竭的中度危险患者（表 7），建议做无创负荷试验（证据级别：C）。

3. 选择负荷试验要根据静息心电图、完成运动的能力、当地的经验和现有的技术。在能够运动并心电图没有基线 ST 段改变、束支阻滞、左心室肥厚、心室内传导异常、起搏心律、预激和地高辛作用的患者，平板运动试验有帮助（证据级别：C）。

4. 在能够运动并静息 ST 段下移（≥ 0.10 mV）、束支阻滞、左心室肥厚、心室内传导异常、起搏心律、预激和地高辛作用的患者，应当加做另一项影像检查。在做低水平运动试验的患者，影像检查可提高敏感性（证据级别：B）。

5. 因身体原因（例如关节炎、截肢、严重周围血管疾病、严重慢性阻塞性肺疾病或全身情况）不能行运动负荷试验时，建议行药物负荷影像试验（证据级别：B）。

6. 对强化药物治疗不能稳定病情时，应迅速做血管造影，不做无创风险分层（证据级别：B）。

7. 对不准备施行冠状动脉造影和左心室造影的急性冠状动脉综合征患者建议做无创检查（超声心动图或核素血管显像）（证据级别：B）。

治疗急性冠状动脉综合征患者需要进行动态风险分层。根据开始认真检查的结果、治疗前几天患者的过程以及患者对抗缺血和抗血栓治疗的反应，可以得到预后方面的重要信息。Braunwald 分类[9,254]是一种有效的前瞻性评估方法，并且有助于估计预后[674]。48 h 内没有心脏以外情况的静息性心绞痛（主要是不稳定型心绞痛）（Braunwald III 级）和心肌梗死后早期不稳定型心绞痛（（Braunwald C 级））以及年龄、男性、高血压和最大程度的静脉抗心绞痛/抗缺血治疗，都是死亡或非致死性心肌梗死的独立预测因素。TIMI III 注册登记中，出现症状时的第一份心电图，对于风险分层极其有用[197]，这在 2.2.6.2 节和 RISC（Research on InStability in Coronary artery disease）[675]研究中已进行讨论。一个新的包括 12 142 例缺血症状发作 12 h 之内就诊患者的数据库中，通过就诊时的心电图可以对急性冠状动脉综合征进行具体风险分层[124]（图 20）。在许多病例，无创负荷试验对这种根据临床表现进行风险分层是一种非常有用的补充。此外，如前所述，肌钙蛋白对风险分层也非常有帮助。然而，有些患者极其高危，用无创性风险分层方法不可能确定其中的低危亚组。这些亚组患者不必施行冠状动脉造影、确定是否可能施行血管重建治疗。这些患者包括那些经过加强药物治疗但是仍表现反复发作的静息性心绞痛、

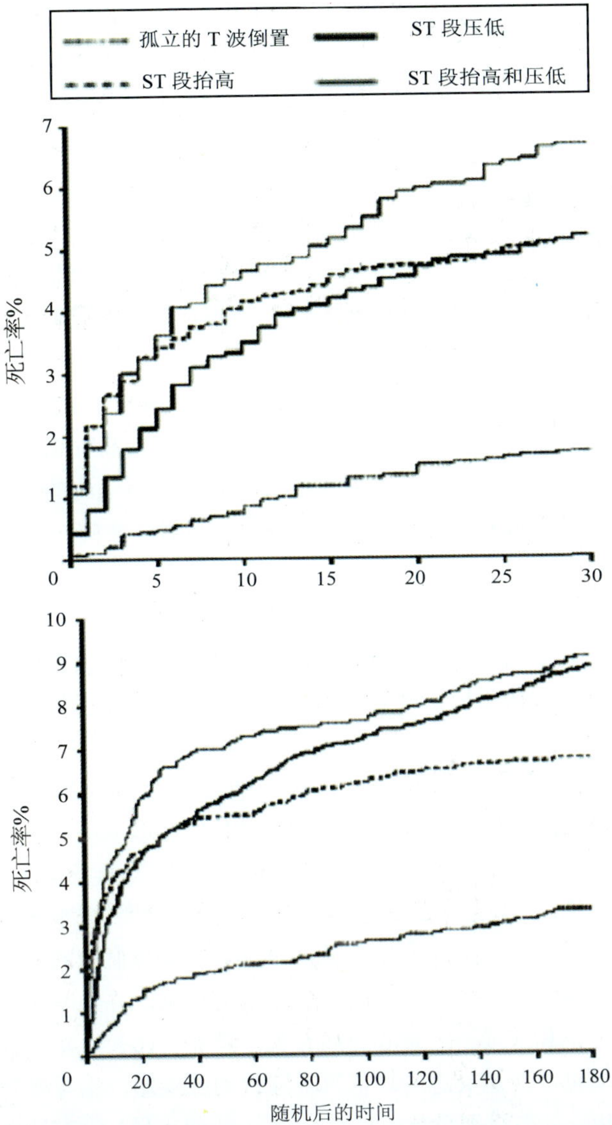

图 20　Kaplan－Meier 曲线预计发生死亡（依据入院心电图诊断）的可能性

血流动力学障碍或严重的左心室功能不全。对这种患者，应考虑早期直接施行冠状动脉造影，而不施行无创负荷试验检查。然而，如果患者不考虑血管重建治疗，或因严重合并性疾病而影响血管重建治疗，也不是拒绝施行冠状动脉造影的理由。经过初步临床评估后，有些患者冠心病不良后果的风险性可能极低，结果不必施行进一步治疗，进一步降低风险性（例如，35 岁女性没有冠心病危险因素）。对于这种患者，常规不会考虑施行冠状动脉造影和血管重建治疗，除非诊断不明。对于不在此类的患者，有必要进行无创检查风险分层。

依据有效的评分流程（例如根据 TIMI、GRACE 或 PURSUIT 试验的资料）来确定患者的风险，可以有效识别高危患者（参阅 2.2.6 节和表 8），还可以帮助选择那些可以从更强化的治疗（例如低分子肝素或有创治疗策略）中获益的患者（参阅 3.4.1 节）。

3.4.1 检查目的

无创检查目的在于：①确定冠心病低度可能性患者有或无心肌缺血。②评估预后。这些信息对进一步制定诊断步骤和治疗措施，非常关键。

有关无创性负荷试验在冠心病应用的详细讨论，见《ACC/AHA 运动试验指南》、《ACC/AHA 临床应用心脏核素成像指南》和《ACC/AHA 临床应用超声心动图检查指南》[676-679]（表 26～28）。总之，低级别负荷诱发心肌缺血[680]或平板运动试验得分（≥11 分）高危[681]，意味着增加冠状动脉血流的能力严重受限。这通常是由于冠状动脉严重阻塞的结果，并且与出院后高危不良结果和（或）严重心绞痛有关。除非有血管重建术的禁忌症，如果可能，这类患者均值得行冠状动脉造影，指导血管重建治疗。相反，高级别负荷（例如>6.5 个代谢当量）没有缺血证据（平板运动试验得分低度风险（≥5 分）[681]，在功能上与严重冠心病无关。这类患者预后良好，可以安全地进行保守治疗。>6.5 个代谢当量时发生缺血，通常与冠状动脉严重阻塞有关，但是除非出现高危表现：ST 段下移或抬高＞0.2mV、血压下降、多导联 ST 段移位提示多处冠状动脉病变或 ST 移位段恢复时间长（＞6 min），否则这些患者也可以安全地进行保守治疗（表 27）。

表 26　无创性危险度分层
高风险（年死亡率超过 3%）
静息时左室功能严重障碍（左室射血分数＜0.35）
平板运动试验积分（分数-11 或更少）
运动时左室功能严重障碍（运动时左室射血分数＜0.35）
负荷诱发的大灌注缺损（特别是在前部）
负荷诱发的多处中等大小的灌注缺损
大面积，固定性灌注缺损伴左室扩大或肺摄取（铊-201）增加
负荷诱发的中等大小的灌注缺陷伴左室扩大或肺摄取（铊-201）增加
超声心动检查小剂量多巴酚丁胺（（10mg/（kg・min）或更少或心率轻度增加（＜120bpm）时出现室壁运动异常（累及 2 个段以上）
负荷超声心动图显示广泛的心肌缺血
中等风险（年死亡率在 1%～3%）
轻度或中度的 静息时左室功能障碍（左室射血分数=0.35～0.49）
平板运动试验得分中等危险积分（分数-11-5）
负荷诱发的中等的灌注缺损不伴左室扩大或肺摄取（铊-201）增加
仅在大剂量多巴酚丁胺负荷限制性超声心动检查时出现室壁缺血性运动异常累≤2 个段
低风险（年死亡率＜1%）
平板运动试验得分低危（分数 5 或更多）
在静息时或负荷时心肌灌注正常或小的缺损
负荷时超声心动检查室壁运动正常或无变化

表 27　预期不良事件高危的无创检查结果（左心室成像检查）

负荷核素左心室成像	负荷超声心动图检查
静息 EF≤0.35	室壁运动得分指数＞1
射血分数下降≥0.10	

表 28　预期不良事件高危的负荷心肌核素灌注成像无创检查结果

- 静息或负荷时心肌核素异常分布>1 支，冠状动脉供血区或大面积前壁灌注缺损
- 心肌灌注异常分布伴肺摄取增加
- 心脏扩大

负荷核素心室显像或负荷超声心动图检查（表 27）也是可供选择的重要方法。药物负荷心肌灌注成像（表 28）对于不能运动的患者尤其有帮助。这种药物负荷试验检查的预后价值，与运动试验成像检查相当，但是没有进行什么直接比较。

如前所述（2..3.2 节），心脏磁共振是一项较新的成像方式，可以在同一次检查中有效地评估心脏功能、灌注（例如采用腺苷负荷试验）和心肌存活情况。文献报道，在拟诊冠心病-急性冠状动脉综合征的孩子将这些结果结合起来可以提供极有帮助的预测信息[682]。

3.4.2 无创检查的选择

静息状态下或运动期间左心室功能或心肌灌注情况，是否有助于确定预后，尚无结论性资料。冠心病范围和左心室功能不全的程度，对于选择治疗方式均很重要。有关直接比较不稳定型心绞痛稳定后多项无创检查评估患者心肌缺血的预后资料试验，因样本例数少而受到影响。多巴酚丁胺负荷超声心动图检查可以显示静息左心室功能和冠状动脉狭窄对功能的影响[676]。对低负荷剂量的特征性缺血反应是早期左心室功能增强，随着多巴酚丁胺剂量的增加，左心室功能恶化[676]。然而，不稳定型心绞痛和心肌梗死被列为多巴酚丁胺负荷超声心动图检查的禁忌症[683]。

RISC 试验评估了 740 例男性急性冠状动脉综合征患者出院前症状限制性踏车试验[684]。多变量分析显示，ST 段下移程度（以低级别最大量负荷显示缺血的导联表示）与 1 年无梗死存活率呈

负相关。该试验与其他小样本试验评估了运动心电图与运动或潘生丁铊 201 试验对风险分层的有效性。所有这些无创试验将总体人群分为低危和高危两类的准确性相当。

选择无创性负荷试验，主要取决于患者特征、当地医院条件和判读结果的经验[685]。由于标准低水平运动心电图负荷试验的方法简单、费用低和对其熟悉，因此对能够运动的患者仍然是最合理的检查，并且其静息心电图可以用于解释 ST 段移位。ST 段解释有困难者，可以施行负荷影像检查。不能运动的患者，应当施行药物负荷影像检查。12～24 h 内没有症状的低危和中度风险的患者，可以行症状限制性试验。

与男性相比，女性的最佳检查策略仍然不肯定（参阅 6.1 节）。但是有证据表明，对于女性，影像检查优于运动心电图[685,686]。文献报道，运动试验的诊断准确性对于女性不够高。文献报道，与男性相比，准确性不高的部分原因是女性患冠心病概率低的原因，由于血管功能紊乱［冠状动脉内皮和（或）为血管功能障碍］导致缺血但没有阻塞性冠心病，也与此有关。

将 189 例患者发生急性冠状动脉综合征后 3～7 d 完成症状限制性运动试验的结果，与 1 个月以后的结果进行比较[640,687]。这些检查的诊断和预后价值相似，但是早期检查可以发现第 1 个月发生不良事件的患者，这些不良事件为第一年不良事件总数的一半。这些资料说明早期无创检查对风险分层的重要性。

VANQWISH（Veteran Affairs Non-Q-Wave Infarction Strategy in Hospital）试验在第 3～5 d 采用症状限制性运动负荷试验，判断是否需要进行冠状动脉造影[640]。保守组符合 VANQWISH 负荷试验标准而施行冠状动脉造影的患者中，51%需行 CABG，并且手术治疗结果良好[669]。这些结果支持无创负荷试验可以成功识别需要施行冠状动脉造影的高危患者这样一个概念。在没有负荷试验高危表现的患者，血管造影指导的早期血管重建治疗策略不可能改变极低的早期事件发生率。

对于做出治疗决策，采用一定时间内的事件数来表述风险时无创检查最有帮助。应当对患者进行大规模研究，得到和检验需要准确预测某一具体患者风险性的因素。尚没有在大样本病例进行有关无创研究，来发现和检验急性冠状动脉综合征稳定后多变量因素预测绝对风险性的准确性。因此，来自稳定型心绞痛患者试验的资料，必须以某一时间内事件的风险性予以引用。尽管这两种形式心绞痛诱发缺血的病理生理过程可以不同，但是通过制定稳定型心绞痛患者的预后流程图，同样可以预测新近不稳定型心绞痛患者稳定后的风险性。应用这种未经检验的假说，大量来自稳定型心绞痛和急性冠状动脉综合征患者的文献，为风险分层提供了一些方法，结果将无创检查期间观察到的生理学变化，转变为随着时间发生的事件来表示风险性。

3.4.3 冠状动脉造影的选择

与无创检查相反，冠状动脉造影可以提供详细的解剖信息，可以确定预后并且为最佳治疗提供方向。冠状动脉造影与左心室造影结合，还可以确定整个心室和某一部分心室的功能。冠状动脉造影适应证与可能的治疗方案，例如 PCI 或 CABG 密切相关。

通常急性冠状动脉综合征患者有下列情况时有冠状动脉造影指征：尽管采用充分的药物治疗，心肌缺血症状反复出现；临床表现为高危（心力衰竭、恶性室性心律失常）或无创检查高危（严重左心室功能不全：射血分数＜0.35、大面积前壁或多发充盈缺损）（表 24～27）。详细讨论见 3.4.2 节。施行过 PCI 或 CABG 的急性冠状动脉综合征患者，一般也应当考虑早期施行冠状动脉造影，除非过去冠状动脉造影资料提示不可能进一步施行血管重建治疗。血流动力学不稳定的患者（参阅 3.1.2.7 节），放置主动脉内气囊反搏术的同时可以完成冠状动脉造影和血管重建治疗。拟诊变异型心绞痛的患者，也有施行冠状动脉造影的指征（参阅 6.7 节）。

冠状动脉造影和血管重建治疗总的适应证取决于患者的具体情况和患者的意愿。患者和医师对有关风险性和受益的判断，对于不适合施行冠状动脉重建治疗的患者，例如高龄患者和那些有严重合并性疾病的患者（例如严重肝、肺或肾功能损害、活动性或不能手术的肿瘤），尤为重要。

3.4.4 患者咨询

应当以通俗易懂的语言与患者及其家属讨论检查结果。这些结果应当有助于帮助劝告患者施行冠状动脉造影、需要调节药物治疗方案和需要实施二级预防方案（参阅 5 节）。

4 冠状动脉重建治疗

4.1 对急性冠状动脉综合征患者施行 PCI 和 CABG 的建议

（详见图 21 决策树状图）

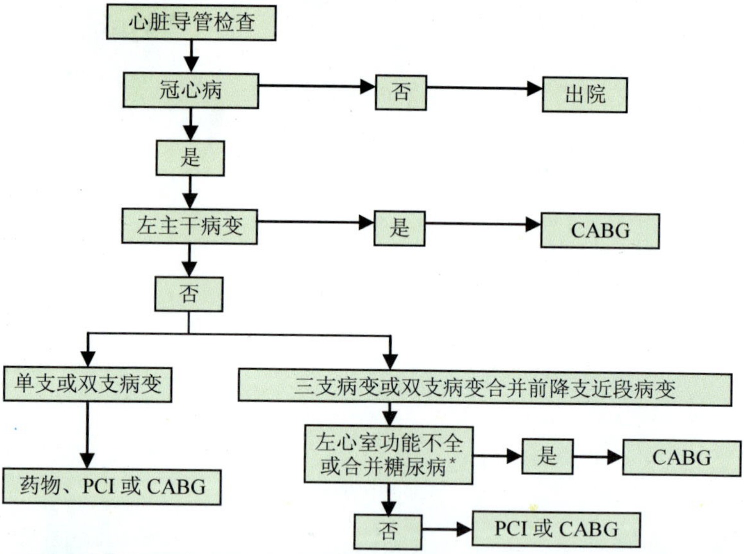

图 21 非 ST 段抬高急性冠状动脉综合征患者血管重建的治疗策略

* 关于这部分患者的治疗存在争议。大多数人认为 CABG 可能会比 PCI 手术效果更好。

4.1.1 施行PCI的建议

I类

1. 对于没有严重合并性疾病和冠状动脉病变适合PCI并且有相关高危特征的急性冠状动脉综合征患者，有指征施行早期有创PCI策略。（特殊建议和证据级别详见3.3节）。

2. 对于1支或2支冠心病、合并或不合并左前降支近段严重病变、但无创检查显示有大面积存活心肌并有高危特征的急性冠状动脉综合征患者，建议施行PCI（或CABG）（证据级别：B）。

3. 对于多支冠状动脉病变，冠状动脉解剖适合、左心室功能和没有糖尿病的急性冠状动脉综合征患者，建议施行PCI（或CABG）（证据级别：A）。

4. 对于做PCI的急性冠状动脉综合征患者，一般建议使用静脉内血小板糖蛋白IIb/IIIa抑制剂（证据级别：A）。

IIa类

1. 大隐静脉桥局限性病变或多处狭窄、正在进行药物治疗并且不适合再次外科手术的急性冠状动脉综合征患者，可以施行PCI（证据级别：C）

2. 对于1支或2支冠心病、合并或不合并左前降支近段严重病变、但无创检查显示有中等面积存活心肌并有缺血的急性冠状动脉综合征患者，可以施行PCI（或CABG）（证据级别：B）。

3. 对于1支冠心病合并左前降支近段严重病变的急性冠状动脉综合征患者，施行PCI（或CABG）比药物治疗受益大（证据级别：B）。

4. 对于严重左主干冠心病（狭窄直径>50%）、适合血管重建治疗但不适合CABG或需要在血管造影时施行急诊介入治疗处理血流动力学不稳定的急性冠状动脉综合征患者，可以施行PCI（证据级别：B）

IIb类

1. 对于1支或多支血管冠心病并正在接受药物治疗的患者和

1 处或多处病变扩张成功可能性小是患者，没有与急性冠状动脉综合征相关的高危特征时，可以考虑施行 PCI（证据级别：B）。

2. 对于正在接受药物治疗、2 支或 3 支血管病变、左前降支近段严重病变和受治糖尿病或左心室功能异常，血管解剖适合经导管介入治疗的急性冠状动脉综合征患者，可考虑施行 PCI（证据级别：B）。

III 类

1. 对于 1 支或 2 支冠心病、没有左前降支近段严重病变、没有症状复发或症状不太可能是心肌缺血所致并无创检查没有显示缺血的患者，不建议施行 PCI（或 CABG）（证据级别：C）。

2. 对于 1 支或多支血管冠心病和非药物治疗试验或有下述 1 项或多项的急性冠状动脉综合征患者，没有与急性冠状动脉综合征相关的高危特征时，不建议施行 PCI：

（1）仅小面积心肌濒危（证据级别：C）。

（2）形态学显示扩张治疗成功可能性低的所有病变或罪犯病变（证据级别：C）。

（3）有与手术相关的致残率或死亡率的高危风险（证据级别：C）。

（4）非严重病变（冠状动脉狭窄＜50%）（证据级别：C）。

（5）严重左主干冠心病并适合 CABG（证据级别：B）。

3. 非 ST 段抬高心肌梗死之后梗死相关动脉长期闭塞的稳定患者，没有指征施行 PCI（证据级别：B）。

4.1.2 施行 CABG 的建议

I 类

1. 对于严重左主干冠心病（狭窄＞50%）的急性冠状动脉综合征患者，建议做 CABG（证据级别：A）。

2. 对于 3 支血管病变的急性冠状动脉综合征患者，建议做 CABG；左心室功能异常（左室射血分数＜ 0.50）患者的存活受益更大（证据级别：A）。

3. 对于2支血管病变合并左前降支近段严重狭窄和左心室功能异常（左室射血分数< 0.50）或无创检查显示缺血的急性冠状动脉综合征患者，建议施行 CABG（证据级别：A）。

4. 对于PCI效果不好或强化药物治疗后仍有缺血的急性冠状动脉综合征患者，建议施行 CABG（证据级别：B）。

5. 对于 1 支或 2 支冠心病、合并或不合并左前降支近段严重病变、但无创检查显示有大面积存活心肌并有高危特征的急性冠状动脉综合征患者，建议施行 CABG（或 PCI）（证据级别：B）。

6. 对于多支冠状动脉病变、冠状动脉解剖适合、左心室功能较好和没有糖尿病的急性冠状动脉综合征患者，建议施行 CABG（或 PCI）（证据级别：A）。

IIa 类

1. 对于急性冠状动脉综合征合并多支血管病变的患者，采用乳内动脉施行 CABG 对于受治糖尿病患者的受益大于 PCI（证据级别：B）。

2. 对于多支血管病变和受治糖尿病的急性冠状动脉综合征患者，可以采用乳内动脉施行 CABG（证据级别：B）。

3. 对于多处大隐静脉桥狭窄（尤其是供血于左前降支的桥血管严重狭窄）的急性冠状动脉综合征患者，可以再次施行 CABG（证据级别：C）。

4. 对于 1 支或 2 支冠心病、合并或不合并左前降支近段严重病变、但无创检查显示有中等面积存活心肌并有缺血的急性冠状动脉综合征患者，可以施行 CABG（或 PCI）（证据级别：B）。

5. 对于1支冠心病合并左前降支近段严重病变的急性冠状动脉综合征患者，施行 CABG（或 PCI）比药物治疗受益大（证据级别：B）。

6. 对于多支血管病变和有症状性心肌缺血患者，可以施行 CABG（或 PCI 支架术）（证据级别：B）。

IIb 类

对于 1 支或 2 支血管病变没有累及前降支近段、有中等面积心肌缺血的急性冠状动脉综合征患者，PCI 结果不好时，可考虑 CABG（如果有大面积存活心肌并且无创检查显示高危时，该建议升为 I 类）（证据级别：B）。

III 类

对于 1 支或 2 支冠心病、没有左前降支近段严重病变、没有症状复发或症状不太可能是心肌缺血所致并无创检查没有显示缺血的患者，不建议施行 CABG（或 PCI）（证据级别：C）。

4.2 一般原则

如 3.4.3 节所讨论，冠状动脉造影有助于确定急性冠状动脉综合征患者的冠状动脉解剖，发现可能从早期血管重建治疗受益的高危患者。实施冠状动脉重建治疗（PCI 或 CABG），以改善预后、减轻症状、防止缺血并发症和提高功能状态。诊断性冠状动脉造影后决定施行血管重建治疗，不仅受冠状动脉解剖的影响，还受到许多其他因素例如期望寿命、心室功能、合并性疾病、功能状态、症状严重程度和存活心肌受累范围的影响。建议血管重建治疗前考虑所有重要因素。例如，冠状动脉远段阻塞性病变的患者或有大量不可逆心肌损害的患者，不可能从血管重建治疗中受益，尤其是药物治疗可以稳定病情者。冠状动脉解剖高危患者可以从血管重建术受益，表现为症状改善和长期生存（图 21）。急性冠状动脉综合征 患者的冠状动脉重建治疗适应证，与慢性稳定型心绞痛患者类似，其详细讨论见《ACC/AHA 慢性稳定型心绞痛治疗指南》[679]、《ACC/AHA 外科冠状动脉搭桥术指南》[661]和《ACC/AHA/SCAI 经皮冠状动脉介入治疗指南（2005 年修订版）》[600]。

斑块破裂合并继发性血小板聚集和血栓形成，是急性冠状动脉综合征的最常见病理生理学原因[123,688]。许多急性冠状动脉综合征患者的治疗，常常涉及 PCI 或 CABG。选择适当的血管重建治疗，常常取决于临床因素、术者经验和冠心病范围。许多急性冠状动脉综合征患者适合其中一种治疗。但是，有些患者具有高危特征，例如左心室功能不全。采用 CABG 治疗这类患者，长期生存率提高。其他患者采用PCI，并不能达到完全血管重建，而CABG是较好的选择。还有一些不是外科手术适应症的患者，优先选择PCI。

冠心病患者的大规模注册登记提示，临床表现类型似乎很少影响以后血管重建治疗[123,688-691]。一组9 263例冠心病患者中，入院诊断为不稳定型心绞痛者（与慢性稳定型心绞痛患者比较），对CABG、PCI或药物治疗后5年存活率没有影响[692]。纽约州治疗59 576例患者的结果显示，最初诊断为不稳定型心绞痛并不影响CABG或PCI术后3年的存活率[693]。而且，CABG治疗后的长期生存率与静息性心绞痛、进行性心绞痛、新发生的心绞痛或梗死后心绞痛的不稳定型心绞痛患者相当[694]。这些观察提示，初始有多种冠心病临床表现因而采取明确治疗的对照资料，可以用于指导急性冠状动脉综合征患者的治疗决策。因此，急性冠状动脉综合征患者冠状动脉重建治疗的适应证，大体上与稳定型心绞痛患者相似。主要区别是急性冠状动脉综合征患者因症状性质严重而更积极施行血管重建治疗[694]。而且，对急性冠状动脉综合征患者（尤其是那些有高危特征的患者）施行血管重建治疗，如果在住院早期进行，可能获益最大（参阅 3.3 节）。

4.3 PCI

近年来，由于技术进步、手术即刻成功率提高和并发症率降低，PCI 在急性冠状动脉综合征患者的应用增加。支架术加糖蛋白IIb/IIIa抑制剂可以提高安全性和长期效果，进一步拓宽了PCI的应用范围。PCI是指一组经皮介入技术，包括标准球囊成形术、冠状动脉支架置入术和粥样斑块销蚀技术（即斑块旋切、血栓旋切和激光）。在广泛应用支架手术之前，“经皮腔内冠状动脉成形术”有时应用于那些PCI是主要形式的研究。大部分PCI涉及球囊扩张和冠状动脉支架术。支架术通过降低急性血管闭塞和后期再狭窄风险，对导管方法血管重建治疗的贡献很大。已经证实，与金属裸支架比较，药物洗脱支架可以明显降低再狭窄风险。尽管支架术已经成为应用最为广泛的经皮介入技术，在美国的多数心导管室 80%～85%的 PCI 使用支架，但是对于某些特殊病变和患者，还使用其他器械。尽管已经明确斑块切除术和血栓切除术的安全性和有效性，但是这些器械应用于急性冠状动脉综合征患者的资料，仍然十分有限[695]。近来由于对使用药物洗脱支架后延迟内皮化导致晚期冠状动脉血栓事件增加甚至可能导致死亡或心肌梗死的担心[394,503,505,507,508]，因此强调需要开发更安全和更有效的 PCI 技术。

其他新技术与器械包括血管喷射血栓切除抽吸和血栓切除术（经腔抽吸导管），目前正在应用于评估治疗冠状动脉内可见血栓[696]。使用这些器械获得的经验提示可以改善冠状动脉狭窄的血管造影表现，但是目前几乎还没有临床结果明显改善的可以比较的资料。

文献报道的 PCI 治疗急性冠状动脉综合征患者的临床有效性存在着差异。这可能与试验设计、治疗策略、患者选择和术者经验诸方面存在差异有关。但是，PCI 治疗急性冠状动脉综合征患者的成功率通常很高。例如，TIMI IIIB 试验中 PCI 治疗急性冠状动脉综合征患者的成功率为 96%。按照临床标准，围手术期心肌梗死发生率为 2.7%，1.4%的患者需施行急诊 CABG，手术操作死亡率为 0.5%[635,697]。

其他的几个试验对比评估了 PTCA 治疗不稳定型心绞痛与稳定型心绞痛患者的价值[698-703]。一项大规模的回顾性研究在稳定型心绞痛患者与不稳定型心绞痛患者比较了血管成形术的结果 [699]。强化药物治疗控制不稳定型心绞痛患者症状后平均入院后 15 d 施行 PCI。随访 6 个月并与稳定型心绞痛患者比较，不稳定型心绞痛患者在原始临床成功率（不稳定型心绞痛组为 92%，稳定型心绞痛组为 94%）、住院死亡率（0.3% vs 0.1%）或 6 个月随访不良事件的例数方面均无明显差别[699]。这些结果提示，稳定型心绞痛患者 PCI 的即刻结果和 6 个月随访结果与不稳定型心绞痛相当。此外，一项回顾性分析也显示，不稳定型心绞痛患者入院后早期（＜48 h）

或晚期（>48 h）完成手术的效果相当[698]。

尽管其他的早期研究（主要来自上世纪 80 年代）提示，PCI 治疗不稳定型心绞痛患者的心肌梗死和再狭窄发生率高于稳定型心绞痛患者[700-704]，但是现代导管血管重建治疗广泛采用冠状动脉支架术、药物洗脱支架和辅助使用糖蛋白 IIb/IIIa 抑制剂，结果影响即刻和远期效果[617]。从历史上看，PCI 的主要限度是急性血管闭塞率约为 5%，以及 6 个月受治病变再狭窄率为 35%～45%。冠状动脉支架术因其可以明显降低急性闭塞率和再狭窄率，成为 PCI 一种可供选择的重要方法。支架术通过防止冠状动脉急性或濒危闭塞，可以降低操作所致 ST 段抬高心肌梗死发生率以及对急诊 CABG 的需要，同时还可以防止其他缺血并发症。

比较稳定型心绞痛患者和不稳定型心绞痛患者应用 Palmaz-Schatz 冠状动脉支架，住院结果或再狭窄率无明显差异[705]。另一项试验发现，支架治疗组不稳定型心绞痛患者初次冠状动脉造影成功率和住院严重并发症发生率与稳定型心绞痛组相当[706]。两组 6 个月主要心脏不良事件也相似，而不稳定型心绞痛组需要重复施行 PCI 和靶血管重建治疗者实际上少一些。相反，其他资料提示，无论是否进行噻氯匹啶和阿司匹林治疗，不稳定型心绞痛增加冠状动脉支架术患者不良缺血后果的发生率，说明在这类人群需要更加强而有效的抗血小板治疗[707]。

虽然近年来药物洗脱支架在急性冠状动脉综合征的应用急剧增加，但是 Kandzari 等在“CRUSADE 质量改善行动”中评估了 262 家医院 2003 年至 2004 年期间接受 PCI 的 8 852 例高危急性冠状动脉综合征患者应用药物洗脱支架的效果[708]。9 个月期间，药物洗脱支架的应用从 52.6%增加到 78.5%。虽然注意到选择药物洗脱支架与金属裸支架的差异，但是药物洗脱支架组的校正死亡和再次心肌梗死发生率较低。

开放动脉假说提示，晚期开放梗死相关动脉可以改善左心室功能、提高电稳定性、开放到其他冠状动脉血管床的侧枝并防止发生将来事件。OAT（Occluded Artery Trial）试验[709,710]评估了心肌梗死后 3～28 d 对于完全闭塞病变常规施行 PCI 可以减少死亡、再梗死或 IV 级心力衰竭的复合终点这一假说。2 166 例心肌梗死后完全闭塞的稳定患者随机分为最佳药物治疗和 PCI 支架术与（或）单纯最佳药物治疗。确定 3～28 d 是根据日历，因此症状发作到血管造影的最短时间只是 24 h。入选标准包括没有心绞痛或静息心力衰竭和左室射血分数＜50%或供血于大面积心肌的大的冠状动脉近段闭塞。排除标准包括 NYHA III 级或 IV 级心力衰竭、血肌酐＞2.5mg/dL、左主干或 3 支血管病变、临床状况不稳定或如果梗死区没有无动力或运动障碍而负荷试验显示严重缺血。

4 年随访结果显示，PCI 不能减少死亡、再梗死或心力衰竭，并且有再梗死过多的趋势。在 295 例非 ST 段抬高心肌梗死亚组患者见到的结果与整个研究组（2 166 例）和大面积 ST 段抬高心肌梗死组相当。因此，在非 ST 段抬高心肌梗死后持续梗死相关动脉闭塞 OAT 试验型患者，没有指征采用常规 PCI 策略。

4.3.1 血小板抑制剂与 PCI

20 世纪 90 年代引入糖蛋白 IIb/IIIa 抑制剂是 PCI 治疗急性冠状动脉综合征患者的一大进展（参阅 3.2 节）[123,615-617,619,620,711-713]。其优点是注重血小板在急性冠状动脉综合征患者或冠状动脉重建治疗中发生缺血性并发症的重要作用。目前，美国食品与药物管理局根据临床试验的不同结果批准了 3 种血小板糖蛋白 IIb/IIIa 抑制剂阿昔单抗、替罗非班和依替巴肽。EPIC 试验[615]、EPILOG 试验[616]、CAPTURE 试验[618]和 EPISTENT 试验[617]观察评估了阿昔单抗的应用。PRISM 试验[628]、PRISM-PLUS 试验[620]和 RESTORE（Randomized Efficacy Study of Tirofiban for Outcome and Restenosis）试验[714]则评估了替罗非班。IMPACT（Integrilin to Minimize Platelet Aggregation and Coronary Thrombosis）试验[625]、PURSUIT 试验[619]和 ESPRIT（Enhanced Suppression of Platelet Receptor GP IIb/IIIa using Integrilin Therapy）试验[626]对依替巴肽进行了应用研究（表 25）。所有这 3 种制剂都是干扰血小板聚集的

最后共同通道，并且显示能够有效降低急性冠状动脉综合征患者的缺血性并发症发生率（图 17）。

TARGET 试验（Tirofiban and Reopro Give Similar Efficacy Outcomes）直接头对头比较了两种糖蛋白 IIb/IIIa 抑制剂，该试验将 5 308 例患者在施行支架术前随机地分为替罗非班组和阿昔单抗组[623]。主要终点观察指标包括 30 d 死亡、非致死性心肌梗死、或急诊靶血管重建治疗等复合指标，发生在阿昔单抗组者少于替罗非班组（6.0 vs 7.6%，p=0.038）。复合终点指标中各项减少的幅度均相似。两组随机治疗组的结果差异主要在急性冠状动脉综合征患者（63%的患者）尤其明显：替罗非班组 30 d 复合终点事件率为 9.3%，阿昔单抗组为 6.3%（p=0.002）。虽然该结果受亚组分析的限制，但是提示糖蛋白 IIb/IIIa 抑制剂的有效性应在接受 PCI 的急性冠状动脉综合征患者最明显。该试验观察到替罗非班效果较差可能与负荷剂量不足有关，因为后来证实对血小板的抑制不足（仅 28%～33%早期血小板抑制）并且抑制结果不如阿昔单抗（65%～81%）[624]。随后一项评估在 PCI 时注射更大剂量替罗非班（25μg/kg）的研究因为资金问题最终过早终止。还没有将依替巴肽与阿昔单抗或替罗非班进行直接比较的研究。

一项有关采用择期 PCI 治疗冠心病患者的研究提出这样一个问题：糖蛋白 IIb/IIIa 抑制剂在已经使用了负荷剂量（600mg）氯吡格雷的急性冠状动脉综合征患者接受 PCI 期间是否仍然具有价值[715]？为了回答这个问题，在 2 022 例接受 PCI 的急性冠状动脉综合征患者术前至少 2 h 使用负荷剂量的氯吡格雷 600mg，然后随机分为阿昔单抗组或安慰剂组（ISARREACT 2 试验）[239]。结果阿昔单抗组 30 d 死亡、非致死性再梗死或急诊靶血管重建治疗主要终点 8.9%，安慰剂组 11.9%，两组之间有 25%的差距并完全仅限于肌钙蛋白水平升高者，表现为阿昔单抗组主要事件发生率 13.1%，而安慰剂组 18.3%（p=0.02）。两组的出血风险相当。因此，在心脏生化标志物水平升高的非 ST 段抬高心肌梗死患者，糖蛋白 IIb/IIIa 抑制剂可提供口服大剂量负荷剂量氯吡格雷以外的受益，但对于心脏生化标志物水平没有升高的不稳定型心绞痛患者则不能提供受益。

总之，来自回顾性观察和随机临床试验的资料提示，PCI 可提高多数急性冠状动脉综合征患者的血管造影成功率（表 25）。除了标准的阿司匹林、抗凝、氯吡格雷和抗缺血治疗药物治疗之外，静脉内使用血小板糖蛋白 IIb/IIIa 抑制剂进一步提高了对这些患者施行 PCI 的安全性。

4.4 外科血管重建治疗

荟萃分析 1972 年至 1978 年比较药物治疗与 CABG 治疗冠心病患者长期生存结果的 6 个试验[317]结果显示，CABG 治疗左主干和 3 支冠状动脉病变（不考虑左心室功能），能明显延长生存时间。而药物与 CABG 治疗单支或两支冠心病的患者，存活时间方面无差异。然而，外科技术（包括乳内动脉搭桥至左前降支）和药物治疗（即强化抗凝和抗血小板治疗）已经发生了巨大变化。Pocock 等[716]荟萃分析 1986 年至 1993 年完成的 8 个随机试验，并且对广泛使用支架前的 3 371 例多支冠状动脉病变的患者，比较 CABG 与 PCI 结果。随访 1 年，2 种治疗在心脏死亡或心肌梗死方面无差别，但是 CABG 组的心绞痛发生率和需要施行血管重建治疗者，均降低或减少。

BARI（Bypass Angioplasty Revascularization Investigation）试验是一项在 1 829 例 2 支或 3 支冠状动脉病变患者比较 CABG 和 PCI 最大样本的随机试验[717,718]。这些患者中，入院诊断 64%是不稳定型心绞痛，19%合并有糖尿病。入选试验后 7 年发现，与 PCI 相比，无论入组时症状严重程度如何，CABG 组中无心肌梗死存活时间明显延长（84.4% vs 80.9%，p=0.04）[719]。亚组分析表明，CABG 带来的存活益处仅限于胰岛素或降糖药物治疗的糖尿病患者。7 年时，CABG 组合并有糖尿病患者的生存率为 76.4%，而 PCI 组则为 55.7%（p=0.001）。CABRI（Coronary Angioplasty Versus Bypass Revascu/arization Investigation）试验的结果也提示，与 PCI

治疗多支冠心病合并糖尿病患者比较，CABG 治疗能明显延长存活时间[720]。这些观察在 Emory 大学的一项试验中得到证实。该试验显示在校正一些基线差别之后与 PCI 治疗相比，CABG 治疗多支冠心病合并需胰岛素治疗的患者的存活率提高[721]（参阅 6.2 节）。

一项大样本患者连续冠心病注册登记比较了药物治疗、PCI 和 CABG 从 1984 年至 1990 年的 5 年存活率[692]。结果与药物治疗或 PCI 比较，CABG 治疗 3 支病变或伴前降支近段高度狭窄（≥95%）的 2 支病变患者的 5 年生存率明显提高。非严重 2 支冠心病或单支血管病变者，2 种血管重建治疗提高生存率均优于药物治疗。非严重 2 支血管病变患者这 2 种血管重建治疗的疗效相当。PCI 对提高单支血管病变患者生存率优于 CABG，但是左前降支近段严重狭窄患者除外，因为 PCI 和 CABG 对后者的治疗效果相当。然而，单支血管病变患者所有治疗的 5 年生存率均很高，其间差异甚小。

Hannan 等[693]对 1993 年纽约州血管重建治疗患者进行了校正风险性的 3 年生存率比较，评估具有不同基线特征和冠状动脉造影特征的 29 646 例 CABG 患者和 29 930 例 PCI 患者。冠状动脉病变解剖范围是唯一的变量因素，会影响到某一特殊的血管重建治疗和长期生存。不稳定型心绞痛或糖尿病不会导致因治疗方法不同而影响长期生存率。PCI 组左前降支以外的单支血管病变、或左前降支狭窄＜70%的校正 3 年存活率(95.3%)明显高于 CABG 组（92.4%）。CABG 组左前降支狭窄≥70%的校正 3 年存活率明显高于 PCI 组，无论冠状动脉病变血管数目有多少。3 支血管病变，无论有否左前降支近段病变，CABG 组的校正 3 年存活率明显增高。其他 1 支或 2 支血管病变患者的存活率，不受治疗方式的影响。PCI 组 3 年再次介入治疗率（26.6% vs 2.8%）明显高于 CABG 组（10.4% vs 0.5%）。

Hannan 等应用纽约州心脏注册登记同样的资料完成了一项比较 37 212 例 CABG 患者与 22 102 例 PCI 支架术患者结果的随

访研究[722]。每一组随访最长时间为 3 年以上。将患者分为 5 个解剖组：2 支血管病变没有左前降支病变、2 支血管病变合并左前降支近段病变、2 支血管病变合并非左前降支近段病变、3 支血管病变合并左前降支近段病变和 3 支血管病变非左前降支近段病变。对于单支血管病变者通常采用 PCI 治疗。不能预期的结果是 5 个组患者的校正风险的长期死亡率在 CABG 组较低。与置入支架相比，CABG 术后死亡的风险比从 3 支血管病变合并左前降支近段病变患者的 0.64（95%可信区间 0.56～0.74）到 2 支血管病变合并非左前降支近段病变患者的 0.76（95%可信区间 0.60～0.96）。每一个解剖分组中糖尿病患者 CABG 的长期死亡率风险也较低，风险比为 0.59～0.69。除了 2 支血管病变没有合并左前降支病变者之外，所有糖尿病患者施行 PCI 后的死亡率较施行 CABG 者明显增加。对这组患者缺乏意义可能反映了患者例数较少（CABG 加上 PCI 联合治疗）。本研究[722]与 Hannan 等较早发表的研究结果[693]一样，PCI 组 3 年再次介入治疗率（27.3% vs 4.6%）明显高于 CABG 组（7.8% vs 0.3%）。相反，多支血管病变的随机试验对没有糖尿病者没有显示差异。这些不一致的结果应是 PCI 的选择偏倚所致。相反，该注册研究非常大，包括了大量随机试验中没有包括的血管造影特征。然而，左前降支冠状动脉狭窄部位（尤其是严重并位于近段时）是死亡率高的一个相关特征，并采用 CABG 的治疗效果较好。

BARI 和 CABRI 随机试验可识别能够从 CABG（与 PCI 比较）获益的糖尿病患者，这在以前的队列研究中没有观察到[717,718,720]，但在新近试验中只使用支架的 PCI 组中得到证实[722]。BARI 和 CABRI 两项试验都对糖尿病亚组患者进行了回顾性分析。而且，治疗效果在 BARI 注册登记的患者中不能得到复制[723]。对于这些不一致结果的可能解释是，医师可能认为糖尿病患者冠心病特征使得患者可以更安全地接受着一种或那一种血管重建治疗。然而，将所有糖尿病患者随机进行治疗而不考虑临床判断，CABG 的治疗优点就更明显了。综合随机试验的资料和新近比较 PCI

支架术与 CABG 的队列研究资料，对于多数 3 支血管病变患者（尤其累及到左前降支近段时），对于多支血管病变合并受治糖尿病或左心室功能不全的患者，可考虑将 CABG 作为优先的血管重建治疗策略。但根据现有的资料，若否定 PCI 在糖尿病和冠状动脉病变不严重患者的价值将是不明智的。此外，近年来糖蛋白 IIb/IIIa 抑制剂与 PCI 联合应用于急性冠状动脉综合征，治疗结果良好[131,724]。

在比较不同的血管重建治疗策略时的一个重要考虑是，随着药物洗脱支架应用的增加和血小板受体抑制剂应用的增加，还没有一项大规模随机试验来反映介入心脏病学的现代实践，包括常规使用支架。冠状动脉支架术可提高手术的安全性，而药物洗脱支架与 PTCA 或金属裸支架相比可减少再狭窄。辅助使用血小板抑制剂（尤其是对高危患者）也与短期和中期结果改善有关。虽然药物洗脱支架和血小板糖蛋白 IIb/IIIa 抑制剂的作用应改善了 PCI 的结果，但是根据以前报道的随机试验或大规模注册登记结果，还不能确定 PCI 相对于 CABG 的受益。与此同时，采用右乳内动脉桥、桡动脉桥、优化的心肌保护策略和微创方法这些外科技术的进步，应当能够降低 CABG 的致残率和死亡率。事实上，根据 STS 成人心脏数据库资料[725]，过去 10 年间 CABG 校正危险因素的死亡率一直在逐渐下降。

与现代药物治疗实践有关的最近比较 PCI 与 CABG 的试验小结如下：AWESOME（Angina With Extremely Serious Operative Mortality Evaluation）试验是一项在 CABG 发生不良结果高危的药物治疗顽固性心肌缺血患者进行的随机试验，结果显示传统的 CABG 存活率可以与 PCI（包括支架术或粥样斑块切除术）媲美[726]。荟萃分析 CABG 与支架术治疗多支血管病变的对比研究[727]包括 ARTS（Arterial Revascularization Therapy Study）、SoS（Stent of Surgery）、ERACIII（Estudio Randomizado Argentino de Angioplastia vs CIrugia-II）和 MASSII（Multicenter Anti Atherosclerotic Study-II）这些随机试验中的患者[728-732]。ERACI-II 试验中 92%的患者有不

稳定型心绞痛，SoS 研究中没有患者有新近严重急性事件，MASSII 试验中患者有稳定型心绞痛但心室功能尚好，ARTS 试验（只有 5 年随访资料）没有做专门介绍。然而，这些试验入选的是 1995 年至 2000 年者，主要采用的是传统体外循环 CABG 和金属裸支架 PCI，结果显示 CABG 与支架组之间的死亡、心肌梗死和卒中主要复合终点和死亡率都没有差异。ARTS 试验包括但不仅限于不稳定型心绞痛患者，该试验随机将多支血管病变患者分为冠状动脉支架术与 CABG 组。两组 3 年无卒中和心肌梗死的存活率一样。

然而，血管重建治疗的进步需要与最现代的治疗相匹配的随机试验。不停跳的 CABG 和药物洗脱支架 PCI 就是两个例子。的确，并非所有治疗上的新进展都能够显示临床效益净增。随机试验资料提示，采用不停跳的 CABG 的冠状动脉桥的通畅率稍低[733]。与金属裸支架相比，应用药物洗脱支架并没有减少死亡或心肌梗死的发生，并药物洗脱支架晚期（>6 个月，停用二联抗血小板治疗）支架血栓并发症和血栓相关临床事件有轻度增加[394,503,505,507,508,734]。CABG 后患者应用阿司匹林和氯吡格雷以及其他药物治疗的增加，使这一问题更加复杂化[735]，因此对比较药物治疗、PCI 和外科治疗提出了挑战。需要长期随访和需要足够的统计学样本，对于分别确定现有的治疗方式的独自受益增加了难度。总之，还不能确定这些治疗上的进展会对长期结果产生有益的影响，因此在具体患者选择治疗（保守治疗到新的治疗）时需要根据临床判断。

4.5 结论

总之，急性冠状动脉综合征的 PCI 和 CABG 适应证与稳定型心绞痛相同[736-741]。左心室收缩功能障碍的高危患者、糖尿病患者、2 支血管病变伴左前降支严重狭窄、或 3 支血管严重狭窄、或左主干病变的患者，均应考虑施行 CABG（图 21）。许多其他患者的冠心病多不严重，因而不应列为心脏死亡的高危患者。但是，即使不严重，也可以对生活质量产生严重的负面影响。与高危患者比较，低危患者 CABG（或 PCI）长期存活受益的机会微乎其微。因此，低危患者选择治疗方案时，生活质量和患者的态度优先于临床后果。强化药物治疗效果不好和对生活质量及功能状态产生明显负面影响的低危患者，应当考虑施行血管重建治疗。不愿意承担手术短期风险性较高以获得长期受益的患者、或满足现状的患者，首先应当采取药物治疗，然后在门诊认真随访。其他愿意承担血管重建治疗风险和想改善心脏功能状态或减轻症状者，可以考虑施行早期血管重建治疗。

5 住院后期、出院与出院后的治疗

急性冠状动脉综合征的急性期通常为 2 个月。在此期间演变成心肌梗死或再次发生心肌梗死或死亡的风险性最高。急性期后 1～3 个月，多数患者的临床过程与慢性稳定型冠心病者相同。

出院期间有 2 个目标：①让患者做力所能及的正常活动；②利用急性事件重新评估长期治疗，尤其是改变生活方式与危险因素。积极消除危险因素是稳定型冠心病长期治疗的主要任务。PCI 手术成功并且过程不复杂的患者，通常可以于次日出院。过程不复杂的 CABG 患者，一般手术后 4～7d 出院。无创负荷试验和冠状动脉造影术后低危患者一般在检查当天一同完成药物治疗。不适合或不愿意施行血管重建治疗的高危患者进行药物治疗，可能需要延长住院时间，充分控制症状，最大程度降低以后的致残率和死亡率并改善生活质量。

5.1 治疗方案和药物的应用

建议

I 类

1. 没有接受冠状动脉重建治疗的急性冠状动脉综合征患者，血管重建治疗不成功的患者，和血管重建治疗后症状复发的患者，出院后应继续使用住院期间用于控制心肌缺血的药物，并且可能需要增加或减少剂量（证据级别：C）。

2. 对所有急性冠状动脉综合征后的患者均应给予舌下或口喷硝酸甘油并告知应用方法（证据级别：C）。

3. 出院前，应当告诉急性冠状动脉综合征患者有关心肌缺血加重和心肌梗死的症状，应告知出现这些症状如何并何时需求急诊医疗和帮助（证据级别：C）。

4. 出院前，应当给急性冠状动脉综合征后的患者和（或）指定的负责医疗的人员提供有关药物类型、目的、剂量、频度和可能副作用的简明扼要、通俗易懂的书面说明资料（证据级别：C）。

5. 对急性冠状动脉综合征后患者，如果缺血性胸痛持续＞2～3 min，则患者应当立即停止体力活动或从紧张事件中解脱出来。如果症状没有即刻缓解，则应当告诉患者舌下含化 1 个剂量的硝酸甘油。如果含化 1 个剂量的硝酸甘油后 5 min 症状仍然不缓解或反而加重，则建议患者或其亲朋好友即刻拨打 911 急救电话，与医疗急救系统取得联系。与此同时，平卧或静坐并且可以再次使用硝酸甘油（两次间隔 5 min）（证据级别：C）。

6. 如果心绞痛症状的表现形式或严重程度发生变化，提示心肌缺血症状加重（即胸痛更频繁或严重或稍一活动就诱发或静息时即可发生），则患者应当立即与医师联系，确定是否需要进一步的治疗或检查（证据级别：C）。

多数患者出院后应当继续住院非加强监护期的抗缺血治疗方案（不是静脉使用硝酸甘油），抗血小板和抗凝治疗必须适应门诊用药特点。出院后继续药物治疗的目的在于改善预后（主要是阿司匹林、β-受体阻滞剂、降低胆固醇药物和 ACEI，尤其用于左室射血分数＜0.40 患者），控制缺血症状（硝酸甘油、β 受体阻滞剂和钙拮抗剂）和治疗主要危险因素，例如高血压、吸烟、高脂血症和糖尿病（参阅 5.2 节）。因此，选择药物治疗方案应当根据某一患者的具体需要而个体化，其依据是住院期间的检查结果和事件、冠心病危险因素、对药物的耐受性或近期手术操作的类型。

所谓 ABCDE 方案对于指导治疗有帮助：A-阿司匹林和抗心

绞痛，B-β 受体阻滞剂和控制血压，C-胆固醇和吸烟，D-饮食和糖尿病，E-教育和运动[679,742]。

患者准备出院常常需要全体医务人员（医师、护士、膳食师、药师、康复医师和物理治疗师）参与。应当告诉患者及其家属将来出现症状后的对策[743]。直接教育患者非常重要，并且应当是强制性的，还应有书面指导材料。出院后让患者参与心脏康复计划，可以加大患者教育力度、提高患者用药依从性（参阅 5.4 节）。

电话随访可以强化和落实相关医嘱，并且回答患者的问题[744]。如果有人员和经费，各医疗单位可以考虑建立一个随访制度，对人员进行专门培训，通过电话与患者交谈，支持和帮助临床医师处理糖蛋白 IIb/IIIa 抑制剂。例如，出院后前四周每周与患者电话联系一次。这种组织良好的计划可以帮助患者康复、强化住院期间的冠心病教育、回答和解除患者的问题与担心，并且监控消除危险因素的进展情况。

5.2 长期药物治疗和二级预防

急性冠状动脉综合征患者出院时需要对冠心病进行二级预防。对稳定型冠心病患者的处理具有意义，详见《ACC/AHA/ACP 慢性稳定型心绞痛治疗指南》[679]、新近的《ACC/AHA ST 段抬高性心肌梗死治疗指南》[5]和二级预防指南[22,35]。

具有强化处理冠心病危险因素专业知识的医疗小组应当与患者本人和其家庭共同详细讨论有关 LDL- C 和高密度脂蛋白胆固醇（high-density lipoprotein cholesterol，HDL-C）、血压、体重指数、体力活动和其他生活方式改善等特殊目标[42]。这些医疗小组可以在医院、办公室或社区，并且可以有处理慢性疾病或心脏康复/二级预防计划。应当教育患者家属如何通过改变危险行为给患者提供最佳支持，例如全家采用 AHA 地中海或 DASH（Dietary Approach to Stop Hypertension）膳食，一起参加运动。这在筛查家庭成员有常见危险因素（例如血脂紊乱、高血压、被动服烟和肥胖）时尤其重要。近来令人担忧的问题是全国人群有肥胖趋势及其危险的后果，这在过去10年期间在全国50个州均有增加[745]。结合循证学证据的治疗可以降低致残率和死亡率[746,747]，因此应当强调对这些综合治疗的依从性。

5.2.1 抗血小板治疗

（参阅表29和附录4）

参阅图12抗血小板治疗建议流程。

I类

1. 对于药物治疗没有置入支架的急性冠状动脉综合征患者，应当长期使用阿司匹林（75～162mg/d）（证据级别：A）；应当使用氯吡格雷（75mg/d）至少1个月（证据级别：A），理想为1年（证据级别：B）。

2. 对于置入金属裸支架的急性冠状动脉综合征患者，应当使用阿司匹林（162～325mg/d）至少1个月（证据级别：B），然后长期使用75～162mg/d（证据级别：A），应当使用氯吡格雷（75mg/d）至少1个月，理想为1年（除非患者出血风险增加；对这类患者至少给药2周）（证据级别：B）。

3. 对于置入药物洗脱支架的急性冠状动脉综合征患者，置入西罗莫司洗脱支架后应当使用阿司匹林（162～325mg/d）至少3个月，置入紫杉醇洗脱支架后应当使用至少6个月，然后长期使用（75～162mg/d）（证据级别：B）。在所有置入药物洗脱支架的患者，应当使用氯吡格雷（75mg/d）至少12个月（证据级别：B）。

4. 急性冠状动脉综合征后的患者如果禁忌使用阿司匹林或由于过敏或严重胃肠不适（可以加用胃肠保护剂，例如质子泵抑制剂），则应给予氯吡格雷（75mg/d）（优先选择）或噻氯吡啶（没有禁忌症时）（证据级别：A）。

IIa类

对于医师担心发生出血风险的急性冠状动脉综合征患者，可以在PCI后早期给予低剂量（75～162mg/d）阿司匹林（证据级别：C）。

表 29　抗血小板药物的建议

2007 年建议	2011 年更新建议	注解
I 类		
对于药物治疗没有置入支架的 ACS 患者，应当长期使用阿司匹林（75～162mg/d）（证据级别：A）；应当使用氯吡格雷（75mg/d）至少 1　个月（证据级别：A），理想的是 1 年（证据级别：B）。	1.对于药物治疗没有置入支架的 ACS 患者，应当长期使用阿司匹林（75～162mg/d）[359，360，365，366]（证据级别：A）；应当使用氯吡格雷（75mg/d）至少 1 个月[238]，理想的是 1 年[238，432]（证据级别：B）。	修改了建议（氯吡格雷持续 1 月的证据级别从 A 修改为 B）
对于置入金属裸支架的 ACS 患者，应当使用阿司匹林（162～325mg/d）至少 1 个月（证据级别：B），然后长期使用（75～162mg/d）（证据级别：A）；应当使用氯吡格雷（75mg/d）至少 1 个月，理想的是 1 年（除非患者出血风险增加；对这类患者至少给药 2 周）（证据级别：B）。		删除了建议（见表 2，I 类，#1 和 #7）
对于置入药物洗脱支架的 ACS 患者，置入西罗莫司洗脱支架后应当使用阿司匹林（162～325mg/d）至少 3 个月，置入紫杉醇洗脱支架后应当使用至少 6 个月，然后长期使用（75～162mg/d（证据级别：B）。在所有置入药物洗脱支架的患者，应当使用氯吡格雷（75mg/d）至少 12 个月（证据级别：B）。		删除了建议（见表 2，I 类，#1 和 #7）

2007 年建议	2011 年更新建议	注解
ACS 后的患者如果禁忌使用阿司匹林或由于过敏或严重胃肠不适（除应用胃肠保护剂外，例如质子泵抑制剂），则应给予氯吡格雷（75mg/d）（优先选择）或噻氯吡啶（没有禁忌症时）（证据级别：A）。	2. ACS 后的患者如果禁忌使用阿司匹林或由于过敏或严重胃肠不适（即使应用胃肠保护剂，例如质子泵抑制剂），则应给予氯吡格雷（75mg/d）（优先选择）或噻氯吡啶（没有禁忌症时）[367, 403, 424]（证据级别：A）。	修改了建议（改变用词以明确）
IIa 类		
对于医师担心发生出血风险的 ACS 患者，可以在 PCI 后早期给予低剂量（75～162mg/d）阿司匹林（证据级别：C）。	1. 对于医师担心发生出血风险的 ACS 患者，可以在 PCI 后早期给予低剂量（75～162mg/d）阿司匹林（证据级别：C）(。	与 2007 年版指南一致
IIb 类		
对于有抗凝治疗指征的 ACS 患者，加用华法林维持 INR 至 2.0～3.0（证据级别：B）。	1.对于有抗凝治疗指征的 ACS 患者，加用华法林维持 INR 至 2.0～3.0[748-757]（证据级别：B）。	与 2007 年版指南一致
	2.可以考虑在置入 DES 的患者连续应用氯吡格雷或普拉格雷超过 15 个月（证据级别：C）。	新建议
III 类：无益		
在 ACS 后的患者不建议使用双嘧达莫作为抗血小板药物，因为已经证明双嘧达莫无效（证据级别：A）。	1. 在 ACS 后的患者不建议使用双嘧达莫作为抗血小板药物，因为已经证明双嘧达莫无效[410, 758, 759]（证据级别：B）。	修改了建议（证据级别从 A 改为 B）

*对于阿司匹林过敏的患者，长期单用氯吡格雷或尝试阿司匹林脱敏治疗。

†对于氯吡格雷过敏的患者，应用口服噻氯吡啶 250mg 每天 2 次。

‡在特殊情况如房颤、左心室血栓、大脑、静脉或肺栓塞时，继续长期应用阿司匹林和更长时间的华法林。

§当给予阿司匹林和氯吡格雷时，INR 控制在 2.0～2.5 是更可取的，尤其是在老年患者和那些有其他出血风险因素的患者。对于有人工机械瓣的 ACS 患者，INR 应当控制在至少 2.5（基于机械瓣的种类）。

IIb 类

对于有抗凝治疗指征的急性冠状动脉综合征患者，加用华法林维持 INR 至 2.0～3.0（证据级别：B）。

III 类

在急性冠状动脉综合征后的患者不建议使用双嘧达莫作为抗血小板药物，因为已经证明双嘧达莫无效（证据级别：A）。

5.2.2 β肾上腺素能阻断剂

I 类

1. β-受体阻断剂使用于所有急性冠状动脉综合征后的患者，除非有禁忌症。如果没有在发病后急性期给药，则应当在事件发生后数天内给药，并且应当长期应用（证据级别 B）。

2. 急性冠状动脉综合征后的患者有中等或严重左心室功能不全时，应当接受β-受体阻断剂治疗，并且逐渐增加剂量（证据级别：B）。

IIa 类

对于急性冠状动脉综合征后的低危患者（即左心室功能正常、已经施行血管重建治疗和没有高危特征）没有绝对禁忌症时，可以给予β-受体阻断剂（证据级别：B）。

5.2.3 肾素血管紧张素醛固酮系统抑制剂

I 类

1. 对于急性冠状动脉综合征后的患者有心力衰竭、左心室功能不全（左室射血分数＜ 0.40）、高血压或糖尿病，应当给予 ACEI 并且长期使用，除非有禁忌症（证据级别：A）。

2. 对于那些不能耐受 ACEI 并且有心力衰竭临床或 X 线表现和左室射血分数＜ 0.40 的急性冠状动脉综合征患者，出院时应当使用自主固自同受体阻断剂（证据级别：A）。

3. 对于急性冠状动脉综合征患者没有严重肾功能不全（估测肌酐清除率应当＞ 30mL/min）或低押血症（血清钾应当≤

5mEq/L、已经接受治疗剂量的 ACEI、左室射血分数＜ 0 .40 并且有心力衰竭症状或糖尿病，应当长期使用醛固酮受体阻断剂（证据级别：A）。

lIa 类

1. 对于急性冠状动脉综合征患者没有左心室功能不全、高血压、或糖尿病，可以使用 ACEI，除非有禁忌症（证据级别：A）。

2. 对有心力衰竭和左室射血分数＞ 0.40 的患者，可以使用 ACEI（证据级别 A）。

3. 在不能耐受急性冠状动脉综合征的患者，如果有心力衰竭临床或 X 线表现和左室射血分数＜ 0.40，则可以使用醛固酮受体阻断剂替代 ACEI 进行长期治疗（证据级别 B）。

IIb 类

急性冠状动脉综合征后的患者经过包括 ACEI 或醛固酮受体阻断开在内的常规治疗后仍然有心力衰竭症状和左室射血分数＜ 0.40，则可以考虑联合应用 ACEI 和醛固酮受体阻断剂进行长期治疗（证据级别 B）。

有关 ACEI 应用于稳定型冠心病合并心力衰竭和左心室功能不全的资料令人瞩目，而没有合并心力衰竭和左心室功能不全的资料则相矛盾。HOPE（Heart Outcomes Prevention Evaluation）研究[338]在中度危险的冠心病患者长期应用 ACEI（雷米普利），其中许多患者左心室功能尚好并有发生冠心病的高度风险，结果显示死亡率和血管事件率降低。EUROPA 研究（EUropean trial on Reduction Of cardiac events with Perindopril in patients with stable coronary Artery disease）报道了相似但是程度要小的受益，观察到有中度风险的冠心病但是没有明显心力衰竭的患者，随机分到培哚普利组者心血管死亡、心肌梗死或心脏发生率较安慰剂组明显降低[760]。然而，PEACE（Prevention of Events with Angiotensin Converting Enzyme Inhibition）试验的结果与此不同，发现在低危稳定型冠心病并且左心室功能尚好的患者应用现代常规治疗加上 ACEI（群多普利），心血管死亡、心肌梗死或冠状动脉重建治疗的风险并没有明显差别[761]。但是，后续对这 3 项较大规模试验进行荟萃分析的结果支持在评估的风险谱中受益[762]。这些和其他资料可能受到这种假设的影响：对于稳定型冠心病，应用 ACEI 一般可以受益，但是绝对受益与疾病相关的风险呈比例关系，风险度最低者获益最小[762,763]。可以应用于慢性冠心病患者的这些和其他药物如表 30 所示，并且《ACC/AHA 慢性稳定型心绞痛治疗指南》[679]作了进一步讨论。

表 30　ACS 稳定后使用的药物

抗缺血和抗血栓/抗血小板药物	药物作用	证据级别
阿司匹林	抗血小板	I 类/A
氯吡格雷或噻氯匹定	阿司匹林禁忌时用于抗血小板	I 类/A
β受体阻滞剂	抗缺血	I 类/B
ACEI	LVEF＜0.40 或充血性心力衰竭	I 类/A
	LVEF＞0.40	IIa 类/A
硝酸盐类	抗心绞痛	I 类/C
	控制缺血症状	
钙拮抗剂（避免使用短效二氢吡啶拮抗剂）	抗心绞痛	I 类，控制缺血症状β受体阻滞剂无效时（证据级别：B）或抑胰岛素分泌或发生严重副作用（证据级别：C）
双嘧达莫	抗血小板	III 类/A
药物（代替二级预防和其他适应症）	危险因素	证据级别
HMG-CoA 抑制剂	LDL 胆固醇＞70mg/dL	I 类/A
吉非罗齐	HDL 胆固醇＜40mg/dL	IIa 类/B
烟酸	HDL 胆固醇＜40mg/dL	IIa 类/B
烟酸或吉非罗齐	甘油三酯＞200mg/dL	IIa 类/B
抗抑郁药物	治疗抑郁	IIb 类/B

抗缺血和抗血栓/抗血小板药物	药物作用	证据级别
治疗高血压	血压＞140/90mmHg 或＞130/80mmHg 如果有肾脏疾病或现有糖尿病	I 类/A
激素疗法（开始）	绝经后	III 类/A
糖尿病的治疗	糖化血红蛋白 HbA1c＞7%	I 类/B
激素疗法（继续）	绝经后	IIa 类/B
环氧化酶 2 抑制剂或非甾体抗炎药	慢性疼痛	IIa 类/C，IIb 类/C 或 III 类/C
维生素 C、E，β-胡萝卜素；叶酸，	抗氧化剂效应；高半胱氨酸降低	III 类/A
B6，B12		

5.2.4 硝酸甘油

I 类

建议使用硝酸甘油治疗缺血症状（证据级别：C）。

5.2.5 钙通道阻滞剂

I 类

1. β-受体阻断剂治疗无效时，建议应用钙通道阻断剂控制缺血症状（证据级别 B）。

2. β-受体阻断剂是禁忌或导致严重副作用时，建议应用钙通道阻断剂控制缺血症状（证据级别：C）。

5.2.6 华法林治疗

（参阅表 31）

I 类

应用华法林加阿司匹林和（或）氯吡格雷可以增加出血风险，因此应当密切监测（证据级别：A）。

表 31　华法林治疗的建议

2007 年建议	2011 年更新建议	注解
I 类建议		
应用华法林加阿司匹林和（或）氯吡格雷可增加出血风险，因此应密切监测（证据级别：A）。	1. 应用华法林加阿司匹林和（或）噻吩并吡啶类药物可增加出血风险，因此应密切监测，特别是胃肠道，并且应当出血证据的医疗评估[5，238，376，460，595-597，764-773]（证据级别：A）。	修改了建议（更新的内容包括噻吩并吡啶类药物的选择）
IIb 类建议		
在冠心病高危和 1 出血低危并不需要或不能耐受氯吡格雷者，可华法林没有加用（INR 2.5~3.5）或加用低剂量阿司匹林（75~81mg/d；INR 2.0~2.5）（证据级别：B）	1. 在冠心病高危和 1 出血低危并不需要或不能耐受氯吡格雷者，可华法林没有加用（INR 2.5~3.5）或加用低剂量阿司匹林（75~81mg/d；INR 2.0~2.5）[764，766]（证据级别：B）	与 2007 年版指南一致

IIb 类

在冠心病高危和出血低危并且不需要或不能耐受氯吡格雷的患者，可以加用华法林（INR 2.5～3.5）或加用低剂量阿司匹林（75～81mg/d，INR 2.0～2.5）（证据级别：B）。

5.2.7 控制血脂

I 类

1．下列有关血脂的建议有益：

（1）所有患者血脂的处理应当包括在入院 24 h 之内评估空腹血脂谱（证据级别：C）。

（2）所有急性冠状动脉综合征后的患者（包括血管重建治疗后的患者），如果没有禁忌症，无论基线 LDL-C 和饮食改善情况如何，均应该个给予羟甲基戊二酰辅酶 A 还原酶抑制剂（他汀药物）（证据级别 A）。

（3）对于住院患者，出院前就应当开始使用降脂药物（证据级别：A）。

（4）对于 LDL-C（≥100mg/dL）升高的急性冠状动脉综合征患者，应当开始降低胆固醇治疗或强化达标至 LDL-C ＜ 100mg/dL（证据级别：A）。可以进一步降低至＜ 70mg/dL（lla 类，证据级别：A）。

（5）建议降低非 HDL-C，包括强化降低 LDL-C 的治疗（证据级别：B）。

（6）所有患者的饮食治疗应当包括减少饱和脂肪（占整个热量＜7%）、胆固醇（＜200mg/d）和转运脂肪（占整个能量＜1%）的摄入（证据级别：B）。

（7）建议加强体力活动并控制体重（证据级别：B）。

2．治疗甘油三酯和非 HDL-C 有益，包括：

（1）如果甘油三酯为 200～499mg/dL，则非 HDL-C 应当＜130mg/dL（证据级别：B）。

（2）如果甘油三酯为≥500mg/dL，建议在降低 LDL 治疗之前，使用贝特类药物或烟酸预防胰腺炎。还建议在治疗甘油三酯之后使 LDL-C 达标。如果可能，建议使非 HDL-C ＜130mg/dL（即超过 LDL-C 靶值 30mg/d L）（证据级别 C）。

IIa 类

1．下列调脂治疗策略可能有益：

（1）可以进一步降低 LDL-C 至＜ 70mg/dL（证据级别 A）。

（2）如果基线 LDL 胆固醇为 70～100mg/dL，则可以进一步降低 LDL-C 至＜ 70mg/dL（证据级别：B）。

（3）可以进一步降低非 HDL-C 至＜100mg/dL；如果甘油三酯为 200～499mg/dL，则非 HDL-C 靶值＜ 130mg/dL（证据级别：B）。

（4）降低非 HDL-C（降低 LDL-C 之后）的治疗方法包括烟酸或贝特类药物治疗。

（5）烟酸和贝特类药物（非诺贝特、吉非贝齐）可以用作治疗 HDL-C ＜ 40mg/dL 时（降低 LDL-C 之后）（证据级别：B）。

（6）烟酸和贝特类药物（非诺贝特、吉非贝齐）可以用作治疗甘油三酯＞200mg/dL 时（降低 LDL-C 之后）（证据级别：B）。

（7）可以补充植物性二氢睾酣/醇（2g/d）和（或）黏稠的纤维（＞10g/d）进一步降低 LDL-C（证据级别：A）。

IIb 类

可以鼓励使用 ω-3 脂肪酸（鱼油或胶 1g/d）降低风险。治疗甘油三酯时可以使用大剂量（2～4g/d）降低风险（证据级别：B）。

大量证据表明，对于冠心病合并高胆固醇血症[774]或轻度胆固醇升高（平均 209～218mg/dL）的患者，心肌梗死和不稳定型心绞痛后采用降低胆固醇治疗可以减少血管事件和死亡[775,776]。而且，新近的试验已经提供了他汀治疗受益的证据，无论基线 LDL-C 水平是否升高[777-779]。更强化的治疗可以抑制或逆转冠状动脉粥样硬化的进程，降低心血管事件发生率，但是还不清楚对总死亡率的影响[780]。其他文献对这些资料进行了更全面的讨论[22,36,781]。

对于冠心病或冠心病相当疾病（例如其他血管区域动脉粥样

硬化、糖尿病或 10 年估测心血管风险＞20%）的患者，国家成人胆固醇教育计划成人治疗专家组 lll 建议 LDL-C 的靶水平＜100mg/dL[781]，还建议改变生活方式，包括饮食、控制体重和增加休力活动。特殊的饮食建议包括将饱和脂肪的热量限制到占总热量的 7%以下，每天摄入的胆固醇＜200mg。此外，增加可溶性纤维（10～25g/d）和植物甾醇和甾烷醇（2 g/d）作为改善膳食的一个部分可以进一步降低 LDL-C。减少转运脂肪（占摄入热量 1%以下）后来已经加入预防指南中[22,35]。这些指南还建议，如果 LDL-C 超过了日标范围，可以考虑药物治疗，可以与改善生活方式同时进行，也可以在改善生活方式之后 3 个月开始实施。

2004 中期发表了成人治疗专家组指南 III 的修订版[11]，主要变化是 LDL-C 治疗目标＜ 70mgldL 在极高危患者（例如急性冠状动脉综合征后）是一种合理的选择。而且，如果高危患者为高甘油三酯（＞200mg/dL）或低 HDL-C（＜40mg/dL），则可以考虑联合使用贝特类或烟酸和降低 LDL 的药物。对于中度至高度危险的患者（有≥2 个危险因素和 10 年风险为 10%～20%），建议的 LDL-C 靶值为＜ 30mg/dL，但 LDL-C 靶值为＜ 100mg/dL。药物治疗应用于中度至高度危险的患者时，建议治疗的强度至少要达到 LDL-C 水平降低 30%～40%。无论 LDL-C 水平如何，特别强调采用治疗性改善生活方式来消除已经存在的与生活方式相关的危险因素。

两项试验进一步支持急性冠状动脉综合征后早期强化降脂。PROVE-IT TIMI 22 研究（PRavastatin Or atorVastatin Evaluation and Infection TherapyThrombolysisIn Myocardial Infarction 22）将 4 162 例发生急性冠状动脉综合征 10 d 内的患者随机分为 40mg/d 普伐他汀或 80mg/d 阿托伐他汀[779]。在中等强化（标准剂量）普伐他汀组平均达到的 LDL-C 水平为 95mg/dL，而强化的大剂量阿托伐他汀组为 62mg/dL。大剂量组的全因死亡、心肌梗死、不稳定型心绞痛需要再次住院、血管重建治疗（至少随机分组后 30 d 完成）和卒中主要复合终点的风险比减少 16%因而受益。第二项试验（A to Z 试验的 Z 期）[778]在急性冠状动脉综合征患者比较了早期开始应用强化他汀方案（辛伐他汀 40mg/d 共 1 个月，然后 80mg/d）与延迟开始应用非强化方案（安慰剂 4 个月后辛伐他汀 20mg/d）。结果两组前 4 个月随访的主要复合终点（心血管死亡、非致死性心肌梗死、因急性冠状动脉综合征再次入院和卒中）没有差别。然而，从 4 个月开始至本研究结束，强化治疗组的主要终点明显减少，说明采取早期强化他汀方案主要心血管事件有减少趋势。肌病（CK 大于正常上限 10 倍并且有肌肉症状）发生率在早期/强化治疗组更常见，说明采用强化治疗需要密切监测和随访。

观察性研究一般支持急性冠状动脉综合征后出院前开始降脂治疗安全并且早期有效（事件减少）[782]。相反，荟萃分析急性冠状动脉综合征后早期（＜14 d）开始降脂的非随机试验，虽然安全，但是提示其有效性一般延迟 4 个月以上[783]。

住院开始降脂的短期和长期依从性具有明确的受益意义[784]。“心血管住院动脉粥样硬化治疗计划”是一项论证项目，住院开始降脂治疗使采用他汀药物治疗患者的百分比 1 年后从 10%增加到 91%，那些 LDL-C ＜100mg/dL 患者的百分比从 6%增加 58%[785]，说明出院前开始降脂治疗可以提高长期依从性。因此，出院前开始降脂治疗可能没有副作用并且可能有很多优点[784,786]。修订的国家成人胆固醇教育计划也建议早期开始治疗[11]。一项大规模观察性研究显示，依从他汀治疗可以提高存活率[787]。

5.2.8 控制血压

I 类

建议根据 JNC-7 指南控制血压（即血压＜140/90mmHg，有糖尿病或慢性肾脏疾病时＜130/80mmHg）（证据级别：A）。其他治疗和控制血压的方法包括：

（1）患者应当开始改变生活方式，包括控制体重、增加体力活动、节制饮酒、减少油摄入并强调多食新鲜水果、蔬菜和低脂肪食品（证据级别：B）。

（2）对于血压≥140/90mmHg 的患者，首先使用β-受体阻断剂和（或）ACEI（必要时加用其他药物例如噻嗪类）有助于血压达标（证据级别：A）。

应当教育所有收缩压或舒张压升高的患者，并且根据 JNC 7 指南[788]采用适合缺血性心脏病患者的方法[789]强化控制血压并且达标。收缩压和舒张压应当在正常范围内（即＜140/90mmHg，如果患者有糖尿病或慢性肾脏疾病，则为 130/80mmHg）。

5.2.9 糖尿病

I 类

糖尿病的治疗应当包括生活方式或药物治疗措施，使糖化血红蛋白水平＜7%（证据级别：B）。糖尿病的治疗还应当包括下述各项：

（1）应当开始或继续改善其他危险因素（即建议的体力活动、控制体重、控制血压和胆固醇处理）（证据级别：B）。

（2）与患者的初级保健医师或内分泌专科医师沟通患者的糖尿病治疗问题有益（证据级别 C）。

有关急性冠状动脉综合征 期间和之后血糖控制的讨论见 6.2.1 节。

应当教育超重患者遵循减肥计划，重点强调有规律运动和终生膳食对维持理想体重指数的重要性。应当告诉并鼓励患者，即使减轻一点体重也可以获益。这可能对严重肥胖的患者具有鼓励意义。糖尿病防治计划研究将 3 234 例空腹和餐后血糖浓度升高的患者随机分为二甲双胍治疗组或改善生活方式计划组[790]，后者的目标是体重至少减轻 7%，每周参加体力活动至少 150 min。结果显示，与安慰剂对比，改善生活方式计划组的糖尿病发生率减少 58%，二甲双胍治疗组减少 31%。该研究支持即使轻度减少体重并参与体力活动，也可以减少糖尿病这种心血管事件主要危险因素的发生[790-792]。

5.2.10 戒烟

I 类

建议戒烟并且避免在工作中和回家后接触有烟环境。随访、参与特殊活动或药物治疗（包括尼古丁替代品）均有帮助，但要采取逐步策略旨在戒烟。5A 行动包括询问（Ask）、劝告（Advise）、评估（Assess）、帮助（Assist）和安排（Arrange）（证据级别：B）。

对于吸烟的患者，建议长期戒烟往往是成功的并且可以提高存活。Daly 等[793]评估了长期吸烟对急性冠状动脉综合征患者的影响。长期吸烟年龄＜ 60 岁的男性全因死亡的风险是戒烟男性的 5.4 倍（$p<0.05$）。建议参加戒烟计划并且使用药物，包括尼古丁贴片或口嚼片[794]。

安非他酬是一种抗焦虑剂，可以轻度抑制剂神经元摄取神经递质，已经有效应用于帮助患者戒烟的短期计划中。对 615 例研究对象进行 7 周的治疗结果 100mg/d 剂量的戒烟率为 28.8%，300mg/d 剂量的戒烟率为 44.2%，而安慰剂组为 19.6%（$p<0.001$）[794]。采用安非他酮 300mg/d 治疗患者 1 年戒烟率为 23.0%，而安慰剂组为 12.4%[794]。

新近另一种非尼古丁替代治疗药物瓦伦尼克林已经获得批准应用帮助戒烟。瓦伦尼克林是一种尼古丁乙酰胆碱受体部分激动药，具有某些尼古丁效用（减轻戒断症状）和阻断香烟中尼古丁的效应，达到厌恶吸烟的目的。批准应用是基于在 6 项临床试验共 3 659 例长期吸烟者证明了其效果[28-30]。5 项安慰剂对照试验有 2 项还将瓦伦尼克林与安非他酮进行比较，结果发现更有效。瓦伦尼克林开始给药疗程为 12 周。对治疗成功的患者可以继续治疗 12 周，提高长期戒烟的几率。还应当鼓励与患者一同生活的家属戒烟，帮助巩固患者戒烟的效果，减少间接吸烟的风险。

5.2.11 控制体重

I 类

每 1 次就诊时应当根据体重指数和（或）腰围来评估体重。建议体重指数为 18.5～24.9 kg/m^2，腰围（在髂前上棘水平测量）在男性＜ 40 英寸，在女性＜ 35 英寸（证据级别：B）。下列方法是建议控制体重的其他措施：

（1）患者每次就诊时，始终鼓励通过体力活动、摄入热量和参加正规的运动来保持平衡，使体重保持或达到体重指数 18.5～24.9kg/m^2（证据级别：B）。

（2）如果女性腰围≥35 英寸或男性＞ 40 英寸，开始改变生活方式并且有指征时考虑治疗代谢综合征的策略有益（证据级别：B）。

（3）开始减肥治疗的目标是将体重从基线水平减轻 10%。成功后，通过进一步评估如果有指征则进一步减肥（证据级别：B）。

5.2.12 体力活动

I 类

1. 应当根据住院确定风险的结果来评估患者发生急性冠状动脉综合征之后的风险。过去体力活动的情况或运动试验可以帮助制订开始的方案（证据级别：B）。

2. 经过对具体运动方案的指导与修改，一般应当鼓励急性冠状动脉综合征后的患者每天参加 30～60 min 的体力活动，最好每周 7 d（至少 5 d）参加中等量的有氧活动，例如快步行走，同时增加日常生活的活动（例如工作间隙散步、花园和家务劳动）（证据级别：B）。

3. 建议急性冠状动脉综合征患者参与心脏康复/二级预防计划，尤其是那些有多项可以改变的危险因素的患者和（或）那些中度危险至高危的患者（尤其要保证有监护的运动训练）（证据级别：B）。

IIb 类

可以每周进行 2 次扩展的体力活动，包括耐力训练（证据级别：C）。

联邦和 ACC/AHA 指南建议，所有美国人力争每周大部分时间（最好是每天）采用中等程度的体力活动至少 30～60 min[795]。一天中 30～60 min 可以分为 2～3 个阶段进行。对于急性冠状动脉综合征后的患者，鼓励出院后马上每天散步。目前有关于心血管患者运动处方的优秀出版物[44,796]。体力活动对于减肥很重要，因为它可以增加消耗，对于保持体重具有价值。有规律的体力活动可以减轻心血管疾病患者的症状，改善功能状态并削弱其他心血管危险因素，例如胰岛素抵抗和糖耐受不良[44]。除了每天运动的教育之外，还要特别告诉患者哪些活动可以做，哪些活动应当避免，这些活动包括举重物、爬楼梯、花园劳动和家务劳动。已经开发出几个针对心脏病人群和普通人群的活动问卷或图解，帮助制订没有运动试验时患者的运动处方[797-800]。正如美国公共卫生服务署所强调的，综合性心脏康复服务长期计划包括医疗评估、处方运动、改善心脏危险因素、教育和咨询[801]。制订这些计划是为了限制心脏疾病的生理学和心理学影响，减少猝死或再次梗死的风险，控制心脏症状和提高某些患者的心理和职业状态。出院后参加心脏康复计划可以加强对患者的教育并且提高对医疗方案的依从性，帮助实施定期的运动计划[41,44,678,802,803]。除了有氧训练之外，还可以考虑进行轻度至中度的抵抗力训练，可以在有氧训练、开始后 2～4 周进行[804]。扩展体力活动范围是治疗代谢综合征的一个重要部分，目前正在变得越来越流行。

一般可以在采用 PCI 或 CABG 治疗急性冠状动脉综合征减轻心肌缺血后 1～2 周内开始运动训练[796]。没有监督的运动的目标是心率达到预测量大心率的 60%～75%，而有监督的运动（参阅 5.4 节）心率目标可以稍微高一些（预测最大心率的 70%～85%）[796]。有残余心肌缺血时还有其他的限制。

5.2.13 患者教育

I 类

除了对日常训练进行详细指导外，应当特别告诉患者哪些活动可以参加（例如举重物、爬楼梯、花园和家务劳动），哪些活动应当避免。应当特别提到恢复驾车、重返工件岗位和性生活等问题（证据级别：C）。后面 5.4 节提出了有关体力活动的建议。

应当教育患者并且强化达到 LDL-C 和 HDL-C 的目标。接受了 PCI 或 CABG 的患者可以从降低胆固醇的治疗中获益[805]，并且特别需要知道血管重建治疗后仍然需要改变生活方式。国立心、肺和血液研究所的“您优质生活的向导”系列为患者提供了有用的教育工具（http：//hp2010 .nhlbihin.net/ yourguide/）。

5.2.14 流感

I 类

对于心血管疾病患者，建议每年注射流感疫苗。（证据级别：B）。

5.2.15 精神抑郁

IIa 类

可以考虑筛查急性冠状动脉综合征患者是否精神抑郁，必要时进行治疗（证据级别：B）。

5.2.16 非类固醇类抗炎药物

I 类

在准备出院时，应当评估需要治疗的慢性骨骼肌肉疾患的患者，并且应当采用循序渐进的治疗方法（图 22）。应当先使用扑热息痛、小剂量麻醉剂或非乙酰水杨酸止痛（证据级别：C）。

IIa 类

使用扑热息痛、小剂量麻醉剂或非乙酰水杨酸不能充分止痛，则可以使用非选择性非类固醇类抗炎药物（例如萘普生）（证据级别：C）。

IIb 类

使用扑热息痛、小剂量麻醉剂或非乙酰水杨酸或非选择性非类固醇类抗炎药物逐步治疗后仍然不能耐受疼痛时，才可以考虑增加对环氧化酶-2 具有相对选择性的非类固醇类抗炎药物的剂量。对所有患者均应当在尽可能短的时间内使用最小的有效剂量（证据级别：C）。

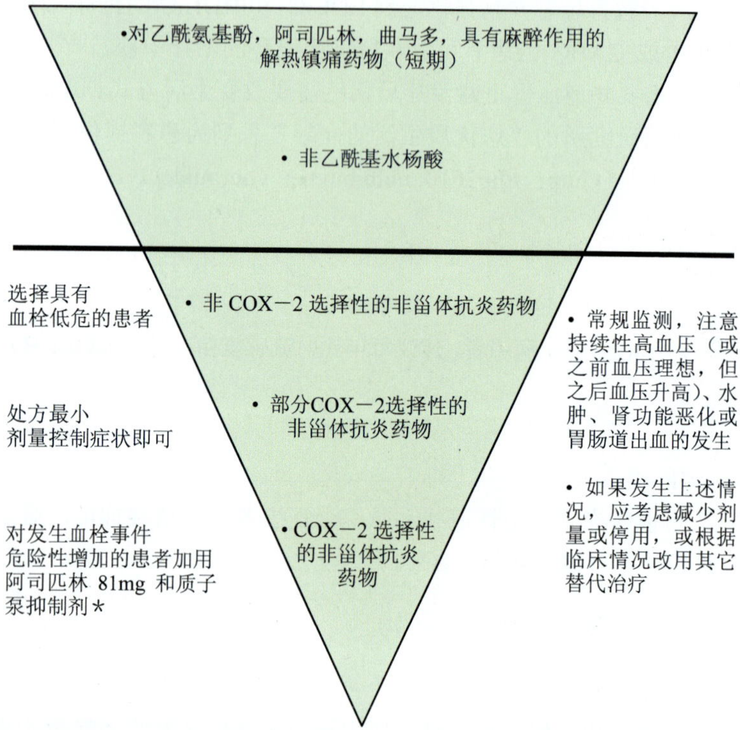

图 22　心血管疾病或有缺血性心脏病危险因素的患者中，出现肌肉骨骼症状时的药物阶梯治疗

*加用的阿司匹林可能不足以抵抗血栓事件的发生。

III 类

使用扑热息痛、小剂量麻醉剂或非乙酰水杨酸或非选择性非类固醇类抗炎药物治疗后可以缓解疼痛时，不应当对合并慢性骨骼肌肉疾患的急性冠状动脉综合征患者应用对环氧化酶-2 具有相对选择性的加非类固醇类抗炎药物。（证据级别：C）

选择性环氧化酶-2 抑制剂和其他非选择性非类固醇类的抗炎药物与心血管风险增高有关。在有心血管疾病的患者这种风险更高[5,356,357,806,807]。一项大规模对首次心肌梗死患者（58 432 例）丹麦观察性研究显示，死亡风险比和 95%可信区间在罗非昔布为 2.80（2.41～3.25），塞来考昔为 2.57（2.15～3.08），布洛芬为 1.50（1.36～1.67），双氯芬酸为 2.40（2.09～2.80），其他非类固醇类的抗炎药物为 1.29（1.16～1.43）[806]。所有药物的死亡风险增加呈剂量依赖性，而因，心肌梗死再次住院呈非剂量依赖性趋势[357,806]。一份 AHA 有关使用非类固醇类的抗炎药物的科学声明得出结论，心血管事件的风险与环氧化酶-2 药物的选择性和患者原有的风险呈比例关系[621]。如图 22 所示，建议采用非药物方法何为一线治疗，然后逐步过渡到药物治疗。

5.2.17 激素治疗

I 类

1. 对于发生急性冠状动脉综合征绝经后的女性患者，不应当开始就给予雌激素加黄体酮或单独使用雌激素治疗进行冠状动脉事件的二级预防（证据级别：A）。

2. 对于已经在使用雌激素加黄体酮或单独使用雌激素的绝经后女性患者，发生急性冠状动脉综合征时一般应当停止激素治疗。然而，在已经采用激素治疗＞ 1～2 年并且因为别的原因希望停止激素治疗的女性患者，应当权衡利弊，认识到心血管事件和乳腺癌（联合治疗）或卒中（雌激素）的风险很大。患者在住院卧床期间不应当停止激素治疗（证据级别：B）。

虽然既往的观察性资料提示激素治疗对于冠状动脉事件具有保护作用，但是一项激素治疗应用于死亡和心肌梗死的二级预防随机试验没有能够证实获益[808]。令人烦恼的是激素治疗后早期死亡和心肌梗死的风险大大增高。“女性健康初步行动”包括雌激素加上孕激素和单独雌激素的随机一级预防试验。由于观察到激素治疗的风险增高大于潜在受益，因此两个试验早期终止[809,810]。

因此建议，心血管事件时接受激素治疗的绝经后女性停止激素治疗。同样，激素治疗不应当应用于冠状动脉事件的二级预防。然而，如果确信受益大于心血管风险增加的话，激素治疗应用于绝经后女性可能还有其他的适应证（即防止绝经前后的症状，例如脸红，或防止骨质疏松症）。

5.2.18 抗氧化维生素和叶酸

III 类

1. 对急性冠状动脉综合征患者，不应当将抗氧化的维生素补充品（维生素 E、维生素 C 或β胡萝卜素）应用于二级预防（证据级别 A）。

2. 在急性冠状动脉综合征患者，不应当将叶酸合用或不合用维生素 B_6 和维生素 B_{12} 应用于二级预防（证据级别：A）。

虽然血液中同型半胱氨酸水平与冠心病有关，但是 NORVIT（Norwegian Vitamin Trial）试验和 HOPE 试验没有证实在心肌梗死后或高危稳定患者常规补充叶酸降低同型半胱氨酸水平能够降低冠心病事件的风险[811-814]。同样，一项应用抗氧化维生素的大规模临床试验没有能够证实一级或二级预防的受益[35,815]。

5.3 出院后随访

建议

I 类

1. 急性冠状动脉综合征后患者的详细出院医嘱应当包括有关药物、饮食、运动和戒烟咨询（适当时）、参加心脏康复/二级预防计划（适当时）和及时预约随访的计划等方面的教育。低危药物治疗患者和血管重建治疗的患者应当 2～6 周、高危患者应当 14 d 回来随访。（证据级别：C）。

2. 在采用早期保守治疗策略但有不稳定型心绞痛复发表现或症状、或尽管药物治疗但仍有严重（加拿大心血管学会分级 III 级）慢性稳定型心绞痛并且适合血管重建治疗的的急性冠状动脉综合征患者，应当及时施行冠状动脉造影（证据级别：B）。

3. 在随访期间有可以耐受的稳定型心绞痛或没有心绞痛症状的急性冠状动脉综合征患者，应当采用长期药物治疗稳定型冠心病（证据级别：B）。

4. 应当在急性冠状动脉综合征后的患者与医务人员之间建立有效的联系，提高对有关治疗和改变生活方式措施的长期依从性（证据级别 B）。

根据临床表现和心电图，可以预测 1 年内死亡风险性（参阅 3.3 节）。分析 515 例非 ST 段抬高心肌梗死住院存活患者的结果表明，危险因素包括 ST 段持续压低、充血性心力衰竭、高龄和出院时 ST 段上抬[816]。具有所有高危特征患者的死亡率比没有高危特征者高 14 倍。已证实心脏肌钙蛋白 T 水平增高也是 1～2 年内发生心脏事件的独立预测因素。GUSTO-11a 亚组研究中所有急性冠状动脉综合征患者的年龄、入院时 ST 段抬高、既往 CABG、肌钙蛋白 T、肾功能不全和严重慢性阻塞性肺疾病，都是 1 年死亡风险的独立预测因素[817,818]。急性冠状动脉综合征患者，既往心肌梗死、肌钙蛋白 T 阳性、入院前加速性心绞痛、反复发作的心绞痛或心电图改变，是 2 年死亡风险的独立预测因素。复诊时，开始采用保守治疗方案治疗的患者（参阅 3 节），应当重新确定是否需要进行心导管检查和血管重建治疗。尤其重要的是，应当确定有无心绞痛及其严重程度。文献报告，第 1 年期间的血管重建治疗率很高[819]。长期（7 年）随访 282 例不稳定型心绞痛的结果显示，第一年事件发生率高（心肌梗死 11%，死亡 6%，PCI30%，CABG27%）。但是第一年后的事件发生率低[819]。死亡、心肌梗死的独立危险因素包括年龄＞70 岁、糖尿病和男性。死亡/心肌梗死的独立危险因素包括年龄＞70 岁、糖尿痛和男性。已经开发出急性冠状动脉综合征后从出院 6 个月发生死亡风险的预测模式，并且有效应用于 17 142 例患者的 GRACE 注册登记数据库[166]。死亡率平均为 4.8%。有 9 项预测参数：老年、有心肌梗死史、有心力衰竭史、就诊时脉搏率快、就诊时收缩压低、最初血清肌酐水平升高、最初血清，心脏生化标志物水平升高、心电图上 ST 段压低和没有在医院施行 PCI。对有效性的 C 统计为 0.75，提示 GRACE 工具是一种应用于临床的简单和有效的手段。

对有些急性冠状动脉综合征后发生室性快速性心律失常的高危患者，可以考虑植入心律转复除颤器。此时有关植入型心律转复除颤器的适应症和时限问题，在 ST 段抬高心肌梗死指南[5]和新近的室性心律失常和心性猝死指南[820]均有阐述。其他新近指南[821]对其他血管床（例如颈动脉、周围动脉）动脉粥样硬化性疾病检查的适应症也有介绍。

文献还报道，严重抑郁是心肌梗死后发生心脏事件的一个独立危险因素，并且可以见于多达 25%的患者[822]。在 369 例急性冠状动脉综合征抑郁患者进行的对照试验显示，抗抑郁治疗（应用舍曲林）可以安全和有效地解除抑郁症状，但是不能最终证明对心血管终点产生受益，可能与样本量较小有关[823]。另一项随机试验 ENRICHD（Enhancing Recovery in Coronary Heart Disease）试验显示，在有些病例认知治疗和舍曲林对心肌梗死后的晚期存活没有影响，但是那些抑郁没有得到改善的患者的晚期死亡率风险较高[824]。CREATE 试验在冠心病合并严重抑郁的患者以 2×2 因子设计方式评估了个体心理治疗与临床治疗对照、选择性血清素再摄取抑制剂西酞普兰与安慰剂对照[825]。结果与安慰剂组对比，西酞普兰组主要终点 Hamilton 抑郁程度评分得到改善（平均减少 14.9 vs 11.6. $p=0.005$），但是个体心理治疗与临床治疗对照没有差异（平均减少 12.1 vs 14.4，$p=0.06$）。同样，西酞普兰组二级终点 Beck 抑郁程度评分明显改善，而个体心理治疗组无明显变化。

对于有上述原因出院时认为是心脏事件高危的患者，应当比低危患者更早和更频繁地进行随访。发生急性冠状动脉综合征后 2 个月，死亡或心肌梗死的整个长期风险性，与具有类似特征的其他冠心病患者类似。Van Domburg 等[819]报道，即使早期有并发症，但长期结果良好。中位数随访近 8 年，第 1 年死亡率为 6%，以后每年为 2%～3%[819]。患者回到基线水平时（一般在住院后 6～

8 周），就像对稳定型冠心病一样，应当安排定期长期随访。有下述情况建议做心脏导管检查和冠状动脉造影：①心绞痛症状恶化，包括不稳定型心绞痛复发；②运动试验有高危表现（例如 ST 段压低≥2mm，收缩压下降≥10mmHg）（参阅 3.4 节）；③心力衰竭；④轻度劳力性心绞痛（因心绞痛不能完成 Bruce 2 级方案）；⑤心性猝死存活者。建议根据冠状状动脉解剖和心室功能考虑血管重建治疗，可参阅 4 节、《ACC/AHA 慢性稳定型心绞痛治疗指南》[679]和《ACC/AHA 外科冠状动脉搭桥术（2004 年修订版）》[661]。最大程度地减少心血管事件复发的风险需要优化患者对处方治疗和改变生活方式的依从性。许多开发依从性预测因素的研究没有能够发现单一人口统计学的或社会经济的变量因素具有预测价值。更可靠的预测因素是患者对其对疾病的易损性和处方治疗有效性的信念和理解力，重要的是与医务人员的各种关系[826-828]。建立与患者和其家庭的治疗关系可以提高依从性。应当注意需要足够的时间与家属讨论疾病和治疗、遵循处方治疗计划的重要性和找到患者不依从的症结所在。参与心脏康复/二级预防计划可以帮助患者强化二级预防并且可以解释不依从的症结。经治医师与心脏康复人员密切进行交流，对于最大程度发挥疗效至关重要[22,41,829,830]。

5.4 心脏康复

I 类

对于急性冠状动脉综合征患者，尤其是那些有多个可以消除的危险因素的患者和那些中度危险和高危患者（需要在监测下进行运动训练）。建议尽可能参与心脏康复/二级预防计划。（证据级别：B）

制订心脏康复计划的目的是为了限制心脏疾病的生理学和心理学效应，降低猝死或再次梗死的风险，控制心脏症状，稳定或逆转动脉粥样硬化性进程和提高有些患者的心理学和职业状态[801,829,831]。心脏康复是一个长期的综合计划，涉及医疗评估、处方运动、消除心脏危险因素、教育和咨询[801,832]。心脏康复可以在各种环境下进行，包括在医院的医疗监督团体、医师办公室或社区[830]。运动可以涉及固定式自行车、踏车、健美操、散步或慢跑，监测可以包括心电图遥测，这些取决于患者的危险状态和运动训练的强度。有关改善危险因素的教育与咨询需要个体化，经医师与心脏康复人员的密切交流可以促进长期行为改变[829,830]。对于经过临床筛选的稳定患者，可以有效和安全地实施另一些可以选择的方法，包括在家运动、互联网和通过电话监测/监督）[801,833]。Witt 等[834]评估了明尼苏达州 Olmstead 县参与心脏康复与存活的关系，发现参与康复者 3 年死亡和复发心肌梗死的风险较低（$p<0.001$ 和 $p=0.049$）。近几年受益更加明显。该研究中半数心肌梗死后的患者适合参与心脏康复，但是女性和老年患者较少参与，并且与其他特征无关。

荟萃效应估测单纯运动干预的总死亡率显示，与常规治疗相比，全因死亡率下降（随机效应模型的比数比为 0.73，95%可信区间 0.54～0.98）。全面的心脏康复降低全因死亡率，但是幅度较小（比数比 0.87，95%可信区间 0.71～1.05）。干预对非致死性心肌梗死没有影响。作者得出结论认为，以运动为基础的心脏康复可以有效地减少心脏死亡，但是尚不清楚是单纯运动还是全面的心脏康复干预的获益更大。研究人群主要是男性、中年初低危患者。作者提示，应当排除那些因为年龄、性别或合并性疾病应当从干预中获益的患者。作者警告，这些结果的可靠性有限，因为研究的报告质量一般较差，失访率高[832]。

心脏康复包括运动训练、教育、咨询和行为干预，它可以改善运动耐量，没有严重的心血管并发症，可以改善症状（减少心绞痛和改善心力衰竭症状，例如呼吸困难和疲乏），改善血脂水平，与戒烟计划结合起来可以减少吸烟，降低应急和改善心理状态[801]。除了降低总胆固醇和 LDL-C 以外，还可以增加 HDL-C 的水平[835]。文献报道，心脏康复是心肌梗死后改善预后的一种成本效益手段[836,837]。目前的实践中，参与心脏康复以 CABG 后较多，急性冠状动脉综合征施行 PCI 后较少[838]。在没有合并症的急性冠状动脉综合征实施血管重建治疗和现代药物治疗后康复的受益，不如 ST 段抬高心肌梗死或没有合并症的非 ST 段抬高心肌梗死大。

现有的社区研究显示，不到三分之一的心肌梗死患者在准备出院前接受了有关心脏康复的信息或咨询[801,839]。在密歇根州 2 个社区 5 家医院进行的一项研究中，仅 16%的患者出院时参加了心脏康复计划，后来的社区访问报告仅 26%的患者实际参加了该计划。然而 54%出院参与康复计划的患者参与了随访[839]。医师的参与是患者参与心脏康复计划的最有力的预测因素。对马萨诸塞州 Worcester 地区 1986—1997 年 11 年期间 5 204 例因心肌梗死住院的患者进行住院心脏康复纵向调查发现，没有参加住院心脏康复的患者出院前较少获得有效的心脏处方用药和改善危险因素的咨询[840]。

没有参加康复计划和不依从患者的理由包括是否能够提供服务、保险是否能够覆盖、来自配偶或其他监护人的支持、不同性别的态度、患者本身的因素（例如焦虑或缺乏动力）和后勤与财务上的限制或这些因素的综合[799,839]。女性和老年患者即使能够从中获益，但是也较少参加心脏康复计划[35,841-844]。医疗系统应当考虑建立一套方法鼓励适当的患者参与心脏康复/二级预防计划，例如应用标准方法促进其实施，例如 AHA 的“随指南而行”的工具。此外，医务人员与心脏康复人员以各种方式进行交流可以促进意者参与，这一点很重要。值得注意，医疗照顾保险已经覆盖心肌梗死后、CABG 后和稳定型心绞痛包括 PCI 后的康复[845]。

5.5 重返工作岗位和丧失劳动能力

心肌梗死后重返工件岗位率目前为 63%[846]～94%[847]，因为受很多因素影响很难再继续增高，例如对工作的满意程度、财政稳定性和公司的政策[848]，PAMI（Primary Angioplasty in Myocardial Infarction）11 研究是一项在低危心肌梗死患者（即年龄＜ 70 岁、射血分数＞ 0.45、1 支或 2 支血管病变并且 PCI 结果良好）施行直接 PCI 的研究，结果显示应当鼓励患者 2 周重返工作岗位[849]。

没有报告重返工作岗位的实际时间，但是采用这种策略没有发生不良事件。

心肌梗死后的心脏康复计划可以降低死亡率和改善身体和情绪状态（参阅 5.4 节）。一项前瞻性研究显示[850]，非常想重返工作岗位的心脏康复患者，较对照组患者重返工作岗位的时间明显早。

心肌梗死前抑郁症状轻或没有症状，恢复功能状态的比数比增大[851]。

自主评估急性冠状动脉综合征前功能状态好的患者，住院时间缩短，出院回家的可能性增大[852]，急性冠状动脉综合征前的最大需氧能力和抑郁打分是急性冠状动脉综合征后体力功能最佳的独立预测因素。与同龄男性相比，女性体力功能打分、抑郁打分和合并其他疾病要低。静息左室射血分数不是体力功能的一项预测指标。

患者的心功能状态不是其恢复工作可能性的一项强有力预测因素。糖尿病、老年、Q 波心肌梗死及梗死前心绞痛都与不能完全恢复工作有关[853]，但是心理的改变，如信任、工作稳定、患者对致残的感觉、医患对康复的期盼程度，预测意义更大[854,855]，体力上需要工作也很重要[853,855]。

为帮助职业医师做出恢复工作的决定，Froom 等[853]观察了心肌梗死后第 1、2、4、6、9 和 12 个月的事件发生情况。这些事件包括心性死亡、复发性梗死、充血性心力衰竭和不稳定性心绞痛。结果发现第 10 周时事件已呈稳定的低发状态。

恢复工件取决于公司的政策，而不是患者的医疗状况。医师有必要提供资料证明患者的工作不会带来心脏事件的危险。一个例子就是 Kavanagh 等[856]报道的加拿大公交车司机的案例，采用负荷试验评估司机。医师和技术人员对受试的司机进行研究后发现，驾驶期间，心脏承受的负荷值只相对于负荷试验时平均值的一半。计算出来在心肌梗死恢复期第 1 年发生，心脏突发事件导致乘客、路人和司机死伤的发生率为 1/5 万驾驶年。公交司机只要在达到加拿大心血管学会指南要求后，才允许重返工作岗位。

Covinsky 等[857]完成了一项心肌梗死的函调研究。出院后三个月，女性患者的体力和精神状态以及恢复工作的可能性均较心肌梗死前差。同样，女性患者重返工性岗位的可能性也较男性小。需要有关不同性别的急性冠状动脉综合征患者重返工件岗位的现代资料。

目前强化的介入治疗对急性冠状动脉综合征死亡率、致残率和住院时间都有影响[858]。如今不能明确急性冠状动脉综合征后早期心功能改善是否意味着可以提高重返工作岗位率，影响致残和恢复工件有多个心脏以外的因素。

5.6 其他活动

期望早期恢复体力活动的患者，可以通过比较完成分级运动试验的情况与期望体力活动所需的代谢当量水平，确定活动的安全性。表 32 显示完成不同日常活动所需要的能量水平，以代谢当量表示[859]。该表和相类似的表格可以根据完成分级运动试验的情况帮助确认患者安全地完成日常活动。

医务人员应当对患者恢复既往水平的体力活动、性生活及工件提供详细建议。可鼓励患者即刻日常散步[860]，没有并发症的稳定患者（I 类），7～10 d 内可恢复正常的性生活。在患者遵守法律的前提下出院 1 周后可以开始驾车。每个州的运输部或相当部门都已制订了相关标准，每个州的标准均不同，在患重病后开始驾车前必须达到这些标准[861]，这些标准包括需要有人陪伴驾驶，避免应激状态，例如高峰时间、恶劣气候、夜间驾驶、交通拥挤和高速行驶。患严重心肌梗死（需要心肺复苏或伴低血压、严重心律失常、高度房室传导阻滞或充血性心力衰竭）的患者，应在症状消除后延迟 2～3 周开始驾车。

多数商用客机在 7 000～8 000 英尺高度加压，因此导致肺泡张力降低，引起缺氧。联邦航空管理局的规定最大加压高度为 8 000 英尺（2 440 m）[862]。因此，心肌梗死后前两周空中旅行仅仅限于没有静息性心绞痛或呼吸困难或惧怕飞行的患者。个人旅

表 32　维持一些平常活动所需的能量水平

<3 个代谢当量	3～5 个代谢当量	5～7 个代谢当量	7～9 个代谢当量	>9 个代谢当量
自理				
洗衣服	清洗窗子	在院子里简单的挖掘	锯木头	提物品上楼（物品>90 磅）
刮胡子	使用耙子	手动修整草坪	使用沉重的铲子	攀爬楼梯（快速）
穿衣服	使用机器修整草坪	攀爬楼梯（缓慢的）	攀爬楼梯（中速）	铲较重的雪
办公桌工作	铺床	搬运物品（30～60 磅）	搬运物品（60～90 磅）	
洗碟子		搬运物品（15～30 磅）		强力挖掘
开车				
轻家务				
职业的				
坐着工作（办事员、与会者）	装架（轻的物品）	木工（户外）	掘沟（用锹挖）	木材上垛
打字员	修理汽车	铲泥	林活	重体力劳动
办公桌工作	轻的焊接/木工	锯木头	农活	铲（重）
站着工作（商店职员）		操作气动工具		

<3 个代谢当量	3～5 个代谢当量	5～7 个代谢当量	7～9 个代谢当量	>9 个代谢当量
		娱乐		
高尔夫（车载）	跳舞（交际）	羽毛球（竞技性的）	驾独木舟	手球
编织	高尔夫（走路）	网球（单打）	登山	足球（竞技性的）
手工缝纫	航海	滑雪	桨板球	回力球
	网球（双打）	轻的徒步旅行	走路（5km/h）	游览
	排球（6 人）	棒球	跑步（12min/km）	剧烈棒球（竞赛）
	乒乓球	足球	攀山或攀岩	
	夫妻间性生活	河中捕鱼	橄榄球	
		身体健康状况		
走路（2km/h）	平路行走	平路行走	平路慢跑	跑步
	（3～4km/h）	（4.5～5.0km/h）	（5km/h）	（>6km/h）
健身车	平路骑车	自行车运动	游泳（爬泳）	自行车运动
	（6～8km/h）	（9～10km/h）		（>13km/h）
非常轻微			高强度健美操	跳绳
柔软体操		自行车运动（12km/h）		爬坡（5km/h）

行需有陪伴、携带硝酸甘油并报告机场当局，避免心脏需氧突然增加。根据规定，从 2004 年 4 月 12 日开始，所有运载 30 名以上旅客的飞机，应当配备抢救装置和自动除颤器，并且至少有 1 名空勤人员[863]。

接受血管重建治疗和病情稳定的不稳定型心绞痛患者（即没有心肌梗死）可以加快恢复工作、驾驶、飞行和其他正常活动（常常是在数天内）。

5.7 病历记录和其他信息系统

有效的病历应当记录治疗过程和治疗计划。应当实施和常规应用纸张和电子系统形式的循证医学治疗指南、开发专门的患者治疗计划和教育材料和追踪评估标准化质量的信息。有关这些工具的例子有 ACC 的“实用指南”和 AHA 的“随指南而行”。所有计算机程序化指令入口系统也必须与之相适应。有些场所，常规长期应用这些系统和工具，可以明显提高治疗质量和患者的安全性。出院医疗记录必须说明出院医嘱、出院后活动和康复的一些注意事项，以及患者能够理解的建议。渡过急性冠状动脉综合征急性期后，医疗记录应当小结患者出院后或最后一次门诊就诊以来的心脏事件、现有症状和药物变化，同时记载下一步治疗计划。应当根据现有的法规标准，继续加强医务人员之间有效和及时转送患者入院前和出院后的资料。这包括给所有患者迅速提供了解有关其主要治疗的性质和重要性的路径。随着定期上网的患者人数增加，应当鼓励和加速开发反映现代循证医学和专业治疗标准的在线信息。有几个网站可以提供给患者有关急性冠状动脉综合征医疗的可靠信息（http：//www. heartauthority.com；http：//www.nhlbi.nih.gov/health/dci/index. html；http：//www.nlm.nih.gov/medlineplus/tutorial.html 和 http：//www. fda.gov/ earthealth/ ndex. html）。

6 特殊人群

6.1 女性

建议

I 类

1. 住院期间和二级预防时急性冠状动脉综合征女性患者的药物治疗与男性类同，同时根据体重和肾功能调节抗血小板和抗凝药物的剂量，并且根据估测肌酐清除率来应用经肾脏代谢药物的剂量（证据级别：B）。

2. 急性冠状动脉综合征女性患者无创检查的建议适应证与男性类同（证据级别：B）。

3. 对女性高危患者有创治疗的策略与男性类同。参阅 3.3.节（证据级别：B）。

4. 建议对女性患者采用保守治疗策略（证据级别：B）。

尽管所有年龄组女性患者的冠心病发生率低于男性，但是她们在急性冠状动脉综合征患者中占有相当比例。急性冠状动脉综合征是女性患者的严重和常见疾患。重要的是要克服长期以来女性患者中有严重冠心病表现者并不常见的观念，但是女性冠心病表现与男性略有不同[812]。表现为胸部不适的女性患者，有心脏（例如固定阻塞性冠状动脉狭窄）以外原因者以及心脏原因，可能多于男性。心脏其他原因包括冠状动脉痉挛、异常的血管扩张及储备和其他机制[812,864-866]。女性冠心病患者的平均年龄高于男性，合并其他疾患者多见，例如高血压病、糖尿病和心力衰竭但收缩功能尚好。表现为心绞痛者多于心肌梗死者，并且心绞痛和心肌梗死患者的症状不典型[147,867-869]。

6.1.1 急性冠状动脉综合征女性患者的特征

大量有关急性冠状动脉综合征女性患者的临床资料来自许多随机试验和注册登记[147,658,660,867,870]。与冠心病一样，与男性相比，女性患者年龄较大，更多有合并性疾病（糖尿病和高血压），并且有明显的家族史[147,867-869]。女性较少有既往心肌梗死或心脏手术史[867]，较多有心力衰竭病史但少有左心室收缩功能不全。女性症状的频度、时间和形式与男性相似但是更频繁，并且可以有类心绞痛症状，例如呼吸困难或症状不典型[139,871,872]。ST 段变化的频度与男性相似，但是女性更多有 T 波倒置。女性与男性的心脏生化标志物谱有明显不同，临床试验和注册登记显示女性较少有肌钙蛋白水平升高[658,660,670,870]。分析 TACTICSTIMI-18 试验显示，女性 CK-MB 升高也不常见，但是女性高敏 C 反应蛋白或脑钠肽升高比男性多见。重要的是，生化标志物升高的预后价值在男性和女性相同[873]。临床试验和注册登记中的冠状动脉造影结果显示，女性冠心病的范围不如男性广泛，并且非阻塞性冠心病的比例较高。尽管根据严格的临床试验入选标准来选择女性患者，但是非阻塞性冠心病仍可以高达 37%[147,660]。

女性症状的表现形式与男性不同，心脏生化标志物阳性者较少，但是心电图 ST-T 异常较多并且非阻塞性冠心病出现率较高，这就对证实急性冠状动脉综合征诊断带来挑战，并且与男性相比，有可能对几个治疗的应用不足[870]。对女性患者有重要的缺血性胸痛机制，而不是斑块侵蚀或溃疡表面血小板/血栓聚集（参阅 6.8）。虽然有些文献报道，根据未校正的事件发生率，女性是急性冠状动脉综合征预后不良的一个危险因素[870,872]，但是多相模型并没有发现女性是死亡、再次梗死或复发性心肌缺血的一个独立危险因素。与男性ST段抬高心肌梗死患者相比，这与女性（尤其是年轻女性）死亡的独立危险因素明显不同。

6.1.2 处理

6.1.2.1 药物治疗

冠心病的众多研究中，女性比男性较少采用强化药物治疗[867,870,874]，部分原因可能是冠心病影响女性的严重程度较轻。尽管对女性β-受体阻滞剂和其他药物的特殊性不同[147,867,875]，但是女性患者使用阿司匹林和其他抗血栓制剂，不如男性频繁[147,870,874]。女性从阿司匹林、氯吡格雷[876]、抗凝药物、β-受体阻断剂、ACEI和他汀药物治疗中的获益与男性相同[876,877]。荟萃分析糖蛋白IIb/IIIa抑制剂在急性冠状动脉综合征的应用结果证实性别与治疗效果相互影响，女性患者的效果明显较差[375]。然而，肌钙蛋白水平升高的女性患者应用糖蛋白IIb/IIIa抑制剂的获益与男性相同。TACTICS-TIMI-18试验中女性患者应用糖蛋白IIb/IIIa抑制剂施行直接有创治疗策略获益的结果（参阅6.1.2.3节），进一步支持应用糖蛋白IIb/IIIa抑制剂在女性和男性同样获益。

尽管抗血小板和抗凝治疗在女性急性冠状动脉综合征患者明确受益，但是女性患者的出血风险增加。应当使用低维持剂量的阿司匹林（75～162mg）（尤其是与氯吡格雷联合应用时），减少严重出血的风险[876]。应用估测肌酐清除率而不是血清肌酐水平来指导经肾脏代谢药物的剂量和种类（例如低分子肝素和小分子糖蛋白IIb/IIIa抑制剂）。一项大规模社区注册登记显示，42%的急性冠状动脉综合征患者接受了一种以上的超剂量抗血小板或抗凝药物（普通肝素、低分子肝素或糖蛋白IIb/IIIa抑制剂）[759]。女性、老年、肾功能不全、低体重和糖尿病是超剂量的预测因素。超剂量预示着严重出血风险增加[759]。临床研究中应用估测肌酐清除率调整剂量的公式和确定几种药物的调整标准的基础，它与近来建议应用筛查肾脏疾病的MDRD（Modification of Diet and Renal

Disease）公式不一样[878]，后者是以单位或界点来进行调整。还应当认真根据体重调解建议使用的药物剂量。

绝经期后女性患者激素治疗的讨论参阅 5.2.17 节。

6.1.2.2 冠状动脉重建治疗

现代研究一直对这种普遍看法提出质疑：由于女性患者动脉直径小、年龄大和多有合并性疾病，因而 PCI 和 CABG 受益不如男性患者[147,868,877,879-883]。PCI 时，不同性别冠状动脉造影成功率和后期结果相同，但是有些研究显示，早期并发症多见于女性[879,880,884-887]。然而，国立心、肺和血液研究所 PCI 注册登记[888]显示女性患者 PCI 的结果得到改善。有关女性患者 CABG 的早期研究显示，女性患者施行乳内动脉搭桥术或完全性血管重建治疗者少于男性，并且死亡率较高（相对风险 1.4～4.4）[882,883,889]。但是急性冠状动脉综合征患者 CABG 的更新研究显示，女性患者的手术结果比以前所认为的要好（参阅 6.3 节）[890-892]。

Mayo Clinic 复习了 3 014 例（女性 941 例）PCI 治疗不稳定型心绞痛患者的结果，女性患者早期与后期结果与男性患者相当[868]。BARI 试验在 1 829 例患者比较了 PCI 与 CABG（主要是不稳定型心绞痛患者），结果显示在校正了其他因素后，女性患者血管重建治疗的结果好于男性患者。平均随访 5.4 年，男性死亡率和女性死亡率分别为 12%和 13%，但是校正基线差异后（例如年龄、糖尿病和其他合并性疾病），与男性患者相比，女性患者死亡的风险性低（相对风险 0.60，p=0.003），而死亡或心肌梗死风险性相当（相对风险 0.84，p 值无意义）[889]。国立心、肺和血液研究所动态注册报道，与 1985 年至 1986 年相比，1997 年至 1998 年接受 PCI 的女性患者结果较好。女性患者的手术成功率、住院死亡率、心肌梗死和 CABG 与男性相似[888]。虽然女性患者的 1 年事件率较高，但是女性患者年龄较大并且更多有合并性疾患，因而并非与死亡或心肌梗死独立相关。一项入选了应用冠状动脉支架采取间接或直接有创治疗策略治疗 1 450 例急性冠状动脉综合征患者的前瞻性研究报道，女性与死亡和心肌梗死的较低死亡率独立相关（风险比 0.51，95%可信区间 0.28～0.95）[659]。

6.1.2.3 早期有创治疗与早期保守治疗策略的比较

当代评估直接有创治疗策略与早期保守治疗策略治疗急性冠状动脉综合征的临床试验一致证实在男性的获益[658,660,670]。这些试验中约三分之一为女性（2 179 例），并且有关直接有创治疗策略在女性患者的有效性和安全性的结果相互矛盾。每一项试验都没有充分评估女性亚组患者，并且试验与试验之间差别很大(表 33)。荟萃分析支架和糖蛋白 IIb/IIIa 抑制剂时代的试验，没有能够显示直接有创治疗策略针对女性患者 6～12 个月的存活受益（女性比数比 1.07，95%可信区间 0.82～1.41；男性比数比 0.68，95%可信区间 0.57～0.81）[643]。

TACTICS-TIMI 18 研究显示，采用直接有创治疗策略急性冠状动脉综合征患者的死亡、非致死性心肌梗死或再次住院主要终点明显那降低(比数比 0.45，95%可信区间 0.24～0.88，p=0.02)[179]。对该试验中的所有患者（754 例）均采用早期糖蛋白 IIb/IIIa 抑制剂（替罗非班）治疗。6 个月急性冠状动脉综合征的死亡、心肌梗死或再次住院主要复合终点针对女性和男性的降低幅度相当(分别为校正的比数比 0.72，95%可信区间 0.47～1.11 和校正的比数比 0.64，95%可信区间 0.47～0.88）。女性年龄较大、更多有高血压、较少有心肌梗死病史、CABG 史和心脏生化标志物升高(全部 p<0.001），但是 TIMI 风险评分的分布没有明显的性别差异(p=0.76）[670]。在 TIMI 风险评分得分中度风险（3～4 分）或高度风险（5～7 分）的女性，复合风险降低的幅度与男性相当。然而，与 TIMI 风险评分得分低的男性（有创与保守治疗策略结果相当）不同，与保守治疗策略相比，低危女性采用有创治疗策略的事件比数比为 1.59（95%可信区间 0.69～3.67）[670]。然而，事件次数少（26 次事件），并且不同策略、TIMI 风险评分和性别对结果影响的 p 值没有达到统计学意义（p=0.09）。生化标志物（包括脑

表 33　关于 ACS 的有创与保守性策略的按性别划分的对比结果

试验名称	时机	终点	全部结果	男性结果	女性结果	注释
TACTICS-TIMI 2 220（例）	血管造影后 4～48h	死亡、MI	30 d: 有创：4.7% 保守：7.0% p=0.02 绝对危险度减少值=2.3% 6 个月： 有创：7.3% 保守：9.5% 比数比=0.47 （95% 可信区间 0.54～1.00） 绝对危险度减少值=2.2%	6 个月： 有创：7.6% 保守性：9.4% 比数比=0.68 （95%可信区间 0.43～1.05）绝对危险度减少值=1.8%	6 个月： 有创：6.6% 保守：9.7% 比数比=0.45 （95% 可信区间 0.24～0.88） 绝对危险度减少值=3.1%	明显有利于肌钙蛋白 T 高的女性患者在死亡、MI 和再入院：比数比=0.74（95% 可信区间 0.26～0.83）
RITA-3[758] 1 810（例）	血管造影后 48h 内	死亡、MI 难治性心绞痛	4 个月： 有创：9.6% 保守：14.5%	4 个月： 有创：8.8% 保守：17.3%	4 个月： 有创：10.9% 保守：9.6%，P=N	有创策略组减少心绞痛

试验名称	时机	终点	全部结果	男性结果	女性结果	注释
		死亡，MI	p=0.001 风险比=0.66 （95% 可信区间 0.51-0.85） 绝对危险度减少值=4.9% 1 年： 有创：7.0% 保守性：8.3% P=0.58 比数比=0.91 （95% 可信区间 0.67～1.25） 绝对危险度减少值=0.7%	绝对危险度减少值=8.5% 1 年： 有创：7.0% 保守：10.1% 绝对危险度减少值=3.1%	S 绝对危险度减少值=—1.3% 1 年： 有创：8.6% 保守：5.1% 绝对危险度减少值=—3.5%	
FRISC II 1999 年 2 457（例） 30%女性	7 日内血管重建	死亡、MI	6 个月： 有创：9. 4 % 保守性： 12.1%　p=0.3	1 年： 有创：9.6% 保守性：15.8%，p<0.001 绝对危险度减少值=6.2%	6 个月： 有创：10.5% 保守：8.3% 风险比=1.26	1 年时死亡率明显降低（2.2% vs 3.9%） 绝对危险度减少值

试验名称	时机	终点	全部结果	男性结果	女性结果	注释
			绝对危险度减少值=2.7% 1 年： 有创：10.4% 保守：14.1% p=0.005 绝对危险度减少值=3.7%		（95% 可信区间 0.80～1.97） 绝对危险度减少值=-1.9% 1 年： 有创：12.4% 保守：10.5% 绝对危险度减少值=－1.9%	=1.7% p=0.02 未在女性中发现 4% vs. 3.3%） 绝对危险度减少值=－0.7%
TIMI-11B 1997 年 1 423（例） 34%女性	血管造影后 1～48h	死亡、MI	1 年： 有创：10.8% 保守：12.2% p=0.42 绝对危险度减少值=1.4%	6 周死亡： 有创：2.6% 保守：1.4% 绝对危险度减少值=－1.2% 6 周 MI： 有创：5.5% 保守：6.0% 绝对危险度减少值=0.5%	6 周死亡： 有创：2% 保守：4.4% 绝对危险度减少值=－2.4% 6 周 MI： 有创：4.4% 保守性：5.2% 绝对危险度减少值=0.8%	有创治疗的患者心绞痛发作减少并有更低的因心肌缺血的再次住院

钠肽、C 反应蛋白、CK-MB 和肌钙蛋白）升高也可以识别从直接有创治疗策略中不同获益的女性（和男性）患者。肌钙蛋白 T 水平升高女性的风险进一步降低（经过校正的比数比 0.47，95%可信区间 0.26～0.83），主要终点降低的幅度与肌钙蛋白升高的男性患者相当。然而，与在肌钙蛋白 T 标志物阴性的男性患者有创与保守治疗策略结果相当（比数比.02，95%可信区间 0.64～1.62，p=0.04）不同，死亡、心肌梗死和再次住院主要终点明显多见于随机施行有创治疗策略的肌钙蛋白阴性的女性患者（比数比 1.46，95%可信区间 0.78～2.72）[670]。

RITA-3 试验入选了 682 例女性（占 1，810 例患者的 38%）[893]。性别和治疗策略（有创 vs 保守）对 RITA-3 试验结果的没有明显影响（p= 0.042）。与男性患者采用有创治疗策略的死亡或心肌梗死减少不同，女性患者的风险比为 1.09。采用早期保守治疗策略女性患者的 1 年死亡和心肌梗死发生率（5.1%）较入选 TACTICSTIMI-18 的女性患者（6 个月为 9.7%）低。与这种差异一样，RITA-3 试验中 37%女性没有严重阻塞性冠心病，而 TACTICS-TIMI-18 试验中见于 17%的女性[179]。RITA-3 试验与 TACTICS-TIMI-18 试验的其他明显差别包括 TACTICS-TIMI-18 试验中常规应用糖蛋白 IIb/IIIa 抑制剂，保守治疗组与有创治疗组的心肌梗死终点标准不同。RITA-3 试验报道，

保守治疗组中采用较宽松的心肌梗死心脏标志物诊断时，女性死亡和心肌梗死率在保守治疗组与有创治疗策略组分别为 11.1%和 12.7%（即没有显著差异）[660]。

FRISC-II 试验是唯一显示有创治疗策略有存活受益的试验，结果显示治疗策略（包括症状发作 7 d 内施行介入治疗）与性别之间有明显关系[654,658]。入选的 2 457 例患者中有 30%为女性，与接受保守治疗的女性患者比较，采用有创治疗女性患者的 1 年死亡和心肌梗死率无明显增高，这与在男性患者死亡明显减少不同。明显减少不同。

有创治疗的患者中女性与事件的发生独立相。然而，女性患

者的不良后果主要是接受 CABG 女性患者的 1 年死亡率为 9.9%。相反，有创治疗策略组中接受 PCI 的女性患者死亡率与男性相当（1.5% vs 1.0%，相对风险 1.50，95%可信区间 0.27～8.28，p 值无意义）。

总之，急性冠状动脉综合征并且有高危特征（包括心脏生化标志物升高）的女性患者，可以从早期介入和辅助应用糖蛋白 IIb/IIIa 抑制剂的有创治疗策略中获益。低危女性患者不能够从直接有创治疗策略中获益，并且来自新近临床随机试验证据的权重提示，对这一组患者采用直接有创治疗策略可以与高风险有关。对静息性胸痛女性患者诊断急性冠状动脉综合征和缺血性疼痛不同的病理生理学是一个挑战，提示针对低危女性观察到直接有创治疗策略的高风险，可能是由于对另一种机制静息性胸痛女性患者稳定机遇性冠状动脉病变干预的结果。

6.1.3 负荷试验

一般，心电图运动试验对女性的预测价值不如男性，主要是由于女性冠心病可能性低[686,894-896]。在女性患者应用甲氧异腈进行关注研究的敏感性和特异性良好[897]。与过去应用铊-201 负荷试验相比，由于应用更新的组织软件，乳腺伪影已不再是问题。负荷超声心动图检查（多巴酚丁胺或运动）因此是诊断女性冠心病患者的一种准确和有效花费的技术[686]. 更新的关注方法（例如腺苷负荷心脏磁共振）针对女性患者也显示出良好前景。心脏磁共振（判断功能、灌注和心肌存活情况）和多排冠状动脉 CT 血管显像是两种新的诊断手段，由于敏感性和特异性高（诊断准确度提高），在女性患者应当更加具有价值。客观检查显示心肌缺血但是没有阻塞性冠心病，意味着预后不良[679,898]，提示血管功能紊乱（冠状动脉内皮或为血管功能紊乱）是一个发病机制。

女性做无创检查的建议与男性一样（参阅 3.4 节）[866,898]。一篇 976 例女性患者平板运动试验的报告提示，Duke 平板计分在女性和男性患者均具有诊断和预后价值[899]。实际上 Duke 平板计分检查对于排除女性冠心病价值高于男性，女性冠心病低危患者少于男性（狭窄≥75% 1支以上血管病变：女性20%，男性47%，$p<0.001$）。

小样本WISE（Women's Ischemia Syndrome Evaluation）研究提示，巴酚丁胺负荷超声动图检查能够可靠地发现多支血管病变（敏感性 81.8%，与男性相当），但是对单支血管病变则否[900]。几个研究已经显示，女性负荷试验阳性结果者，并不倾向于像男性一样积极进行评估[875]。实际上这是不正确的做法，因为WISE和其他研究[866,901-908]已经证实了心肌缺血的不良预后。

TIMI IIIB注册登记显示，女性患者做运动试验的比例与男性相当[147,867]。负荷试验的阳性率也相当，但是女性患者负荷试验结果高危者较少。而且，女性患者较少施行血管造影（相对风险0.71，$p<0.001$），可能是由于无创检查高危结果的百分比较少的原因。

6.1.4 结论

与男性患者比较，女性急性冠状动脉综合征患者的年龄大、多有合并性疾患，但是症状表现不典型、冠心病严重程度和范围不如男性患者。女性患者使用阿司匹林的频度不如男性患者，但是急性冠状动脉综合征患者无论性别如何，都应使用阿司匹林以及其他 I 类建议的药物。使用所有经过肾脏代谢的建议药物时，应当根据体重和估测肌酐清除率来调节剂量。在女性做影像增强负荷试验的预后价值与男性相当。

6.2 糖尿病

（参阅表34）

建议

I类

1. 糖尿病患者与非糖尿病患者急性冠状动脉综合征急性期的药物治疗和有关负荷试验、血管造影和血管重建治疗的决定应当类似。（证据级别：A）

表 34　糖尿病患者的建议

2007 年建议	2011 年更新建议	注解
I 类		
糖尿病患者与非糖尿病患者 ACS 急性期的药物治疗和有关负荷试验、血管造影和血管重建治疗的决定应当类似（证据级别：A）。	1.糖尿病患者与非糖尿病患者 ACS 急性期的药物治疗和有关负荷试验、血管造影和血管重建治疗的决定应当类似[179，404，406，768]（证据级别：A）。	与 2007 年版指南一致
在所有合并糖尿病的 ACS 患者，应当根据美国糖尿病协会（American Diabetes Association）和美国内分泌学会（American College of Endocrinology）的现行糖尿病治疗标准直接将重点放在积极控制血糖方面。治疗目标应当包括餐前血糖<110mg/dL 和最大日间血糖<180mg/dL。出院后的治疗目标应当是 HbA1C<7%，并且相关医务人员在患者每次就诊时应当反复强调（证据级别：B）。		删除了建议（依据美国糖尿病协会指南[773]）

2007 年建议	2011 年更新建议	注解
对糖尿病患者使用静脉血小板糖蛋白 IIb/IIIa 抑制剂，应当按照对所有 ACS 患者的建议施行（3.2 节）（证据级别：A）。这种受益在糖尿病患者可以增强（证据级别：B）。		删除了建议（参考表 2 和表 3 删除以避免冗余）
IIa 类		
对于合并多支血管病变的 ACS 患者，在糖尿病受治患者采用乳内动脉施行 CABG 的受益大于 PCI（证据级别：B）。	1. 对于合并多支血管病变的 ACS 患者，在糖尿病受治患者采用乳内动脉施行 CABG 的受益大于 PCI[772]（证据级别：B）。	与 2007 年版指南一致
对于单支血管病变并有心肌缺血合并糖尿病的 ACS 患者，可以采用 PCI（证据级别：B）。	2. 对于单支血管病变并有心肌缺血合并糖尿病的 ACS 患者，可以采用 PCI[179, 772]（证据级别：B）。	与 2007 年版指南一致
对于合并糖尿病的 ACS 患者，可以采取积极的胰岛素治疗，在入院（ICU）的前 3 d 使血糖 <150mg/dL，之后，尽可能达到 80～110mg/dL（证据级别：B）。	3. 无论过程是否复杂，应用基于胰岛素的药物治疗体系以使 ACS 患者达到并维持血糖水平＜180mg/dl 同时避免低血糖是合理的[765, 769-771]（证据级别：B）。	修改了建议（参考 2009 年 STEMI 和 PCI 指南更新[384]）

对于达到理想血糖目标范围以获得最佳风险比的必要性尚不确定。

2. 针对所有合并糖尿病的急性冠状动脉综合征患者，应当根据美国糖尿病协会和美国内分泌学院的现行糖尿病治疗标准直接将重点放在积极控制血糖方面。治疗目标应当包括餐前血糖＜110mg/dL 和最大日间血糖＜180mg/dL。出院后的治疗目标应当是糖化血红蛋白＜7%，并且相关医务人员在患者每次就诊时应当反复强调（证据级别：B）。

3. 对糖尿病患者使用静脉血小板糖蛋白 IIb/IIIa 抑制剂，应当按照对所有急性冠状动脉综合征患者的建议施行（参阅 3.2 节）（证据级别：A）。这种受益对糖尿病患者可以增强（证据级别：B）。

IIa 类

1. 对于合并多支血管病变的急性冠状动脉综合征患者，在糖尿病受治患者采用乳内动脉施行 CABG 的受益大于 PCI（证据级别：B）。

2. 对于单支血管病变并有心肌缺血合并糖尿病的急性冠状动脉综合征患者，可以采用 PCI（证据级别：B）。

3. 对于合并糖尿病的急性冠状动脉综合征患者，可以采取积极的胰岛素治疗，在入院（重症监护病房）的前 3 d 使血糖＜150mg/dL，之后，尽可能达到 80～110mg/dL（证据级别：B）。

有关血管重建治疗策略的进一步讨论，请参阅 4 节。

6.2.1 合并糖尿病和高糖血症急性冠状动脉综合征患者的特征与早期处理

6.2.1.1 强化控制血糖

正如 2004 年版 ST 段抬高心肌梗死指南[5]、2007 年版非 ST 段抬高急性冠状动脉综合征指南[2]和 2009 年 ST 段抬高心肌梗死和经皮冠状动脉介入治疗重点修订[384]所阐述的一样，随机试验证据支持滴注胰岛素控制高糖血症。一项在重症患者对比强化控制血糖与常规控制血糖的临床试验对达到控制血糖的最佳水平提出了质疑。NICE- SUGAR（Normoglycaemia in Intensive Care Evaluation—Survival Using Glucose Algorithm Regulation）是一项大规模的国际随机试验（6 104 例），入选的是内科或外科重症监护病房的成人患者，比较了强化控制血糖（靶血糖范围 81～108mg/dL）与常规控制血糖（达到血糖水平＜180mg/dL；如果血糖水平＜144 mg/dL，则胰岛素减量和停用）[770]。时间权重血糖水平在强化组达到 115 ±18 mg/dL，在常规组达到 144±23 mg/dL。90 d 时强化组死亡风险增加 2.6%（27.5% vs 24.9%，比数比 1.14，95%可信区间 1.02～1.08，p=0.02，需损害例数=38 例）。在校正了潜在的影响因素后，结果依然如此。强化治疗组发生与治疗相关的低糖血症明显增加（6.8% vs 0.5%，p＜0.001），但是低糖血症对死亡率增高的影响程度仍然不清楚[770,771]。总之，两组的住院病程和死亡的相关原因相当。强化治疗组死亡增加主要是心血管原因（绝对差异 5.8%，p=0.02）。与常规组比较，强化组有更多的患者接受皮质类固醇治疗。

由于 NICE-SUGAR 试验[770] 入选了内科和外科重症患者，因此在何种程度上该研究的结果能够推广到急性冠状动脉综合征患者的治疗，尚不清楚。虽然来自小规模临床试验[909,910]的资料提示控制血糖可以减少急性心肌梗死患者的炎症并且改善左心室射血分数，但是仍然不清楚急诊控制血糖是否能够改善患者的结果。

美国临床内分泌医师协会和美国糖尿病协会的专家共识[911]：虽然高糖血症与急性心肌梗死的不良结果相关，降低血糖本身和不必要使用胰岛素与改善结果相关。然而，仍不清楚高糖血症是否是健康状态的一种标志物，或者介导了急性心肌梗死并发症的发生。

非医源性的低糖血症也与不良结果相关，是高死亡率的一个预测因素。需要有一项在急性冠状动脉综合征患者控制血糖和有意义的临床终点、设计良好的随机试验，能够确定血糖治疗的标准和目标。在完成该试验之前并且根据现有的证据[911-913]，本编写委员会认为，应当谨慎地建议改变在急性冠状动脉综合征应用胰岛素控制血糖从强化到中等程度，与新近发表的 2009 年 ST 段抬高心肌梗死和经皮冠状动脉介入治疗重点修订（IIa 类，证据级别：B）[384]和建议治疗＞180 mg/dL 的高糖血症，同时避免低糖血症。本编写委员会相信，2007 年版有关长期控制血糖目标的建议[2]不能够反映新近的资料有关处理急性冠状动脉综合征患者糖尿病特别理想目标的质疑。糖尿病是与急性冠状动脉综合征后发生不良结果高危有关的另一个特征。2007 年版非 ST 段抬高急性冠状动脉综合征指南[2]指出，糖尿病患者高危，并且原则上应当与有其他高危特征患者一样治疗。然而，2011 年版编写委员会指出，糖尿病没有被列为尤其优选有创策略的高危特征，这与包括慢性肾脏疾病和糖尿病作为需要采取有创策略的 2007 年欧洲心脏病学会急性冠状动脉综合征治疗指南[914]不同。为了修订糖尿病问题，本编写委员会复习了对 FRISC-II（FRagmin and Fast Revascularization during InStability in Coronary artery disease）试验[404]中糖尿病患者的分析结果。总之，FRISC II 试验显示，在急性冠状动脉综合征患者与保守治疗比较，有创治疗的获益。与有创策略没有糖尿病亚组的患者（比数比 0.72，0.54～0.95）比较，有创策略糖尿病亚组的 1 年心肌梗死和死亡的风险同样降低（比数比 0.61，0.36～1.04）。有创策略糖尿病患者（比数比 0.59，95%可信区间 0.27～1.27）和没有糖尿病的患者（比数比 0.50，95%可信区间 0.27～0.94）的死亡风险也降低。在 TACTICS-TIMI-18（Treat Angina with aggrastat and determine Cost of Therapy with Invasive 或 Conservative Strategy–Thrombolysis In Myocardial Infarction 18）研究糖尿病患者的亚组分析（只有摘要）结果[915]与本结论一致。因此，糖尿病往往合并慢性肾脏疾病（6.5 节：对慢性肾脏疾病的建议）不仅是一个高危因素，而且还可以从有创策略中获益。因此，糖尿病已经被补充为一般优选早期有创策略的特征（附录 5）。

冠心病占整个糖尿病死亡病例的 75%[47,48]，并且急性冠状动脉综合征患者中 20%～25%合并有糖尿病[718,867,916-919]。急性冠状动脉综合征合并糖尿病患者的冠心病更严重[917,920,921]，并且糖尿病是不良后果（1 年时死亡、心肌梗死或因不稳定型心绞痛再次入院）的一个重要独立预测因素（相对风险 4.9）[922-925]。此外，许多糖尿病患者在 CABG 之后发生急性冠状动脉综合征[926]。

糖尿病患者多有冠状动脉以外的广泛血管性病变、高血压病、左心室肥厚、心肌病和充血性心力衰竭。此外，三分之一的糖尿病患者有植物神经功能紊乱，这会影响到心率和血压，增加感受心绞痛的阈值，并且可以伴有左心室功能不全[927-929]。冠状动脉造影发现，与非糖尿病患者相比，糖尿病患者合并不稳定型心绞痛者多有溃疡性斑块（94% vs 60%，p=0.01）和冠状动脉内血栓（94% vs 55%，p=0.004）[930]，提示高危不稳定性。

根据美国糖尿病协会的治疗标准[931]，已经证实了心肌梗死时被控制血糖的水平与死亡率降低有关。美国内分泌学会也强调降血糖控制到 110mg/dL 和餐后最高 180mg/dL 的重要性。一项研究对连续心肌梗死患者的入院血糖值进行了分析[932]，结果显示入院血糖与死亡率有独立关系。入院血糖＜101mg/dL（5.6mmol/L）患者的 1 年死亡率明显低于入院血糖 200mg/dL（11 mmol/L）的患者。第一个 DIGAMI（Diabetes and Insulin-Glucose Infusion in Acute Myocardial Infarction）研究[933,934]评估了糖尿病合并心肌梗死患者皮下注射胰岛素治疗后静脉滴注胰岛素-葡萄糖的效果。胰岛素强化治疗组的平均血糖为 172.8mg/dL（9.5 mmol/L），而“常规”组为 211mg/dL（11.6 mmol/L）。总之，强化治疗可以降低胰岛素治疗组长期相对死亡率（随访 3.4 年）25%。但是没一组血糖范围太大，不能够确定特定的血糖范围。第二个 DIG 急性心肌梗死研究[935]在一个随机试验（1 253 例 2 型糖尿病合并拟诊心肌梗死的患者）比较了 3 种治疗策略：①急诊胰岛素-葡萄糖静脉滴注然后使用胰岛素长期控制血糖；②胰岛素-葡萄糖静脉滴注然后采用标准方法控制血糖；③根据当地的实践常规控制代谢状况。在那些接受胰岛素-葡萄糖静脉滴注的患者，24 h 时血糖明显降低，但是长期血糖控制（采用糖化血红蛋白评定）在各组之间没有差别，并且第 1 组的空腹血糖（8.0 mmol/L）没有达标（5～7 mmol/L）。

随访中为数 2.1 年，第 1 组与第 2 组的主要终点—全因死亡率（23.4% vs 22.6%）没有明显差异。3 个组之间的致残率也没有差别。尽管急性期给药的 DIG 急性心肌梗死-2 方案没有证实拟诊急性心肌梗死时长期胰岛素治疗能够进一步降低致残率和死亡率，但是流行病学分析仍然支持在缺血性心脏病患者中血糖水平与长期死亡率有着密切和独立的关系[935]。

心脏外科手术时控制血糖达标可以降低心脏外科手术糖尿病患者的死亡率和胸骨深部创伤感染的风险[936,937]。这就支持围手术期高糖血症是糖尿病患者感染的一个独立预测因素并且血糖≤150mg/dL（8.3 mmol/L）患者的死亡率最低这样一个概念[938]。

将一组收入外科重症监护病房的有和没有糖尿病的混杂患者随机分配施行强化胰岛素治疗（靶血糖为 80～110mg/dL，即 4.4～6.1mmol/L）。平均血糖达到 103mg/dL（5.7 mmol/L]）可以降低重症监护病房住院期间的死亡率并且降低整个住院死亡率[939]。进一步的分析证实，100mg/dL（5.5 mmol/L）以上的血糖每升高 20mg/dL（1.1mmol/L），重症监护病房住院期间的死亡风险增加。住院和重症监护病房存活与重症监护病房血糖水平呈线性关系，平均血糖≤110mg/dL（6.1mmol/L）患者的存活率最高。

尽管β-受体阻滞剂可以减弱高血糖反应，掩盖或导致低糖血症状，因而急性冠状动脉综合征合并糖尿病者应当慎用。利尿剂可以引起低钾血症，抑制胰岛素释放，因而降低糖耐量。

重症患者（即使没有临床糖尿病）血糖升高是死亡率的一个重要危险因素，近来已经引起关注[940]。外科重症监护病房背景下的一项随机试验[941]发现，应用胰岛素严格控制血糖可以降低致残率和住院死亡率[941]。新近，已经对内科重症监护病房背景下强化胰岛素治疗的价值进行了研究[769]：将 1 200 例内科重症监护病房患者（有些有心血管疾病）随机分为常规治疗（血糖＞215mg/dL 时使用胰岛素，血糖降至 180mg/dL 以下时减量滴注）或强化胰岛素治疗（降血糖控制在 80～110mg/dL）。总之，强化胰岛素治疗并不能够明显降低住院死亡率、主要终点（强化治疗组为 37.3%，常规治疗组为 40%，p=0.33），但是获得性肾损伤、气管插管拔管时间、重症监护病房和住院时间这些刺激终点减少。高糖血症更常见，但是往往是一次性无症状的发作。然而，如果仅仅分析 767 例重症监护病房住院至少 3 d 的患者，住院死亡率从 52.5%降低到 43%（p=0.009），重症监护病房死亡率从 38.1%降低到 31.3%（p=0.005）。此外，气管插管拔管时间、重症监护病房住院时间和病房住院时间、获得性肾损伤、高胆红素血症和 C 反应蛋白水平这些次级终点也减少。鉴于其他临床随机试验的结果[942]，在重症患者（即气管插管或鼻饲）重症监护病房住院的前 3 d 可以应用一个合理的方法来控制血糖（目标＜150mg/dL）[943]。之后，针对不太重的患者应当开始强化胰岛素治疗方案，目标是血糖正常 80～110mg/dL）。

6.2.2 冠状动脉重建治疗

大约 20% CABG[944]和 PCI 患者患有糖尿病[880,881,884,885,920,921]，其临床结果的资料非常不一致。CABG 的 CASS 研究（Coronary Artery Surgery Study）中，有糖尿病患者的死亡率较无糖尿病者高 57%。CABG 针对糖尿病患者较 PCI 有明显的优点，这在 BARI 试验[917]中得到证实。后者是一个在 1 829 例稳定的多支血管病变患者比较 PCI 与 CABG 的随机试验，其中 19%的患者患糖尿病（参阅 4 节）。与其他研究一样，糖尿病增加合并其他疾病的发生率。随机分组后 5 年，糖尿病患者生存率低于非糖尿病患者（73.1% vs 91.3%，p＜0.1），而非糖尿病患者与不需要降血糖治疗的糖尿病患者生存率相似（93.3% vs 91.1%，p 值无意义）。糖尿病患者 CABG 的效果远远好于 PCI 治疗者（80.6% vs 65.5%，p=0 3）。但是，随访 5.4 年大隐静脉桥搭桥术治疗的糖尿病患者死亡率（18.2%），与 PCI 治疗患者（20.6%）相似，而乳内动脉搭桥术治疗者死亡率低（2.9%）。EAST 试验（Emory Angioplasty Versus Surgery Trial）8 年时的结果显示有相同趋势，但是不具结论性[945]。PCI 治疗合并糖尿病患者随机试验显示的死亡率增加，已经得到

Emory 大学的注册登记研究证实[721]。但是，未经校正的长期死亡率没有明显差别，CABG 患者的冠心病更严重。校正基线差异后，针对需要胰岛素治疗的多支血管病变患者，CABG 治疗组的生存率高于 PCI 组。非随机化的注册登记中，血管病变更严重的患者被选施行 CABG 者多于施行 PCI 者，可能反映了临床决策良好。

国立心、肺和血液研究所注册登记随访 9 年的结果显示，合并糖尿病患者施行 PCI 的分布模式类似[920]。即刻血管造影成功率与血管重建治疗相似，但是与未合并糖尿病患者相比，糖尿病患者（再次患严重冠心病和合并其他疾病）的住院死亡率（3.2% vs 0.5%）、非致死性心肌梗死（7.0% vs 4.1%）、死亡和心肌梗死（10.0% vs 4.5%）以及联合终点观察指标——死亡、心肌梗死和 CABG（11% vs 6.7%，$p<0.01$）均增加。合并糖尿病患者的 9 年死亡率（35.9% vs 17.9%）、心肌梗死发生率（29% vs 18.5%）、再次 PCI 率（43% vs 36.5%）和 CABG 率（37.6% vs 27.4%），高于未合并糖尿病者[920]。

但是，如 4 节指出，其他资料显示 PCI 在糖尿病患者的作用差别极小。例如，BARI 注册登记的资料不同于其他试验的资料。该注册登记中，PCI（92.5%）与 CABG（94%，p 值无意义）治疗后合并糖尿病患者的心脏存活无明显差别[723,946]。杜克大学注册登记中，合并糖尿病施行 PCI 或 CABG 者与 BARI 试验入选患者匹配比较，无论是施行 CABG 还是施行 PCI 者，糖尿病患者的结果都不如无糖尿病者，但是没有明显差别。校正基线特征后，糖尿病患者 PCI 和 CABG 的 5 年存活率分别为 86%和 89%，无糖尿病患者分别为 92%和 93%[947]。

支架治疗可以明显改善 PCI 治疗糖尿病患者的效果。近期一个与历史对照的研究显示，糖尿病患者冠状动脉支架术结果优于 PCI，并且支架术后再狭窄率下降(6 个月时，糖尿病 PCI 组为 63%，非糖尿病 PCI 组为 36%，p=0 2；糖尿病支架组为 25%，非糖尿病支架组为 27%，p 值无意义[945]。相反，粥样硬化斑块旋切患者的再狭窄率高（6 个月达 60%）[948]。应用新英格兰北部注册登记是一项类似 BARI 试验比较 PCI（64%的患者至少使用了 1 个支架）与 CABG 后的长期存活率，资料显示，3 支血管病变 CABG 治疗患者校正后的长期存活明显提高（风险比 0.60，$p<0.01$）[949]。这就证实了 CABG 和 PCI 治疗糖尿病患者的受益相当。

3 项试验显示阿昔单抗能够明显改善合并糖尿病患者的 PCI 结果。EPILOG 试验中，阿昔单抗大大降低糖尿病患者 PCI 6 个月内的死亡/心肌梗死（风险比 0.36，95%可信区间 0.21～0.61，非糖尿病患者为 0.6，95%可信区间 0.44～0.829）[950]。类似结果见于 PRISM-PLUS 试验替罗非班治疗的患者[131]。EPISTENT 是一项在 2 399 例患者比较支架+安慰剂、支架+阿昔单抗和 PCI+阿昔单抗的随机试验，其中 20.5%的患者合并糖尿病，20.3%有不稳定型心绞痛[951]。糖尿病患者 30 d 事件发生率（死亡、心肌梗死和急诊血管重建治疗）从 12.1%（支架+安慰剂组）降低到 5.6%（支架+阿昔单抗组）（p=0.040）。6 个月时，该药物降低糖尿病患者靶血管的血管重建率（（16.6 vs 8.1%，p=0.02）。糖尿病组的死亡或心肌梗死，已经降至与非糖尿病相同的程度[952]。这些受益在 1 年时仍持续[953]。因此，6 个月的资料显示，开始应用糖蛋白 IIb/IIIa 抑制剂以及支架治疗大大提高了在糖尿病患者行 PCI 的安全性。

一项比较阿昔单抗与替罗非班的试验（TARGET）显示，两个药物的事件发生率相当，包括 6 个月靶血管重建治疗和 1 年死亡率[475]。

6.2.3 结论

糖尿病见于五分之一急性冠状动脉综合征患者，是不良后果的一个独立预测因素。它与冠心病病变广泛、病变不稳定、常常合并其他疾病，以及冠状动脉重建治疗尤其是 PCI 的长期效果差有关。尚不清楚，这些差别是否由于再狭窄多见和（或）基础疾病更严重所致[920]。支架的应用尤其是与阿昔单抗联合使用，可以提高糖尿病患者的疗效，但是需要积累更多的资料（包括药物洗脱支架）。与 PCI 比较，即使对糖尿病合并多支血管病变的患者使用金属裸支架，CABG 的临床效果尤其是使用乳内动脉（1 支或 2 支）的血管重建治疗更完整，对再次介入治疗的需要减少。见于糖尿病冠状动脉病变的弥漫性特点，即使在药物洗脱支架时代，CABG 在糖尿病患者的效果相对优于 PCI。

6.3 CABG 术后的患者

建议

I 类

1.CABG 术后患者的药物治疗必须遵循与非 CABG 术后急性冠状动脉综合征患者的原则（证据级别：C）。

2.由于许多与心肌缺血反复发作有关的解剖因素，因此应当放宽 CABG 术后急性冠状动脉综合征患者施行冠状动脉造影的限制（证据级别：C）。

IIa 类

1.多发的大隐静脉桥狭窄尤其至前降支的严重桥狭窄，可以再次施行 CABG。局灶性大隐静脉桥狭窄可以施行 PCI（证据级别：C）（注：与大隐静脉桥相比，如果可能并且供血于同一区域，一般优先施行自体血管的 PCI）。

2.CABG 术后的急性冠状动脉综合征患者可以施行影像负荷试验（证据级别：C）。

整体上，高达 20%的急性冠状动脉综合征患者既往施行过 CABG[926]。相反，随访 7.5 年，大约 20%的 CABG 术后患者发生急性冠状动脉综合征[954]，但是术后发生的具体时间有很大差异[955]。CABG 术后发生急性冠状动脉综合征的患者，冠心病广泛和左心室功能不全，因而比以前未施行过 CABG 的患者高危。

6.3.1 病理学表现

病理学上，内膜增生或动脉粥样硬化可以发生于大隐静脉桥，后者易于发生血栓性病变（1 个研究为 72%）[956-959]。此外，CABG 术后患者也可以在其自体血管发生动脉粥样硬化，结果导致急性冠状动脉综合征[959,960]。但是，阻塞性病变更多见于大隐静脉桥（5年内53%，5～10年76%，＞10年92%）[961]，并且现代实践中早期抑制物失败率高（1 年时高达三分之一）。术后早期，移植血管或自体血管痉挛[962,963]和技术并发症在急性冠状动脉综合征发生中也可以伴有重要作用[954,964]。移植血管或自体血管痉挛[432,522]和技术上的并发症，在术后早期发生急性冠状动脉综合征也起着一定的作用[432,509]。血管镜和冠状动脉造影提示，大隐静脉桥疾病是一个严重而不稳定的过程。血管镜检查证实，易脆的斑块仅见于大隐静脉桥（44% vs 自体冠状动脉 0%），而粗糙的白色斑块可以见于大隐静脉桥和自体冠状动脉[965]。冠状动脉造影显示，大隐静脉桥往往有复杂的病变（即边缘悬挂、边缘不规则、溃疡或血栓形成）、血栓（37% vs 12%，p=0.04）和完全闭塞（49% vs 24%，p=0.02）[961]。

6.3.2 临床表现与治疗方法

与既往未做 CABG 的急性冠状动脉综合征患者比较，CABG 术后患者多为男性（可能与做 CABG 的男性患者多有关）、老年和糖尿病患者。他们多有广泛的自体冠状动脉性疾病、既往心肌梗死和左心室功能不全。从症状上看，与既往未做 CABG 的急性冠状动脉综合征患者相比，这些患者胸痛时间更长。30%以上 CABG 术后患者有静息性心电图异常，因此心电图负荷试验不具结论性[966]。然而，以前试验阴性的患者后来又变为阳性，有助于诊断心肌缺血。心肌灌注负荷成像和多巴酚丁胺往往有助于诊断[967]。而且，影像检查阳性可以帮助确定多支病变 CABG 术后患者心肌缺血的部位。

CABG 术后发生急性冠状动脉综合征的后果，较以前未做过 CABG 的急性冠状动脉综合征患者差。介入治疗时，从脆弱移植血管脱落的动脉粥样硬化物质发生栓塞的机会高，使得介入手术复杂化，并发症发生率高[968]。一项配对不稳定型心绞痛研究中，开始过程类似，但是 CABG 术后患者第一年出现不良事件（死亡、心肌梗死、不稳定型心绞痛反复发作）的发生率增高 2 倍。这可能与达到完整的血管重建治疗率低有关，因为与过去未做 CABG 的 52 例患者中 39 例做完整血管重建治疗者相比，每 42 例 CABG 术后患者中只有 9 例做完全血管重建治疗（p=0.001）[954]。急性冠状动脉综合征的 TIMI III 注册登记结果与前述类似，其中 16% 的患者系 CABG 者。而且，CABG 术后患者与其他患者的早期结果相当，但是一年不良事件（死亡、心肌梗死和复发性心肌缺血）发生率为 39.3% vs 30.2%（p=0.002）[969]。

CABG 后的急性冠状动脉综合征患者常有 PCI 或再次 CABG 指征。一项比较支架和 PCI 治疗大隐静脉桥的随机对照试验显示，6 个月再狭窄率没有明显差别，但是支架效果稍好（34% vs 46%）[970]。尽管支架组出血并发症多，但是临床结果（无心肌梗死或重复做血管重建治疗）好一些（73% vs 58%，p=0.03）[970]。

6.3.3 结论

CABG 术后尤其是那些仅有大隐静脉桥的患者，是急性冠状动脉综合征高危者。大隐静脉桥发生病变的可能性大于自体冠状动脉，并且这种差别随着术后时间的延长而加大。病理学和冠状动脉造影发现，大隐静脉桥病变具有不稳定特征。与既往未做 CABG 的患者相比，其完成心电图平板试验困难，并且再次血管重建治疗的效果差。

6.4 老年患者

I 类

1. 应当像对待急性冠状动脉综合征年轻患者一样，评估急性冠状动脉综合征老年患者的即刻和长期治疗干预（证据级别：A）。

2. 有关急性冠状动脉综合征老年患者的治疗决策不仅要考虑年龄，还要以患者为中心，考虑患者的一般状况、功能和认知状态、合并性疾病、预期寿命和患者的意愿与目标（证据级别：B）。

3. 应当注意合理调整急性冠状动脉综合征老年患者所用药

物的剂量（即根据体重和估测肌酐清除率来调整），因为老年患者的药代动力学[由于肌重减轻、肾和（或）肝功能紊乱和分布容量减少]和药效动力学（发生低血压和出血的风险增加）已经发生改变（证据级别：B）。

4. 与年轻患者相比，急性冠状动脉综合征老年患者面临的血管重建治疗早期手术风险增加，但是有创治疗策略的总体获益相当或更大，因此建议施行（证据级别：B）。

5. 在急性冠状动脉综合征老年患者，应当考虑患者和家属的意愿、生活质量、生命终结方式和社会文化差异等问题（证据级别：C）。

与年轻患者相比，老年患者是一组基线风险水平高（表 35）、合并性疾病多但是治疗获益相当或更大（即有创治疗策略 vs 保守治疗策略）的患者。虽然医学文献没有对“老年患者”作出准确定义，但是许多研究将年龄≥75 岁的患者定为“老年”。一项大规模全国急性冠状动脉综合征注册登记显示，老年患者在急性冠状动脉综合征患者中占有相当比例：35%年龄＞75 岁，11%年龄＞85 岁[971]。老年患者的表现还面临着一些特殊和复杂的挑战。首先，急性冠状动脉综合征老年患者症状多不典型，可以有呼吸困难和意识模糊，而不是像年轻人表现为典型的缺血性胸痛[972]。相反，非心脏合并性疾病（例如慢性阻塞性肺疾病、胃食道返流性疾病、躯干上部 骨骼肌肉症状、肺栓塞和肺炎也更常见，并且可以表现为静息性胸痛，酷似的典型症状。因此，正确识别老年患者的真正心肌缺血较年轻患者更困难。其次，与年轻患者相比，老年患者更多有心血管解剖和生理学异常，包括 β-交感神经反应减退。动脉顺应性降低和动脉性高血压引起心脏后负荷增加、体位性低血压、心脏肥厚和心室功能障碍，尤其是舒张功能障碍[973]。第三，老年患者典型者有严重的心脏合并性疾病和危险因素，例如高血压、既往心肌梗死、心力衰竭、心脏传导功能异常、既往 CABG、周围和脑血管疾病、糖尿病、肾功能不全和卒中。第四，由于这些诸多的合并性疾病，老年患者多用大量的药物治疗，因此有多种药物相互作用的高度风险。因此，在高危人群中，高龄与就诊时疾病程度重、疾病和治疗时高危相关[971]。

表 35　年龄对 ACS 预后的影响：GRACE 风险模型

年龄组	死亡数量（住院死亡率）	原始比数比（95%可信区间）	校正后比数比（95%可信区间）
<45 岁	20（1.3）	参考	参考
45～54 岁	79（2.0）	1.47（0.90～2.41）	1.95（1.06～3.61）
55～64 岁	171（3.1）	2.35（1.47～3.74）	2.77（1.53～4.99）
65～74 岁	373（5.5）	4.34（2.76～6.83）	4.95（2.78～8.79）
75～84 岁	439（9.3）	7.54（4.80～11.8）	8.04（4.53～14.3）
≥85 岁	260（18.4）	16.7（10.5～26.4）	15.7（8.77～28.3）

所有的 $p<0.0001$. GRACE 风险模型包括了收缩压、初始血肌酐、心率、初始的心肌酶、Killip 分级、ST 部位的偏移和入院时的心脏停搏。

6.4.1 药物治疗

整个而言，虽然随机对照试验中老年患者的代表性一般不足，但是评估时，应用急性冠状动脉综合征年轻患者常用治疗的终点，老年患者相对风险性减少相似，绝对风险性减少相似或更大。尽管与老年相关的相对禁忌症可能增加，但是采用循证学方法治疗急性冠状动脉综合征时，多数老年患者的严重不良事件发生率仍然较低。尽管有这些相似的受益，但是新近研究（CRUSADE[971]、TACTICS-TIMI 18[179]和 GRACE[974]）已经显示针对老年患者应用循证学治疗严重不足，包括较少应用积极的早期有创治疗策略和重要的药物治疗（包括抗凝药物、β-阻断剂、氯吡格雷和糖蛋白 IIb/IIIa 抑制剂）。

应用这些治疗时尤其要注意个体化（即开始使用剂量低于年轻患者，尤其要注意观察毒性）。由于药物代谢与分布的改变以及药物的加强作用，老年人对药物的副作用尤其敏感。老年人的心输出量降低、肾脏和肝脏灌注与功能降低可减少药物的排泄率。

此外，老年患者典型者药物分布容积低（由于体重低）。因此，需要仔细选择药物并且调节剂量要个体化。目前的资料证实，老年患者往往剂量过大。一项社区注册登记显示，年龄≥75 岁的受治患者中，38%使用普通肝素过量，7%使用低分子肝素过多，65%使用糖蛋白 IIb/IIIa 抑制剂的剂量过大[971]。同一个注册登记的后续研究显示，15%的严重出血急性冠状动脉综合征患者应当与剂量过大有关[759]。应用剂量过大的患者的死亡率较高，住院时间也较长。对老年患者，像β-受体阻断剂这样的药物需通过肝脏首次代谢后生物利用度才增加[975]。药代动力学反应也受心输出量降低、血浆容量和血管张力降低，以及对压力感受器和 β-受体反应降低的影响。

6.4.2 功能性检查

老年人由于年龄的问题（例如整个去适应、肺活量降低、慢性胸痛、感觉神经疾患、骨关节病和肌肉萎缩）一般难以完成标准的运动试验。而且，原有的静息心电图异常[923]、心律失常[137,976]和心脏肥厚者较多见，结果使得判读标准负荷心电图结果困难。对这类患者，可以选择其他诱发心肌缺血的方法，例如药物负荷试验结合动态心脏成像（参阅 3.4 节）。

6.4.3 老年患者的 PCI

新近来自几项大规模的介入治疗的试验证据证实了老年患者获益明确。荟萃分析几项新近发表的 PCI 试验（FRISC-II、TACTICS、RITA-3、VINO 和 MATE）显示，对老年患者应用有创治疗策略的大部分受益来自 1999 年以后发表的并且是在肌钙蛋白或心脏生化标志物阳性患者应用现代治疗策略的试验[644]。这些试验提示，与年轻患者比较，老年患者从早期有创治疗策略中绝对获益大，但是以出血增加为代价。尤其需要指出，主要受益见于死亡和再次心肌梗死联合终点减少，但是死亡只有减少的趋势。一项新近对数区人群的观察分析显示，有创治疗策略在老年亚组（≥75 岁）患者没有住院存活的早期受益，提示需要谨慎地将试验结果同样应用于老年患者[977]。因此，选择老年患者实施早期有创治疗策略是非常复杂的，包括来自疾病的风险和来自血管重建治疗的风险。但是，鉴于这些试验观察到的绝对受益，年龄不应当影响对治疗策略的考虑。

尽管有这些可能的受益，但是与年轻患者相比，老年患者发生急性冠状动脉综合征后也较少做血管造影（6 周相对风险 0.65，$p<0.001$）和冠状动脉重建治疗（6 周相对风险 0.79，$p=0.002$）。这种对可能获益的血管重建治疗应用的明显不足，部分原因是医师对并发症风险增加的担忧。因此，寻找积极治疗受益与风险之间的一个平衡点来获得最大临床效果，在老年患者仍然面临着挑战。

6.4.4 老年患者的现代血管重建治疗策略

一些 65 岁～75 岁年龄组 PCI 研究显示，经验丰富的医师完成 PCI 的成功率与在年轻患者相当，但是在年龄更大的患者，成功率降低，并发症发生率升高。另一方面，Mayo Clinic 复习＞65 岁老年患者（75%有不稳定型心绞痛）PCI 结果显示，整个成功率为 93.5%，即刻住院死亡率 1.4%，需要急诊 CABG 者仅为 0.7%[978]。冠状动脉造影结果在 65 岁～69 岁年龄组和 75 岁以上年龄组之间无明显差别，并且＞65 岁所有患者的 1 年事件发生率（死亡、心肌梗死、CABG、再次 PCI 或严重心绞痛）为 45.1%[978]。老年患者 PCI 结果的预测因素（即冠心病范围及严重程度和合并性疾病），与年轻人一样[979]。同样，复习老年患者冠状动脉支架术结果显示，介入手术操作成功率高（95%～98%），围手术期并发症率低（心肌梗死 1.2%～2.8%，急诊 CABG 0.9%～1.8%，再次 PCI 0%～0.6%），并且＞75 岁年龄组患者与＜65 岁组之间无明显差异[980]。TIMI ⅡB 试验[981]和 FRISC Ⅱ 试验[379]中的亚组分析显示，有创治疗＞65 岁的患者获益大。新近的 TACTICS-TIMI 18 研究[982]证实了这种优点。在年龄＞75 岁的老年患者中，早期有创治疗策略将 6 个月死亡或心肌梗死绝对减少 10.8%（从 21.6%降低到 10.8%，p= 0.016），相对降低 56%。然而，受益的同时伴随着严重出血事件风险升高（16.6% vs 6.5%，p= 0.009）。

复习多伦多医院＞70 岁老年患者 15，679 例次 CABG 的结果[983]令人鼓舞。手术死亡率从 1982—1986 年期间的 7.2%降低到 1987—1991 年期间的 4.4%（高危患者从 17.2%降低到 9.1%），但是到 1992—1996 年没有进一步的变化。手术死亡预测因素（左心室功能不全、既往 CABG、周围血管疾病和糖尿病）与年轻患者相同。

CABG 手术致残率和死亡率因高龄而增加，但是结果比药物治疗好，并且生活质量得到改善[984-988]。一项利用 STS 全国心脏数据库对 662 033 例心脏手术患者的回顾性分析[989]发现，CABG 手术死亡率在 50～79 岁年龄组患者为 2.8%，在 80～89 岁年龄组为 7.1%，在≥90 岁年龄组为 11.8%。该研究包括了＞1 000 例≥90 岁的患者和 5 年百岁老年患者，发现 90～99 岁年龄组中 57% 没有相关危险因素（肾功能损害、主动脉内气囊反搏术、急诊外科手术或周围或脑血管疾病），是一个相对的低危组，手术死亡率仅为 7.2%，整体风险与 80～89 岁年龄组相似。因此，经过适当选择，即使在最大年龄组的患者，CABG 仍是一种恰当的血管重建治疗策略。

6.4.5 结论

与年轻患者比较，老年急性冠状动脉综合征患者的症状不典型，多合并有其他疾病、心电图负荷试验结果难以解释，并且对药物反应不同。虽然风险最高，但是较少应用指南建议的治疗。即使在这类患者介入治疗和外科手术治疗的结果不如年轻患者好，但是考虑这组患者的预后危险因素与年轻患者同样有意义，因此应当建议进行冠状动脉重建治疗。决定给这组患者治疗，还必须考虑到一般内科及神志情况、出血风险和即如治疗的其他风险、预期寿命和患者或家属的意愿。

6.5 慢性肾脏疾病

表 36

2007 年建议	2011 年更新建议	注解
I 类建议		
ACS 患者应当计算 CrCl，经肾脏代谢药物的剂量应根据 CrCl 结果校正（证据级别：B）	1.ACS 患者应当计算 CrCl，经肾脏代谢药物的剂量应根据药代动力学的结果校正[990，991]（证据级别：B）	修改了建议（措辞改变使得表述更清楚）
慢性肾脏疾病的患者，建议并优选等渗对比剂（证据级别：A）		删除了建议
	2.接受心导管检查的患者在术前应充分的水化[992，993]（证据级别：B）	新增的建议
	3.计算对比剂用量与 CrCl 的比值可以预测在不明显增加对比剂肾病风险的基础上对比剂的最大用量[994，995]（证据级别：B）	新增的建议
IIa 类建议		
	1.对于轻度（II 级）和中度（III 级）慢性肾脏疾病的患者，有创治疗策略是合适的[402，990，991，996]（证据级别：B）（对于进展期 CKD 患者（IV，V 级）有创治疗策略的获益/风险的证据不充分）	修改了建议（建议由 IIb 类更改为 IIa 类，证据级别由 C 更改为 B，建议移到 3.3 章）

建议

I 类

1.在急性冠状动脉综合征患者应当评估肌酐清除率，并且应当适度调节经过肾脏代谢的剂量（证据级别：B）。

2.在慢性肾脏疾病做血管造影的患者，有指征并且应当优先选择等渗对比剂（证据级别：A）。

慢性肾脏疾病不仅是确定冠状动脉风险的冠状动脉危险因素，而且还是心血管疾病发生和进展的危险因素[878]。慢性肾脏疾病是心肌梗死后不良事件的一个危险因素[997]（包括非 ST 段抬高心肌梗死和其他冠心病亚组患者）。在高效的 GRACE 风险评分中，血清肌酐是 8 个独立预测死亡的危险因素之一[166,974]。新近研究显示，慢性肾脏疾病是心血管事件和死亡的一个重要危险因素[997,998]。慢性肾脏疾病还可以预测心血管事件复发增加[999]。

与一般人群相比，透析患者心血管死亡率增加 10～30 倍。心血管疾病随机对照试验中有关肾脏疾病患者的研究不多值得关注[176]。大多数现有的有限资料和目前的观点认为，在监测的同时，心血管药物和介入治疗策略可以安全应用于肾功能损害的患者并且可以获得治疗受益[997]。然而，并非所有新近证据与此观点一致：在糖尿病合并终末期慢性肾脏疾病（需要血液透析）患者的前瞻性随机试验中，阿托伐他汀不能显著降低心血管死亡、非致死性心肌梗死或卒中这些主要终点[230]。对优先选择直接 PCI 也提出了质疑[229]。

尤其是在急性冠状动脉综合征时，这组患者血小板功能紊乱并且剂量过高，因此出血并发症发生率增高。溶栓治疗、抗血小板药物和抗凝药物的受益可以被出血并发症抵消，并且由于慢性肾脏疾病患者的高钾血症和肾功能恶化，ACEI 可以进一步加重风险。血管造影可以增加发生对比剂肾病的风险，PCI 的受益因此大打折扣或抵消。在慢性肾脏疾病患者施行 PCI，发生出血、再狭窄和死亡的早期和后期并发症发生率增高[176]。因此，识别慢性肾脏疾病非常重要，因为这组急性冠状动脉综合征患者的预后非常差，PCI 受益有限。

冠状动脉造影常常是急性冠状动脉综合征患者诊断和治疗中的一个组成部分。结果，对比剂肾病可以造成诊断性和介入治疗手术的严重并发症。慢性肾脏疾病患者或慢性肾脏疾病合并糖尿病患者，等渗性对比剂可以减轻肌酐升高，并且对比剂肾病的发生率低于低渗性对比剂。一项比较碘克沙醇和碘克酸的临床随机试验—RECOVER[Renal Toxicity Evaluation and Comparison Between Visipaque（Iodixanol）and Hexabrix（Ioxaglate）in Patients With Renal Insufficency Undergoing Coronary Angiograpgy]）[1000]和一项对 16 项临床随机试验 2 727 例患者的荟萃分析[1001]证实了这一结论。应当根据 AHA 在心血管疾病或心血管疾病高危的患者检测慢性肾脏疾病的咨询文件来识别慢性肾脏疾病患者，指导应用等渗性对比剂[878]。

为了提高对慢性肾脏疾病的认识，新近与全国肾脏基金会共同制订了 AHA 在心血管疾病或心血管疾病高危的患者检测慢性肾脏疾病的指导文件[878]。该咨询文件建议，通过评估肾小球滤过率、检测微量蛋白尿和测量白蛋白/肌酐比率，筛查所有心血管疾病患者肾脏疾病的证据（IIa 类，证据级别：C）。肾小球滤过率 ＜ 60ml/min/1.73m^2 体表面积应视为异常（I 类，证据级别：B）。而且，白蛋白/肌酐比率应当用于所有心血管疾病成人患者的肾脏损害，＞30mg 白蛋白/1g 肌酐视为异常（IIa 类，证据级别：B）。诊断肾功能不全对于急性冠状动脉综合征的合理药物治疗至关重要。许多应用于急性冠状动脉综合征患者的心血管药物经肾脏代谢，因此应当根据估测肌酐清除率调整这些药物的剂量（参阅 3 节）。一项大规模社区注册登记研究显示，42%的急性冠状动脉综合征患者开始至少过量使用了 1 种抗血小板或抗凝血酶药物（普通肝素、低分子肝素或糖蛋白 IIb/IIIa 抑制剂）[759]。肾功能不全是剂量过大的一项独立预测因素。剂量过大预测发生严重出血的风险增高。一直根据评估肌酐清除率的 Cockroft-Gault 方程式（与 MDRD 方程式不同）来进行确定这些药物剂量的临床研究。建议应用 Cockroft-Gault 方程来调节剂量。肾功能不全对坏死生化标志物（即肌钙蛋白）的影响将在 2.2.8.2.1 节讨论。为了丰富这类人数不断增多的高危人群的循证学证据并且提供最佳治疗，将来在大型心血管疾病试验中必须增加识别合并心血管疾病或有心血管疾病风险的慢性肾脏疾病患者、包括并报告肾脏疾病的内容。

6.5.1 慢性肾脏疾病患者的血管造影

自 2007 年版指南[2]发表以来，已经发表了几项较大规模的随机试验，显示碘克沙醇与其它几种低渗对比剂比较，对比剂肾病并无差异[398,1002-1004]。涉及 16 项试验 2 763 例患者[399]和 25 项试验 3 260 例患者[400]的两项相互支持和补充的荟萃分析对这些和其他比较等渗碘克沙醇与低渗对比剂的随机试验进行了总结。更新近的试验结合较早的研究时发现，支持碘克沙醇降低对比剂肾病的资料不再有统计学意义（小结的相对风险 0.79，95%可信区间 0.56～1.12，p=0.29[399]；小结的相对风险 0.80，95%可信区间 0.61～1.04，p=0.10[400]）。然而，亚组分析显示特殊低渗对比剂的相对肾脏安全性有不同：碘克沙醇的对比剂肾病低于碘克沙酸这种唯一的离子型低渗对比剂比较（相对风险 0.58，95%可信区间 0.37～0.92，p=0.022）[399]和碘海醇这种非离子低渗对比剂（相对风险 0.19，95%可信区间 0.07～0.56，p=0.0002）[399]，但是碘克沙醇与碘帕醇、碘普胺或碘佛醇比较时则没有差异[399]，并且一项试验有利于碘美普尔[1004]。一项荟萃比较碘克沙醇与碘海醇以外的所有非离子型低渗对比剂显示了相同的安全性（相对风险 0.97，95%可信区间 0.72～1.32，p=0.86）[400]。无论事先是否采用预防性治疗（水化和乙酰半胱氨酸）、采用何种径路（静脉内或动脉内）、年龄、性别、剂量或预先存在慢性肾脏疾病或糖尿病，结果均一致。而且，8 项在冠状动脉造影的研究（1 793 例患者）结果一致[399]。这些结果已经反映在 2009 年 ST 段抬高心肌梗死和经皮冠状动脉介入治疗重点修订的建议中[384]。一项新近比较碘克沙醇与碘帕醇的研究提供了补充性的支持证据[1005]。然而，这些临床推理应当还缺乏头对头的试验，比较各种对比剂的对比剂肾病发生率和结果的不同（即碘海醇与其他低渗对比剂比较）[1006-1009]。而且，24～48 h 后血清肌酐一过性升高是严重但稍延迟发生的肾功能损害并且需要住院或透析的一项可靠预测因素，这一假设一直面临着挑战。一项对 57 925 例冠状动脉造影和（或）介入治疗后因肾功能损害住院的瑞典全国调查[1010]发现，应用碘克沙醇（1.7%）的风险相反比碘克沙酸（0.8%）或碘海醇（0.9%，p<0.001）更高。虽然该结果是观察性的并且存在着选择偏倚，但是是在高危亚组患者（糖尿病患者和有肾功能损害史）的多因素分析并且覆盖了从应用碘克沙酸到应用碘克沙醇的医院。推测但是没有证实碘克沙醇黏稠度高可能是导致上述结果的一个可能机制。因此，全面小结现有的证据，更新过去的建议[2,384]：即等渗或低渗对比剂与对比剂肾病或肾功能损害之间缺乏明确和一致的关系，因此不足以对常用低渗和等渗对比剂的选择提出建议。相反，本编写委员会建议术者重点实施两点来保护患者：①适度水化患者；②根据患者的肾功能和其他临床特征来调整对比剂最大剂量。有关患者的准备，本编写委员会复习了几项水化和药物治疗最佳准备方案的试验。水化的基本原则遵循实验研究和临床经验，应用过去金标准的等张或半张盐水[992,993,1011-1013]。新近，作为水化液体，已经评估了碳酸氢钠。有些试验已经报道碳酸氢钠预防对比剂肾病优于盐水[1014-1017]。同样，有些研究报道 N-乙酰半胱氨酸作为水化辅助治疗的获益[1015,1018]，而另一些研究则没有[1019,1020]。因此，虽然本编写委员会发现在对比剂血管造影之前充分水化准备的证据，但是这些证据还不足以对某一特殊方案提出建议。

有关肾功能对对比剂的限制，证据显示可以给予肾功能所允许的最大剂量的对比剂，不会明显增加诱发对比剂肾病的基线风险。Laskey 等在一项现代研究中对连续 3 179 例接受 PCI 的患者进行研究后发现，对比剂用量与肌酐清除率之比>3.7 是血清肌酐早期异常增加的一个有意义和独立预测因素[995]。一项较早试验显示，将给予对比剂用量= 5 mL×体重（kg）/血清肌酐（mg/dL）应用于 16 592 例接受心脏导管术的患者，与患者发生需要透析的对比剂肾病风险增加 6 倍相关[994]。

有关心血管疾病的随机对照试验一直没有充分反映慢性肾功

能损害患者的状况[176]。有创策略对这组患者的影响一直不清楚。SWEDEHEART（Swedish Web-System for Enhancement and Development of Evidence-Based Care in Heart Disease Evaluated According to Recommended Therapies）研究包括了一组 2003 年至 2006 年期间瑞典年龄≥80 岁因非 ST 段抬高心肌梗死住院的 23 262 例患者[402]。这项现代全国性的几乎全部连续患者的注册登记评估非 ST 段抬高心肌梗死后慢性肾功能损害的分布和因非 ST 段抬高心肌梗死后 14 d 内应用早期血管重建治疗（PCI 或 CABG）是否可以改变各期的肾功能患者的预后。

SWEDEHEART 研究在＞99%的患者评估了 1 年全因死亡率。5 689 例患者（24.4%）表现中度以上的慢性肾功能损害（估测肾小球滤过率＜60 mL/min/1.73m^2）。经过多因素校正，整个队列的早期血管重建治疗的 1 年死亡率降低 36%（风险比 0.64，95%可信区间 0.56～0.73，p＜0.001）[402]。1 年死亡率的差异在估测肾小球滤过率正常的患者（早期血管重建治疗 vs 药物治疗：1.9% vs 10%，风险比 0.58，95%可信区间 0.42～0.80，p＜0.001）、轻度慢性肾功能损害的患者（2.4% vs 10%，风险比 0.64，95%可信区间 0.52～0.80，p＜0.001）和中度慢性肾功能损害的患者（7% vs 22%，风险比 0.68，95%可信区间 0.54～0.86，p＜0.001）相当。有创治疗的获益在严重慢性肾功能损害 IV 期患者（22% vs 41%，风险比 0.91，95%可信区间 0.51～1.61，p=0.780）或在慢性肾功能损害 V 期肾功能衰竭或接受透析的患者（44% vs 53%，风险比 1.61，95%可信区间 0.84～3.09，p=0.150）均不明显。早期血管重建治疗与急性冠状动脉综合征合并轻中度慢性肾功能损害患者的 1 年存活相关，但是在严重或终末期肾脏疾病患者则没有观察到这种联系[402]。

尽管经过多因素校正，SWEDEHEART 研究的局限性包括其非随机和可能存在选择偏倚[402]。相反，SWEDEHEART 研究入选了有更多合并性疾患的非选择患者，因而更能反映真实世界的患者。

新近，一项对比较急性冠状动脉综合征时有创治疗与保守治疗的随机对照试验的荟萃分析评估了在慢性肾功能损害患者进行早期血管造影的有效性[996]。该荟萃分析显示，与保守策略比较，有创策略可以明显减少 1 年再住院率（相对风险 0.76，95%可信区间 0.66～0.87，$p<0.001$），但是没有显示全因死亡率（相对风险 0.76，95%可信区间 0.49～1.17，$p=0.21$）、非致死性心肌梗死（相对风险 0.78，95%可信区间 0.52～1.16，$p=0.22$）和复合终点死亡/非致死性心肌梗死（相对风险 0.79，95%可信区间 0.53～1.18，$p=0.24$）有明显差异[996]。

对轻中度慢性肾功能损害患者施行早期有创策略（即诊断性血管造影和意向施行血管重建治疗）是一个合理的策略。临床医师在肾功能损害的患者考虑是否施行有创策略时，应当做出判断。只有在认真评估每一例具体患者的风险、获益和可供选择的方法后，才能做出决策。有关轻中度慢性肾功能损害患者的观察性资料也支持识别慢性肾功能损害是一个在急性冠状动脉综合征患者没有得到充分认识的高危特征。所有研究均显示与轻、中、重度慢性肾功能损害相关的死亡率风险增高[990,991,996,1021]。的确，短期和长期死亡率风险随着肾功能损害的明显加重而增高[991,996,1021]。早期血管重建治疗在这组混杂患者中最优价值仍然是前述研究和观察的重点。

6.6 可卡因和去氧麻黄碱使用者

建议

I 类

1.使用可卡因后 ST 段抬高或下移同时伴有缺血性胸痛的患者，建议舌下或静脉使用硝酸甘油和静脉使用或口服钙拮抗剂（证据级别：C）。

2.使用可卡因后应用硝酸甘油和钙拮抗剂后 ST 段仍然抬高的患者，尽可能即刻施行冠状动脉造影。如果发现血栓，建议施行 PCI（证据级别：C）。

3.在使用可卡因后有缺血性胸部不适的患者，如果使用了硝酸甘油和钙拮抗剂ST段仍然抬高，如果没有禁忌症并且如果不可能施行冠状动脉造影，可以施行溶栓治疗（证据级别：C）。

IIa类

1. 使用可卡因后心电图正常或ST段轻度改变提示心肌缺血的患者，使用硝酸甘油或口服钙通道阻滞剂可以受益（证据级别：C）。

2. 使用可卡因后有缺血性胸部不适的患者不知道是否是陈旧性ST段压低或孤立性T波改变、并且硝酸甘油和钙拮抗剂治疗无效者，可以进行冠状动脉造影（证据级别：C）。

3.滥用去氧麻黄碱导致急性冠状动脉综合征患者的处理可以与滥用可卡因的患者相同（证据级别：C）。

IIb类

使用可卡因的患者伴有高血压（收缩压＞150mmHg）或窦性心动过速（脉搏＞$100min^{-1}$），如果已经使用血管扩张剂（例如数小时内使用了硝酸甘油或钙拮抗剂），可以使用α-和β-受体阻滞剂（例如拉贝洛尔）（证据级别：C）。

III类

使用可卡因后发生胸痛的患者，如果没有ST-T改变、负荷试验和心脏生化标志物阴性，不建议施行冠状动脉造影（证据级别：C）。

可卡因可以引起心肌缺血和急性冠状动脉综合征[1022-1025]。由于广泛使用可卡因并且其治疗方法特殊，因而有必要考虑这种原因。特别是可卡因导致急性冠状动脉综合征的最初治疗包括硝酸甘油和钙通道拮抗剂。然后在开始溶栓治疗前或考虑进行血管造影前评估胸部不适的环节和心电图变化情况。在滥用可卡因的患者早期（4～6 h）应用β-阻断剂存在争议，有些证据显示有害。因此，应用时，本指南建议除了使用血管扩张剂之外，还要联合应用α和β-阻断剂。目前没有证据显示滥用可卡因的患者后期和停用可卡因后要使用β-阻断剂。

可卡因的作用是阻断突触前再摄取神经递质，例如去甲肾上腺素和多巴胺，在突触后受体部位产生高浓度，导致交感激活和刺激多巴胺能神经元[1026]。它对血管平滑肌也可以有直接收缩作用[1022]。其解毒作用由血浆和肝脏的胆碱脂酶完成，结果形成经过尿液排泄的代谢产物。婴儿、老年患者和肝功能障碍的患者，缺乏足够的血浆胆碱脂酶代谢可卡因[1027]，因而使用可卡因有发生不良反应的高度风险。

6.6.1 使用可卡因导致冠状动脉痉挛

在动脉和人类的离体[1027]和活体[1022,1026,1028-1031]试验证实了冠状动脉痉挛的基础。可卡因浓度达到 10^{-3}～10^{-8}mol/L 时，在兔主动脉环观察到可逆性血管收缩。钙拮抗剂预先治疗可以明显抑制可卡因诱发的血管收缩。冠状动脉注射可卡因可以在非阻塞性动脉粥样硬化性病变的小猪模型产生血管收缩[1032]。

Nademanee 等[1033]在 21 例使用可卡因男性患者进入戒毒中心后做 24 h 心电图监测，结果 8 例频繁发生 ST 段抬高，主要见于停用可卡因后前 2 周。长期心肌缺血的可卡因使用者，冠状动脉造影可以表现为冠状动脉痉挛但是冠状动脉管腔正常或有轻度病变[1022,1025,1026]。可卡因引起的冠状血管阻力增高，可以使用钙拮抗剂逆转[1030,1034]。可卡因增加血小板对花生四稀酸的反应，因而增加血栓烷 A_2 的产生和血小板聚集[1035]。此外，在可卡因引起动脉血栓形成的患者，观察到 C 反应蛋白和抗凝血酶III出现可逆性减少[1036]。所有这些作用有利于冠状动脉血栓形成[1022,1028,1037]。冠状动脉血栓也可以是冠状动脉痉挛的一个结果。

可卡因使用者可以发生缺血性胸痛，这不能与继发于冠状动脉粥样硬化的急性冠状动脉综合征区分。对于长时间心肌缺血的患者，应考虑其是否曾使用可卡因。Hollander 等完成的一个研究显示，因胸痛到急诊科就诊患者中仅 13%可以确定有无使用可卡因史[1038]。表 37 列出了可卡因所致胸痛或心肌梗死患者的典型临床特征[1025]。

表 37 典型与可卡因相关的胸痛、急性冠状动脉综合征的患者的临床特性

年龄轻 多数<40 岁
男性
吸烟，但没有动脉粥样硬化的其他危险因素
长期或首次使用可卡因
症状开始于使用可卡因数分钟甚至数小时后
与所有用药的途径相关
在小剂量和大剂量时都可发生
经常与伴随吸烟和（或）饮酒相关

多数因可卡因引起胸痛到急诊科就诊的患者，没有发生心肌梗死[1039]。文献报道，这类患者心肌梗死发病率为 6%[1025]。

加速性冠状动脉粥样硬化见于长期使用可卡因的患者[1040,1041]。在冠状动脉粥样斑块处更容易发生冠状动脉痉挛[1026]。可卡因引起窦性心动过速、升高血压和增强心肌收缩力，因而增加心肌耗氧[1030]，其结果是在有或没有阻塞性冠状动脉粥样硬化和冠状动脉痉挛时诱发心肌缺血和急性冠状动脉综合征。

文献报道，使用可卡因可以导致主动脉夹层[1042]和冠状动脉夹层[1022,1042]。其他心脏并发症还有心肌炎[1040]和心肌病[1043,1044]。

6.6.2 治疗

急诊科见到胸痛伴心肌缺血和 ST 段抬高而疑诊使用可卡因的患者，应当静脉使用硝酸甘油和钙拮抗剂（如静脉注射 20mg 地尔硫䓬）[1022,1031]。若无反应，应即刻施行冠状动脉造影。溶栓治疗已经成功应用于可卡因导致的心肌梗死患者，但是这患者常常有溶栓的禁忌症，包括高血压、癫痫发作或主动脉夹层。因此，PCI 可能是这种情况下优先选择的血管重建方法。然而，即使这种治疗策略应用于可卡因导致的心肌梗死患者存在着一些问题，但是那些置入了支架的患者有发生继发性支架内血栓的高度风险，除非置入支架后常规应用双联抗血小板治疗（阿司匹林+氯吡格雷）数月，但是这些滥用可卡因的患者常常不能依从这种抗血

小板治疗。因此，金属裸支架需要较短时间的双联抗血小板治疗，在滥用可卡因的患者一般作为优先选择，而不是药物洗脱支架。如果存在血栓并且没有做 PCI 的条件或 PCI 无效，可以给予溶栓剂（如果没有禁忌症）[1045,1046]。如果没有做心脏导管检查的条件，在 ST 段抬高并且有心肌梗死临床症状的患者，可以考虑静脉溶栓治疗。

若心电图正常或仅仅 T 波轻度改变并且有急性心肌缺血胸痛病史，则给患者舌下使用硝酸甘油和口服钙拮抗剂后进行观察。使用可卡因后，可能发生运动增加、骨骼肌损伤和横纹肌溶解，引起 CK 和 CK-MB 升高，但是没有心肌梗死[1047]。肌钙蛋白 I 或肌钙蛋白 T 对诊断心肌损伤更具特异性，因而优先选择。为获得心肌坏死的血清标志物，应当间隔 6 h 抽取血标本 2 次。如果心电图显示 ST 段变化，但是生化标志物正常，应当留院床旁监测 24 h，因为多数合并症发生在 24 h 内[1048]。24 h 后如果患者临床状况无变化并且心电图无变化，可以出院[1045]。

还可以短期观察 9～12 h，同时分别在发病后 3、6 和 9 小时检测肌钙蛋白水平[1049]。

许多观察者认为，β-受体阻滞剂禁用于可卡因引起的冠状动脉痉挛，因为一个双盲、随机、安慰剂对照试验的证据显示，β-受体阻断能够加重可卡因引起的冠状动脉收缩[1050]。其他观察者认为，如果患者为交感高度兴奋状态伴窦性心动过速和高血压，则应当使用β受体阻滞剂[1022]。由于并不会诱发冠状动脉痉挛，因此一直倡导使用 α/β-受体阻滞剂-拉贝洛尔[1051]，但是使用常规剂量，其 α-受体阻断作用强于β-受体阻断作用[1051]。因此，硝酸甘油和钙拮抗剂是治疗可卡因引起心肌缺血和血管收缩的优选药物。硝酸甘油和维拉帕米可以降低可卡因引起的高血压、缓解冠状动脉收缩[1031,1050]和心动过速（维拉帕米）。

6.6.3 使用去氧麻黄碱与急性冠状动脉综合征

鉴于滥用去氧麻黄碱的快速增加，认识其对心血管的风险尤为重要。目前，有关使用去氧麻黄碱后发生急性冠状动脉综合征及其治疗的证据仅限于几篇个例报告和小系列文章[1052-1055]。这些文献提示，急性冠状动脉综合征越来越多见于应用去氧麻黄碱后出现胸部不适在急诊科接受评估的患者，并且其他可能危及生命的心律失常发生率可以忽略不计[1053]。临床表现与可卡因导致的急性冠状动脉综合征相似。由于病理生理学和这几篇临床观察具有共性，因此建议其治疗与治疗可卡因导致的急性冠状动脉综合征相同。

6.7 变异型（Prinzmetal）心绞痛

建议

Ⅰ类

1. 在临床表现提示冠状动脉痉挛的患者，在观察到一过性心肌缺血并且胸痛时有 ST 段抬高的患者，有指征进行诊断检查（证据级别：A）。

2. 胸痛发作并且 ST 段抬高、硝酸甘油和（或）钙拮抗剂能够缓解的患者，建议进行冠状动脉造影（证据级别：B）。

3. 冠状动脉造影结果正常或仅有轻度病变的变异型心绞痛患者，建议使用硝酸甘油和钙拮抗剂治疗。在高危动脉粥样硬化病变的患者，建议消除危险因素（证据级别：B）。

Ⅱb 类

1.在有一过性 ST 段抬高并且有严重冠状动脉狭窄的患者，可以考虑 PCI（证据级别：B）。

2. 冠状动脉造影未发现严重冠心病、拟诊冠状动脉痉挛但是没有一过性 ST 段抬高的心电图证据，可以考虑进行诱发试验（证据级别：C）。

Ⅲ类

冠状动脉造影提示有严重病变的变异型心绞痛患者，不建议做诱发试验（证据级别：B）。

变异型心绞痛（Prinzmetal 心绞痛、周期性心绞痛）是不稳定型心绞痛的一种，通常呈自发性，其特征是一过性 ST 段抬高，并且通常自行缓解或使用硝酸甘油后缓解，而不演变成为心肌梗死[1056]。心肌梗死超急性期也可以表现为反复 ST 段抬高，但是心肌梗死没有周期性心绞痛的特点。痉挛以局灶性最常见，并且可以在一个以上的部位同时发生[1057]。即使冠状动脉造影表现正常的冠状动脉段，血管内超声检查往往有附壁动脉粥样硬化表现[1058]，结果导致局部内皮细胞功能紊乱和冠状动脉痉挛。

Prinzmetal 心绞痛患者常常有冠状动脉斑块，可以不产生狭窄，也可以引起明显狭窄[1059]。Walling 等[1060]报道，217 例冠状动脉造影的患者中，单支血管病变 81 例（39%），多支血管病变 40 例（19%）。Rovai 等[1061]在 162 例变异型心绞痛患者也发现类似结果。

6.7.1 临床表现

尽管体力活动可以引起变异型心绞痛患者发生胸痛，但是通常见于没有心肌需氧增加时。多数患者运动耐量正常，并且负荷试验结果可以为阴性。由于心绞痛通常发生在静息状态并且没有诱因，因而酷似继发于冠状动脉粥样硬化的急性冠状动脉综合征。变异型心绞痛发作常常有数周至数月无症状期。但是，过度通气[1062]、运动[1063]和接触寒冷[1064]可以引起变异型心绞痛发作。心绞痛发作在一天 24 h 期间有差别，多数发生在清晨[1065]。与慢性稳定型心绞痛比较，变异型心绞痛患者较年轻（除吸烟者外），并且少有冠心病危险因素[1066,1067]。有些研究显示，变异型心绞痛与其他血管痉挛性疾患有关，例如偏头痛和 Raynaud 现象[1068]。发生胸同时出现晕厥提示急性阻塞（常常是由于局部痉挛）导致的严重缺血。

最常见的是，心绞痛发作可以自行缓解，而没有心肌梗死证据。但是，长时间冠状动脉痉挛也可以发生心肌梗死、高度房室传导阻滞、恶性室性心动过速或猝死[1069,1070]。

6.7.2 发病机理

变异型心绞痛局灶性冠状动脉痉挛的发病机制尚未明了。可能机制是内皮功能紊乱，结果平滑肌中层与血管收缩物质如儿茶酚胺、血栓烷 A_2、血清素、组织胺和内皮素接触[1071]。内皮功能紊乱还可以损害冠状动脉血流依赖的血管扩张，原因是一氧化氮的产生与释放减少[1072]和肌丝轻链磷酸化增强（这是平滑肌收缩的重要一步）[1073]。内皮产生的血管扩张因子（即前列环素、一氧化氮）与血管收缩因子（即内皮素、血管紧张素 II）之间的平衡失调，但是后者占优[1074]。还有证据显示植物神经系统参与，表现副交感张力降低，而 α-肾上腺能受体反应性增高[1072,1075,1076]。无论机制如何，局灶性痉挛风险呈一过性，但是反复发作。

6.7.3 诊断

诊断变异型心绞痛的关键是记录到一过性胸痛时（通常在静息状态下，典型表现在凌晨并且运动时不能重复）ST 段抬高，胸痛缓解时 ST 段恢复正常。典型表现为硝酸甘油对解除痉挛非常有效。ST 段抬高意味着冠状动脉完全或接近完全闭塞阻塞并且没有侧枝循环，结果导致透壁性缺血。变异型心绞痛时，严重或非严重冠状动脉狭窄可以合并动态性阻塞，甚至可以鉴于血管造影显示冠状动脉正常段血管。因此，冠状动脉造影通常是评估这些患者的一个方法，可以帮助制订治疗策略。

值得注意，冠状动脉造影时常常自发性发生痉挛，在既往没有记录到 ST 段抬高的患者有助于诊断痉挛。然而，导管刺激引起的痉挛并不提示血管痉挛性疾病。Prinzmetal 心绞痛诊断性试验是根据胸痛发作时记录到一过性 ST 段抬高。为此目的，可以在院内或门诊做连续 12 导联心电图监测。多次记录胸痛发作时的心电图可以提高诊断的敏感性。平板运动试验也有帮助：三分之一的患者显示 ST 段抬高，三分之一显示 ST 段压低，还有三分之一的患者 T 段无变化。有趣的是，这些结果对同一个患者可能不能重复，并且上午施行平板运动试验时，阳性结果更多见。胸痛发作时做二维超声心动图或者注射核素标志物，可以帮助记录是否有透壁性缺血。当怀疑诊断但没有记录到客观证据时，许多其他的诱发试验可以应用于诱发冠状动脉痉挛。诱发试验之前，应当停用硝酸甘油和钙拮抗剂。往往在施行冠状动脉造影时进行这些试验，然后在出现胸痛之前可以显示痉挛，并且冠状动脉内注射硝酸甘油后迅速缓解。也可以在冠心病监护病房进行该试验，同时监测患者的 ST 段抬高，但是建议仅应用于已知冠状动脉解剖情况时。这些非药物的试验包括冷刺激试验和清晨过度通气 6 min 或清晨运动后过度通气 6 min[1077]。药物试验一般诊断价值较大。已经对麦角新碱、甲基麦角新碱和麦角新素进行了广泛研究并且在过去得到应用，但是甲基麦角新碱和麦角新素一般不再应用，并且麦角新碱的应用有限。目前，乙酰胆碱和乙酰甲胆碱主要应用这一诊断目的。虽然冠状动脉内或静脉内注射硝酸甘油通常能够迅速缓解痉挛，但有时对硝酸甘油和其他血管扩张剂治疗无反应，并且可以在同一节段或其他段冠状动脉反复发生痉挛，导致长时间缺血、心肌梗死、或偶尔死亡[1078]。有鉴于此，目前极少应用诱发试验，并且仅限于几个适应症，例如由相关症状但是其他方法不能诊断的患者、硝酸甘油或钙拮抗剂治疗失败的患者和医师要证实疗效的病情可以致命的患者。因此，过度通气试验阳性的患者较试验阴性的患者，多发作频繁、易出现多支血管痉挛或高度房室传导阻滞或室性心动过速[1077]，并且过度通气试验阴性的高危患者可能长期预后较好。观察冠状动脉临界病变患者的冠状动脉痉挛时，还可以进行一些其他的诊断性操作作为补充，例如血管内超声、功能性血流储备和其他功能性检查，进一步准确评估临界病变的意义。

6.7.4 治疗

冠状动脉痉挛通常对硝酸甘油、长效硝酸甘油和钙拮抗剂反应很好[1079-1081]，可以作为一线治疗。（β受体阻滞剂在理论上有潜在不良作用，其临床效果存在争议。）应当戒烟。一般首先使用中等至大剂量钙拮抗剂（即维拉帕米 240～480mg/d，地尔硫䓬180～360mg/d，硝苯地平 60～120mg/d）。发作频繁的患者需要使用硝酸酯类和两种不同种类的钙拮抗剂（即二氢吡啶+维拉帕米或地尔硫䓬）。α-受体阻滞剂也可以受益，尤其是在对钙拮抗剂和硝酸甘油完全没有反应者[1073]。冠状动脉造影时发生冠状动脉痉挛（诱发或非诱发）的患者，应当直接在受累冠状动脉内注入 0.3mg 硝酸甘油。

6.7.5 预后

变异型心绞痛患者的药物治疗预后一般很好，尤其是在冠状动脉正常或基本正常的患者。Yasue 等[1082]报道整个 5 年存活率为 89%～97%。7 年随访 300 例患者显示，猝死发生率为 3.6%，心肌梗死发生率为 6.5%[1082]。冠状动脉痉挛合并固定性冠心病的患者，其预后差一些。Rovai 等[1061]对 162 例变异型心绞痛患者的研究显示，冠状动脉正常和单支血管病变患者的 5 年生存率为 95%，而多支血管病变者为 80%。Walling 等[1060]的较早研究也显示了几乎同样的生存率。偶尔，患者需要置入起搏器繁殖缺血导致的一过性房室传导阻滞，或需要置入电复律器防止缺血诱导心室颤动导致的猝死。在个别对标准药物治疗无效的患者，有时治疗非常棘手。心脏去神经治疗已经应用于这类患者，效果显著。

6.8 心血管“X 综合征”

I 类

1.建议在心血管综合征患者应用硝酸甘油、β-受体阻滞剂和钙拮抗剂治疗，单独或联合应用（证据级别：B）。

2. 建议在心血管综合征患者降低危险因素（证据级别：B）。

Ⅱb 类

1.在 X 综合征患者可以考虑做冠状动脉内超声，确定动脉粥样硬化的程度和排除漏诊的阻塞性病变（证据级别：B）。

2.胸痛时无心电图记录并且不能排除冠状动脉痉挛者，施行冠状动脉造影和乙酰胆碱、腺苷或乙酰甲基胆碱诱发试验，并且可以考虑 24 h 动态心电图（证据级别：C）。

3. 如果没有施行冠状动脉造影并且没有发现胸部不适的原因，同时拟诊 X 综合征，可以考虑有创的生理学检查（例如冠状动脉血流储备测量）（证据级别：C）。

4.经过按 I 类建议处理后仍有持续性胸痛的 X 综合征患者，可以考虑应用丙咪嗪或氨茶碱（证据级别：C）。

5. 经过按 I 类建议处理后仍有持续性胸痛的 X 综合征患者，可以考虑应用经皮电刺激神经和脊髓疗法（证据级别：B）。

III类

不建议在非心源性胸痛患者使用硝酸甘油、β-受体阻滞剂和钙拮抗剂治疗（证据级别：C）。

6.8.1 定义与临床表现

“X 综合征”是指因活动引起的心绞痛或类似心绞痛的症状，平板运动时出现 ST 段下移而冠状动脉造影结果正常或没有冠状动脉阻塞[1083]。应当区分 X 综合征与“代谢性 X 综合征”，后者是指胰岛素抵抗、高胰岛素血症、脂质紊乱血症、高血压和异常肥胖。还应与心外原因引起的胸痛区分。X 综合征在女性多于男性[812,1083-1085]。胸痛表现差异很大，从典型心绞痛到不典型胸痛，到酷似继发于冠心病的不稳定型心绞痛胸痛[1084]。其他非典型表现可以有静息性持续胸痛和硝酸甘油治疗无反应的胸痛[1086]。最常见的是，胸痛随着活动而发生，并且酷似稳定型冠心病引起的心绞痛。但是，静息状态下胸痛发作频率和强度可以增加，因而患者可以有不稳定型心绞痛的临床表现。因此本指南讨论该综合征。

尚未完全阐明 X 综合征患者胸痛和 ST 段下移的原因。最常见的可能原因是依赖内皮细胞的动脉舒张受损伴一氧化氮产生减少、为血管扩张受损（不依赖内皮细胞）、对交感敏感性增高、或运动引起冠状动脉收缩[864,1087,1088]。血浆内皮素水平增高与冠状动脉微血管扩张受损有关[1089]。越来越多的证据表明，患者还常常对疼痛的反应性增加，并且出现痛觉异常。

X 综合征的诊断就是在有劳力性胸痛并且平板运动试验显示 ST 段压低的患者中排除心外膜冠状动脉有明显狭窄。应用依赖冠状动脉内皮细胞功能的乙酰胆碱和不依赖冠状动脉微血管内皮细胞功能的腺苷施行冠状动脉造影激发试验，可以证实 X 综合征的诊断。还必须排除其他与心脏疾患无关的类似心绞痛的原因，例如食道运动异常、纤维肌痛和肋软骨炎。此外，临床表现变异型心绞痛的患者，应当通过胸痛时无 ST 段抬高或通过诱发试验除外冠状动脉痉挛。心肌灌注扫描可以异常，原因是有的区域对微血管运动呈现异常反应，结果导致不同部位心肌的冠状动脉血流减少[864]。磁共振成像检查也可以提示心肌缺血[1090,1091]。

既往研究[1084,1086,1092]显示，X 综合征患者的中期预后极好。CASS 注册登记报道，有心绞痛症状但是冠状动脉造影结果正常、左室射血分数＞0.50 的患者，7 年存活率为 96%[1093]。然而，CASS 注册登记没有做检测心肌缺血的检查。来自 WISE 研究的新近资料显示，缺血性检查确诊的 X 综合征并不是完全没有发生心性死亡和非致死性心肌梗死的风险[1085,1086]。WISE 研究的资料证实，预后与血管造影显示的疾病程度（20%狭窄到闭塞性疾病）相关[1085]。长期随访显示，心室功能通常正常[1086]，但是也有进行性左心室功能不全的报导，并且许多患者需要药物控制胸痛[1094]。来自 WISE 研究的其他资料[866,901-908]提示，有些无创检查显示心肌缺血并且有非阻塞性冠心病女性患者的后果不好。有许多因素参与。血管内超声可以见到明显的壁内病变这一动脉粥样硬化负荷的证据。

冠状动脉血流储备降低可以单独预测主要冠状动脉事件。此外，冠状动脉内皮功能严重紊乱可能与激素影响、炎性标记物、或氧化应激（可能就像代谢综合征所见到的一组危险因素）有关。可以出现其他微血管功能紊乱。虽然 WISE 试验中有半数无创检查显示有心肌缺血的女性血管造影没有显示限制冠状动脉血流的阻塞性疾病，不仅没有持续症状，也没有继发性冠状动脉事件发生。评估 4 年校正危险因素的无死亡或心肌梗死的结果显示，没有或轻微阻塞性疾病的女性随访 4 年时这些终点的总发生率为 9.4%。在获得进一步的资料之前，可能需要积极的消除冠心病的危险因素。

6.8.2 治疗

症状持续存在常见，许多患者不能重返工作岗位[1086]。应当施行冠状动脉造影重新证实冠状动脉正常。一个研究显示，做一次冠状动脉造影结果正常，可以减少住院的需要和减少因心脏原因住院的天数[671]。然而，即使血管造影显示动脉粥样硬化性疾病的程度十分轻微，也应当消除危险因素。

β-受体阻滞剂和钙拮抗剂均能减少胸痛发作次数[1095,1096]。大约一半患者能从硝酸甘油治疗中受益[1097]。α-肾上腺能阻滞剂似乎是一个合理的治疗，但是小样本试验结果不一致[1098]。丙咪嗪（50mg/d）可以减少某些慢性疼痛综合征（包括 X 综合征）发作频率 50%[1099]。经皮电刺激神经和脊髓疗法可以良好控制疼痛[1100,1101]。在绝经后心绞痛但是冠状动脉造影结果正常的患者，雌激素可以解除乙酰胆碱引起的冠状动脉收缩，可能是通过改善依赖内皮细胞的冠状动脉运动功能的结果[1102]，并且可以降低胸痛发作次数 50%[1103]。然而，由于冠心病一级和二级预防随机对照试验中心血管和其他风险增高，不再建议将激素治疗应用于慢性患者[25]。他汀治疗和运动训练能够提高运动耐量、改善内皮功能和减轻症状[1104,1105]。

建议重新确定患者良好的中期预后和长效硝酸甘油治疗。如果患者有持续性胸痛发作，可以开始使用钙拮抗剂或β-受体阻滞剂[1096]。最后，每天丙咪嗪 50mg 能够有效减少胸痛发作频率[1099]。认知行为治疗可能有益[1106]。如果症状不缓解，应当排除胸痛的其他原因，尤其是食道运动异常。

6.9 Takotsubo 心肌病

Takotsubo 心肌病是一种或一组疾患，虽然不常见但是愈来愈多的报道它是急性冠状动脉综合征的一个原因，它有几个名称：应急诱导的心肌病、一过性左心室心尖部气球样扩张、Takotsubo 心肌病和心脏破碎综合征。Takotsubo 心肌病值得关注，因为没有阻塞性冠心病、没有典型的精神神经因素参与并且主要见于绝经后女性。左心室造影或超声心动图检查时可以见到特征性的左心室心尖部气球样变，体表心电图上表现为一过性 ST 段抬高或 T 波倒置。尽管心肌生化标志物阳性并且往往有血流动力学损害甚至心源性休克，但是几乎所有患者完全恢复，典型者 1～4 周室壁活动恢复正常[1107,1108]。

7

结论与展望

7.1 有关急性冠状动脉综合征医疗质量和结果的建议

向 ACS 患者提供护理的医师和医院使患者参与标准化护理质量注册研究是合理的，这些研究追踪和测定 ACS 患者结果、并发症和对基于证据的护理的依从性[1109-1119]（证据级别：B）。

7.1.1 医疗质量和结果

建立急性冠状动脉综合征医疗区域系统至关重要[1114,1117,1118]。这包括鼓励相关领导人参与，共同努力应用相关标准和质量改进措施（例如 ACC 和 AHA 制订的急性冠状动脉综合征相关标准）来评估医疗质量[1118]。针对随访和评价结果、并发症和遵循急性冠状动脉综合征循证学治疗的医疗质量标准化注册也是至关重要的，例如国家心血管资料注册登记（National Cardiovascular Data Registry，NCDR）、ACTION 注册登记-GWTG 和 AHA 的 GWTG 提高质量计划和那些需要 Medicare 和 Medicaid 共同参与的质量评估系统[1109-1112]。

新近，AHA 已经推出其主题活动：生命线行动，旨在鼓励医院之间负责急诊医务人员之间的密切合作[1109]。应用这些工具和其他资源，通过传统途径推广急性冠状动脉综合征医疗评估，发现医疗系统存在的问题，保证应用现代质量提高方法（例如 Six

Sigma）提高医疗质量，至关重要[1113,1115,1116,1119]。来自像ACTION-GTWG注册登记的质量提高资料对于诠释地方、地区和全国范围的质量提高，包括消除医疗水平的差异和实施有效性比较研究，可能非常重要。

上世纪后25年见证了有关急性冠状动脉综合征病理生理学和处理的大量研究，包括冠状动脉内溶栓的重要作用[1120]、再灌注治疗获益的新概念与提示[1121-1124]并且最终在大规模多中心临床实验中证实死亡率降低[1125]。然而，这些试验也显示溶栓治疗对非ST段抬高心肌梗死患者无益、甚至有害[1125]。2000年以后的指南已经反映了ST段抬高心肌梗死和急性冠状动脉综合征之间这种处理策略上的主要区别以及其他不同[691]。尽管有这些不同，但是共性多于个性，包括发现粥样斑块血栓形成是一个活跃的炎性过程[1126,1127]。进一步的研究已经导致出现易损斑块和易损患者的概念[1128,1129]。尽管过去25年里ST段抬高心肌梗死的发生率和风险已经降低，但是急性冠状动脉综合征的相对发生率却增加，并且其风险仍然很高（目前可以与ST段抬高心肌梗死比拟）[1130]。因此，改善急性冠状动脉综合征的结果仍然是将来的一个挑战。

一项国际性观察研究强调了将循证学为基础的指南应用于临床实践的受益[1131]。1999年至2006年期间，共入选了14个国家27 558例急性冠状动脉综合征患者，并且在出院后随访了6个月。入选7年期间观察了介入治疗和主要的药物治疗（包括β-受体阻滞剂、他汀、血管紧张素转换酶抑制剂或血管紧张素受体阻断剂）、低分子肝素、糖蛋白IIb/IIa受体抑制剂和噻吩并吡啶类药物。这些变化表现在因为心力衰竭或心源性休克的住院率、6个月死亡率（从4.9%降低到3.3%）和卒中率（从1.4%降低到0.7%）明显降低（达50%）。尽管患者的风险水平增高，但是结果仍然改善。将来应当强调应用循证学为基础的指南，会进一步改善结果。

改善院前和急诊科评估应当针对更有效地进入医疗系统（例如减少硝酸甘油不能控制心绞痛至拨打911电话之间的延误）、诊断和风险分层（例如，尽管在正常范围，但是观察标志物变化；

将来借助非传统生化标志物）和开始实施治疗。将来会看到新的影像检查更多地应用于评估胸痛患者。在评估心脏功能、灌注和心肌存活的同时，心脏 MR 诊断冠心病/急性冠状动脉综合征的敏感性和特异性高[682]。心脏多排 CT 可以同时进行冠状动脉钙化评分和无创冠状动脉血管显像（目前分辨力为 0.5mm），可以作为低度风险至中度风险胸痛患者的初步评估手段[1132]。新近发表的 ACC/AHA 文件[20,289]对心脏 MR 和心脏 CT 的现状和最佳应用进行了诠释。

已经提出“心脏病发作中心”网络的概念，旨在将来改善心肌梗死的诊断和治疗[1133-1135]。最好组织并认证这些心脏病发作中心已提供高水平的医疗，并且最好在地域分布上便于所有患者就诊。对于高危患者，采用机械性的方法建立并维持正常水平的心肌灌注仍然得到循证学证据的支持：应当在早期（即 6～24 h）而不是晚期（即＞ 48～96 h）施行介入治疗[479]。有关这个问题将来应当会带来其他重要的信息。相反，对于低危患者，正在积累的证据显示可能应当优先选择无创的方法（例如，就像对男性一样，PCI 可以给高危女性带来获益，但是对低危女性有可能带来不良结果）[436,670]。在抗血小板和抗凝治疗中也显示了这种治疗受益与疾病风险程度的依赖关系。因此，越来越需要对风险进行最佳分层。已经取得了一些进步（例如将生化标志物整合到整个临床风险评分中，参阅 2.2 节），但是将来需要进一步开发风险评估流程。

血小板在急性冠状动脉综合征中扮演着关键角色，仍在进行抗血小板治疗的评估。自从发表上一版指南以来，由于有早期抗血小板活性的证据，一直在评估大剂量（例如≥600mg 的氯吡格雷）和早期口服负荷剂量噻吩并吡啶类药物（参阅 3.2 节）。然而，新近研究显示，急性冠状动脉综合征施行 PCI 时三联抗血小板治疗（阿司匹林+糖蛋白 IIb/IIIa 抑制剂+氯吡格雷）较二联治疗（氯吡格雷+阿司匹林，没有糖蛋白 IIb/IIIa 抑制剂）受益增加[239]。

药物洗脱支架的后期血栓形成[505,507,508,1136]与延迟内皮化有关[503,504]，近来已经成为一个治疗问题[1137]。因此，越来越提倡较长期的二联抗血小板治疗（即至少 1 年）（参阅 3.2 节）。目前缺乏个体化抗血小板治疗，后者将来应当可以有效评估血小板功能，从而选择抗血小板治疗的类型、强度和时间。期待将来施行抗血小板治疗有更多的选择，包括静脉使用并且能够快速作用于 ADP 受体的拮抗剂和更强和（或）更容易逆转的口服制剂。同时还期待生物相容的支架，包括生物可降解支架。

三联抗凝治疗（即阿司匹林+噻吩并吡啶类药物+华法林）的可能适应症在增加（例如 PCI+心房颤动、心脏或血管血栓形成或机械性心脏瓣膜）。其目前 IIb 类建议（即“谨慎”应用[5,600]，图 12）尚需要更坚实的证据基础[5,600]。

上一版指南发表以来，抗凝治疗的选择已经扩大。虽然低分子肝素（例如依诺肝素）在上一版指南已被作为可以替换的或优先选择抗凝药物，早期 PCI 策略时的后续研究已经提示普通肝素或低分子肝素均可以接受[427]。与此同时，已经对 2 种新型制剂进行了评估（参阅 3.2 节）[420,422]。磺达肝癸钠是一种人工合成的 Xa 因子抑制剂，9d 时的效果并不比依诺肝素差，而出血风险小。然而，应用磺达肝癸钠后的导管相关血栓形成给其应用于 PCI 带来担忧，其无效应用于 ST 段抬高心肌梗死时 PCI 加重了这种担忧[539]。相反，磺达肝癸钠是不稳定型心绞痛/非 ST 段抬高急性冠状动脉综合征无创治疗策略的一种有吸引力的选择，尤其是在那些有高危出血风险的患者。

ACUITY 研究评估了急性冠状动脉综合征应用比伐卢定的结果，从而使指南变成容许比伐卢定作为一种抗凝选择[422]。研究发现，比伐卢定与糖蛋白 IIb/IIIa 抑制剂联合应用，效果不比普通肝素/低分子肝素差。不与糖蛋白 IIb/IIIa 抑制剂联合应用，出血率较低，但是缺血风险增高，除非术前已经给与氯吡格雷治疗。还没有评估保守治疗策略是应用比伐卢定的结果。本指南提出了几种抗凝/抗血小板治疗的方案，但是要确定哪一种方案优选还必须等待更多的分析研究和更丰富的证据基础，同时应该根据不同的医疗背景、优先选择的治疗策略（即有创治疗策略与保守治疗策略）和患者的个体因素。

本指南修订版意识到预防问题正在不断取得进展（参阅 5.1.1 节）。虽然已经显示死亡率受益，但是更积极的降低 LDL-C（例如 LDL-C 的最佳目标为＞70mg/dL）是为了进一步减少心血管事件[1138]。已经出现了另一个戒烟的工具（瓦伦尼克林），并且正在评估其他的方法（参阅 5.2 节）。高度依从建议的二级预防措施可以改善临床结果，但是仍然缺乏最佳依从性，包括在那些顶级医院[1139]。正在积累生活方式改变结果的证据，将来面临的挑战是如何更加成功地实施这些措施（参阅 5.2 节）。

一级预防仍然是一个重要的挑战。目前仍然采用传统方法评估风险（例如 Framingham 风险评分）和风险评分目标评估治疗强度。绝大多数冠状动脉事件发生在有中度（既不是太高也不是太低）风险的人群。常规筛查无症状疾病患者这种做法在常见肿瘤（例如结肠和乳腺癌）已被广泛接受，而对于动脉粥样硬化则没有被接受。已经建议在有中度风险的中年人应用“动脉粥样硬化试验”(例如冠状动脉钙化打分或评估颈动脉内膜厚度)[20,289,1128,1129]。将来的研究是要确定如何将初步筛查应用于识别“急性冠状动脉综合征-易损”患者。有关急性冠状动脉综合征的研究仍然是曲折的，有些领域进展迅速，有些领域则进展缓慢。我们希望指南能够逐渐变得以 A 级（或 B 级）证据为基础。编写本指南已经强调了现有证据的不足。将来，学术界、管理机构、执业医师、专业机构和患者支持团体以及企业必须相互合作，达到急性冠状动脉综合征的处理策略完全循证医学化这一共同目标。处理策略不仅要包括诊断和治疗上的进步，而且还要包括改变生活方式上的新变化，达到改善饮食、控制体重、增加体力活动、戒烟以及良好依从有循证学依据的治疗[487]。

参考文献

[1] ACCF/AHA Task Force on Practice Guidelines. Methodologies and Policies from the ACCF/AHA Task Force on Practice Guidelines：Available at：http：//assets.cardiosource.com/Methodology_Manual-_for_ACC_AHA_Writing_Committees. pdf. Accessed December 20，2010.

[2] Anderson JL，Adams CD，Antman EM，et al. ACC/AHA 2007 guidelines for the management of patients with unstable angina/non-ST-Elevation myocardial infarction：a report of the American College of Cardiology/American Heart Association Task Force on Practice Guidelines（Writing Committee to Revise the 2002 Guidelines for the Management of Patients With Unstable Angina/Non-ST-Elevation Myocardial Infarction）developed in collaboration with the American College of Emergency Physicians，the Society for Cardiovascular Angiography and Interventions，and the Society of Thoracic Surgeons endorsed by the American Association of Cardiovascular and Pulmonary Rehabilitation and the Society for Academic Emergency Medicine. J Am Coll Cardiol 2007；50：e1-e157.

[3] Rosamond W，Flegal K，Friday G，et al. Heart disease and stroke statistics--2007 update：a report from the American Heart Association Statistics Committee and Stroke Statistics Subcommittee. Circulation 2007；115：e69-171.

[4] National Heart Attack Alert Program. Emergency Department：rapid identification and treatment of patients with acute myocardial infarction. US Department of Health and Human Services. US Public Health Service. National Institutes of Health. National Heart，Lung and Blood Institute；September 1993；NIH Publication No.93-3278.

[5] Antman EM，Anbe DT，Armstrong PW，et al. ACC/AHA guidelines for the management of patients with ST-elevation myocardial infarction；A report of the American College of Cardiology/American Heart Association Task Force on Practice Guidelines（Committee to Revise the 1999 Guidelines for the Management of patients with acute myocardial infarction）. J Am Coll Cardiol 2004；44：E1-E211.

[6] Anderson HV，Cannon CP，Stone PH，et al. One-year results of the Thrombolysis in Myocardial Infarction（TIMI）IIIB clinical trial. A randomized comparison of tissue-type plasminogen activator versus placebo and early invasive versus early conservative strategies in unstable angina and non-Q wave myocardial infarction. J Am Coll Cardiol 1995；26：1643-1650.

[7] Wu AH，Apple FS，Gibler WB，Jesse RL，Warshaw MM，Valdes RJ. National Academy of Clinical Biochemistry Standards of Laboratory Practice：recommendations for the use of cardiac markers in coronary artery diseases. Clin Chem 1999；45：1104-1121.

[8] Braunwald E. Unstable angina：an etiologic approach to management. Circulation 1998；98：2219-2222.

[9] Braunwald E. Unstable angina. A classification. Circulation 1989；80：410-414.

[10] Campeau L. Letter：Grading of angina pectoris. Circulation 1976；54：522-523.

[11] Grundy SM，Cleeman JI，Merz CN，et al. Implications of recent clinical trials for the National Cholesterol Education Program Adult Treatment Panel III guidelines. Arterioscler Thromb Vasc Biol 2004；24：e149-e161.

[12] Third Report of the National Cholesterol Education Program（NCEP）Expert Panel on Detection，Evaluation，and Treatment of High Blood Cholesterol in Adults（Adult Treatment Panel III）final report. Circulation 2002；106：3143-3421..

[13] Executive Summary of The Third Report of The National Cholesterol Education Program（NCEP）Expert Panel on Detection，Evaluation，And Treatment of High Blood Cholesterol In Adults（Adult Treatment Panel III）. JAMA 2001；285：2486-2497.

[14] Lloyd-Jones DM，Leip EP，Larson MG，et al. Prediction of lifetime risk for cardiovascular disease by risk factor burden at 50 years of age. Circulation 2006；113：791-798.

[15] Ebrahim S，Davey SG. Multiple risk factor interventions for primary prevention of coronary heart disease. Cochrane Database Syst Rev 2000；CD001561..

[16] Ross SD，Allen IE，Connelly JE，et al. Clinical outcomes in statin treatment trials：a meta-analysis. Arch Intern Med 1999；159：1793-1802.

[17] Grundy SM，Pasternak R，Greenland P，Smith S，Fuster V. Assessment of cardiovascular risk by use of multiple-risk-factor assessment equations：a statement for healthcare professionals from the American Heart Association and the American College of Cardiology. Circulation 1999；100：1481-1492.

[18] American Heart Association. Risk Assessment. Available at：http：//www.americanheart.org/presenter.jhtml？identifier_3003499. Accessed August 7，2006..

[19] Pearson TA，Blair SN，Daniels SR，et al. AHA Guidelines for Primary Prevention of Cardiovascular Disease and Stroke：2002 Update：Consensus Panel Guide to Comprehensive Risk Reduction for Adult Patients Without Coronary or Other

Atherosclerotic Vascular Diseases. American Heart Association Science Advisory and Coordinating Committee. Circulation 2002；106：388-391.

[20] Budoff MJ，Achenbach S，Blumenthal RS，et al. Assessment of coronary artery disease by cardiac computed tomography：a scientific statement from the American Heart Association Committee on Cardiovascular Imaging and Intervention，Council on Cardiovascular Radiology and Intervention，and Committee on Cardiac Imaging，Council on Clinical Cardiology. Circulation 2006；114：1761-1791.

[21] Freemantle N，Cleland J，Young P，Mason J，Harrison J. beta Blockade after myocardial infarction：systematic review and meta regression analysis. BMJ 1999；318：1730-1737.

[22] Smith SJ，Allen J，Blair SN，et al. AHA/ACC guidelines for secondary prevention for patients with coronary and other atherosclerotic vascular disease：2006 update endorsed by the National Heart，Lung，and Blood Institute. J Am Coll Cardiol 2006；47：2130-2139.

[23] Smith SJ，Blair SN，Bonow RO，et al. AHA/ACC Scientific Statement：AHA/ACC guidelines for preventing heart attack and death in patients with atherosclerotic cardiovascular disease：2001 update：A statement for healthcare professionals from the American Heart Association and the American College of Cardiology. Circulation 2001；104：1577-1579.

[24] Wilson K，Gibson N，Willan A，Cook D. Effect of smoking cessation on mortality after myocardial infarction：meta-analysis of cohort studies. Arch Intern Med 2000；160：939-944.

[25] Mosca L. Cardiology patient page. Heart disease prevention in women. American Heart Association. Circulation 2004；109：e158-e160.

[26] Teo KK，Ounpuu S，Hawken S，et al. Tobacco use and risk of myocardial infarction in 52 countries in the INTERHEART study：a case-control study. Lancet 2006；368：647-658.

[27] Office of the Surgeon General. Treating tobacco use and dependence：a clinical practice guideline. Available at：http：//www.surgeongeneral.gov/tobacco，2000. Accessed July 17，2006..

[28] Gonzales D，Rennard SI，Nides M，et al. Varenicline，an alpha4beta2 nicotinic acetylcholine receptor partial agonist，vs sustained-release bupropion and placebo for smoking cessation：a randomized controlled trial. JAMA 2006；296：47-55.

[29] Jorenby DE，Hays JT，Rigotti NA，et al. Efficacy of varenicline，an alpha4beta2 nicotinic acetylcholine receptor partial agonist，vs placebo or sustained-release bupropion for smoking cessation：a randomized controlled trial. JAMA 2006；296：56-63.

[30] Tonstad S，Tonnesen P，Hajek P，Williams KE，Billing CB，Reeves KR. Effect of maintenance therapy with varenicline on smoking cessation：a randomized controlled trial. JAMA 2006；296：64-71.

[31] U.S. Food and Drug Administration. FDA News. FDA Approves Novel Medication for Smoking Cessation. May 11，2006. Available at：http：//www.fda.gov/bbs/topics/NEWS/ 2006/NEW01370.html.Accessed August 15，2006..

[32] Ranney L，Melvin C，Lux L，McClain E，Lohr KN. Systematic review：smoking cessation intervention strategies for adults and adults in special populations. Ann Intern Med 2006；145：845-856.

[33] National Institutes of Health state-of-the-science conference statement：tobacco use：prevention，cessation，and control. Ann Intern Med 2006；145：839–844..

[34] Gibbons RJ，Abrams J，Chatterjee K，et al. ACA/AHA 2002 guideline update for the management of patients with chronic stable angina：a report of the American College of Cardiology/American Heart Association Task Force on practice guidelines（Committee on the Management of Patients With Chronic Stable Angina）. Available at：http：//www.acc.org/qualityandscience. Accessed May 8，2007..

[35] Mosca L，Banka CL，Benjamin EJ，et al. Evidence-based guidelines for cardiovascular disease prevention in women：2007 update. J Am Coll Cardiol 2007；49：1230-1250.

[36] Brown DJ. New guidelines for low-density lipoprotein levels from the National Cholesterol Education Program（NCEP）: a 2004 update. Prog Cardiovasc Nurs 2004；19：165.

[37] Clinical Guidelines on the Identification，Evaluation，and Treatment of Overweight and Obesity in Adults--The Evidence Report. National Institutes of Health. Obes Res 1998；6 Suppl 2：51S-209S.

[38] Department of Health and Human Services. National Institutes of Health. National Heart，Lung，and Blood Institute. Your Guide to Lowering Your Cholesterol with Therapeutic Lifestyle Changes.NIH Publication No. 06-5235. December 2005. Available at：http：// www.nhlbi.nih.gov/health/public/heart/chol/chol_tlc.pdf. Accessed November 27，2006..

[39] Chobanian AV，Bakris GL，Black HR，et al. The Seventh Report of the Joint National Committee on Prevention，Detection，Evaluation，and Treatment of High Blood Pressure：the JNC 7 report. JAMA 2003；289：2560-2572.

[40] Pignone M，Mulrow CD. Evidence based management of hypertension：Using cardiovascular risk profiles to individualise hypertensive treatment. BMJ 2001；322：1164-1166.

[41] Leon AS，Franklin BA，Costa F，et al. Cardiac rehabilitation and secondary prevention of coronary heart disease：an American Heart Association scientific statement from the Council on Clinical Cardiology（Subcommittee on Exercise，Cardiac Rehabilitation，and Prevention）and the Council on Nutrition，Physical Activity，and Metabolism（Subcommittee on Physical Activity），in collaboration with the American association of Cardiovascular and Pulmonary Rehabilitation. Circulation 2005；111：369-376.

[42] Lichtenstein AH，Appel LJ，Brands M，et al. Diet and lifestyle recommendations

revision 2006：a scientific statement from the American Heart Association Nutrition Committee. Circulation 2006；114：82-96.

[43] Poirier P，Giles TD，Bray GA，et al. Obesity and cardiovascular disease：pathophysiology，evaluation，and effect of weight loss：an update of the 1997 American Heart Association Scientific Statement on Obesity and Heart Disease from the Obesity Committee of the Council on Nutrition，Physical Activity，and Metabolism. Circulation 2006；113：898-918.

[44] Thompson PD，Buchner D，Pina IL，et al. Exercise and physical activity in the prevention and treatment of atherosclerotic cardiovascular disease：a statement from the Council on Clinical Cardiology（Subcommittee on Exercise，Rehabilitation，and Prevention）and the Council on Nutrition，Physical Activity，and Metabolism（Subcommittee on Physical Activity）. Circulation 2003；107：3109-3116.

[45] Turnbull F. Effects of different blood-pressure-lowering regimens on major cardiovascular events：results of prospectively-designed overviews of randomised trials. Lancet 2003；362：1527-1535.

[46] Prevention of stroke by antihypertensive drug treatment in older persons with isolated systolic hypertension. Final results of the Systolic Hypertension in the Elderly Program（SHEP）. SHEP Cooperative Research Group. JAMA 1991；265：3255-3264.

[47] Grundy SM，Howard B，Smith SJ，Eckel R，Redberg R，Bonow RO. Prevention Conference VI：Diabetes and Cardiovascular Disease：executive summary：conference proceeding for healthcare professionals from a special writing group of the American Heart Association. Circulation 2002；105：2231-2239.

[48] Eckel RH，Kahn R，Robertson RM，Rizza RA. Preventing cardiovascular disease and diabetes：a call to action from the American Diabetes Association and the American Heart Association. Circulation 2006；113：2943-2946.

[49] Hayden M，Pignone M，Phillips C，Mulrow C. Aspirin for the primary prevention of cardiovascular events：a summary of the evidence for the U.S. Preventive Services Task Force. Ann Intern Med 2002；136：161-172.

[50] Aspirin for the primary prevention of cardiovascular events：recommendation and rationale. Ann Intern Med 2002；136：157-160.

[51] Peters RJG，Mehta SR，Fox KAA，et al. Effects of aspirin dose when used alone or in combination with clopidogrel in patients with acute coronary syndromes：observations from the Clopidogrel in Unstable angina to prevent Recurrent Events（CURE）study. Circulation 2003；108：1682-1687.

[52] Hung J. Aspirin for cardiovascular disease prevention. Med J Aust 2003；179：147-152.

[53] Abidov A，Rozanski A，Hachamovitch R，et al. Prognostic significance of dyspnea in patients referred for cardiac stress testing. N Engl J Med 2005；353：1889-1898.

[54] Goff DJ，Sellers DE，McGovern PG，et al. Knowledge of heart attack symptoms in a population survey in the United States：The REACT Trial. Rapid Early Action for

Coronary Treatment. Arch Intern Med 1998；158：2329-2338.

[55] Goff DJ，Feldman HA，McGovern PG，et al. Prehospital delay in patients hospitalized with heart attack symptoms in the United States：the REACT trial. Rapid Early Action for Coronary Treatment（REACT）Study Group. Am Heart J 1999；138：1046-1057.

[56] Rogers WJ，Canto JG，Lambrew CT，et al. Temporal trends in the treatment of over 1.5 million patients with myocardial infarction in the US from 1990 through 1999：the National Registry of Myocardial Infarction 1，2 and 3. J Am Coll Cardiol 2000；36：2056-2063.

[57] Welsh RC，Ornato J，Armstrong PW. Prehospital management of acute ST-elevation myocardial infarction：a time for reappraisal in North America. Am Heart J 2003；145：1-8.

[58] Goldberg RJ，Steg PG，Sadiq I，et al. Extent of，and factors associated with，delay to hospital presentation in patients with acute coronary disease（the GRACE registry）. Am J Cardiol 2002；89：791-796.

[59] Finnegan JJ，Meischke H，Zapka JG，et al. Patient delay in seeking care for heart attack symptoms：findings from focus groups conducted in five U.S. regions. Prev Med 2000；31：205-213.

[60] Feldman HA，Proschan MA，Murray DM，et al. Statistical design of REACT（Rapid Early Action for Coronary Treatment），a multisite community trial with continual data collection. Control Clin Trials 1998；19：391-403.

[61] Luepker RV，Raczynski JM，Osganian S，et al. Effect of a community intervention on patient delay and emergency medical service use in acute coronary heart disease：The Rapid Early Action for Coronary Treatment（REACT）Trial. JAMA 2000；284：60-67.

[62] Leslie WS，Urie A，Hooper J，Morrison CE. Delay in calling for help during myocardial infarction：reasons for the delay and subsequent pattern of accessing care. Heart 2000；84：137-141.

[63] McKinley S，Moser DK，Dracup K. Treatment-seeking behavior for acute myocardial infarction symptoms in North America and Australia. Heart Lung 2000；29：237-247.

[64] Rucker D，Brennan T，Burstin H. Delay in seeking emergency care. Acad Emerg Med 2001；8：163-169.

[65] Moser DK，Kimble LP，Alberts MJ，et al. Reducing delay in seeking treatment by patients with acute coronary syndrome and stroke：a scientific statement from the American Heart Association Council on cardiovascular nursing and stroke council. Circulation 2006；114：168-182.

[66] Sheifer SE，Gersh BJ，Yanez NR，Ades PA，Burke GL，Manolio TA. Prevalence，predisposing factors，and prognosis of clinically unrecognized myocardial infarction in the elderly. J Am Coll Cardiol 2000；35：119-126.

[67] Kannel WB. Silent myocardial ischemia and infarction：insights from the Framingham Study. Cardiol Clin 1986；4：583-591.

[68] Canto JG，Shlipak MG，Rogers WJ，et al. Prevalence，clinical characteristics，and

mortality among patients with myocardial infarction presenting without chest pain. JAMA 2000；283：3223-3229.

[69] Rathore SS，Weinfurt KP，Gersh BJ，Oetgen WJ，Schulman KA，Solomon AJ. Treatment of patients with myocardial infarction who present with a paced rhythm. Ann Intern Med 2001；134：644-651.

[70] Dracup K，Alonzo AA，Atkins JM，et al. The physician's role in minimizing prehospital delay in patients at high risk for acute myocardial infarction：recommendations from the National Heart Attack Alert Program. Working Group on Educational Strategies To Prevent Prehospital Delay in Patients at High Risk for Acute Myocardial Infarction. Ann Intern Med 1997；126：645-651.

[71] Selker HP，Beshansky JR，Griffith JL，et al. Use of the acute cardiac ischemia time-insensitive predictive instrument（ACI-TIPI）to assist with triage of patients with chest pain or other symptoms suggestive of acute cardiac ischemia. A multicenter，controlled clinical trial. Ann Intern Med 1998；129：845-855.

[72] Faxon D，Lenfant C. Timing is everything：motivating patients to call 9-1-1 at onset of acute myocardial infarction. Circulation 2001；104：1210-1211.

[73] National Heart，Lung and Blood Institute，National Institutes of Health. Act in Time to Heart Attack Signs. Available at：http：// www.nhlbi.nih.gov/health/public/heart/mi/ core_pk.pdf. Accessed November 27，2006.

[74] National Heart，Lung and Blood Institute，National Institutes of Health. Act in Time to Heart Attack Signs. Available at：http：// www.nhlbi.nih.gov/health/public/heart/mi/ core_pk .pdf. Accessed November 27，2006.

[75] U.S. Department of Health and Human Services. Public Health Service. National Institutes of Health. National Heart，Lung and Blood Institute. NIH Publication No. 01-3526. September 2001.Available at：http：//www.nhlbi.nih.gov/health/public/ heart/mi/ core_sp.pdf. Accessed July 17，2006.

[76] U.S. Department of Health and Human Services. Public Health Service. National Institutes of Health. National Heart，Lung and Blood Institute. NIH Publication No. 01-3667. September 2001.Available at：http：//www.nhlbi.nih.gov/health/public/ heart/mi/ wallet.pdf. Accessed July 17，2006.

[77] U.S. Department of Health and Human Services. Public Health Service. National Institutes of Health. National Heart，Lung and Blood Institute. NIH Publication No. 01-3313. September 2001.Available at：http：//www.nhlbi.nih.gov/health/prof/heart/ mi/ provider.pdf. Accessed July 17，2006.

[78] Department of Health and Human Services. Act in Time to Heart Attack Signs：Physician Quick Reference Tool for Palm OS. Public Health Service. National Institutes of Health. National Heart，Lung，and Blood Institute. 2001. Available at：http：//hin.nhlbi.nih.gov/ haac_palm/haac_palm.htm. Accessed July 17，2006.

[79] U.S. Department of Health and Human Services. Public Health Service. National Institutes of Health. National Heart，Lung and Blood Institute. NIH Publication No.

01-3646. September 2001.Available at：http：//www.nhlbi.nih.gov/health/public/heart/mi/ poster.pdf. Accessed July 17，2006.

[80] Ghali JK，Cooper RS，Kowatly I，Liao Y. Delay between onset of chest pain and arrival to the coronary care unit among minority and disadvantaged patients. J Natl Med Assoc 1993；85：180-184.

[81] Hargarten K，Chapman PD，Stueven HA，et al. Prehospital prophylactic lidocaine does not favorably affect outcome in patients with chest pain. Ann Emerg Med 1990；19：1274-1279.

[82] Tatum JL，Jesse RL，Kontos MC，et al. Comprehensive strategy for the evaluation and triage of the chest pain patient. Ann Emerg Med 1997；29：116-125.

[83] Tatum JL. Cost effective nuclear scanning in a comprehensive and systematic approach to the evaluation of chest pain in the emergency department. Md Med J 1997；Suppl：25-29.

[84] Ornato JP. Chest pain emergency centers：improving acute myocardial infarction care. Clin Cardiol 1999；22：IV3-9.

[85] Newby LK，Storrow AB，Gibler WB，et al. Bedside multimarker testing for risk stratification in chest pain units：The chest pain evaluation by creatine kinase-MB，myoglobin，and troponin I（CHECKMATE）study. Circulation 2001；103：1832-1837.

[86] Gibler WB. Chest pain evaluation in the ED：beyond triage. Am J Emerg Med 1994；12：121-122.

[87] Lateef F，Storrow AB，Gibler BW，Liu T. Heart emergency room：effective for both geriatric and younger patients. Singapore Med J 2001；42：259-263.

[88] Lateef F，Storrow AB，Malone K，Liu T，Gibler BW. Comparison of a 6-hour and 9-hour protocol for evaluation of moderate-to-low risk chest pain patients in an emergency department diagnostic unit. Singapore Med J 2001；42：52-56.

[89] Gibler WB. Evaluation of chest pain in the emergency department. Ann Intern Med 1995；123：315；author reply 317-318.

[90] Cannon CP，Hand MH，Bahr R，et al. Critical pathways for management of patients with acute coronary syndromes：an assessment by the National Heart Attack Alert Program. Am Heart J 2002；143：777-789.

[91] Gibler WB. Chest pain units：do they make sense now？ Ann Emerg Med 1997；29：168-171.

[92] Gibler WB. Evaluating patients with chest pain in the ED：improving speed，efficiency，and cost-effectiveness，or teaching an old dog new tricks. Ann Emerg Med 1994；23：381-382.

[93] Hoekstra JW，Gibler WB，Levy RC，et al. Emergency-department diagnosis of acute myocardial infarction and ischemia：a cost analysis of two diagnostic protocols. Acad Emerg Med 1994；1：103-110.

[94] Hoekstra JW，Hedges JR，Gibler WB，Rubison RM，Christensen RA. Emergency department CK-MB：a predictor of ischemic complications. National cooperative

CK-MB project group. Acad Emerg Med 1994; 1: 17-27.

[95] Zalenski RJ, Selker HP, Cannon CP, et al. National Heart Attack Alert Program position paper: chest pain centers and programs for the evaluation of acute cardiac ischemia. Ann Emerg Med 2000; 35: 462-471.

[96] Lambrew CT, Weaver WD, Rogers WJ, Bowlby LJ, Rubison RM, French WJ. Hospital Protocols and Policies that may Delay Early Identification and Thrombolytic Therapy of Acute Myocardial Infarction Patients. J Thromb Thrombolysis 1996; 3: 301-306.

[97] Farkouh ME, Smars PA, Reeder GS, et al. A clinical trial of a chest-pain observation unit for patients with unstable angina. Chest Pain Evaluation in the Emergency Room (CHEER) Investigators. N Engl J Med 1998; 339: 1882-1888.

[98] Braunwald E, Antman EM, Beasley JW, et al. ACC/AHA 2002 guideline update for the management of patients with unstable angina and non-ST-segment elevation myocardial infarction--summary article: a report of the American College of Cardiology/American Heart Association task force on practice guidelines (Committee on the Management of Patients With Unstable Angina). J Am Coll Cardiol 2002; 40: 1366-1374.

[99] 100.Hedges JR, Feldman HA, Bittner V, et al. Impact of community intervention to reduce patient delay time on use of reperfusion therapy for acute myocardial infarction: rapid early action for coronary treatment (REACT) trial. REACT Study Group. Acad Emerg Med 2000; 7: 862-872.

[100] Canto JG, Zalenski RJ, Ornato JP, et al. Use of emergency medical services in acute myocardial infarction and subsequent quality of care: observations from the National Registry of Myocardial Infarction 2. Circulation 2002; 106: 3018-3023.

[101] Goldberg R, Goff D, Cooper L, et al. Age and sex differences in presentation of symptoms among patients with acute coronary disease: the REACT Trial. Rapid Early Action for Coronary Treatment. Coron Artery Dis 2000; 11: 399-407.

[102] Hutchings CB, Mann NC, Daya M, et al. Patients with chest pain calling 9-1-1 or self-transporting to reach definitive care: which mode is quicker? Am Heart J 2004; 147: 35-41.

[103] Becker L, Larsen MP, Eisenberg MS. Incidence of cardiac arrest during self-transport for chest pain. Ann Emerg Med 1996; 18: 612–616..

[104] Brown AL, Mann NC, Daya M, et al. Demographic, belief, and situational factors influencing the decision to utilize emergency medical services among chest pain patients. Rapid Early Action for Coronary Treatment (REACT) study. Circulation 2000; 102: 173-178.

[105] Canto JG, Zalenski RJ, Ornato JP, et al. Use of emergency medical services in acute myocardial infarction and subsequent quality of care: observations from the National Registry of Myocardial Infarction 2. Circulation 2002; 106: 3018-3023.

[106] Dracup K, Moser DK, Eisenberg M, Meischke H, Alonzo AA, Braslow A. Causes

of delay in seeking treatment for heart attack symptoms. Soc Sci Med 1995；40：379-392.

[107] Herlitz J，Blohm M，Hartford M，et al. Follow-up of a 1-year media campaign on delay times and ambulance use in suspected acute myocardial infarction. Eur Heart J 1992；13：171-177.

[108] Herlitz J，Karlson BW，Liljeqvist JA，Strombom U，Holmberg S. Early identification of acute myocardial infarction and prognosis in relation to mode of transport to hospital. Am J Emerg Med 1992；10：406-412.

[109] Ho MT，Eisenberg MS，Litwin PE，Schaeffer SM，Damon SK. Delay between onset of chest pain and seeking medical care：the effect of public education. Ann Emerg Med 1989；18：727-731.

[110] Wright RS，Kopecky SL，Timm M，et al. Impact of community-based education on health care evaluation in patients with acute chest pain syndromes：the Wabasha Heart Attack Team（WHAT）project. Fam Pract 2001；18：537-539.

[111] Access to Timely and Optimal Care of Patients with Acute Coronary Syndromes - Community Planning Considerations：A Report by the National Heart Attack Alert Program. J Thromb Thrombolysis 1998；6：19-46.

[112] Simon AB，Feinleib M，Thompson HJ. Components of delay in the pre-hospital phase of acute myocardial infarction. Am J Cardiol 1972；30：476-482.

[113] Ryan TJ，Anderson JL，Antman EM，et al. ACC/AHA guidelines for the management of patients with acute myocardial infarction：a report of the American College of Cardiology/American Heart Association Task Force on Practice Guidelines（Committee on Management of Acute Myocardial Infarction）. Available at：http：// www.acc.org/clinical/guidelines/ami.html. Last update September 1，1999..

[114] Alonzo AA. The impact of the family and lay others on care-seeking during life-threatening episodes of suspected coronary artery disease. Soc Sci Med 1986；22：1297-1311.

[115] The American Heart Association in collaboration with the International Liaison Committee on Resuscitation. Guidelines 2000 for cardiopulmonary resuscitation and emergency cardiovascular care.Part 7：the era of reperfusion：section 1：acute coronary syndromes（acute myocardial infarction）. Circulation 2000；102：I172–203..

[116] McDermott MM，Mandapat AL，Moates A，et al. Knowledge and attitudes regarding cardiovascular disease risk and prevention in patients with coronary or peripheral arterial disease. Arch Intern Med 2003；163：2157-2162.

[117] Goldberg R，Goff D，Cooper L，et al. Age and sex differences in presentation of symptoms among patients with acute coronary disease：the REACT Trial. Rapid Early Action for Coronary Treatment. Coron Artery Dis 2000；11：399-407.

[118] Maynard C，Weaver WD，Lambrew C，Bowlby LJ，Rogers WJ，Rubison RM. Factors influencing the time to administration of thrombolytic therapy with recombinant tissue plasminogen activator（data from the National Registry of Myocardial

Infarction）. Participants in the National Registry of Myocardial Infarction. Am J Cardiol 1995；76：548-552.

[119] Newby LK，Califf RM，Guerci A，et al. Early discharge in the thrombolytic era：an analysis of criteria for uncomplicated infarction from the Global Utilization of Streptokinase and t-PA for Occluded Coronary Arteries（GUSTO）trial. J Am Coll Cardiol 1996；27：625-632.

[120] Weaver WD，Cerqueira M，Hallstrom AP，et al. Prehospital-initiated vs hospital-initiated thrombolytic therapy. The Myocardial Infarction Triage and Intervention Trial. JAMA 1993；270：1211-1216.

[121] Pope JH，Ruthazer R，Beshansky JR，Griffith JL，Selker HP. Clinical Features of Emergency Department Patients Presenting with Symptoms Suggestive of Acute Cardiac Ischemia：A Multicenter Study. J Thromb Thrombolysis 1998，6：63-74

[122] Theroux P，Fuster V. Acute coronary syndromes：unstable angina and non-Q-wave myocardial infarction. Circulation 1998；97：1195-1206.

[123] Savonitto S，Ardissino D，Granger CB，et al. Prognostic value of the admission electrocardiogram in acute coronary syndromes. JAMA 1999；281：707-713.

[124] Inhibition of platelet glycoprotein IIb/IIIa with eptifibatide in patients with acute coronary syndromes. The PURSUIT Trial Investigators. Platelet Glycoprotein IIb/IIIa in Unstable Angina：Receptor Suppression Using Integrilin Therapy. N Engl J Med 1998；339：436-443.

[125] Effects of tissue plasminogen activator and a comparison of early invasive and conservative strategies in unstable angina and non-Q-wave myocardial infarction. Results of the TIMI IIIB Trial. Thrombolysis in Myocardial Ischemia. Circulation 1994；89：1545-1556.

[126] Inhibition of the platelet glycoprotein IIb/IIIa receptor with tirofiban in unstable angina and non-Q-wave myocardial infarction. Platelet Receptor Inhibition in Ischemic Syndrome Management in Patients Limited by Unstable Signs and Symptoms（PRISM-PLUS）Study Investigators. N Engl J Med 1998；338：1488-1497.

[127] Chang WC，Boersma E，Granger CB，et al. Dynamic prognostication in non-ST-elevation acute coronary syndromes：insights from GUSTO-IIb and PURSUIT. Am Heart J 2004；148：62-71.

[128] Ronner E，Boersma E，Laarman G，et al. Early angioplasty in acute coronary syndromes without persistent ST-segment elevation improves outcome but increases the need for six-month repeat revascularization：an analysis of the PURSUIT Trial. Platelet glycoprotein IIB/IIIA in Unstable angina：Receptor Suppression Using Integrilin Therapy. J Am Coll Cardiol 2002；39：1924-1929.

[129] Zhao XQ，Theroux P，Snapinn SM，Sax FL. Intracoronary thrombus and platelet glycoprotein IIb/IIIa receptor blockade with tirofiban in unstable angina or non-Q-wave myocardial infarction. Angiographic results from the PRISM-PLUS trial（Platelet receptor inhibition for ischemic syndrome management in patients limited

by unstable signs and symptoms）. PRISM-PLUS Investigators. Circulation 1999；100：1609-1615.

[130] Theroux P，Alexander JJ，Pharand C，et al. Glycoprotein IIb/IIIa receptor blockade improves outcomes in diabetic patients presenting with unstable angina/non-ST-elevation myocardial infarction：results from the Platelet Receptor Inhibition in Ischemic Syndrome Management in Patients Limited by Unstable Signs and Symptoms（PRISM-PLUS）study. Circulation 2000；102：2466-2472.

[131] Chaitman BR，Bourassa MG，Davis K，et al. Angiographic prevalence of high-risk coronary artery disease in patient subsets（CASS）. Circulation 1981；64：360-367.

[132] Pryor DB，Harrell FJ，Lee KL，Califf RM，Rosati RA. Estimating the likelihood of significant coronary artery disease. Am J Med 1983；75：771-780.

[133] Morise AP，Haddad WJ，Beckner D. Development and validation of a clinical score to estimate the probability of coronary artery disease in men and women presenting with suspected coronary disease. Am J Med 1997；102：350-356.

[134] Pryor DB，Shaw L，McCants CB，et al. Value of the history and physical in identifying patients at increased risk for coronary artery disease. Ann Intern Med 1993；118：81-90.

[135] Ho KT，Miller TD，Hodge DO，Bailey KR，Gibbons RJ. Use of a simple clinical score to predict prognosis of patients with normal or mildly abnormal resting electrocardiographic findings undergoing evaluation for coronary artery disease. Mayo Clin Proc 2002；77：515-521.

[136] Kasser IS，Bruce RA. Comparative effects of aging and coronary heart disease on submaximal and maximal exercise. Circulation 1969；39：759-774.

[137] McSweeney JC，Cody M，O'Sullivan P，Elberson K，Moser DK，Garvin BJ. Women's early warning symptoms of acute myocardial infarction. Circulation 2003；108：2619-2623.

[138] Patel H，Rosengren A，Ekman I. Symptoms in acute coronary syndromes：does sex make a difference？ Am Heart J 2004；148：27-33.

[139] Lee TH，Cook EF，Weisberg M，Sargent RK，Wilson C，Goldman L. Acute chest pain in the emergency room. Identification and examination of low-risk patients. Arch Intern Med 1985；145：65-69.

[140] Pozen MW，D'Agostino RB，Selker HP，Sytkowski PA，Hood WJ. A predictive instrument to improve coronary-care-unit admission practices in acute ischemic heart disease. A prospective multicenter clinical trial. N Engl J Med 1984；310：1273-1278.

[141] Selker HP，Griffith JL，D'Agostino RB. A time-insensitive predictive instrument for acute myocardial infarction mortality：a multicenter study. Med Care 1991；29：1196-1211.

[142] Henrikson CA，Howell EE，Bush DE，et al. Chest pain relief by nitroglycerin does not predict active coronary artery disease. Ann Intern Med 2003；139：979-986.

[143] Swap CJ，Nagurney JT. Value and limitations of chest pain history in the evaluation

of patients with suspected acute coronary syndromes. JAMA 2005；294：2623-2629.

[144] Brieger DB，Mak KH，White HD，et al. Benefit of early sustained reperfusion in patients with prior myocardial infarction（the GUSTO-I trial）. Global Utilization of Streptokinase and TPA for occluded arteries. Am J Cardiol 1998；81：282-287.

[145] Hochman JS，Tamis JE，Thompson TD，et al. Sex，clinical presentation，and outcome in patients with acute coronary syndromes. Global Use of Strategies to Open Occluded Coronary Arteries in Acute Coronary Syndromes IIb Investigators. N Engl J Med 1999；341：226-232.

[146] Hochman JS，McCabe CH，Stone PH，et al. Outcome and profile of women and men presenting with acute coronary syndromes：a report from TIMI IIIB. TIMI Investigators. Thrombolysis in Myocardial Infarction. J Am Coll Cardiol 1997；30：141-148.

[147] Scirica BM，Moliterno DJ，Every NR，et al. Differences between men and women in the management of unstable angina pectoris（The GUARANTEE Registry）. The GUARANTEE Investigators. Am J Cardiol 1999；84：1145-1150.

[148] Holmes DJ，White HD，Pieper KS，Ellis SG，Califf RM，Topol EJ. Effect of age on outcome with primary angioplasty versus thrombolysis. J Am Coll Cardiol 1999；33：412-419.

[149] White HD，Barbash GI，Califf RM，et al. Age and outcome with contemporary thrombolytic therapy. Results from the GUSTO-I trial. Global Utilization of Streptokinase and TPA for Occluded coronary arteries trial. Circulation 1996；94：1826-1833.

[150] Jayes RJ，Beshansky JR，D'Agostino RB，Selker HP. Do patients' coronary risk factor reports predict acute cardiac ischemia in the emergency department？ A multicenter study. J Clin Epidemiol 1992；45：621-626.

[151] Michos ED，Vasamreddy CR，Becker DM，et al. Women with a low Framingham risk score and a family history of premature coronary heart disease have a high prevalence of subclinical coronary atherosclerosis. Am Heart J 2005；150：1276-1281.

[152] Tadros GM，McConnell TR，Wood GC，Costello JM，Iliadis EA. Clinical predictors of 30-day cardiac events in patients with acute coronary syndrome at a community hospital. South Med J 2003；96：1113-1120.

[153] Nasir K，Michos ED，Rumberger JA，et al. Coronary artery calcification and family history of premature coronary heart disease：sibling history is more strongly associated than parental history. Circulation 2004；110：2150-2156.

[154] Mak KH，Moliterno DJ，Granger CB，et al. Influence of diabetes mellitus on clinical outcome in the thrombolytic era of acute myocardial infarction. GUSTO-I Investigators. Global Utilization of Streptokinase and Tissue Plasminogen Activator for Occluded Coronary Arteries. J Am Coll Cardiol 1997；30：171-179.

[155] Antman EM，Cohen M，Bernink PJ，et al. The TIMI risk score for unstable angina/non-ST elevation MI：A method for prognostication and therapeutic decision

making. JAMA 2000；284：835-842.

[156] Mehta RH，Califf RM，Garg J，et al. The impact of anthropomorphic indices on clinical outcomes in patients with acute ST-elevation myocardial infarction. Eur Heart J 2007；28：415-424.

[157] Nigam A，Wright RS，Allison TG，et al. Excess weight at time of presentation of myocardial infarction is associated with lower initial mortality risks but higher long-term risks including recurrent re-infarction and cardiac death. Int J Cardiol 2006；110：153-159.

[158] Adams KF，Schatzkin A，Harris TB，et al. Overweight，obesity，and mortality in a large prospective cohort of persons 50 to 71 years old. N Engl J Med 2006；355：763-778.

[159] Diercks DB，Roe MT，Mulgund J，et al. The obesity paradox in non-ST-segment elevation acute coronary syndromes：results from the Can Rapid risk stratification of Unstable angina patients Suppress ADverse outcomes with Early implementation of the American College of Cardiology/American Heart Association Guidelines Quality Improvement Initiative. Am Heart J 2006；152：140-148.

[160] Jee SH，Sull JW，Park J，et al. Body-mass index and mortality in Korean men and women. N Engl J Med 2006；355：779-787.

[161] Rubinshtein R，Halon DA，Jaffe R，Shahla J，Lewis BS. Relation between obesity and severity of coronary artery disease in patients undergoing coronary angiography. Am J Cardiol 2006；97：1277-1280.

[162] Romero-Corral A，Montori VM，Somers VK，et al. Association of bodyweight with total mortality and with cardiovascular events in coronary artery disease：a systematic review of cohort studies. Lancet 2006；368：666-678.

[163] Mittleman MA，Mintzer D，Maclure M，Tofler GH，Sherwood JB，Muller JE. Triggering of myocardial infarction by cocaine. Circulation 1999；99：2737-2741.

[164] Cohen M，Demers C，Gurfinkel EP，et al. A comparison of low-molecular-weight heparin with unfractionated heparin for unstable coronary artery disease. Efficacy and Safety of Subcutaneous Enoxaparin in Non-Q-Wave Coronary Events Study Group. N Engl J Med 1997；337：447-452.

[165] Eagle KA，Lim MJ，Dabbous OH，et al. A validated prediction model for all forms of acute coronary syndrome：estimating the risk of 6-month postdischarge death in an international registry. JAMA 2004；291：2727-2733.

[166] Pollack CJ，Sites FD，Shofer FS，Sease KL，Hollander JE. Application of the TIMI risk score for unstable angina and non-ST elevation acute coronary syndrome to an unselected emergency department chest pain population. Acad Emerg Med 2006；13：13-18.

[167] Morrow DA，Antman EM，Giugliano RP，et al. A simple risk index for rapid initial triage of patients with ST-elevation myocardial infarction：an InTIME II substudy. Lancet 2001；358：1571-1575.

[168] Boersma E，Pieper KS，Steyerberg EW，et al. Predictors of outcome in patients with acute coronary syndromes without persistent ST-segment elevation. Results from an international trial of 9461 patients. The PURSUIT Investigators. Circulation 2000；101：2557-2567.

[169] Granger CB，Goldberg RJ，Dabbous O，et al. Predictors of hospital mortality in the global registry of acute coronary events. Arch Intern Med 2003；163：2345-2353.

[170] Giugliano RP，Braunwald E. The year in non-ST-segment elevation acute coronary syndromes. J Am Coll Cardiol 2005；46：906-919.

[171] Selker HP，Zalenski RJ，Antman EM，et al. An evaluation of technologies for identifying acute cardiac ischemia in the emergency department：a report from a National Heart Attack Alert Program Working Group. Ann Emerg Med 1997；29：13-87.

[172] Savonitto S，Cohen MG，Politi A，et al. Extent of ST-segment depression and cardiac events in non-ST-segment elevation acute coronary syndromes. Eur Heart J 2005；26：2106-2113.

[173] Chang WC，Kaul P，Fu Y，et al. Forecasting mortality：dynamic assessment of risk in ST-segment elevation acute myocardial infarction. Eur Heart J 2006；27：419-426.

[174] Das M，Aronow WS，McClung JA，Belkin RN. Increased prevalence of coronary artery disease，silent myocardial ischemia，complex ventricular arrhythmias，atrial fibrillation，left ventricular hypertrophy，mitral annular calcium，and aortic valve calcium in patients with chronic renal insufficiency. Cardiol Rev 2006；14：14-17.

[175] Coca SG，Krumholz HM，Garg AX，Parikh CR. Underrepresentation of renal disease in randomized controlled trials of cardiovascular disease. JAMA 2006；296：1377-1384.

[176] Antman EM，McCabe CH，Gurfinkel EP，et al. Enoxaparin prevents death and cardiac ischemic events in unstable angina/non-Q-wave myocardial infarction. Results of the thrombolysis in myocardial infarction（TIMI）11B trial. Circulation 1999；100：1593-1601.

[177] Morrow DA，Antman EM，Snapinn SM，McCabe CH，Theroux P，Braunwald E. An integrated clinical approach to predicting the benefit of tirofiban in non-ST elevation acute coronary syndromes. Application of the TIMI Risk Score for UA/NSTEMI in PRISM-PLUS. Eur Heart J 2002；23：223-229.

[178] Cannon CP，Weintraub WS，Demopoulos LA，et al. Comparison of early invasive and conservative strategies in patients with unstable coronary syndromes treated with the glycoprotein IIb/IIIa inhibitor tirofiban. N Engl J Med 2001；344：1879-1887.

[179] Rouan GW，Lee TH，Cook EF，Brand DA，Weisberg MC，Goldman L. Clinical characteristics and outcome of acute myocardial infarction in patients with initially normal or nonspecific electrocardiograms（a report from the Multicenter Chest Pain Study）. Am J Cardiol 1989；64：1087-1092.

[180] Zaacks SM，Liebson PR，Calvin JE，Parrillo JE，Klein LW. Unstable angina and

non-Q wave myocardial infarction：does the clinical diagnosis have therapeutic implications？ J Am Coll Cardiol 1999；33：107-118.

[181] Lee TH，Cook EF，Weisberg MC，Rouan GW，Brand DA，Goldman L. Impact of the availability of a prior electrocardiogram on the triage of the patient with acute chest pain. J Gen Intern Med 1990；5：381-388.

[182] Adams JR，Abendschein DR，Jaffe AS. Biochemical markers of myocardial injury. Is MB creatine kinase the choice for the 1990s？ Circulation 1993；88：750-763.

[183] Boden WE，Kleiger RE，Gibson RS，et al. Electrocardiographic evolution of posterior acute myocardial infarction：importance of early precordial ST-segment depression. Am J Cardiol 1987；59：782-787.

[184] Matetzky S，Freimark D，Feinberg MS，et al. Acute myocardial infarction with isolated ST-segment elevation in posterior chest leads V7-9："hidden" ST-segment elevations revealing acute posterior infarction. J Am Coll Cardiol 1999；34：748-753.

[185] Zalenski RJ，Rydman RJ，Sloan EP，et al. Value of posterior and right ventricular leads in comparison to the standard 12-lead electrocardiogram in evaluation of ST-segment elevation in suspected acute myocardial infarction. Am J Cardiol 1997；79：1579-1585.

[186] de Zwaan C，Bar FW，Janssen JH，et al. Angiographic and clinical characteristics of patients with unstable angina showing an ECG pattern indicating critical narrowing of the proximal LAD coronary artery. Am Heart J 1989；117：657-665.

[187] Haines DE，Raabe DS，Gundel WD，Wackers FJ. Anatomic and prognostic significance of new T-wave inversion in unstable angina. Am J Cardiol 1983；52：14-18.

[188] Renkin J，Wijns W，Ladha Z，Col J. Reversal of segmental hypokinesis by coronary angioplasty in patients with unstable angina，persistent T wave inversion，and left anterior descending coronary artery stenosis. Additional evidence for myocardial stunning in humans. Circulation 1990；82：913-921.

[189] McCarthy BD，Wong JB，Selker HP. Detecting acute cardiac ischemia in the emergency department：a review of the literature. J Gen Intern Med 1990；5：365-373.

[190] Slater DK，Hlatky MA，Mark DB，Harrell FJ，Pryor DB，Califf RM. Outcome in suspected acute myocardial infarction with normal or minimally abnormal admission electrocardiographic findings. Am J Cardiol 1987；60：766-770.

[191] Agarwal JB，Khaw K，Aurignac F，LoCurto A. Importance of posterior chest leads in patients with suspected myocardial infarction，but nondiagnostic，routine 12-lead electrocardiogram. Am J Cardiol 1999；83：323-326.

[192] Zalenski RJ，Rydman RJ，Sloan EP，et al. ST segment elevation and the prediction of hospital life-threatening complications：the role of right ventricular and posterior leads. J Electrocardiol 1998；31 Suppl：164-171.

[193] Matetzky S，Freimark D，Chouraqui P，et al. Significance of ST segment elevations in posterior chest leads（V7 to V9）in patients with acute inferior myocardial infarction：

application for thrombolytic therapy. J Am Coll Cardiol 1998; 31: 506-511.

[194] Bayes DLA, Wagner G, Birnbaum Y, et al. A new terminology for left ventricular walls and location of myocardial infarcts that present Q wave based on the standard of cardiac magnetic resonance imaging: a statement for healthcare professionals from a committee appointed by the International Society for Holter and Noninvasive Electrocardiography. Circulation 2006; 114: 1755-1760.

[195] Ohman EM, Armstrong PW, Christenson RH, et al. Cardiac troponin T levels for risk stratification in acute myocardial ischemia. GUSTO IIA Investigators. N Engl J Med 1996; 335: 1333-1341.

[196] Cannon CP, McCabe CH, Stone PH, et al. The electrocardiogram predicts one-year outcome of patients with unstable angina and non-Q wave myocardial infarction: results of the TIMI III Registry ECG Ancillary Study. Thrombolysis in Myocardial Ischemia. J Am Coll Cardiol 1997; 30: 133-140.

[197] Antman EM, Tanasijevic MJ, Thompson B, et al. Cardiac-specific troponin I levels to predict the risk of mortality in patients with acute coronary syndromes. N Engl J Med 1996; 335: 1342-1349.

[198] Hyde TA, French JK, Wong CK, Straznicky IT, Whitlock RM, White HD. Four-year survival of patients with acute coronary syndromes without ST-segment elevation and prognostic significance of 0.5-mm ST-segment depression. Am J Cardiol 1999; 84: 379-385.

[199] Lloyd-Jones DM, Camargo CJ, Lapuerta P, Giugliano RP, O'Donnell CJ. Electrocardiographic and clinical predictors of acute myocardial infarction in patients with unstable angina pectoris. Am J Cardiol 1998; 81: 1182-1186.

[200] Brush JJ, Brand DA, Acampora D, Chalmer B, Wackers FJ. Use of the initial electrocardiogram to predict in-hospital complications of acute myocardial infarction. N Engl J Med 1985; 312: 1137-1141.

[201] Fesmire FM, Percy RF, Wears RL. Diagnostic and prognostic importance of comparing the initial to the previous electrocardiogram in patients admitted for suspected acute myocardial infarction. South Med J 1991; 84: 841-846.

[202] Fesmire FM, Percy RF, Wears RL, MacMath TL. Risk stratification according to the initial electrocardiogram in patients with suspected acute myocardial infarction. Arch Intern Med 1989; 149: 1294-1297.

[203] Fesmire FM, Wharton DR, Calhoun FB. Instability of ST segments in the early stages of acute myocardial infarction in patients undergoing continuous 12-lead ECG monitoring. Am J Emerg Med 1995; 13: 158-163.

[204] Fesmire FM, Percy RF, Bardoner JB, Wharton DR, Calhoun FB. Usefulness of automated serial 12-lead ECG monitoring during the initial emergency department evaluation of patients with chest pain. Ann Emerg Med 1998; 31: 3-11.

[205] Kudenchuk PJ, Maynard C, Cobb LA, et al. Utility of the prehospital electrocardiogram in diagnosing acute coronary syndromes: the Myocardial Infarction

Triage and Intervention（MITI）Project. J Am Coll Cardiol 1998；32：17-27.

[206] Langer A，Freeman MR，Armstrong PW. ST segment shift in unstable angina：pathophysiology and association with coronary anatomy and hospital outcome. J Am Coll Cardiol 1989；13：1495-1502.

[207] Fesmire FM. Delta CK-MB outperforms delta troponin I at 2 hours during the ED rule out of acute myocardial infarction. Am J Emerg Med 2000；18：1-8.

[208] Fesmire FM，Hughes AD，Fody EP，et al. The Erlanger chest pain evaluation protocol：a one-year experience with serial 12-lead ECG monitoring，two-hour delta serum marker measurements，and selective nuclear stress testing to identify and exclude acute coronary syndromes. Ann Emerg Med 2002；40：584-594.

[209] Hedges JR，Young GP，Henkel GF，Gibler WB，Green TR，Swanson JR. Serial ECGs are less accurate than serial CK-MB results for emergency department diagnosis of myocardial infarction. Ann Emerg Med 1992；21：1445-1450.

[210] Patel DJ，Holdright DR，Knight CJ，et al. Early continuous ST segment monitoring in unstable angina：prognostic value additional to the clinical characteristics and the admission electrocardiogram. Heart 1996；75：222-228.

[211] Patel DJ，Knight CJ，Holdright DR，et al. Long-term prognosis in unstable angina. The importance of early risk stratification using continuous ST segment monitoring. Eur Heart J 1998；19：240-249.

[212] Hochman JS，Sleeper LA，Godfrey E，et al. SHould we emergently revascularize Occluded Coronaries for cardiogenic shocK：an international randomized trial of emergency PTCA/CABG-trial design. The SHOCK Trial Study Group. Am Heart J 1999；137：313-321.

[213] Holmes DR，Berger PB，Hochman JS，et al. Cardiogenic shock in patients with acute ischemic syndromes with and without ST-segment elevation. Circulation 1999；100：2067-2073.

[214] Alpert JS，Thygesen K，Antman E，Bassand JP. Myocardial infarction redefined--a consensus document of The Joint European Society of Cardiology/American College of Cardiology Committee for the redefinition of myocardial infarction. J Am Coll Cardiol 2000；36：959-969.

[215] Shapiro BP，Jaffe AS. Cardiac biomarkers. In：Murphy JG，Lloyd MA，editors. May Clinic Cardiology：Concise Textbook. 3rd edition.Rochester，MN：Mayo Clinic Scientific Press and New York，NY：Informa Healthcare USA，2007：773-780..

[216] Tsung SH. Several conditions causing elevation of serum CK-MB and CK-BB. Am J Clin Pathol 1981；75：711-715.

[217] Christenson RH，Vaidya H，Landt Y，et al. Standardization of creatine kinase-MB（CK-MB）mass assays：the use of recombinant CK-MB as a reference material. Clin Chem 1999；45：1414-1423.

[218] Mair J，Morandell D，Genser N，Lechleitner P，Dienstl F，Puschendorf B. Equivalent early sensitivities of myoglobin，creatine kinase MB mass，creatine kinase isoform

ratios， and cardiac troponins I and T for acute myocardial infarction. Clin Chem 1995；41：1266-1272.

[219] Jaffe AS，Babuin L，Apple FS. Biomarkers in acute cardiac disease：the present and the future. J Am Coll Cardiol 2006；48：1-11.

[220] James SK，Lindahl B，Armstrong P，et al. A rapid troponin I assay is not optimal for determination of troponin status and prediction of subsequent cardiac events at suspicion of unstable coronary syndromes. Int J Cardiol 2004；93：113-120.

[221] Panteghini M，Pagani F，Yeo KT，et al. Evaluation of imprecision for cardiac troponin assays at low-range concentrations. Clin Chem 2004；50：327-332.

[222] Freda BJ，Tang WH，Van Lente F，Peacock WF，Francis GS. Cardiac troponins in renal insufficiency：review and clinical implications. J Am Coll Cardiol 2002；40：2065-2071.

[223] Roger VL，Killian JM，Weston SA，et al. Redefinition of myocardial infarction：prospective evaluation in the community. Circulation 2006；114：790-797.

[224] Galvani M，Ottani F，Ferrini D，et al. Prognostic influence of elevated values of cardiac troponin I in patients with unstable angina. Circulation 1997；95：2053-2059.

[225] Hamm CW，Goldmann BU，Heeschen C，Kreymann G，Berger J，Meinertz T. Emergency room triage of patients with acute chest pain by means of rapid testing for cardiac troponin T or troponin I. N Engl J Med 1997；337：1648-1653.

[226] Lindahl B，Andren B，Ohlsson J，Venge P，Wallentin L. Risk stratification in unstable coronary artery disease. Additive value of troponin T determinations and pre-discharge exercise tests. FRISK Study Group. Eur Heart J 1997；18：762-770.

[227] Aviles RJ，Askari AT，Lindahl B，et al. Troponin T levels in patients with acute coronary syndromes，with or without renal dysfunction. N Engl J Med 2002；346：2047-2052.

[228] Dragu R，Behar S，Sandach A，et al. Should primary percutaneous coronary intervention be the preferred method of reperfusion therapy for patients with renal failure and ST-elevation acute myocardial infarction？ Am J Cardiol 2006；97：1142-1145.

[229] Wanner C，Krane V，Marz W，et al. Atorvastatin in patients with type 2 diabetes mellitus undergoing hemodialysis. N Engl J Med 2005；353：238-248.

[230] Han JH，Chandra A，Mulgund J，et al. Chronic kidney disease in patients with non-ST-segment elevation acute coronary syndromes. Am J Med 2006；119：248-254.

[231] Masoudi FA，Plomondon ME，Magid DJ，Sales A，Rumsfeld JS. Renal insufficiency and mortality from acute coronary syndromes. Am Heart J 2004；147：623-629.

[232] Wison S，Foo K，Cunningham J，et al. Renal function and risk stratification in acute coronary syndromes. Am J Cardiol 2003；91：1051-1054.

[233] Yan AT，Yan RT，Tan M，et al. Treatment and one-year outcome of patients with renal dysfunction across the broad spectrum of acute coronary syndromes. Can J Cardiol 2006；22：115-120.

[234] Hamm CW，Heeschen C，Goldmann B，et al. Benefit of abciximab in patients with refractory unstable angina in relation to serum troponin T levels. c7E3 Fab Antiplatelet Therapy in Unstable Refractory Angina（CAPTURE）Study Investigators. N Engl J Med 1999；340：1623-1629.

[235] Heeschen C，Hamm CW，Goldmann B，Deu A，Langenbrink L，White HD. Troponin concentrations for stratification of patients with acute coronary syndromes in relation to therapeutic efficacy of tirofiban. PRISM Study Investigators. Platelet Receptor Inhibition in Ischemic Syndrome Management. Lancet 1999；354：1757-1762.

[236] Lindahl B，Venge P，Wallentin L. Troponin T identifies patients with unstable coronary artery disease who benefit from long-term antithrombotic protection. Fragmin in Unstable Coronary Artery Disease（FRISC）Study Group. J Am Coll Cardiol 1997；29：43-48.

[237] Yusuf S，Zhao F，Mehta SR，Chrolavicius S，Tognoni G，Fox KK. Effects of clopidogrel in addition to aspirin in patients with acute coronary syndromes without ST-segment elevation. N Engl J Med 2001；345：494-502.

[238] Kastrati A，Mehilli J，Neumann FJ，et al. Abciximab in patients with acute coronary syndromes undergoing percutaneous coronary intervention after clopidogrel pretreatment：the ISAR-REACT 2 randomized trial. JAMA 2006；295：1531-1538.

[239] Invasive compared with non-invasive treatment in unstable coronary-artery disease：FRISC II prospective randomised multicentre study. FRagmin and Fast Revascularisation during InStability in Coronary artery disease Investigators. Lancet 1999；354：708-715.

[240] Kleiman NS，Lakkis N，Cannon CP，et al. Prospective analysis of creatine kinase muscle-brain fraction and comparison with troponin T to predict cardiac risk and benefit of an invasive strategy in patients with non-ST-elevation acute coronary syndromes. J Am Coll Cardiol 2002；40：1044-1050.

[241] Apple FS，Christenson RH，Valdes RJ，et al. Simultaneous rapid measurement of whole blood myoglobin，creatine kinase MB，and cardiac troponin I by the triage cardiac panel for detection of myocardial infarction. Clin Chem 1999；45：199-205.

[242] Fesmire FM，Percy RF，Bardoner JB，Wharton DR，Calhoun FB. Serial creatinine kinase（CK）MB testing during the emergency department evaluation of chest pain：utility of a 2-hour deltaCK-MB of +1.6ng/ml. Am Heart J 1998；136：237-244.

[243] Marin MM，Teichman SL. Use of rapid serial sampling of creatine kinase MB for very early detection of myocardial infarction in patients with acute chest pain. Am Heart J 1992；123：354-361.

[244] Young GP，Gibler WB，Hedges JR，et al. Serial creatine kinase-MB results are a sensitive indicator of acute myocardial infarction in chest pain patients with nondiagnostic electrocardiograms：the second Emergency Medicine Cardiac Research Group Study. Acad Emerg Med 1997；4：869-877.

[245] Fesmire FM，Peterson ED，Roe MT，Wojcik JF. Early use of glycoprotein IIb/IIIa

inhibitors in the ED treatment of non-ST-segment elevation acute coronary syndromes：a local quality improvement initiative. Am J Emerg Med 2003；21：302-308.

[246] Lindahl B，Venge P，Wallentin L. Early diagnosis and exclusion of acute myocardial infarction using biochemical monitoring. The BIOM 急性冠状动脉综合征 Study Group. Biochemicals Markers of Acute Coronary Syndromes. Coron Artery Dis 1995；6：321-328.

[247] McCord J，Nowak RM，McCullough PA，et al. Ninety-minute exclusion of acute myocardial infarction by use of quantitative point-of-care testing of myoglobin and troponin I. Circulation 2001；104：1483-1488.

[248] Ng SM，Krishnaswamy P，Morissey R，Clopton P，Fitzgerald R，Maisel AS. Ninety-minute accelerated critical pathway for chest pain evaluation. Am J Cardiol 2001；88：611-617.

[249] Sallach SM，Nowak R，Hudson MP，et al. A change in serum myoglobin to detect acute myocardial infarction in patients with normal troponin I levels. Am J Cardiol 2004；94：864-847.

[250] Tataru MC，Heinrich J，Junker R，et al. D-dimers in relation to the severity of arteriosclerosis in patients with stable angina pectoris after myocardial infarction. Eur Heart J 1999；20：1493-1502.

[251] de Winter RJ，Lijmer JG，Koster RW，Hoek FJ，Sanders GT. Diagnostic accuracy of myoglobin concentration for the early diagnosis of acute myocardial infarction. Ann Emerg Med 2000；35：113-120.

[252] Eggers KM，Oldgren J，Nordenskjold A，Lindahl B. Diagnostic value of serial measurement of cardiac markers in patients with chest pain：limited value of adding myoglobin to troponin I for exclusion of myocardial infarction. Am Heart J 2004；148：574-581.

[253] Hamm CW，Braunwald E. A classification of unstable angina revisited. Circulation 2000；102：118-122.

[254] Kontos MC，Anderson FP，Hanbury CM，Roberts CS，Miller WG，Jesse RL. Use of the combination of myoglobin and CK-MB mass for the rapid diagnosis of acute myocardial infarction. Am J Emerg Med 1997；15：14-19.

[255] Rao SV，Ohman EM，Granger CB，et al. Prognostic value of isolated troponin elevation across the spectrum of chest pain syndromes. Am J Cardiol 2003；91：936-940.

[256] Morrow DA，de Lemos JA，Sabatine MS，et al. Evaluation of B-type natriuretic peptide for risk assessment in unstable angina/non-ST-elevation myocardial infarction：B-type natriuretic peptide and prognosis in TACTICS-TIMI 18. J Am Coll Cardiol 2003；41：1264-1272.

[257] Sabatine MS，Morrow DA，de Lemos JA，et al. Multimarker approach to risk stratification in non-ST elevation acute coronary syndromes：simultaneous assessment of troponin I，C-reactive protein，and B-type natriuretic peptide. Circulation 2002；105：1760-1763.

[258] Peacock F，Morris DL，Anwaruddin S，et al. Meta-analysis of ischemia-modified albumin to rule out acute coronary syndromes in the emergency department. Am Heart J 2006；152：253-262.

[259] Roy D，Quiles J，Aldama G，et al. Ischemia Modified Albumin for the assessment of patients presenting to the emergency department with acute chest pain but normal or non-diagnostic 12-lead electrocardiograms and negative cardiac troponin T. Int J Cardiol 2004；97：297-301.

[260] Wollert KC，Kempf T，Peter T，et al. Prognostic value of growth-differentiation factor-15 in patients with non-ST-elevation acute coronary syndrome. Circulation 2007；115：962-971.

[261] Oldgren J，Linder R，Grip L，Siegbahn A，Wallentin L. Coagulation activity and clinical outcome in unstable coronary artery disease. Arterioscler Thromb Vasc Biol 2001；21：1059-1064.

[262] Eikelboom JW，Weitz JI，Budaj A，et al. Clopidogrel does not suppress blood markers of coagulation activation in aspirin-treated patients with non-ST-elevation acute coronary syndromes. Eur Heart J 2002；23：1771-1779.

[263] Gum PA，Kottke-Marchant K，Poggio ED，et al. Profile and prevalence of aspirin resistance in patients with cardiovascular disease. Am J Cardiol 2001；88：230-235.

[264] Labarthe B，Theroux P，Angioi M，Ghitescu M. Matching the evaluation of the clinical efficacy of clopidogrel to platelet function tests relevant to the biological properties of the drug. J Am Coll Cardiol 2005；46：638-645.

[265] Lev EI，Patel RT，Maresh KJ，et al. Aspirin and clopidogrel drug response in patients undergoing percutaneous coronary intervention：the role of dual drug resistance. J Am Coll Cardiol 2006；47：27-33.

[266] Morrow DA，Rifai N，Antman EM，et al. C-reactive protein is a potent predictor of mortality independently of and in combination with troponin T in acute coronary syndromes：a TIMI 11A substudy. Thrombolysis in Myocardial Infarction. J Am Coll Cardiol 1998；31：1460-1465.

[267] Oltrona L，Ardissino D，Merlini PA，Spinola A，Chiodo F，Pezzano A. C-reactive protein elevation and early outcome in patients with unstable angina pectoris. Am J Cardiol 1997；80：1002-1006.

[268] Ridker PM，Cannon CP，Morrow D，et al. C-reactive protein levels and outcomes after statin therapy. N Engl J Med 2005；352：20-28.

[269] Biasucci LM，Vitelli A，Liuzzo G，et al. Elevated levels of interleukin-6 in unstable angina. Circulation 1996；94：874-877.

[270] Ghaisas NK，Shahi CN，Foley B，et al. Elevated levels of circulating soluble adhesion molecules in peripheral blood of patients with unstable angina. Am J Cardiol 1997；80：617-619.

[271] Lund J，Qin Q，Ilva T，et al. Circulating pregnancy-associated plasma protein a predicts outcome in patients with acute coronary syndrome but no troponin I

elevation. Circulation 2003; 108: 1924-1926.

[272] Brennan ML, Penn MS, Van Lente F, et al. Prognostic value of myeloperoxidase in patients with chest pain. N Engl J Med 2003; 349: 1595-1604.

[273] de Lemos JA, Morrow DA. Brain natriuretic peptide measurement in acute coronary syndromes: ready for clinical application? Circulation 2002; 106: 2868-2870.

[274] Galvani M, Ottani F, Oltrona L, et al. N-terminal pro-brain natriuretic peptide on admission has prognostic value across the whole spectrum of acute coronary syndromes. Circulation 2004; 110: 128-134.

[275] James SK, Lindahl B, Siegbahn A, et al. N-terminal pro-brain natriuretic peptide and other risk markers for the separate prediction of mortality and subsequent myocardial infarction in patients with unstable coronary artery disease: a Global Utilization of Strategies To Open occluded arteries (GUSTO) -IV substudy. Circulation 2003; 108: 275-281.

[276] Jernberg T, Stridsberg M, Venge P, Lindahl B. N-terminal pro brain natriuretic peptide on admission for early risk stratification of patients with chest pain and no ST-segment elevation. J Am Coll Cardiol 2002; 40: 437-445.

[277] Omland T, de Lemos JA, Morrow DA, et al. Prognostic value of N-terminal pro-atrial and pro-brain natriuretic peptide in patients with acute coronary syndromes. Am J Cardiol 2002; 89: 463-465.

[278] Gibler WB, Runyon JP, Levy RC, et al. A rapid diagnostic and treatment center for patients with chest pain in the emergency department. Ann Emerg Med 1995; 25: 1-8.

[279] Cannon CP, O'Gara PT. Critical pathways for acute coronary syndromes. In: Cannon CP, editor. Management of Acute Coronary Syndromes. Totowa, NJ: Humana Press, 1999: 611-627.

[280] Graff L, Joseph T, Andelman R, et al. American College of Emergency Physicians information paper: chest pain units in emergency departments--a report from the Short-Term Observation Services Section. Am J Cardiol 1995; 76: 1036-1039.

[281] Brillman J, Mathers-Dunbar L, Graff L, et al. Management of observation units. American College of Emergency Physicians. Ann Emerg Med 1995; 25: 823-830.

[282] Gomez MA, Anderson JL, Karagounis LA, Muhlestein JB, Mooers FB. An emergency department-based protocol for rapidly ruling out myocardial ischemia reduces hospital time and expense: results of a randomized study (ROMIO). J Am Coll Cardiol 1996; 28: 25-33.

[283] Graff LG, Dallara J, Ross MA, et al. Impact on the care of the emergency department chest pain patient from the chest pain evaluation registry (CHEPER) study. Am J Cardiol 1997; 80: 563-568.

[284] Braunwald E, Mark DB, Jones RH, et al. Unstable Angina: Diagnosis and Management. 3-1-1994; AHCPR Publication No. 94- 0602: 1–154.

[285] Pope JH, Ruthazer R, Beshansky JR, Griffith JL, Selker HP. Clinical features of emergency department patients presenting with symptoms suggestive of acute cardiac

ischemia：a multicenter study. J Thromb Thrombolysis 1998；6：63-74..

[286] Newby LK，Mark DB. The chest-pain unit--ready for prime time？ N Engl J Med 1998；339：1930-1932.

[287] Kuntz KM，Fleischmann KE，Hunink MG，Douglas PS. Cost-effectiveness of diagnostic strategies for patients with chest pain. Ann Intern Med 1999；130：709-718.

[288] Garber AM，Solomon NA. Cost-effectiveness of alternative test strategies for the diagnosis of coronary artery disease. Ann Intern Med 1999；130：719-728.

[289] Hendel RC，Patel MR，Kramer CM，et al. ACCF/ACR/SCCT/SCMR/ASNC/NASCI/SCAI/SIR 2006 appropriateness criteria for cardiac computed tomography and cardiac magnetic resonance imaging：a report of the American College of Cardiology Foundation Quality Strategic Directions Committee Appropriateness Criteria Working Group，American College of Radiology，Society of Cardiovascular Computed Tomography，Society for Cardiovascular Magnetic Resonance，American Society of Nuclear Cardiology，North American Society for Cardiac Imaging，Society for Cardiovascular Angiography and Interventions，and Society of Interventional Radiology. J Am Coll Cardiol 2006；48：1475-1497.

[290] Fuster V，Kim RJ. Frontiers in cardiovascular magnetic resonance. Circulation 2005；112：135-144.

[291] Klem I，Heitner JF，Shah DJ，et al. Improved detection of coronary artery disease by stress perfusion cardiovascular magnetic resonance with the use of delayed enhancement infarction imaging. J Am Coll Cardiol 2006；47：1630-1638.

[292] Fine JJ，Hopkins CB，Ruff N，Newton FC. Comparison of accuracy of 64-slice cardiovascular computed tomography with coronary angiography in patients with suspected coronary artery disease. Am J Cardiol 2006；97：173-174.

[293] Mollet NR，Cademartiri F，van Mieghem CA，et al. High-resolution spiral computed tomography coronary angiography in patients referred for diagnostic conventional coronary angiography. Circulation 2005；112：2318-2323.

[294] Raff GL，Gallagher MJ，O'Neill WW，Goldstein JA. Diagnostic accuracy of noninvasive coronary angiography using 64-slice spiral computed tomography. J Am Coll Cardiol 2005；46：552-557.

[295] Smith SJ，Feldman TE，Hirshfeld JJ，et al. ACC/AHA/SCAI 2005 Guideline Update for Percutaneous Coronary Intervention-Summary Article：A Report of the American College of Cardiology/American Heart Association Task Force on Practice Guidelines（ACC/AHA/SCAI Writing Committee to Update the 2001 Guidelines for Percutaneous Coronary Intervention）. J Am Coll Cardiol 2006；47：216-235.

[296] Armstrong PW. Stable ischemic syndromes. In：Topol EJ，editor.Textbook of Cardiovascular Medicine. Philadelphia，PA：Lippincott- Raven，1998：349-350.

[297] Taladafil package insert. Available at：http：//pi.lilly.com/us/cialispi.pdf. Accessed on August 10，2006.

[298] Sildenafil package insert. Available at：http：//pfizer.com/pfizer/ download/uspi_

viagra. pdf. Accessed on August 10，2006.

[299] Cheitlin MD，Hutter AM，Brindis RG，et al. ACC/AHA expert consensus document. Use of sildenafil（Viagra）in patients with cardiovascular disease. American College of Cardiology/American Heart Association. J Am Coll Cardiol 1999；33：273-282.

[300] Vardenafil package insert. Available at：http：//www.univgraph.com/ bayer/inserts/ levitra.pdf. Accessed on August 10，2006.

[301] Physicians' Desk Reference. 53rd edition. Mountvale，NJ：Medical Economic Co，Inc.，1999：1331.

[302] Esposito GA，Dunham G，Granger BB，Tudor GE，Granger CB. Converting i.v. nitroglycerin therapy to nitroglycerin ointment therapy：a comparison of two methods. Am J Crit Care 1998；7：123-130.

[303] Dellborg M，Gustafsson G，Swedberg K. Buccal versus intravenous nitroglycerin in unstable angina pectoris. Eur J Clin Pharmacol 1991；41：5-9.

[304] Yusuf S，Collins R，MacMahon S，Peto R. Effect of intravenous nitrates on mortality in acute myocardial infarction：an overview of the randomised trials. Lancet 1988；1：1088-1092.

[305] ISIS-4：a randomised factorial trial assessing early oral captopril，oral mononitrate，and intravenous magnesium sulphate in 58，050 patients with suspected acute myocardial infarction. ISIS-4（Fourth International Study of Infarct Survival）Collaborative Group. Lancet 1995；345：669-685.

[306] GISSI-3：effects of lisinopril and transdermal glyceryl trinitrate singly and together on 6-week mortality and ventricular function after acute myocardial infarction. Gruppo Italiano per lo Studio della Sopravvivenza nell'infarto Miocardico. Lancet 1994；343：1115-1122.

[307] Figueras J，Lidon R，Cortadellas J. Rebound myocardial ischaemia following abrupt interruption of intravenous nitroglycerin infusion in patients with unstable angina at rest. Eur Heart J 1991；12：405-411.

[308] Meine TJ，Roe MT，Chen AY，et al. Association of intravenous morphine use and outcomes in acute coronary syndromes：results from the CRUSADE Quality Improvement Initiative. Am Heart J 2005；149：1043-1049.

[309] Roberts R，Rogers WJ，Mueller HS，et al. Immediate versus deferred beta-blockade following thrombolytic therapy in patients with acute myocardial infarction. Results of the Thrombolysis in Myocardial Infarction（TIMI）II-B Study. Circulation 1991；83：422-437.

[310] Van de Werf F，Janssens L，Brzostek T，et al. Short-term effects of early intravenous treatment with a beta-adrenergic blocking agent or a specific bradycardiac agent in patients with acute myocardial infarction receiving thrombolytic therapy. J Am Coll Cardiol 1993；22：407-416.

[311] Pfisterer M，Cox JL，Granger CB，et al. Atenolol use and clinical outcomes after thrombolysis for acute myocardial infarction：the GUSTO-I experience. Global

Utilization of Streptokinase and TPA（alteplase）for Occluded Coronary Arteries. J Am Coll Cardiol 1998；32：634-640.

[312] Chen ZM，Pan HC，Chen YP，et al. Early intravenous then oral metoprolol in 45，852 patients with acute myocardial infarction：randomised placebo-controlled trial. Lancet 2005；366：1622-1632.

[313] Poole-Wilson PA，Swedberg K，Cleland JG，et al. Comparison of carvedilol and metoprolol on clinical outcomes in patients with chronic heart failure in the Carvedilol Or Metoprolol European Trial（COMET）：randomised controlled trial. Lancet 2003；362：7-13.

[314] Carlberg B，Samuelsson O，Lindholm LH. Atenolol in hypertension：is it a wise choice？ Lancet 2004；364：1684-1689.

[315] Dahlof B，Sever PS，Poulter NR，et al. Prevention of cardiovascular events with an antihypertensive regimen of amlodipine adding perindopril as required versus atenolol adding bendroflumethiazide as required，in the Anglo-Scandinavian Cardiac Outcomes Trial-Blood Pressure Lowering Arm（ASCOT-BPLA）：a multicentre randomised controlled trial. Lancet 2005；366：895-906.

[316] Dargie HJ. Effect of carvedilol on outcome after myocardial infarction in patients with left-ventricular dysfunction：the CAPRICORN randomised trial. Lancet 2001；357：1385-1390.

[317] Yusuf S，Wittes J，Friedman L. Overview of results of randomized clinical trials in heart disease. II. Unstable angina，heart failure，primary prevention with aspirin，and risk factor modification. JAMA 1988；260：2259-2263.

[318] Ellis K，Tcheng JE，Sapp S，Topol EJ，Lincoff AM. Mortality benefit of beta blockade in patients with acute coronary syndromes undergoing coronary intervention：pooled results from the Epic，Epilog，Epistent，Capture and Rapport Trials. J Interv Cardiol 2003；16：299-305.

[319] Fleisher LA，Beckman JA，Brown KA，et al. ACC/AHA 2006 guideline update on perioperative cardiovascular evaluation for noncardiac surgery：focused update on perioperative beta-blocker therapy：a report of the American College of Cardiology/American Heart Association Task Force on Practice Guidelines（Writing Committee to Update the 2002 Guidelines on Perioperative Cardiovascular Evaluation for Noncardiac Surgery）：developed in collaboration with the American Society of Echocardiography，American Society of Nuclear Cardiology，Heart Rhythm Society，Society of Cardiovascular Anesthesiologists，Society for Cardiovascular Angiography and Interventions，and Society for Vascular Medicine and Biology. Circulation 2006；113：2662-2674.

[320] White HD. Unstable angina. In：Topol EJ，editor. Textbook of Cardiovascular Medicine. Philadelphia，PA：Lippincott-Raven，1998：379.

[321] Beevers DG，Sleight P. Short acting dihydropyridine（vasodilating）calcium channel blockers for hypertension：is there a risk？ BMJ 1996；312：1143-1145.

[322] Furberg CD，Psaty BM，Meyer JV. Nifedipine. Dose-related increase in mortality in patients with coronary heart disease. Circulation 1995；92：1326-1331.

[323] Lubsen J，Tijssen JG. Efficacy of nifedipine and metoprolol in the early treatment of unstable angina in the coronary care unit：findings from the Holland Interuniversity Nifedipine/metoprolol Trial（HINT）. Am J Cardiol 1987；60：18A-25A.

[324] Gibson RS，Boden WE，Theroux P，et al. Diltiazem and reinfarction in patients with non-Q-wave myocardial infarction. Results of a double-blind，randomized，multicenter trial. N Engl J Med 1986；315：423-429.

[325] Hansen JF，Hagerup L，Sigurd B，et al. Cardiac event rates after acute myocardial infarction in patients treated with verapamil and trandolapril versus trandolapril alone. Danish Verapamil Infarction Trial（DAVIT）Study Group. Am J Cardiol 1997；79：738-741.

[326] Opie LH. Pharmacologic options for treatment of ischemic heart disease. In：Smith TW，editor. Cardiovascular Therapeutics：A Companion to Braunwald's Heart Disease. Philadelphia，PA：W.B.Saunders，1996：22-57.

[327] Boden WE，Krone RJ，Kleiger RE，et al. Electrocardiographic subset analysis of diltiazem administration on long-term outcome after acute myocardial infarction. The Multicenter Diltiazem Post-Infarction Trial Research Group. Am J Cardiol 1991；67：335-342.

[328] Pepine CJ，Faich G，Makuch R. Verapamil use in patients with cardiovascular disease：an overview of randomized trials. Clin Cardiol 1998；21：633-641.

[329] Verapamil in acute myocardial infarction. The Danish Study Group on Verapamil in Myocardial Infarction. Eur Heart J 1984；5：516-528.

[330] Tijssen JG，Lubsen J. Nifedipine and metoprolol in unstable angina：findings from the Holland Interuniversity Nifedipine/Metoprolol Trial（HINT）. J Cardiovasc Pharmacol 1987；10 Suppl 2：S15-22；discussion S23-S24.

[331] Held PH，Yusuf S，Furberg CD. Calcium channel blockers in acute myocardial infarction and unstable angina：an overview. BMJ 1989；299：1187-1192.

[332] Hansen JF，Tingsted L，Rasmussen V，Madsen JK，Jespersen CM. Verapamil and angiotensin-converting enzyme inhibitors in patients with coronary artery disease and reduced left ventricular ejection fraction. Am J Cardiol 1996；77：16D-21D.

[333] Theroux P，Gregoire J，Chin C，Pelletier G，de Guise P，Juneau M. Intravenous diltiazem in acute myocardial infarction. Diltiazem as adjunctive therapy to activase（DATA）trial. J Am Coll Cardiol 1998；32：620-628.

[334] Rutherford JD，Pfeffer MA，Moye LA，et al. Effects of captopril on ischemic events after myocardial infarction. Results of the Survival and Ventricular Enlargement trial. SAVE Investigators. Circulation 1994；90：1731-1738.

[335] Yusuf S，Pepine CJ，Garces C，et al. Effect of enalapril on myocardial infarction and unstable angina in patients with low ejection fractions. Lancet 1992；340：1173-1178.

[336] Indications for ACE inhibitors in the early treatment of acute myocardial infarction：

systematic overview of individual data from 100，000 patients in randomized trials. ACE Inhibitor Myocardial Infarction Collaborative Group. Circulation 1998；97：2202-2212.

[337] Gustafsson I，Torp-Pedersen C，Kober L，Gustafsson F，Hildebrandt P. Effect of the angiotensin-converting enzyme inhibitor trandolapril on mortality and morbidity in diabetic patients with left ventricular dysfunction after acute myocardial infarction. Trace Study Group. J Am Coll Cardiol 1999；34：83-89.

[338] Yusuf S，Sleight P，Pogue J，Bosch J，Davies R，Dagenais G. Effects of an angiotensin-converting-enzyme inhibitor，ramipril，on cardiovascular events in high-risk patients. The Heart Outcomes Prevention Evaluation Study Investigators. N Engl J Med 2000；342：145-153.

[339] Buch P，Rasmussen S，Abildstrom SZ，Kober L，Carlsen J，Torp-Pedersen C. The long-term impact of the angiotensin-converting enzyme inhibitor trandolapril on mortality and hospital admissions in patients with left ventricular dysfunction after a myocardial infarction：follow-up to 12 years. Eur Heart J 2005；26：145-152.

[340] Teo KK，Yusuf S，Pfeffer M，et al. Effects of long-term treatment with angiotensin-converting-enzyme inhibitors in the presence or absence of aspirin：a systematic review. Lancet 2002；360：1037-1043.

[341] Pfeffer MA，McMurray JJ，Velazquez EJ，et al. Valsartan，captopril，or both in myocardial infarction complicated by heart failure，left ventricular dysfunction，or both. N Engl J Med 2003；349：1893-1906.

[342] Pfeffer MA，Swedberg K，Granger CB，et al. Effects of candesartan on mortality and morbidity in patients with chronic heart failure：the CHARM-Overall programme. Lancet 2003；362：759-766.

[343] Pitt B，Remme W，Zannad F，et al. Eplerenone，a selective aldosterone blocker，in patients with left ventricular dysfunction after myocardial infarction. N Engl J Med 2003；348：1309-1321.

[344] Pitt B，Zannad F，Remme WJ，et al. The effect of spironolactone on morbidity and mortality in patients with severe heart failure. Randomized Aldactone Evaluation Study Investigators. N Engl J Med 1999；341：709-717.

[345] TenVaarwerk IA，Jessurun GA，DeJongste MJ，et al. Clinical outcome of patients treated with spinal cord stimulation for therapeutically refractory angina pectoris. The Working Group on Neurocardiology. Heart 1999；82：82-88.

[346] Arora RR，Chou TM，Jain D，et al. The multicenter study of enhanced external counterpulsation（MUST-EECP）：effect of EECP on exercise-induced myocardial ischemia and anginal episodes. J Am Coll Cardiol 1999；33：1833-1840.

[347] Conti CR. EECP-enhanced external counterpulsation. J Am Coll Cardiol 1999；33：1841-1842.

[348] Hautvast RW，DeJongste MJ，Staal MJ，van Gilst WH，Lie KI. Spinal cord stimulation in chronic intractable angina pectoris：a randomized，controlled efficacy

study. Am Heart J 1998；136：1114-1120.

[349] Patel DJ，Purcell HJ，Fox KM. Cardioprotection by opening of the K（ATP）channel in unstable angina. Is this a clinical manifestation of myocardial preconditioning? Results of a randomized study with nicorandil. CESAR 2 investigation. Clinical European studies in angina and revascularization. Eur Heart J 1999；20：51-57.

[350] Chaitman BR，Skettino SL，Parker JO，et al. Anti-ischemic effects and long-term survival during ranolazine monotherapy in patients with chronic severe angina. J Am Coll Cardiol 2004；43：1375-1382.

[351] Antzelevitch C，Belardinelli L，Zygmunt AC，et al. Electrophysiological effects of ranolazine，a novel antianginal agent with antiarrhythmic properties. Circulation 2004；110：904-910.

[352] Morrow DA，Scirica BM，Karwatowska-Prokopczuk E，Skene A，McCabe CH，Braunwald E. Evaluation of a novel anti-ischemic agent in acute coronary syndromes：design and rationale for the Metabolic Efficiency with Ranolazine for Less Ischemia in Non-ST-elevation acute coronary syndromes（MERLIN）-TIMI 36 trial. Am Heart J 2006；151：1186.e1-e9.

[353] Morrow DA，Scirica BM，Karwatowska-Prokopczuk E，et al. Effects of ranolazine on recurrent cardiovascular events in patients with non-ST-elevation acute coronary syndromes：the MERLIN-TIMI 36 randomized trial. JAMA 2007；297：1775-1783.

[354] Stone GW，Ohman EM，Miller MF，et al. Contemporary utilization and outcomes of intra-aortic balloon counterpulsation in acute myocardial infarction：the benchmark registry. J Am Coll Cardiol 2003；41：1940-1945.

[355] Gislason GH，Jacobsen S，Rasmussen JN，et al. Risk of death or reinfarction associated with the use of selective cyclooxygenase-2 inhibitors and nonselective nonsteroidal antiinflammatory drugs after acute myocardial infarction. Circulation 2006；113：2906-2913.

[356] Kearney PM，Baigent C，Godwin J，Halls H，Emberson JR，Patrono C. Do selective cyclo-oxygenase-2 inhibitors and traditional non-steroidal anti-inflammatory drugs increase the risk of atherothrombosis？ Meta-analysis of randomised trials. BMJ 2006；332：1302-1308.

[357] McGettigan P，Henry D. Cardiovascular risk and inhibition of cyclooxygenase：a systematic review of the observational studies of selective and nonselective inhibitors of cyclooxygenase 2. JAMA 2006；296：1633-1644.

[358] Gibson CM，Braunwald B. Association of treatment with nonsteroidal anti-inflammatory agents（NSAIDS）on study entry with 30 day adverse outcomes among ST elevation MI（STEMI）patients treated with fibrinolytic agent. An EXTRACT-TIMI 25 ANALYSIS（abstr）. Circulation 2006；114 Suppl II：697.

[359] Lewis HJ，Davis JW，Archibald DG，et al. Protective effects of aspirin against acute myocardial infarction and death in men with unstable angina. Results of a Veterans Administration Cooperative Study. N Engl J Med 1983；309：396-403.

[360] Cairns JA，Gent M，Singer J，et al. Aspirin，sulfinpyrazone，or both in unstable angina. Results of a Canadian multicenter trial. N Engl J Med 1985；313：1369-1375.

[361] Theroux P，Ouimet H，McCans J，et al. Aspirin，heparin，or both to treat acute unstable angina. N Engl J Med 1988；319：1105-1111.

[362] Risk of myocardial infarction and death during treatment with low dose aspirin and intravenous heparin in men with unstable coronary artery disease. The RISC Group. Lancet 1990；336：827-830.

[363] Collaborative overview of randomised trials of antiplatelet therapy--I：Prevention of death，myocardial infarction，and stroke by prolonged antiplatelet therapy in various categories of patients. Antiplatelet Trialists' Collaboration. BMJ 1994；308：81-106.

[364] Cohen M，Adams PC，Parry G，et al. Combination antithrombotic therapy in unstable rest angina and non-Q-wave infarction in nonprior aspirin users. Primary end points analysis from the AT 急性冠状动脉综合征 trial. Antithrombotic Therapy in Acute Coronary Syndromes Research Group. Circulation 1994；89：81-88.

[365] Ridker PM，Cushman M，Stampfer MJ，Tracy RP，Hennekens CH. Inflammation，aspirin，and the risk of cardiovascular disease in apparently healthy men. N Engl J Med 1997；336：973-979.

[366] Baigent C，Blackwell L，Collins R，et al. Aspirin in the primary and secondary prevention of vascular disease：collaborative meta-analysis of individual participant data from randomised trials. Lancet 2009；373：1849-1860.

[367] A randomised，blinded，trial of clopidogrel versus aspirin in patients at risk of ischaemic events（CAPRIE）. CAPRIE Steering Committee. Lancet 1996；348：1329-1339.

[368] Gollapudi RR，Teirstein PS，Stevenson DD，Simon RA. Aspirin sensitivity：implications for patients with coronary artery disease. JAMA 2004；292：3017-3023.

[369] Mehta SR，Yusuf S，Peters RJ，et al. Effects of pretreatment with clopidogrel and aspirin followed by long-term therapy in patients undergoing percutaneous coronary intervention：the PCI-CURE study. Lancet 2001；358：527-533.

[370] Steinhubl SR，Berger PB，Mann JR，et al. Early and sustained dual oral antiplatelet therapy following percutaneous coronary intervention：a randomized controlled trial. JAMA 2002；288：2411-2420.

[371] Stone GW，Bertrand ME，Moses JW，et al. Routine upstream initiation vs deferred selective use of glycoprotein IIb/IIIa inhibitors in acute coronary syndromes：the ACUITY Timing trial. JAMA 2007；297：591-602.

[372] Randomised placebo-controlled trial of abciximab before and during coronary intervention in refractory unstable angina：the CAPTURE Study. Lancet 1997；349：1429-1435.

[373] Inhibition of the platelet glycoprotein IIb/IIIa receptor with tirofiban in unstable angina and non-Q-wave myocardial infarction. Platelet Receptor Inhibition in Ischemic Syndrome Management in Patients Limited by Unstable Signs and

Symptoms（PRISM-PLUS）Study Investigators. N Engl J Med 1998；338：1488-1497.

[374] Inhibition of platelet glycoprotein IIb/IIIa with eptifibatide in patients with acute coronary syndromes. The PURSUIT Trial Investigators. Platelet Glycoprotein IIb/IIIa in Unstable Angina：Receptor Suppression Using Integrilin Therapy. N Engl J Med 1998；339：436-443.

[375] Boersma E，Harrington RA，Moliterno DJ，et al. Platelet glycoprotein IIb/IIIa inhibitors in acute coronary syndromes：a meta-analysis of all major randomised clinical trials. Lancet 2002；359：189-198.

[376] Wiviott SD，Braunwald E，McCabe CH，et al. Prasugrel versus clopidogrel in patients with acute coronary syndromes. N Engl J Med 2007；357：2001-2015.

[377] Simoons ML. Effect of glycoprotein IIb/IIIa receptor blocker abciximab on outcome in patients with acute coronary syndromes without early coronary revascularisation：the GUSTO IV-急性冠状动脉综合征 randomised trial. Lancet 2001；357：1915-1924.

[378] Ottervanger JP，Armstrong P，Barnathan ES，et al. Long-term results after the glycoprotein IIb/IIIa inhibitor abciximab in unstable angina：one-year survival in the GUSTO IV-急性冠状动脉综合征（Global Use of Strategies To Open Occluded Coronary Arteries IV--Acute Coronary Syndrome）Trial. Circulation 2003；107：437-442.

[379] Invasive compared with non-invasive treatment in unstable coronary-artery disease：FRISC II prospective randomised multicentre study. FRagmin and Fast Revascularisation during InStability in Coronary artery disease Investigators. Lancet 1999；354：708-715.

[380] Patti G，Colonna G，Pasceri V，Pepe LL，Montinaro A，Di Sciascio G. Randomized trial of high loading dose of clopidogrel for reduction of periprocedural myocardial infarction in patients undergoing coronary intervention：results from the ARMYDA-2（Antiplatelet therapy for Reduction of MYocardial Damage during Angioplasty）study. Circulation 2005；111：2099-2106.

[381] von Beckerath N，Taubert D，Pogatsa-Murray G，Schomig E，Kastrati A，Schomig A. Absorption，metabolization，and antiplatelet effects of 300-，600-，and 900-mg loading doses of clopidogrel：results of the ISAR-CHOICE（Intracoronary Stenting and Antithrombotic Regimen：Choose Between 3 High Oral Doses for Immediate Clopidogrel Effect）Trial. Circulation 2005；112：2946-2950.

[382] Cuisset T，Frere C，Quilici J，et al. Benefit of a 600-mg loading dose of clopidogrel on platelet reactivity and clinical outcomes in patients with non-ST-segment elevation acute coronary syndrome undergoing coronary stenting. J Am Coll Cardiol 2006；48：1339-1345.

[383] Mehta SR，Tanguay JF，Eikelboom JW，et al. Double-dose versus standard-dose clopidogrel and high-dose versus low-dose aspirin in individuals undergoing percutaneous coronary intervention for acute coronary syndromes（CURRENT-OASIS

7）：a randomised factorial trial. Lancet 2010；376：1233-1243.

[384] Kushner FG，Hand M，Smith SJ，et al. 2009 focused updates：ACC/AHA guidelines for the management of patients with ST-elevation myocardial infarction（updating the 2004 guideline and 2007 focused update）and ACC/AHA/SCAI guidelines on percutaneous coronary intervention（updating the 2005 guideline and 2007 focused update）a report of the American College of Cardiology Foundation/American Heart Association Task Force on Practice Guidelines. J Am Coll Cardiol 2009；54：2205-2241.

[385] Prasugrel [package insert]. Indianapolis，IN：Eli Lilly & Co；2009. http：//pi.lilly.com/us/effient.pdf. Accessed 1/31/2011.

[386] Subherwal S，Bach RG，Chen AY，et al. Baseline risk of major bleeding in non-ST-segment-elevation myocardial infarction：the CRUSADE（Can Rapid risk stratification of Unstable angina patients Suppress ADverse outcomes with Early implementation of the ACC/AHA Guidelines）Bleeding Score. Circulation 2009；119：1873-1882.

[387] Giugliano RP，White JA，Bode C，et al. Early versus delayed，provisional eptifibatide in acute coronary syndromes. N Engl J Med 2009；360：2176-2190.

[388] Mehta SR，Granger CB，Boden WE，et al. Early versus delayed invasive intervention in acute coronary syndromes. N Engl J Med 2009；360：2165-2175.

[389] Invasive compared with non-invasive treatment in unstable coronary-artery disease：FRISC II prospective randomised multicentre study. FRagmin and Fast Revascularisation during InStability in Coronary artery disease Investigators. Lancet 1999；354：708-715.

[390] Yusuf S，Wittes J，Friedman L. Overview of results of randomized clinical trials in heart disease. I. Treatments following myocardial infarction. JAMA 1988；260：2088-2093.

[391] Antman EM，Cohen M，Radley D，et al. Assessment of the treatment effect of enoxaparin for unstable angina/non-Q-wave myocardial infarction. TIMI 11B-ESSENCE meta-analysis. Circulation 1999；100：1602-1608.

[392] Mehta SR，Granger CB，Eikelboom JW，et al. Efficacy and safety of fondaparinux versus enoxaparin in patients with acute coronary syndromes undergoing percutaneous coronary intervention：results from the OASIS-5 trial. J Am Coll Cardiol 2007；50：1742-1751.

[393] Goldman S，Copeland J，Moritz T，et al. Improvement in early saphenous vein graft patency after coronary artery bypass surgery with antiplatelet therapy：results of a Veterans Administration Cooperative Study. Circulation 1988；77：1324-1332.

[394] Dacey LJ，Munoz JJ，Johnson ER，et al. Effect of preoperative aspirin use on mortality in coronary artery bypass grafting patients. Ann Thorac Surg 2000；70：1986-1990.

[395] Collaborative meta-analysis of randomised trials of antiplatelet therapy for prevention

of death，myocardial infarction，and stroke in high risk patients. BMJ 2002；324：71-86.

[396] Mangano DT. Aspirin and mortality from coronary bypass surgery. N Engl J Med 2002；347：1309-1317.

[397] Bybee KA，Powell BD，Valeti U，et al. Preoperative aspirin therapy is associated with improved postoperative outcomes in patients undergoing coronary artery bypass grafting. Circulation 2005；112：I286-I292.

[398] Lincoff AM，LeNarz LA，Despotis GJ，et al. Abciximab and bleeding during coronary surgery：results from the EPILOG and EPISTENT trials. Improve Long-term Outcome with abciximab GP IIb/IIIa blockade. Evaluation of Platelet IIb/IIIa Inhibition in STENTing. Ann Thorac Surg 2000；70：516-526.

[399] Dyke CM，Bhatia D，Lorenz TJ，et al. Immediate coronary artery bypass surgery after platelet inhibition with eptifibatide：results from PURSUIT. Platelet Glycoprotein IIb/IIIa in Unstable Angina：Receptor Suppression Using Integrelin Therapy. Ann Thorac Surg 2000；70：866-871；discussion 871-872.

[400] Bizzarri F，Scolletta S，Tucci E，et al. Perioperative use of tirofiban hydrochloride （Aggrastat）does not increase surgical bleeding after emergency or urgent coronary artery bypass grafting. J Thorac Cardiovasc Surg 2001；122：1181-1185.

[401] Clark SC，Vitale N，Zacharias J，Forty J. Effect of low molecular weight heparin （fragmin）on bleeding after cardiac surgery. Ann Thorac Surg 2000；69：762-764；discussion 764-765.

[402] Jones HU，Muhlestein JB，Jones KW，et al. Preoperative use of enoxaparin compared with unfractionated heparin increases the incidence of re-exploration for postoperative bleeding after open-heart surgery in patients who present with an acute coronary syndrome：clinical investigation and reports. Circulation 2002；106：119-122.

[403] Kincaid EH，Monroe ML，Saliba DL，Kon ND，Byerly WG，Reichert MG. Effects of preoperative enoxaparin versus unfractionated heparin on bleeding indices in patients undergoing coronary artery bypass grafting. Ann Thorac Surg 2003；76：124-128；discussion 128.

[404] Mehta SR，Yusuf S，Granger CB，et al. Design and rationale of the MICHELANGELO Organization to Assess Strategies in Acute Ischemic Syndromes （OASIS）-5 trial program evaluating fondaparinux，a synthetic factor Xa inhibitor，in patients with non-ST-segment elevation acute coronary syndromes. Am Heart J 2005；150：1107.

[405] Yusuf S，Mehta SR，Chrolavicius S，et al. Comparison of fondaparinux and enoxaparin in acute coronary syndromes. N Engl J Med 2006；354：1464-1476.

[406] Stone GW，Bertrand M，Colombo A，et al. Acute Catheterization and Urgent Intervention Triage strategY（ACUITY）trial：study design and rationale. Am Heart J 2004；148：764-775.

[407] Stone GW，McLaurin BT，Cox DA，et al. Bivalirudin for patients with acute coronary syndromes. N Engl J Med 2006；355：2203-2216.

[408] Plavix（clopidogrel bisulfate）[package insert]. New York NY，and Bridgewater，NJ：Bristol-Myers Squibb Sanofi-aventis；2009.

[409] Kim JH，Newby LK，Clare RM，et al. Clopidogrel use and bleeding after coronary artery bypass graft surgery. Am Heart J 2008；156：886-892.

[410] Knudtson ML，Flintoft VF，Roth DL，Hansen JL，Duff HJ. Effect of short-term prostacyclin administration on restenosis after percutaneous transluminal coronary angioplasty. J Am Coll Cardiol 1990；15：691-697.

[411] Montalescot G，Sideris G，Meuleman C，et al. A randomized comparison of high clopidogrel loading doses in patients with non-ST-segment elevation acute coronary syndromes：the ALBION（Assessment of the Best Loading Dose of Clopidogrel to Blunt Platelet Activation，Inflammation and Ongoing Necrosis）trial. J Am Coll Cardiol 2006；48：931-938.

[412] Roe MT，Granger CB，Puma JA，et al. Comparison of benefits and complications of hirudin versus heparin for patients with acute coronary syndromes undergoing early percutaneous coronary intervention. Am J Cardiol 2001；88：1403-1406，A6.

[413] Ferguson JJ，Califf RM，Antman EM，et al. Enoxaparin vs unfractionated heparin in high-risk patients with non-ST-segment elevation acute coronary syndromes managed with an intended early invasive strategy：primary results of the SYNERGY randomized trial. JAMA 2004；292：45-54.

[414] Mahaffey KW，Ferguson JJ. Exploring the role of enoxaparin in the management of high-risk patients with non-ST-elevation acute coronary syndromes：the SYNERGY trial. Am Heart J 2005；149：S81-90.

[415] White H. Thrombin-specific anticoagulation with bivalirudin versus heparin in patients receiving fibrinolytic therapy for acute myocardial infarction：the HERO-2 randomised trial. Lancet 2001；358：1855-1863.

[416] Lincoff AM，Kleiman NS，Kereiakes DJ，et al. Long-term efficacy of bivalirudin and provisional glycoprotein IIb/IIIa blockade vs heparin and planned glycoprotein IIb/IIIa blockade during percutaneous coronary revascularization：REPLACE-2 randomized trial. JAMA 2004；292：696-703.

[417] Stone GW，White HD，Ohman EM，et al. Bivalirudin in patients with acute coronary syndromes undergoing percutaneous coronary intervention：a subgroup analysis from the Acute Catheterization and Urgent Intervention Triage strategy（ACUITY）trial. Lancet 2007；369：907-919.

[418] Bhatt DL，Fox KA，Hacke W，et al. Clopidogrel and aspirin versus aspirin alone for the prevention of atherothrombotic events. N Engl J Med 2006；354：1706-1717.

[419] Takaro T，Hultgren HN，Lipton MJ，Detre KM. The VA cooperative randomized study of surgery for coronary arterial occlusive disease II. Subgroup with significant left main lesions. Circulation 1976；54：III107-III117.

[420] Luchi RJ，Scott SM，Deupree RH. Comparison of medical and surgical treatment for unstable angina pectoris. Results of a Veterans Administration Cooperative Study. N Engl J Med 1987；316：977-984.

[421] Peterson ED，Shaw LJ，Califf RM. Risk stratification after myocardial infarction. Ann Intern Med 1997；126：561-582.

[422] de Winter RJ，Windhausen F，Cornel JH，et al. Early invasive versus selectively invasive management for acute coronary syndromes. N Engl J Med 2005；353：1095-1104.

[423] Matetzky S，Shenkman B，Guetta V，et al. Clopidogrel resistance is associated with increased risk of recurrent atherothrombotic events in patients with acute myocardial infarction. Circulation 2004；109：3171-3175.

[424] Bonello L，Camoin-Jau L，Armero S，et al. Tailored clopidogrel loading dose according to platelet reactivity monitoring to prevent acute and subacute stent thrombosis. Am J Cardiol 2009；103：5-10.

[425] Marcucci R，Gori AM，Paniccia R，et al. Cardiovascular death and nonfatal myocardial infarction in acute coronary syndrome patients receiving coronary stenting are predicted by residual platelet reactivity to ADP detected by a point-of-care assay：a 12-month follow-up. Circulation 2009；119：237-242.

[426] Breet NJ，van Werkum JW，Bouman HJ，et al. Comparison of platelet function tests in predicting clinical outcome in patients undergoing coronary stent implantation. JAMA 2010；303：754-762.

[427] Sofi F，Marcucci R，Gori AM，Giusti B，Abbate R，Gensini GF. Clopidogrel non-responsiveness and risk of cardiovascular morbidity. An updated meta-analysis. Thromb Haemost 2010；103：841-848.

[428] Trenk D，Hochholzer W，Fromm MF，et al. Cytochrome P450 2C19 681G＞A polymorphism and high on-clopidogrel platelet reactivity associated with adverse 1-year clinical outcome of elective percutaneous coronary intervention with drug-eluting or bare-metal stents. J Am Coll Cardiol 2008；51：1925-1934.

[429] Collet JP，Hulot JS，Pena A，et al. Cytochrome P450 2C19 polymorphism in young patients treated with clopidogrel after myocardial infarction：a cohort study. Lancet 2009；373：309-317.

[430] Giusti B，Gori AM，Marcucci R，et al. Relation of cytochrome P450 2C19 loss-of-function polymorphism to occurrence of drug-eluting coronary stent thrombosis. Am J Cardiol 2009；103：806-811.

[431] Simon T，Verstuyft C，Mary-Krause M，et al. Genetic determinants of response to clopidogrel and cardiovascular events. N Engl J Med 2009；360：363-375.

[432] Mega JL，Close SL，Wiviott SD，et al. Cytochrome P450 genetic polymorphisms and the response to prasugrel：relationship to pharmacokinetic，pharmacodynamic，and clinical outcomes. Circulation 2009；119：2553-2560.

[433] Shuldiner AR，O'Connell JR，Bliden KP，et al. Association of cytochrome P450 2C19

genotype with the antiplatelet effect and clinical efficacy of clopidogrel therapy. JAMA 2009；302：849-857.

[434] Holmes DJ，Dehmer GJ，Kaul S，Leifer D，O'Gara PT，Stein CM. ACCF/AHA clopidogrel clinical alert：approaches to the FDA "boxed warning"：a report of the American College of Cardiology Foundation Task Force on clinical expert consensus documents and the American Heart Association endorsed by the Society for Cardiovascular Angiography and Interventions and the Society of Thoracic Surgeons. J Am Coll Cardiol 2010；56：321-341.

[435] Indications for fibrinolytic therapy in suspected acute myocardial infarction：collaborative overview of early mortality and major morbidity results from all randomised trials of more than 1000 patients. Fibrinolytic Therapy Trialists'（FTT）Collaborative Group. Lancet 1994；343：311-322.

[436] Stone GW，Witzenbichler B，Guagliumi G，et al. Bivalirudin during primary PCI in acute myocardial infarction. N Engl J Med 2008；358：2218-2230.

[437] Valgimigli M，Campo G，Percoco G，et al. Comparison of angioplasty with infusion of tirofiban or abciximab and with implantation of sirolimus-eluting or uncoated stents for acute myocardial infarction：the MULTISTRATEGY randomized trial. JAMA 2008；299：1788-1799.

[438] Van'T HA，Ten BJ，Heestermans T，et al. Prehospital initiation of tirofiban in patients with ST-elevation myocardial infarction undergoing primary angioplasty（On-TIME 2）：a multicentre，double-blind，randomised controlled trial. Lancet 2008；372：537-546.

[439] Wiviott SD，Antman EM，Gibson CM，et al. Evaluation of prasugrel compared with clopidogrel in patients with acute coronary syndromes：design and rationale for the TRial to assess Improvement in Therapeutic Outcomes by optimizing platelet InhibitioN with prasugrel Thrombolysis In Myocardial Infarction 38（TRITON-TIMI 38）. Am Heart J 2006；152：627-635.

[440] Bonello L，Camoin-Jau L，Arques S，et al. Adjusted clopidogrel loading doses according to vasodilator-stimulated phosphoprotein phosphorylation index decrease rate of major adverse cardiovascular events in patients with clopidogrel resistance：a multicenter randomized prospective study. J Am Coll Cardiol 2008；51：1404-1411.

[441] Grines CL，Bonow RO，Casey DJ，et al. Prevention of premature discontinuation of dual antiplatelet therapy in patients with coronary artery stents：a science advisory from the American Heart Association，American College of Cardiology，Society for Cardiovascular Angiography and Interventions，American College of Surgeons，and American Dental Association，with representation from the American College of Physicians. J Am Coll Cardiol 2007；49：734-739.

[442] Prasugrel [package insert]. Indianapolis，IN：Eli Lilly & Co；2009. http：//pi.lilly.com/us/effient.pdf. Accessed 1/31/2011.

[443] US Food and Drug Administration. Early communication about an ongoing safety

review of clopidogrel bisulfate（marketed as Plavix）. Available at：http：//www.fda.gov/cder/drμg/early_comm/clopidogrel_ bisulfate.htm. Accessed April 6，2009.

[444] Wallentin L，Becker RC，Budaj A，et al. Ticagrelor versus clopidogrel in patients with acute coronary syndromes. N Engl J Med 2009；361：1045-1057.

[445] James S，Akerblom A，Cannon CP，et al. Comparison of ticagrelor，the first reversible oral P2Y（12）receptor antagonist，with clopidogrel in patients with acute coronary syndromes：Rationale，design，and baseline characteristics of the PLATelet inhibition and patient Outcomes（PLATO）trial. Am Heart J 2009；157：599-605.

[446] Lau WC，Gurbel PA. The drug-drug interaction between proton pump inhibitors and clopidogrel. CMAJ 2009；180：699-700.

[447] Ho PM，Maddox TM，Wang L，et al. Risk of adverse outcomes associated with concomitant use of clopidogrel and proton pump inhibitors following acute coronary syndrome. JAMA 2009；301：937-944.

[448] Mega JL，Close SL，Wiviott SD，et al. Cytochrome p-450 polymorphisms and response to clopidogrel. N Engl J Med 2009；360：354-362.

[449] Sibbing D，Stegherr J，Latz W，et al. Cytochrome P450 2C19 loss-of-function polymorphism and stent thrombosis following percutaneous coronary intervention. Eur Heart J 2009；30：916-922.

[450] Roden DM，Stein CM. Clopidogrel and the concept of high-risk pharmacokinetics. Circulation 2009；119：2127-2130.

[451] Sofi F，Giusti B，Marcucci R，Gori AM，Abbate R，Gensini GF. Cytochrome P450 2C19（*）2 polymorphism and cardiovascular recurrences in patients taking clopidogrel：a meta-analysis. Pharmacogenomics J 2011；11：199-206.

[452] Varenhorst C，James S，Erlinge D，et al. Genetic variation of CYP2C19 affects both pharmacokinetic and pharmacodynamic responses to clopidogrel but not prasugrel in aspirin-treated patients with coronary artery disease. Eur Heart J 2009；30：1744-1752.

[453] US Food and Drug Administration. Early communication about an ongoing safety review of clopidogrel bisulfate（marketed as Plavix）. Available at：http：//www.fda.gov/cder/drμg/early_comm/clopidogrel_ bisulfate.htm. Accessed April 6，2009.

[454] Mehta SR，Bassand JP，Chrolavicius S，et al. Dose comparisons of clopidogrel and aspirin in acute coronary syndromes. N Engl J Med 2010；363：930-942.

[455] Bhatt DL，Scheiman J，Abraham NS，et al. ACCF/ACG/AHA 2008 expert consensus document on reducing the gastrointestinal risks of antiplatelet therapy and NSAID use：a report of the American College of Cardiology Foundation Task Force on Clinical Expert Consensus Documents. J Am Coll Cardiol 2008；52：1502-1517.

[456] Juurlink DN，Gomes T，Ko DT，et al. A population-based study of the drug interaction between proton pump inhibitors and clopidogrel. CMAJ 2009；180：

713-718.

[457] O'Donoghue ML，Braunwald E，Antman EM，et al. Pharmacodynamic effect and clinical efficacy of clopidogrel and prasugrel with or without a proton-pump inhibitor：an analysis of two randomised trials. Lancet 2009；374：989-997.

[458] Ramirez J，Selzer F，Chakaprani R. Proton pump inhibitor and clopidogrel combination is not associated with adverse clinical outcomes after PCI：the NHLBI dynamic registry.，2009：A27-A28. Abstract.

[459] Gilard M，Arnaud B，Cornily JC，et al. Influence of omeprazole on the antiplatelet action of clopidogrel associated with aspirin：the randomized，double-blind OCLA（Omeprazole CLopidogrel Aspirin）study. J Am Coll Cardiol 2008；51：256-260.

[460] Sibbing D，Morath T，Stegherr J，et al. Impact of proton pump inhibitors on the antiplatelet effects of clopidogrel. Thromb Haemost 2009；101：714-719.

[461] Small DS，Farid NA，Payne CD，et al. Effects of the proton pump inhibitor lansoprazole on the pharmacokinetics and pharmacodynamics of prasugrel and clopidogrel. J Clin Pharmacol 2008；48：475-484.

[462] Wiviott SD，Trenk D，Frelinger AL，et al. Prasugrel compared with high loading- and maintenance-dose clopidogrel in patients with planned percutaneous coronary intervention：the Prasugrel in Comparison to Clopidogrel for Inhibition of Platelet Activation and Aggregation-Thrombolysis in Myocardial Infarction 44 trial. Circulation 2007；116：2923-2932.

[463] Bhatt DL，Cryer BL，Contant CF，et al. Clopidogrel with or without omeprazole in coronary artery disease. N Engl J Med 2010；363：1909-1917.

[464] Abraham NS，Hlatky MA，Antman EM，et al. ACCF/ACG/AHA 2010 expert consensus document on the concomitant use of proton pump inhibitors and thienopyridines：a focused update of the ACCF/ACG/AHA 2008 expert consensus document on reducing the gastrointestinal risks of antiplatelet therapy and NSAID use. A Report of the American College of Cardiology Foundation Task Force on Expert Consensus Documents. J Am Coll Cardiol 2010；56：2051-2066.

[465] Use of a monoclonal antibody directed against the platelet glycoprotein IIb/IIIa receptor in high-risk coronary angioplasty. The EPIC Investigation. N Engl J Med 1994；330：956-961.

[466] Boersma E，Simoons ML. Reperfusion strategies in acute myocardial infarction. Eur Heart J 1997；18：1703-1711.

[467] Platelet glycoprotein IIb/IIIa receptor blockade and low-dose heparin during percutaneous coronary revascularization. The EPILOG Investigators. N Engl J Med 1997；336：1689-1696.

[468] Lincoff AM，Califf RM，Moliterno DJ，et al. Complementary clinical benefits of coronary-artery stenting and blockade of platelet glycoprotein IIb/IIIa receptors. Evaluation of Platelet IIb/IIIa Inhibition in Stenting Investigators. N Engl J Med 1999；341：319-327.

[469] Roffi M，Chew DP，Mukherjee D，et al. Platelet glycoprotein IIb/IIIa inhibitors reduce mortality in diabetic patients with non-ST-segment-elevation acute coronary syndromes. Circulation 2001；104：2767-2771.

[470] Roffi M，Moliterno DJ，Meier B，et al. Impact of different platelet glycoprotein IIb/IIIa receptor inhibitors among diabetic patients undergoing percutaneous coronary intervention：：Do Tirofiban and ReoPro Give Similar Efficacy Outcomes Trial（TARGET）1-year follow-up. Circulation 2002；105：2730-2736.

[471] Hochman JS，Sleeper LA，Webb JG，et al. Early revascularization in acute myocardial infarction complicated by cardiogenic shock. SHOCK Investigators. Should We Emergently Revascularize Occluded Coronaries for Cardiogenic Shock. N Engl J Med 1999；341：625-634.

[472] Gray WA，Yadav JS，Verta P，et al. The CAPTURE registry：predictors of outcomes in carotid artery stenting with embolic protection for high surgical risk patients in the early post-approval setting. Catheter Cardiovasc Interv 2007；70：1025-1033.

[473] Damman P，Hirsch A，Windhausen F，Tijssen JG，de Winter RJ. 5-year clinical outcomes in the ICTUS（Invasive versus Conservative Treatment in Unstable coronary Syndromes）trial a randomized comparison of an early invasive versus selective invasive management in patients with non-ST-segment elevation acute coronary syndrome. J Am Coll Cardiol 2010；55：858-864.

[474] Neumann FJ，Kastrati A，Pogatsa-Murray G，et al. Evaluation of prolonged antithrombotic pretreatment（"cooling-off" strategy）before intervention in patients with unstable coronary syndromes：a randomized controlled trial. JAMA 2003；290：1593-1599.

[475] Montalescot G，Cayla G，Collet JP，et al. Immediate vs delayed intervention for acute coronary syndromes：a randomized clinical trial. JAMA 2009；302：947-954.

[476] Collaborative overview of randomised trials of antiplatelet therapy--I：Prevention of death，myocardial infarction，and stroke by prolonged antiplatelet therapy in various categories of patients. Antiplatelet Trialists' Collaboration. BMJ 1994；308：81-106.

[477] Risk of myocardial infarction and death during treatment with low dose aspirin and intravenous heparin in men with unstable coronary artery disease. The RISC Group. Lancet 1990；336：827-830.

[478] Collaborative meta-analysis of randomised trials of antiplatelet therapy for prevention of death，myocardial infarction，and stroke in high risk patients. BMJ 2002；324：71-86.

[479] Plavix（clopidogrel）package insert. New York，NY：Sanofi- Synthelabo，2002. Available at：http：//products.sanofi-aventis.us/ plavix/plavix.html.

[480] Sagar KA，Smyth MR. A comparative bioavailability study of different aspirin formulations using on-line multidimensional chromatography. J Pharm Biomed Anal 1999；21：383-392.

[481] Ferrari E，Benhamou M，Cerboni P，Marcel B. Coronary syndromes following aspirin

withdrawal：a special risk for late stent thrombosis. J Am Coll Cardiol 2005；45：456-459.

[482] McFadden EP，Stabile E，Regar E，et al. Late thrombosis in drug-eluting coronary stents after discontinuation of antiplatelet therapy. Lancet 2004；364：1519-1521.

[483] Spertus JA，Kettelkamp R，Vance C，et al. Prevalence，predictors，and outcomes of premature discontinuation of thienopyridine therapy after drug-eluting stent placement：results from the PREMIER registry. Circulation 2006；113：2803-2809.

[484] New Information for Healthcare Professionals Concomitant Use of Ibuprofen and Aspirin. Available at：http：//www.fda.gov/cder/drµg/ InfoSheets/HCP/ibuprofen_aspirinHCP.htm. Accessed January 8，2007.

[485] Song KH，Fedyk R，Hoover R. Interaction of ACE inhibitors and aspirin in patients with congestive heart failure. Ann Pharmacother 1999；33：375-377.

[486] Schror K. The basic pharmacology of ticlopidine and clopidogrel. Platelets 1993；4：252-261.

[487] Lai KC，Lam SK，Chu KM，et al. Lansoprazole for the prevention of recurrences of ulcer complications from long-term low-dose aspirin use. N Engl J Med 2002；346：2033-2038.

[488] Chan FK，Ching JY，Hung LC，et al. Clopidogrel versus aspirin and esomeprazole to prevent recurrent ulcer bleeding. N Engl J Med 2005；352：238-244.

[489] Leontiadis GI，Sharma VK，Howden CW. Systematic review and meta-analysis of proton pump inhibitor therapy in peptic ulcer bleeding. BMJ 2005；330：568.

[490] Balsano F，Rizzon P，Violi F，et al. Antiplatelet treatment with ticlopidine in unstable angina. A controlled multicenter clinical trial. The Studio della Ticlopidina nell'Angina Instabile Group. Circulation 1990；82：17-26.

[491] Love BB，Biller J，Gent M. Adverse haematological effects of ticlopidine. Prevention，recognition and management. Drug Saf 1998；19：89-98.

[492] A randomised，blinded，trial of clopidogrel versus aspirin in patients at risk of ischaemic events（CAPRIE）. CAPRIE Steering Committee. Lancet 1996；348：1329-1339.

[493] Bennett CL，Connors JM，Carwile JM，et al. Thrombotic thrombocytopenic purpura associated with clopidogrel. N Engl J Med 2000；342：1773-1777.

[494] Patti G，Colonna G，Pasceri V，Pepe LL，Montinaro A，Di Sciascio G. Randomized trial of high loading dose of clopidogrel for reduction of periprocedural myocardial infarction in patients undergoing coronary intervention：results from the ARMYDA-2（Antiplatelet therapy for Reduction of MYocardial Damage during Angioplasty）study. Circulation 2005；111：2099-2106.

[495] Mehta RH，Roe MT，Mulgund J，et al. Acute clopidogrel use and outcomes in patients with non-ST-segment elevation acute coronary syndromes undergoing coronary artery bypass surgery. J Am Coll Cardiol 2006；48：281-286.

[496] Muller C，Buttner HJ，Petersen J，Roskamm H. A randomized comparison of

clopidogrel and aspirin versus ticlopidine and aspirin after the placement of coronary-artery stents. Circulation 2000；101：590-593.

[497] Bertrand ME，Rupprecht HJ，Urban P，Gershlick AH. Double-blind study of the safety of clopidogrel with and without a loading dose in combination with aspirin compared with ticlopidine in combination with aspirin after coronary stenting：the clopidogrel aspirin stent international cooperative study（CLASSICS）. Circulation 2000；102：624-629.

[498] Schleinitz MD，Heidenreich PA. A cost-effectiveness analysis of combination antiplatelet therapy for high-risk acute coronary syndromes：clopidogrel plus aspirin versus aspirin alone. Ann Intern Med 2005；142：251-259.

[499] Kotani J，Awata M，Nanto S，et al. Incomplete neointimal coverage of sirolimus-eluting stents：angioscopic findings. J Am Coll Cardiol 2006；47：2108-2111.

[500] Luscher TF，Steffel J，Eberli FR，et al. Drug-eluting stent and coronary thrombosis：biological mechanisms and clinical implications. Circulation 2007；115：1051-1058.

[501] Pfisterer M，Brunner-La RH，Buser PT，et al. Late clinical events after clopidogrel discontinuation may limit the benefit of drug-eluting stents：an observational study of drug-eluting versus bare-metal stents. J Am Coll Cardiol 2006；48：2584-2591.

[502] Food and Drug Administration. Circulatory System Devices Advisory Panel transcript for December8，2006 meeting. Available at：http：//www.fda.gov/ohrms/dockets/ac/06/transcripts/2006-4253t2.rtf. Accessed February 15，2007.

[503] Park DW，Park SW，Park KH，et al. Frequency of and risk factors for stent thrombosis after drug-eluting stent implantation during long-term follow-up. Am J Cardiol 2006；98：352-356.

[504] Bavry AA，Kumbhani DJ，Helton TJ，Borek PP，Mood GR，Bhatt DL. Late thrombosis of drug-eluting stents：a meta-analysis of randomized clinical trials. Am J Med 2006；119：1056-1061.

[505] Spaulding C，Daemen J，Boersma E，Cutlip DE，Serruys PW. A pooled analysis of data comparing sirolimus-eluting stents with bare-metal stents. N Engl J Med 2007；356：989-997.

[506] Farb A，Boam AB. Stent thrombosis redux--the FDA perspective. N Engl J Med 2007；356：984-987.

[507] Maisel WH. Unanswered questions--drug-eluting stents and the risk of late thrombosis. N Engl J Med 2007；356：981-984.

[508] Stone GW，Moses JW，Ellis SG，et al. Safety and efficacy of sirolimus- and paclitaxel-eluting coronary stents. N Engl J Med 2007；356：998-1008.

[509] Mauri L，Hsieh WH，Massaro JM，Ho KK，D'Agostino R，Cutlip DE. Stent thrombosis in randomized clinical trials of drug-eluting stents. N Engl J Med 2007；356：1020-1029.

[510] Kastrati A，Mehilli J，Pache J，et al. Analysis of 14 trials comparing sirolimus-eluting

stents with bare-metal stents. N Engl J Med 2007；356：1030-1039.

[511] Ellis SG，Colombo A，Grube E，et al. Incidence，timing，and correlates of stent thrombosis with the polymeric paclitaxel drug-eluting stent：a TAXUS II，IV，V，and VI meta-analysis of 3，445 patients followed for up to 3 years. J Am Coll Cardiol 2007；49：1043-1051.

[512] Steinhubl SR，Berger PB，Brennan DM，Topol EJ. Optimal timing for the initiation of pre-treatment with 300 mg clopidogrel before percutaneous coronary intervention. J Am Coll Cardiol 2006；47：939-943.

[513] van der Heijden DJ，Westendorp IC，Riezebos RK，et al. Lack of efficacy of clopidogrel pre-treatment in the prevention of myocardial damage after elective stent implantation. J Am Coll Cardiol 2004；44：20-24.

[514] Fox KA，Mehta SR，Peters R，et al. Benefits and risks of the combination of clopidogrel and aspirin in patients undergoing surgical revascularization for non-ST-elevation acute coronary syndrome：the Clopidogrel in Unstable angina to prevent Recurrent ischemic Events（CURE）Trial. Circulation 2004；110：1202-1208.

[515] Gaspoz JM，Coxson PG，Goldman PA，et al. Cost effectiveness of aspirin，clopidogrel，or both for secondary prevention of coronary heart disease. N Engl J Med 2002；346：1800-1806.

[516] Bertrand ME，Simoons ML，Fox KA，et al. Management of acute coronary syndromes in patients presenting without persistent ST-segment elevation. Eur Heart J 2002；23：1809-1840.

[517] Nordmann AJ，Briel M，Bucher HC. Mortality in randomized controlled trials comparing drug-eluting vs. bare metal stents in coronary artery disease：a meta-analysis. Eur Heart J 2006；27：2784-2814.

[518] Yusuf S，Mehta SR，Zhao F，et al. Early and late effects of clopidogrel in patients with acute coronary syndromes. Circulation 2003；107：966-972.

[519] Plavix（clopidogrel）package insert. New York，NY：Sanofi-Synthelabo，2002. Available at：http：//products.sanofi-aventis.us/plavix/plavix.html.

[520] Chu MW，Wilson SR，Novick RJ，Stitt LW，Quantz MA. Does clopidogrel increase blood loss following coronary artery bypass surgery？ Ann Thorac Surg 2004；78：1536-1541.

[521] Mehta RH，Roe MT，Mulgund J，et al. Acute clopidogrel use and outcomes in patients with non-ST-segment elevation acute coronary syndromes undergoing coronary artery bypass surgery. J Am Coll Cardiol 2006；48：281-286.

[522] Cadroy Y，Bossavy JP，Thalamas C，Sagnard L，Sakariassen K，Boneu B. Early potent antithrombotic effect with combined aspirin and a loading dose of clopidogrel on experimental arterial thrombogenesis in humans. Circulation 2000；101：2823-2828.

[523] Helft G，Osende JI，Worthley SG，et al. Acute antithrombotic effect of a front-loaded regimen of clopidogrel in patients with atherosclerosis on aspirin. Arterioscler

Thromb Vasc Biol 2000；20：2316-2321.
[524] Bertrand ME，Rupprecht HJ，Urban P，Gershlick AH. Double-blind study of the safety of clopidogrel with and without a loading dose in combination with aspirin compared with ticlopidine in combination with aspirin after coronary stenting：the clopidogrel aspirin stent international cooperative study（CLASSICS）. Circulation 2000；102：624-629.
[525] Serebruany VL，Steinhubl SR，Berger PB，Malinin AI，Bhatt DL，Topol EJ. Variability in platelet responsiveness to clopidogrel among 544 individuals. J Am Coll Cardiol 2005；45：246-251.
[526] Wiviott SD，Antman EM. Clopidogrel resistance：a new chapter in a fast-moving story. Circulation 2004；109：3064-3067.
[527] Gurbel PA，Bliden KP，Hayes KM，Yoho JA，Herzog WR，Tantry US. The relation of dosing to clopidogrel responsiveness and the incidence of high post-treatment platelet aggregation in patients undergoing coronary stenting. J Am Coll Cardiol 2005；45：1392-1396.
[528] Lincoff AM，Bittl JA，Harrington RA，et al. Bivalirudin and provisional glycoprotein IIb/IIIa blockade compared with heparin and planned glycoprotein IIb/IIIa blockade during percutaneous coronary intervention：REPLACE-2 randomized trial. JAMA 2003；289：853-863.
[529] Kaul S，Diamond GA，Weintraub WS. Trials and tribulations of non-inferiority：the ximelagatran experience. J Am Coll Cardiol 2005；46：1986-1995.
[530] Kaul S，Diamond GA. Good enough：a primer on the analysis and interpretation of noninferiority trials. Ann Intern Med 2006；145：62-69.
[531] D'Agostino RS，Massaro JM，Sullivan LM. Non-inferiority trials：design concepts and issues - the encounters of academic consultants in statistics. Stat Med 2003；22：169-186.
[532] Hirsh J. Heparin. N Engl J Med 1991；324：1565-1574.
[533] Weitz JI. Low-molecular-weight heparins. N Engl J Med 1997；337：688-698.
[534] Stone SR，Hofsteenge J. Kinetics of the inhibition of thrombin by hirudin. Biochemistry 1986；25：4622-4628.
[535] Yusuf S，Mehta SR，Chrolavicius S，et al. Effects of fondaparinux on mortality and reinfarction in patients with acute ST-segment elevation myocardial infarction：the OASIS-6 randomized trial. JAMA 2006；295：1519-1530.
[536] Antman EM，Morrow DA，McCabe CH，et al. Enoxaparin versus unfractionated heparin with fibrinolysis for ST-elevation myocardial infarction. N Engl J Med 2006；354：1477-1488.
[537] Telford AM，Wilson C. Trial of heparin versus atenolol in prevention of myocardial infarction in intermediate coronary syndrome. Lancet 1981；1：1225-1228.
[538] Williams DO，Kirby MG，McPherson K，Phear DN. Anticoagulant treatment of unstable angina. Br J Clin Pract 1986；40：114-116.

[539] Theroux P，Waters D，Qiu S，McCans J，de Guise P，Juneau M. Aspirin versus heparin to prevent myocardial infarction during the acute phase of unstable angina. Circulation 1993；88：2045-2048.

[540] Neri SG，Gensini GF，Poggesi L，et al. Effect of heparin，aspirin，or alteplase in reduction of myocardial ischaemia in refractory unstable angina. Lancet 1990；335：615-618.

[541] Holdright D，Patel D，Cunningham D，et al. Comparison of the effect of heparin and aspirin versus aspirin alone on transient myocardial ischemia and in-hospital prognosis in patients with unstable angina. J Am Coll Cardiol 1994；24：39-45.

[542] Cohen M，Adams PC，Hawkins L，Bach M，Fuster V. Usefulness of antithrombotic therapy in resting angina pectoris or non-Q-wave myocardial infarction in preventing death and myocardial infarction（a pilot study from the Antithrombotic Therapy in Acute Coronary Syndromes Study Group）. Am J Cardiol 1990；66：1287-1292.

[543] Oler A，Whooley MA，Oler J，Grady D. Adding heparin to aspirin reduces the incidence of myocardial infarction and death in patients with unstable angina. A meta-analysis. JAMA 1996；276：811-815.

[544] Theroux P，Waters D，Lam J，Juneau M，McCans J. Reactivation of unstable angina after the discontinuation of heparin. N Engl J Med 1992；327：141-145.

[545] Low-molecular-weight heparin during instability in coronary artery disease，Fragmin during Instability in Coronary Artery Disease（FRISC）study group. Lancet 1996；347：561-568.

[546] Serruys PW，Herrman JP，Simon R，et al. A comparison of hirudin with heparin in the prevention of restenosis after coronary angioplasty. Helvetica Investigators. N Engl J Med 1995；333：757-763.

[547] A comparison of recombinant hirudin with heparin for the treatment of acute coronary syndromes. The Global Use of Strategies to Open Occluded Coronary Arteries（GUSTO）IIb investigators. N Engl J Med 1996；335：775-782.

[548] Granger CB，Hirsch J，Califf RM，et al. Activated partial thromboplastin time and outcome after thrombolytic therapy for acute myocardial infarction：results from the GUSTO-I trial. Circulation 1996；93：870-878.

[549] Granger CB，Miller JM，Bovill EG，et al. Rebound increase in thrombin generation and activity after cessation of intravenous heparin in patients with acute coronary syndromes. Circulation 1995；91：1929-1935.

[550] Hirsh J，Warkentin TE，Raschke R，Granger C，Ohman EM，Dalen JE. Heparin and low-molecular-weight heparin：mechanisms of action，pharmacokinetics，dosing considerations，monitoring，efficacy，and safety. Chest 1998；114：489S-510S.

[551] Hassan WM，Flaker GC，Feutz C，Petroski GF，Smith D. Improved Anticoagulation with a Weight-Adjusted Heparin Nomogram in Patients with Acute Coronary Syndromes：A Randomized Trial. J Thromb Thrombolysis 1995；2：245-249.

[552] Becker RC，Ball SP，Eisenberg P，et al. A randomized，multicenter trial of

weight-adjusted intravenous heparin dose titration and point-of-care coagulation monitoring in hospitalized patients with active thromboembolic disease. Antithrombotic Therapy Consortium Investigators. Am Heart J 1999；137：59-71.

[553] Hochman JS，Wali AU，Gavrila D，et al. A new regimen for heparin use in acute coronary syndromes. Am Heart J 1999；138：313-318.

[554] Hirsh J，Raschke R. Heparin and low-molecular-weight heparin：the Seventh ACCP Conference on Antithrombotic and Thrombolytic Therapy. Chest 2004；126：188S-203S.

[555] Oliveira GB，Anstrom KJ，Honeycutt EF，et al. Intravenous unfraction- ated heparin，patient profile，and the magnitude of thrombocytopenia are associated with heparin-induced thrombocytopenia（HIT）antibodies：insights from the CATCH Registry（abstr）. Eur Heart J 2005；725.

[556] Oliveira GB，Anstrom KJ，Honeycutt EF，et al. Prolonged heparin exposure，development of thrombocytopenia，use of GP IIb/IIIa inhibitors，and history of renal dysfunction predict moderateor severe bleeding：a report from the Complications After Thrombocytopenia Caused by Heparin（CATCH）registry（abstr）. J Am Coll Cardiol 2006；251A.

[557] Ohman EM，Granger CB，Rice L，et al. Identification，diagnosis and treatment of heparin-induced thrombocytopenia and thrombosis：a registry of prolonged heparin use and thrombocytopenia among hospitalized patients with and without cardiovascular disease. The Complication After Thrombocytopenia Caused by Heparin（CATCH）Registry steering committee. J Thromb Thrombolysis 2005；19：11-9.

[558] Warkentin TE，Levine MN，Hirsh J，et al. Heparin-induced thrombocytopenia in patients treated with low-molecular-weight heparin or unfractionated heparin. N Engl J Med 1995；332：1330-1335.

[559] Warkentin TE，Greinacher A. Clinical picture of heparin-induced thrombocytopenia. In：Heparin-Induced Thrombocytopenia. New York，NY：Marcel Kedder，2004：53-106.

[560] Heparin package insert. Available at：http：//www.baxter.com/products/ anesthesia/ anesthetic_pharmaceuticals/downloads/heparin. pdf. Accessed on January 8，2007.

[561] Smythe MA，Stephens JL，Mattson JC. Delayed-onset heparin-induced thrombocytopenia. Ann Emerg Med 2005；45：417-419.

[562] Warkentin TE，Kelton JG. Delayed-onset heparin-induced thrombocytopenia and thrombosis. Ann Intern Med 2001；135：502-506.

[563] Gurfinkel EP，Manos EJ，Mejail RI，et al. Low molecular weight heparin versus regular heparin or aspirin in the treatment of unstable angina and silent ischemia. J Am Coll Cardiol 1995；26：313-318.

[564] Collet JP，Montalescot G，Lison L，et al. Percutaneous coronary intervention after subcutaneous enoxaparin pretreatment in patients with unstable angina pectoris. Circulation 2001；103：658-663.

[565] Klein W，Buchwald A，Hillis SE，et al. Comparison of low-molecular-weight heparin with unfractionated heparin acutely and with placebo for 6 weeks in the management of unstable coronary artery disease. Fragmin in unstable coronary artery disease study（FRIC）. Circulation 1997；96：61-68.

[566] Comparison of two treatment durations（6 days and 14 days）of a low molecular weight heparin with a 6-day treatment of unfractionated heparin in the initial management of unstable angina or non-Q wave myocardial infarction：FRAX.I.S.（FRAxiparine in Ischaemic Syndrome）. Eur Heart J 1999；20：1553-1562.

[567] Cohen M，Theroux P，Borzak S，et al. Randomized double-blind safety study of enoxaparin versus unfractionated heparin in patients with non-ST-segment elevation acute coronary syndromes treated with tirofiban and aspirin：the ACUTE II study. The Antithrombotic Combination Using Tirofiban and Enoxaparin. Am Heart J 2002；144：470-477.

[568] Goodman SG，Fitchett D，Armstrong PW，Tan M，Langer A. Randomized evaluation of the safety and efficacy of enoxaparin versus unfractionated heparin in high-risk patients with non-ST-segment elevation acute coronary syndromes receiving the glycoprotein IIb/IIIa inhibitor eptifibatide. Circulation 2003；107：238-244.

[569] Blazing MA，de Lemos JA，White HD，et al. Safety and efficacy of enoxaparin vs unfractionated heparin in patients with non-ST-segment elevation acute coronary syndromes who receive tirofiban and aspirin：a randomized controlled trial. JAMA 2004；292：55-64.

[570] Michalis LK，Katsouras CS，Papamichael N，et al. Enoxaparin versus tinzaparin in non-ST-segment elevation acute coronary syndromes：the EVET trial. Am Heart J 2003；146：304-310.

[571] Antman EM. Low molecular weight heparins for acute coronary syndrome：tackling the issues head-on. Am Heart J 2003；146：191-193.

[572] Xiao Z，Theroux P. Platelet activation with unfractionated heparin at therapeutic concentrations and comparisons with a low-molecular-weight heparin and with a direct thrombin inhibitor. Circulation 1998；97：251-256.

[573] Mark DB，Cowper PA，Berkowitz SD，et al. Economic assessment of low-molecular-weight heparin（enoxaparin）versus unfractionated heparin in acute coronary syndrome patients：results from the ESSENCE randomized trial. Efficacy and Safety of Subcutaneous Enoxaparin in Non-Q wave Coronary Events [unstable angina or non-Q-wave myocardial infarction]. Circulation 1998；97：1702-1707.

[574] Long-term low-molecular-mass heparin in unstable coronary-artery disease：FRISC II prospective randomised multicentre study. FRagmin and Fast Revascularisation during InStability in Coronary artery disease. Investigators. Lancet 1999；354：701-707.

[575] Randomized trial of intravenous heparin versus recombinant hirudin for acute coronary syndromes. The Global Use of Strategies to Open Occluded Coronary

Arteries（GUSTO）IIa Investigators. Circulation 1994；90：1631-1637.

[576] Antman EM. Hirudin in acute myocardial infarction. Thrombolysis and Thrombin Inhibition in Myocardial Infarction（TIMI）9B trial. Circulation 1996；94：911-921.

[577] Antman EM. Hirudin in acute myocardial infarction. Safety report from the Thrombolysis and Thrombin Inhibition in Myocardial Infarction（TIMI）9A Trial. Circulation 1994；90：1624-1630.

[578] Comparison of the effects of two doses of recombinant hirudin compared with heparin in patients with acute myocardial ischemia without ST elevation：a pilot study. Organization to Assess Strategies for Ischemic Syndromes（OASIS）Investigators. Circulation 1997；96：769-777.

[579] Effects of recombinant hirudin（lepirudin）compared with heparin on death，myocardial infarction，refractory angina，and revascularisation procedures in patients with acute myocardial ischaemia without ST elevation：a randomised trial. Organisation to Assess Strategies for Ischemic Syndromes（OASIS-2）Investigators. Lancet 1999；353：429-438.

[580] Argatrobanpackageinsert.Availableat：http：//us.gsk.com/products/assets/us_argatroban.pdf. Accessed on August 10，2006.

[581] Direct thrombin inhibitors in acute coronary syndromes：principal results of a meta-analysis based on individual patients' data. Lancet 2002；359：294-302.

[582] Antman EM. Should bivalirudin replace heparin during percutaneous coronary interventions？ JAMA 2003；289：903-905.

[583] Mahaffey KW，Harrington RA. Optimal timing for use of glycoprotein IIb/IIIa inhibitors in acute coronary syndromes：questions，answers，and more questions. JAMA 2007；297：636-639.

[584] Waksman R. ACUITY-PCI：one drug does not fit all. Lancet 2007；369：881-882.

[585] Petersen JL，Mahaffey KW，Hasselblad V，et al. Efficacy and bleeding complications among patients randomized to enoxaparin or unfractionated heparin for antithrombin therapy in non-ST-Segment elevation acute coronary syndromes：a systematic overview. JAMA 2004；292：89-96.

[586] Eikelboom JW，Mehta SR，Anand SS，Xie C，Fox KA，Yusuf S. Adverse impact of bleeding on prognosis in patients with acute coronary syndromes. Circulation 2006；114：774-782.

[587] Williams MJ，Morison IM，Parker JH，Stewart RA. Progression of the culprit lesion in unstable coronary artery disease with warfarin and aspirin versus aspirin alone：preliminary study. J Am Coll Cardiol 1997；30：364-369.

[588] Anand SS，Yusuf S，Pogue J，Weitz JI，Flather M. Long-term oral anticoagulant therapy in patients with unstable angina or suspected non-Q-wave myocardial infarction：organization to assess strategies for ischemic syndromes（OASIS）pilot study results. Circulation 1998；98：1064-1070.

[589] Anand SS，Yusuf S. Oral anticoagulant therapy in patients with coronary artery

disease：a meta-analysis. JAMA 1999；282：2058-2067.

[590] Randomised double-blind trial of fixed low-dose warfarin with aspirin after myocardial infarction. Coumadin Aspirin Reinfarction Study（CARS）Investigators. Lancet 1997；350：389-396.

[591] Fiore LD，Ezekowitz MD，Brophy MT，Lu D，Sacco J，Peduzzi P. Department of Veterans Affairs Cooperative Studies Program Clinical Trial comparing combined warfarin and aspirin with aspirin alone in survivors of acute myocardial infarction：primary results of the CHAMP study. Circulation 2002；105：557-563.

[592] van Es RF，Jonker JJ，Verheugt FW，Deckers JW，Grobbee DE. Aspirin and coumadin after acute coronary syndromes（the ASPECT-2 study）：a randomised controlled trial. Lancet 2002；360：109-113.

[593] Hurlen M，Abdelnoor M，Smith P，Erikssen J，Arnesen H. Warfarin，aspirin，or both after myocardial infarction. N Engl J Med 2002；347：969-974.

[594] Kushner FG，Antman EM. Oral anticoagulation for atrial fibrillation after ST-elevation myocardial infarction：new evidence to guide clinical practice. Circulation 2005；112：3212-3214.

[595] Stenestrand U，Lindback J，Wallentin L. Anticoagulation therapy in atrial fibrillation in combination with acute myocardial infarction influences long-term outcome：a prospective cohort study from the Register of Information and Knowledge About Swedish Heart Intensive Care Admissions（RIKS-HIA）. Circulation 2005；112：3225-3231.

[596] Smith SJ，Feldman TE，Hirshfeld JJ，et al. ACC/AHA/SCAI 2005 guideline update for percutaneous coronary intervention：a report of the American College of Cardiology/American Heart Association Task Force on Practice Guidelines（ACC/AHA/SCAI Writing Committee to Update the 2001 Guidelines for Percutaneous Coronary Intervention）. J Am Coll Cardiol 2006；47：e1-121.

[597] Lefkovits J，Plow EF，Topol EJ. Platelet glycoprotein IIb/IIIa receptors in cardiovascular medicine. N Engl J Med 1995；332：1553-1559.

[598] Coller BS. Monitoring platelet GP IIb/IIIa [corrected] antagonist therapy. Circulation 1997；96：3828-3832.

[599] Topol EJ，Byzova TV，Plow EF. Platelet GPIIb-IIIa blockers. Lancet 1999；353：227-231.

[600] Coller BS. Potential non-glycoprotein IIb/IIIa effects of abciximab. Am Heart J 1999；138：S1-5.

[601] Tam SH，Sassoli PM，Jordan RE，Nakada MT. Abciximab（ReoPro，chimeric 7E3 Fab）demonstrates equivalent affinity and functional blockade of glycoprotein IIb/IIIa and alpha（v）beta3 integrins. Circulation 1998；98：1085-1091.

[602] Phillips DR，Scarborough RM. Clinical pharmacology of eptifibatide. Am J Cardiol 1997；80：11B-20B.

[603] Kleiman NS. Pharmacology of the intravenous platelet receptor glycoprotein IIb-IIIa

antagonists. Coron Artery Dis 1998；9：603-616.

[604] Lynch JJ，Cook JJ，Sitko GR，et al. Nonpeptide glycoprotein IIb/IIIa inhibitors. 5. Antithrombotic effects of MK-0383. J Pharmacol Exp Ther 1995；272：20-32.

[605] Theroux P. Tirofiban. Drugs Today（Barc）1999；35：59-73.

[606] Peter K，Schwarz M，Ylanne J，et al. Induction of fibrinogen binding and platelet aggregation as a potential intrinsic property of various glycoprotein IIb/IIIa（alphaIIbbeta3）inhibitors. Blood 1998；92：3240-3249.

[607] Comparison of sibrafiban with aspirin for prevention of cardiovascular events after acute coronary syndromes：a randomised trial. The SYMPHONY Investigators. Sibrafiban versus Aspirin to Yield Maximum Protection from Ischemic Heart Events Post-acute Coronary Syndromes. Lancet 2000；355：337-345.

[608] Cannon CP，McCabe CH，Wilcox RG，et al. Oral glycoprotein IIb/IIIa inhibition with orbofiban in patients with unstable coronary syndromes（OPUS-TIMI 16）trial. Circulation 2000；102：149-156.

[609] O'Neill WW，Serruys P，Knudtson M，et al. Long-term treatment with a platelet glycoprotein-receptor antagonist after percutaneous coronary revascularization. EXCITE Trial Investigators. Evaluation of Oral Xemilofiban in Controlling Thrombotic Events. N Engl J Med 2000；342：1316-1324.

[610] Topol EJ，Easton D，Harrington RA，et al. Randomized，double-blind，placebo-controlled，international trial of the oral IIb/IIIa antagonist lotrafiban in coronary and cerebrovascular disease. Circulation 2003；108：399-406.

[611] Use of a monoclonal antibody directed against the platelet glycoprotein IIb/IIIa receptor in high-risk coronary angioplasty. The EPIC Investigation. N Engl J Med 1994；330：956-961.

[612] Platelet glycoprotein IIb/IIIa receptor blockade and low-dose heparin during percutaneous coronary revascularization. The EPILOG Investigators. N Engl J Med 1997；336：1689-1696.

[613] Randomised placebo-controlled and balloon-angioplasty-controlled trial to assess safety of coronary stenting with use of platelet glycoprotein-IIb/IIIa blockade. Lancet 1998；352：87-92.

[614] Randomised placebo-controlled trial of abciximab before and during coronary intervention in refractory unstable angina：the CAPTURE Study. Lancet 1997；349：1429-1435.

[615] Inhibition of platelet glycoprotein IIb/IIIa with eptifibatide in patients with acute coronary syndromes. The PURSUIT Trial Investigators. Platelet Glycoprotein IIb/IIIa in Unstable Angina：Receptor Suppression Using Integrilin Therapy. N Engl J Med 1998；339：436-443.

[616] Inhibition of the platelet glycoprotein IIb/IIIa receptor with tirofiban in unstable angina and non-Q-wave myocardial infarction. Platelet Receptor Inhibition in Ischemic Syndrome Management in Patients Limited by Unstable Signs and

Symptoms（PRISM-PLUS）Study Investigators. N Engl J Med 1998；338：1488-1497.

[617] International，randomized，controlled trial of lamifiban（a platelet glycoprotein IIb/IIIa inhibitor），heparin，or both in unstable angina. The PARAGON Investigators. Platelet IIb/IIIa Antagonism for the Reduction of Acute coronary syndrome events in a Global Organization Network. Circulation 1998；97：2386-2395.

[618] Randomized，placebo-controlled trial of titrated intravenous lamifiban for acute coronary syndromes. Circulation 2002；105：316-321.

[619] Topol EJ，Moliterno DJ，Herrmann HC，et al. Comparison of two platelet glycoprotein IIb/IIIa inhibitors，tirofiban and abciximab，for the prevention of ischemic events with percutaneous coronary revascularization. N Engl J Med 2001；344：1888-1894.

[620] Kabbani SS，Aggarwal A，Terrien EF，DiBattiste PM，Sobel BE，Schneider DJ. Suboptimal early inhibition of platelets by treatment with tirofiban and implications for coronary interventions. Am J Cardiol 2002；89：647-650.

[621] Randomised placebo-controlled trial of effect of eptifibatide on complications of percutaneous coronary intervention：IMPACT-II. Integrilin to Minimise Platelet Aggregation and Coronary Thrombosis-II. Lancet 1997；349：1422-1428.

[622] Novel dosing regimen of eptifibatide in planned coronary stent implantation（ESPRIT）：a randomised，placebo-controlled trial. Lancet 2000；356：2037-2044.

[623] Gratsianskii NA. [Do low risk patients undergoing percutaneous coronary intervention after pretreatment with clopidogrel need abciximab infusion? Results of ISAR-REACT study]. Kardiologiia 2004；44：80-81.

[624] A comparison of aspirin plus tirofiban with aspirin plus heparin for unstable angina. Platelet Receptor Inhibition in Ischemic Syndrome Management（PRISM）Study Investigators. N Engl J Med 1998；338：1498-1505.

[625] Mukherjee D，Mahaffey KW，Moliterno DJ，et al. Promise of combined low-molecular-weight heparin and platelet glycoprotein IIb/IIIa inhibition：results from Platelet IIb/IIIa Antagonist for the Reduction of Acute coronary syndrome events in a Global Organization Network B（PARAGON B）. Am Heart J 2002；144：995-1002.

[626] Boersma E，Akkerhuis KM，Theroux P，Califf RM，Topol EJ，Simoons ML. Platelet glycoprotein IIb/IIIa receptor inhibition in non-ST-elevation acute coronary syndromes：early benefit during medical treatment only，with additional protection during percutaneous coronary intervention. Circulation 1999；100：2045-2048.

[627] Morrow DA，Sabatine MS，Antman EM，Cannon CP，Braunwald E，Theroux P. Usefulness of tirofiban among patients treated without percutaneous coronary intervention（TIMI high risk patients in PRISM-PLUS）. Am J Cardiol 2004；94：774-776.

[628] Boersma E，Pieper KS，Steyerberg EW，et al. Predictors of outcome in patients with acute coronary syndromes without persistent ST-segment elevation. Results from an

international trial of 9461 patients. The PURSUIT Investigators. Circulation 2000；101：2557-2567.

[629] Occurrence and clinical significance of thrombocytopenia in a population undergoing high-risk percutaneous coronary revascularization. Evaluation of c7E3 for the Prevention of Ischemic Complications（EPIC）Study Group. 1998；32：311-319.

[630] McClure MW，Berkowitz SD，Sparapani R，et al. Clinical significance of thrombocytopenia during a non-ST-elevation acute coronary syndrome. The platelet glycoprotein IIb/IIIa in unstable angina：receptor suppression using integrilin therapy（PURSUIT）trial experience. Circulation 1999；99：2892-2900.

[631] Effects of tissue plasminogen activator and a comparison of early invasive and conservative strategies in unstable angina and non-Q-wave myocardial infarction. Results of the TIMI IIIB Trial. Thrombolysis in Myocardial Ischemia. Circulation 1994；89：1545-1556.

[632] Baigent C，Collins R，Appleby P，Parish S，Sleight P，Peto R. ISIS-2：10 year survival among patients with suspected acute myocardial infarction in randomised comparison of intravenous streptokinase，oral aspirin，both，or neither. The ISIS-2（Second International Study of Infarct Survival）Collaborative Group. BMJ 1998；316：1337-1343.

[633] Franzosi MG，Santoro E，De Vita C，et al. Ten-year follow-up of the first megatrial testing thrombolytic therapy in patients with acute myocardial infarction：results of the Gruppo Italiano per lo Studio della Sopravvivenza nell'Infarto-1 study. The GISSI Investigators. Circulation 1998；98：2659-2665.

[634] Indications for fibrinolytic therapy in suspected acute myocardial infarction：collaborative overview of early mortality and major morbidity results from all randomised trials of more than 1000 patients. Fibrinolytic Therapy Trialists'（FTT）Collaborative Group. Lancet 1994；343：311-322.

[635] McCullough PA，O'Neill WW，Graham M，et al. A prospective randomized trial of triage angiography in acute coronary syndromes ineligible for thrombolytic therapy. Results of the medicine versus angiography in thrombolytic exclusion（MATE）trial. J Am Coll Cardiol 1998；32：596-605.

[636] Boden WE，O'Rourke RA，Crawford MH，et al. Outcomes in patients with acute non-Q-wave myocardial infarction randomly assigned to an invasive as compared with a conservative management strategy. Veterans Affairs Non-Q-Wave Infarction Strategies in Hospital（VANQWISH）Trial Investigators. N Engl J Med 1998；338：1785-1792.

[637] Coronary angioplasty versus medical therapy for angina：the second Randomised Intervention Treatment of Angina（RITA-2）trial. RITA-2 trial participants. Lancet 1997；350：461-468.

[638] Smith SJ，Dove JT，Jacobs AK，et al. ACC/AHA guidelines for percutaneous coronary intervention（revision of the 1993 PTCA guidelines）-executive summary：

a report of the American College of Cardiology/American Heart Association task force on practice guidelines（Committee to revise the 1993 guidelines for percutaneous transluminal coronary angioplasty）endorsed by the Society for Cardiac Angiography and Interventions. Circulation 2001；103：3019-3041.

[639] Bavry AA，Kumbhani DJ，Quiroz R，Ramchandani SR，Kenchaiah S，Antman EM. Invasive therapy along with glycoprotein IIb/IIIa inhibitors and intracoronary stents improves survival in non-ST-segment elevation acute coronary syndromes：a meta-analysis and review of the literature. Am J Cardiol 2004；93：830-835.

[640] Mehta SR，Cannon CP，Fox KA，et al. Routine vs selective invasive strategies in patients with acute coronary syndromes：a collaborative meta-analysis of randomized trials. JAMA 2005；293：2908-2917.

[641] Biondi-Zoccai GG，Abbate A，Agostoni P，et al. Long-term benefits of an early invasive management in acute coronary syndromes depend on intracoronary stenting and aggressive antiplatelet treatment：a metaregression. Am Heart J 2005；149：504-511.

[642] Cannon CP. Revascularisation for everyone？ Eur Heart J 2004；25：1471-1472.

[643] Hirsch A，Windhausen F，Tijssen JG，Verheugt FW，Cornel JH，de Winter RJ. Long-term outcome after an early invasive versus selective invasive treatment strategy in patients with non-ST-elevation acute coronary syndrome and elevated cardiac troponin T（the ICTUS trial）：a follow-up study. Lancet 2007；369：827-835.

[644] Stone GW. Non-ST-elevation acute coronary syndromes. Lancet 2007；369：801-803.

[645] Fox KA，Poole-Wilson P，Clayton TC，et al. 5-year outcome of an interventional strategy in non-ST-elevation acute coronary syndrome：the British Heart Foundation RITA 3 randomised trial. Lancet 2005；366：914-920.

[646] Boden WE，O'Rourke RA，Teo KK，et al. Optimal medical therapy with or without PCI for stable coronary disease. N Engl J Med 2007；356：1503-1516.

[647] Bavry AA，Kumbhani DJ，Rassi AN，Bhatt DL，Askari AT. Benefit of early invasive therapy in acute coronary syndromes：a meta-analysis of contemporary randomized clinical trials. J Am Coll Cardiol 2006；48：1319-1325.

[648] Hoenig MR，Doust JA，Aroney CN，Scott IA. Early invasive versus conservative strategies for unstable angina & non-ST-elevation myocardial infarction in the stent era. Cochrane Database Syst Rev 2006；3：CD004815.

[649] Invasive compared with non-invasive treatment in unstable coronary-artery disease：FRISC II prospective randomised multicentre study. FRagmin and Fast Revascularisation during InStability in Coronary artery disease Investigators. Lancet 1999；354：708-715.

[650] Wallentin L，Lagerqvist B，Husted S，Kontny F，Stahle E，Swahn E. Outcome at 1 year after an invasive compared with a non-invasive strategy in unstable coronary-artery disease：the FRISC II invasive randomised trial. FRISC II Investigators. Fast Revascularisation during Instability in Coronary artery disease. Lancet 2000；356：9-16.

[651] Lagerqvist B，Husted S，Kontny F，Stahle E，Swahn E，Wallentin L. 5-year outcomes in the FRISC-II randomised trial of an invasive versus a non-invasive strategy in non-ST-elevation acute coronary syndrome：a follow-up study. Lancet 2006；368：998-1004.

[652] Greenbaum AB，Harrington RA，Hudson MP，et al. Therapeutic value of eptifibatide at community hospitals transferring patients to tertiary referral centers early after admission for acute coronary syndromes. PURSUIT Investigators. J Am Coll Cardiol 2001；37：492-498.

[653] Spacek R，Widimsky P，Straka Z，et al. Value of first day angiography/angioplasty in evolving Non-ST segment elevation myocardial infarction：an open multicenter randomized trial. The VINO Study. Eur Heart J 2002；23：230-238.

[654] Lagerqvist B，Safstrom K，Stahle E，Wallentin L，Swahn E. Is early invasive treatment of unstable coronary artery disease equally effective for both women and men？ FRISC II Study Group Investigators. J Am Coll Cardiol 2001；38：41-48.

[655] Mueller C，Neumann FJ，Roskamm H，et al. Women do have an improved long-term outcome after non-ST-elevation acute coronary syndromes treated very early and predominantly with percutaneous coronary intervention：a prospective study in 1，450 consecutive patients. J Am Coll Cardiol 2002；40：245-250.

[656] Clayton TC，Pocock SJ，Henderson RA，et al. Do men benefit more than women from an interventional strategy in patients with unstable angina or non-ST-elevation myocardial infarction？ The impact of gender in the RITA 3 trial. Eur Heart J 2004；25：1641-1650.

[657] Eagle KA，Guyton RA，Davidoff R，et al. ACC/AHA 2004 guideline update for coronary artery bypass graft surgery：a report of the American College of Cardiology/American Heart Association Task Force on Practice Guidelines（Committee to Update the 1999 Guidelines for Coronary Artery Bypass Graft Surgery）. Circulation 2004；110：e340-437.

[658] Madsen JK，Grande P，Saunamaki K，et al. Danish multicenter randomized study of invasive versus conservative treatment in patients with inducible ischemia after thrombolysis in acute myocardial infarction（DANAMI）. DANish trial in Acute Myocardial Infarction. Circulation 1997；96：748-755.

[659] Pepine CJ，Geller NL，Knatterud GL，et al. The Asymptomatic Cardiac Ischemia Pilot（ACIP）study：design of a randomized clinical trial，baseline data and implications for a long-term outcome trial. J Am Coll Cardiol 1994；24：1-10.

[660] Knatterud GL，Bourassa MG，Pepine CJ，et al. Effects of treatment strategies to suppress ischemia in patients with coronary artery disease：12-week results of the Asymptomatic Cardiac Ischemia Pilot（ACIP）study. J Am Coll Cardiol 1994；24：11-20.

[661] Erne P，Schoenenberger AW，Burckhardt D，et al. Effects of percutaneous coronary interventions in silent ischemia after myocardial infarction：the SWISSI II

randomized controlled trial. JAMA 2007；297：1985-1991.

[662] Yusuf S，Flather M，Pogue J，et al. Variations between countries in invasive cardiac procedures and outcomes in patients with suspected unstable angina or myocardial infarction without initial ST elevation. OASIS（Organisation to Assess Strategies for Ischaemic Syndromes）Registry Investigators. Lancet 1998；352：507-514.

[663] Stone PH，Thompson B，Zaret BL，et al. Factors associated with failure of medical therapy in patients with unstable angina and non-Q wave myocardial infarction. A TIMI-IIIB database study. Eur Heart J 1999；20：1084-1093.

[664] Diver DJ，Bier JD，Ferreira PE，et al. Clinical and arteriographic characterization of patients with unstable angina without critical coronary arterial narrowing（from the TIMI-IIIA Trial）. Am J Cardiol 1994；74：531-537.

[665] Goyal A，Samaha FF，Boden WE，Wade MJ，Kimmel SE. Stress test criteria used in the conservative arm of the FRISC-II trial underdetects surgical coronary artery disease when applied to patients in the VANQWISH trial. J Am Coll Cardiol 2002；39：1601-1607.

[666] Glaser R，Herrmann HC，Murphy SA，et al. Benefit of an early invasive management strategy in women with acute coronary syndromes. JAMA 2002；288：3124-3129.

[667] Albertsson P，Emanuelsson H，Karlsson T，et al. Morbidity and use of medical resources in patients with chest pain and normal or near-normal coronary arteries. Am J Cardiol 1997；79：299-304.

[668] Potts SG，Bass CM. Psychosocial outcome and use of medical resources in patients with chest pain and normal or near-normal coronary arteries：a long-term follow-up study. Q J Med 1993；86：583-593.

[669] Cantor WJ，Mahaffey KW，Huang Z，et al. Bleeding complications in patients with acute coronary syndrome undergoing early invasive management can be reduced with radial access，smaller sheath sizes，and timely sheath removal. Catheter Cardiovasc Interv 2007；69：73-83.

[670] van Miltenburg-van ZA，Simoons ML，Veerhoek RJ，Bossuyt PM. Incidence and follow-up of Braunwald subgroups in unstable angina pectoris. J Am Coll Cardiol 1995；25：1286-1292.

[671] Nyman I，Areskog M，Areskog NH，Swahn E，Wallentin L. Very early risk stratification by electrocardiogram at rest in men with suspected unstable coronary heart disease. The RISC Study Group. J Intern Med 1993；234：293-301.

[672] Cheitlin MD，Armstrong WF，Aurigemma GP，et al. ACC/AHA/ASE 2003 guideline update for the clinical application of echocardiography：summary article：a report of the American College of Cardiology/American Heart Association Task Force on Practice Guidelines（ACC/AHA/ASE Committee to Update the 1997 Guidelines for the Clinical Application of Echocardiography）. Circulation 2003；108：1146-1162.

[673] Klocke FJ，Baird MG，Lorell BH，et al. ACC/AHA/ASNC guidelines for the clinical use of cardiac radionuclide imaging--executive summary：a report of the American

College of Cardiology/American Heart Association Task Force on Practice Guidelines（ACC/AHA/ASNC Committee to Revise the 1995 Guidelines for the Clinical Use of Cardiac Radionuclide Imaging）. Circulation 2003；108：1404-1418.

[674] Gibbons RJ，Balady GJ，Bricker JT，et al. ACC/AHA 2002 guideline update for exercise testing：summary article：a report of the American College of Cardiology/American Heart Association Task Force on Practice Guidelines（Committee to Update the 1997 Exercise Testing Guidelines）. Circulation 2002；106：1883-1892.

[675] Gibbons RJ，Abrams J，Chatterjee K，et al. ACA/AHA 2002 guideline update for the management of patients with chronic stable angina：a report of the American College of Cardiology/American Heart Association Task Force on practice guidelines （Committee on the Management of Patients With Chronic Stable Angina）. Available at：http：//www.acc.org/qualityandscience. Accessed May 8，2007.

[676] Kligfield P，Lauer MS. Exercise electrocardiogram testing：beyond the ST segment. Circulation 2006；114：2070-2082.

[677] Mark DB，Shaw L，Harrell FJ，et al. Prognostic value of a treadmill exercise score in outpatients with suspected coronary artery disease. N Engl J Med 1991；325：849-853.

[678] Klem I，Heitner JF，Shah DJ，et al. Improved detection of coronary artery disease by stress perfusion cardiovascular magnetic resonance with the use of delayed enhancement infarction imaging. J Am Coll Cardiol 2006；47：1630-1638.

[679] Manning WJ. Stress echocardiography in the diagnosis and prognosis of coronaryheartdisease.Availableat：http：//patients.uptodate.com/ topic.asp？file_chd/55189. Accessed January 11，2007.

[680] Nyman I，Larsson H，Areskog M，Areskog NH，Wallentin L. The predictive value of silent ischemia at an exercise test before discharge after an episode of unstable coronary artery disease. RISC Study Group. Am Heart J 1992；123：324-331.

[681] Starling MR，Crawford MH，Kennedy GT，O'Rourke RA. Treadmill exercise tests predischarge and six weeks post-myocardial infarction to detect abnormalities of known prognostic value. Ann Intern Med 1981；94：721-727.

[682] Marwick TH，Anderson T，Williams MJ，et al. Exercise echocardiography is an accurate and cost-efficient technique for detection of coronary artery disease in women. J Am Coll Cardiol 1995；26：335-341.

[683] Larsson H，Areskog M，Areskog NH，et al. Should the exercise test（ET）be performed at discharge or one month later after an episode of unstable angina or non-Q-wave myocardial infarction？ Int J Card Imaging 1991；7：7-14.

[684] Braunwald E，Mark DB，Jones RH，et al. Unstable Angina：Diagnosis and Management. 3-1-1994；AHCPR Publication No. 94-0602：1-154.

[685] Libby P. Current concepts of the pathogenesis of the acute coronary syndromes. Circulation 2001；104：365-372.

[686] Davies MJ. The pathophysiology of acute coronary syndromes. Heart 2000；83：361-6.

[687] DeWood MA，Stifter WF，Simpson CS，et al. Coronary arteriographic findings soon after non-Q-wave myocardial infarction. N Engl J Med 1986；315：417-423.

[688] Jones RH，Kesler K，Phillips HR，et al. Long-term survival benefits of coronary artery bypass grafting and percutaneous transluminal angioplasty in patients with coronary artery disease. J Thorac Cardiovasc Surg 1996；111：1013-1025.

[689] Hannan EL，Racz MJ，McCallister BD，et al. A comparison of three-year survival after coronary artery bypass graft surgery and percutaneous transluminal coronary angioplasty. J Am Coll Cardiol 1999；33：63-72.

[690] Rahimtoola SH，Nunley D，Grunkemeier G，Tepley J，Lambert L，Starr A. Ten-year survival after coronary bypass surgery for unstable angina. N Engl J Med 1983；308：676-681.

[691] Levin TN，Holloway S，Feldman T. Acute and late clinical outcome after rotational atherectomy for complex coronary disease. Cathet Cardiovasc Diagn 1998；45：122-130.

[692] RosenblumJ，PensabeneJF，KramerB.Thetransluminalextraction catheter device：atherectomy and removal of an intracoronary thrombus. J Inv Cardiol 1991；310-312.

[693] Williams DO，Braunwald E，Thompson B，Sharaf BL，Buller CE，Knatterud GL. Results of percutaneous transluminal coronary angioplasty in unstable angina and non-Q-wave myocardial infarction. Observations from the TIMI IIIB Trial. Circulation 1996；94：2749-2755.

[694] Moreyra AE，Palmeri ST，Wilson AC，Kulkarni A，Kulkarni R. Coronary angioplasty in unstable angina：contemporary experience. Can J Cardiol 1995；11：385-390.

[695] Stammen F，De Scheerder I，Glazier JJ，et al. Immediate and follow-up results of the conservative coronary angioplasty strategy for unstable angina pectoris. Am J Cardiol 1992；69：1533-1537.

[696] Perry RA，Seth A，Hunt A，Shiu MF. Coronary angioplasty in unstable angina and stable angina：a comparison of success and complications. Br Heart J 1988；60：367-372.

[697] Safian RD，Snyder LD，Synder BA，et al. Usefulness of percutaneous transluminal coronary angioplasty for unstable angina pectoris after non-Q-wave acute myocardial infarction. Am J Cardiol 1987；59：263-266.

[698] Kamp O，Beatt KJ，De Feyter PJ，et al. Short-，medium-，and long-term follow-up after percutaneous transluminal coronary angioplasty for stable and unstable angina pectoris. Am Heart J 1989；117：991-996.

[699] Cairns J，Theroux P，Armstrong P，et al. Unstable angina--report from a Canadian expert roundtable. Can J Cardiol 1996；12：1279-1292.

[700] Khan MM，Ellis SG，Aguirre FV，et al. Does intracoronary thrombus influence the outcome of high risk percutaneous transluminal coronary angioplasty？ Clinical and angiographic outcomes in a large multicenter trial. EPIC Investigators. Evaluation of IIb/IIIa Platelet Receptor Antagonist 7E3 in Preventing Ischemic Complications. J

Am Coll Cardiol 1998；31：31-36.

[701] Malosky SA，Hirshfeld JJ，Herrmann HC. Comparison of results of intracoronary stenting in patients with unstable vs. stable angina. Cathet Cardiovasc Diagn 1994；31：95-101.

[702] Marzocchi A，Piovaccari G，Marrozzini C，et al. Results of coronary stenting for unstable versus stable angina pectoris. Am J Cardiol 1997；79：1314-1318.

[703] Schuhlen H，Kastrati A，Dirschinger J，et al. Intracoronary stenting and risk for major adverse cardiac events during the first month. Circulation 1998；98：104-111.

[704] Kandzari DE，Roe MT，Ohman EM，et al. Frequency，predictors，and outcomes of drug-eluting stent utilization in patients with high-risk non-ST-segment elevation acute coronary syndromes. Am J Cardiol 2005；96：750-755.

[705] Hochman JS，Lamas GA，Knatterud GL，et al. Design and methodology of the Occluded Artery Trial（OAT）. Am Heart J 2005；150：627-642.

[706] Hochman JS，Lamas GA，Buller CE，et al. Coronary intervention for persistent occlusion after myocardial infarction. N Engl J Med 2006；355：2395-2407.

[707] Kong DF，Califf RM，Miller DP，et al. Clinical outcomes of therapeutic agents that block the platelet glycoprotein IIb/IIIa integrin in ischemic heart disease. Circulation 1998；98：2829-2835.

[708] Topol EJ，Ferguson JJ，Weisman HF，et al. Long-term protection from myocardial ischemic events in a randomized trial of brief integrin beta3 blockade with percutaneous coronary intervention. EPIC Investigator Group. Evaluation of Platelet IIb/IIIa Inhibition for Prevention of Ischemic Complication. JAMA 1997；278：479-484.

[709] Topol EJ，Califf RM，Weisman HF，et al. Randomised trial of coronary intervention with antibody against platelet IIb/IIIa integrin for reduction of clinical restenosis：results at six months. The EPIC Investigators. Lancet 1994；343：881-886.

[710] Effects of platelet glycoprotein IIb/IIIa blockade with tirofiban on adverse cardiac events in patients with unstable angina or acute myocardial infarction undergoing coronary angioplasty. The RESTORE Investigators. Randomized Efficacy Study of Tirofiban for Outcomes and REstenosis. Circulation 1997；96：1445-1453.

[711] Kastrati A，Mehilli J，Schuhlen H，et al. A clinical trial of abciximab in elective percutaneous coronary intervention after pretreatment with clopidogrel. N Engl J Med 2004；350：232-238.

[712] Pocock SJ，Henderson RA，Rickards AF，et al. Meta-analysis of randomised trials comparing coronary angioplasty with bypass surgery. Lancet 1995；346：1184-1189.

[713] Five-year clinical and functional outcome comparing bypass surgery and angioplasty in patients with multivessel coronary disease. A multicenter randomized trial. Writing Group for the Bypass Angioplasty Revascularization Investigation（BARI）Investigators. JAMA 1997；277：715-721.

[714] Comparison of coronary bypass surgery with angioplasty in patients with multivessel

disease. The Bypass Angioplasty Revascularization Investigation （BARI） Investigators. N Engl J Med 1996；335：217-225.

[715] Seven-year outcome in the Bypass Angioplasty Revascularization Investigation （BARI） by treatment and diabetic status. J Am Coll Cardiol 2000；35：1122-1129.

[716] First-year results of CABRI（Coronary Angioplasty versus Bypass Revascularisation Investigation）. CABRI Trial Participants. Lancet 1995；346：1179-1184.

[717] Weintraub WS，Stein B，Kosinski A，et al. Outcome of coronary bypass surgery versus coronary angioplasty in diabetic patients with multivessel coronary artery disease. J Am Coll Cardiol 1998；31：10-19.

[718] Hannan EL，Racz MJ，Walford G，et al. Long-term outcomes of coronary-artery bypass grafting versus stent implantation. N Engl J Med 2005；352：2174-2183.

[719] Detre KM, Guo P, Holubkov R, et al. Coronary revascularization in diabetic patients: a comparison of the randomized and observational components of the Aypass Angioplasty Revascularization Investigation（BARI）. Circulation 1999; 99: 633-640.

[720] Bhatt DL，Topol EJ. Current role of platelet glycoprotein IIb/IIIa inhibitors in acute coronary syndromes. JAMA 2000；284：1549-1558.

[721] Ferguson TJ，Hammill BG，Peterson ED，DeLong ER，Grover FL. A decade of change--risk profiles and outcomes for isolated coronary artery bypass grafting procedures，1990-1999：a report from the STS National Database Committee and the Duke Clinical Research Institute. Society of Thoracic Surgeons. Ann Thorac Surg 2002；73：480-9；discussion 489-490.

[722] Morrison DA，Sethi G，Sacks J，et al. Percutaneous coronary intervention versus coronary artery bypass graft surgery for patients with medically refractory myocardial ischemia and risk factors for adverse outcomes with bypass：a multicenter，randomized trial. Investigators of the Department of Veterans Affairs Cooperative Study #385，the Angina With Extremely Serious Operative Mortality Evaluation （AWESOME）. J Am Coll Cardiol 2001；38：143-149.

[723] Mercado N，Wijns W，Serruys PW，et al. One-year outcomes of coronary artery bypass graft surgery versus percutaneous coronary intervention with multiple stenting for multisystem disease：a meta-analysis of individual patient data from randomized clinical trials. J Thorac Cardiovasc Surg 2005；130：512-519.

[724] Serruys PW，Unger F，Sousa JE，et al. Comparison of coronary-artery bypass surgery and stenting for the treatment of multivessel disease. N Engl J Med 2001；344：1117-1124.

[725] Rodriguez A，Bernardi V，Navia J，et al. Argentine Randomized Study：Coronary Angioplasty with Stenting versus Coronary Bypass Surgery in patients with Multiple-Vessel Disease（ERACI II）: 30-day and one-year follow-up results. ERACI II Investigators. J Am Coll Cardiol 2001；37：51-58.

[726] Coronary artery bypass surgery versus percutaneous coronary intervention with stent implantation in patients with multivessel coronary artery disease（the Stent or Surgery

trial）：a randomised controlled trial. Lancet 2002；360：965-970.

[727] Hueb W，Soares PR，Gersh BJ，et al. The medicine，angioplasty，or surgery study（MASS-II）：a randomized，controlled clinical trial of three therapeutic strategies for multivessel coronary artery disease：one-year results. J Am Coll Cardiol 2004；43：1743-1751.

[728] Legrand VM，Serruys PW，Unger F，et al. Three-year outcome after coronary stenting versus bypass surgery for the treatment of multivessel disease. Circulation 2004；109：1114-1120.

[729] Khan NE，De Souza A，Mister R，et al. A randomized comparison of off-pump and on-pump multivessel coronary-artery bypass surgery. N Engl J Med 2004；350：21-28.

[730] Camenzind E. Safety of drug-eluting stents：insights from meta analysis. Hot Lines and Clinical Trial Updates. European Society of Cardiology. ESCCongressReports：Availableat：http：//www.escardio.org/knowledge/congresses/Congress Reports/hotlinesandctus/ 707009_Camenzind.htm. Accessed December 17，2006.

[731] Ferraris VA，Ferraris SP，Moliterno DJ，et al. The Society of Thoracic Surgeons practice guideline series：aspirin and other antiplatelet agents during operative coronary revascularization（executive summary）. Ann Thorac Surg 2005；79：1454-1461.

[732] Coronary angioplasty versus coronary artery bypass surgery：the Randomized Intervention Treatment of Angina（RITA）trial. Lancet 1993；341：573-580.

[733] Yusuf S，Zucker D，Peduzzi P，et al. Effect of coronary artery bypass graft surgery on survival：overview of 10-year results from randomised trials by the Coronary Artery Bypass Graft Surgery Trialists Collaboration. Lancet 1994；344：563-570.

[734] Eleven-year survival in the Veterans Administration randomized trial of coronary bypass surgery for stable angina. The Veterans Administration Coronary Artery Bypass Surgery Cooperative Study Group. N Engl J Med 1984；311：1333-1339.

[735] Coronary artery surgery study（CASS）：a randomized trial of coronary artery bypass surgery. Survival data. Circulation 1983；68：939-950.

[736] de Feyter PJ，Serruys PW，Arnold A，et al. Coronary angioplasty of the unstable angina related vessel in patients with multivessel disease. Eur Heart J 1986；7：460-467.

[737] Mock MB，Fisher LD，Holmes DJ，et al. Comparison of effects of medical and surgical therapy on survival in severe angina pectoris and two-vessel coronary artery disease with and without left ventricular dysfunction：a Coronary Artery Surgery Study Registry Study. Am J Cardiol 1988；61：1198-1203.

[738] Gluckman TJ，Sachdev M，Schulman SP，Blumenthal RS. A simplified approach to the management of non-ST-segment elevation acute coronary syndromes. JAMA 2005；293：349-357.

[739] Dracup K，Alonzo AA，Atkins JM，et al. The physician's role in minimizing prehospital delay in patients at high risk for acute myocardial infarction：recommendations from the National Heart Attack Alert Program. Working Group on

Educational Strategies To Prevent Prehospital Delay in Patients at High Risk for Acute Myocardial Infarction. Ann Intern Med 1997；126：645-651.

[740] Beckie T. A supportive-educative telephone program：impact on knowledge and anxiety after coronary artery bypass graft surgery. Heart Lung 1989；18：46-55.

[741] U.S. Centers for Disease Control and Prevention. State-Specific Prevalence of Obesity Among Adults—United States，2005. MMWR 2006；55：985– 8. Available at：http：//www.cdc.gov/mmwr/preview/mmwrhtml/mm5536a1.htm. Accessed November 27，2006.

[742] Mukherjee D，Fang J，Chetcuti S，Moscucci M，Kline-Rogers E，Eagle KA. Impact of combination evidence-based medical therapy on mortality in patients with acute coronary syndromes. Circulation 2004；109：745-749.

[743] Mukherjee D，Fang J，Kline-Rogers E，Otten R，Eagle KA. Impact of combination evidence based medical treatment in patients with acute coronary syndromes in various TIMI risk groups. Heart 2005；91：381-382.

[744] Reeder GS，Lengyel M，Tajik AJ，Seward JB，Smith HC，Danielson GK. Mural thrombus in left ventricular aneurysm：incidence，role of angiography，and relation between anticoagulation and embolization. Mayo Clin Proc 1981；56：77-81.

[745] Keating EC，Gross SA，Schlamowitz RA，et al. Mural thrombi in myocardial infarctions. Prospective evaluation by two-dimensional echocardiography. Am J Med 1983；74：989-995.

[746] Weintraub WS，Ba'Albaki HA. Decision analysis concerning the application of echocardiography to the diagnosis and treatment of mural thrombi after anterior wall acute myocardial infarction. Am J Cardiol 1989；64：708-716.

[747] Sherman DG，Dyken ML，Fisher M，Harrison MJ，Hart RG. Antithrombotic therapy for cerebrovascular disorders. Chest 1989；95：140S-155S.

[748] Cregler LL. Antithrombotic therapy in left ventricular thrombosis and systemic embolism. Am Heart J 1992；123：1110-1114.

[749] Vaitkus PT，Barnathan ES. Embolic potential，prevention and management of mural thrombus complicating anterior myocardial infarction：a meta-analysis. J Am Coll Cardiol 1993；22：1004-1009.

[750] Lip GY. Intracardiac thrombus formation in cardiac impairment：the role of anticoagulant therapy. Postgrad Med J 1996；72：731-738.

[751] Al-Khadra AS，Salem DN，Rand WM，Udelson JE，Smith JJ，Konstam MA. Warfarin anticoagulation and survival：a cohort analysis from the Studies of Left Ventricular Dysfunction. J Am Coll Cardiol 1998；31：749-753.

[752] Wyse DG，Waldo AL，DiMarco JP，et al. A comparison of rate control and rhythm control in patients with atrial fibrillation. N Engl J Med 2002；347：1825-1833.

[753] Fuster V，Ryden LE，Cannom DS，et al. ACC/AHA/ESC 2006 guidelines for the management of patients with atrial fibrillation--executive summary：a report of the American College of Cardiology/American Heart Association Task Force on Practice

Guidelines and the European Society of Cardiology Committee for Practice Guidelines（Writing Committee to Revise the 2001 Guidelines for the Management of Patients With Atrial Fibrillation）. J Am Coll Cardiol 2006；48：854-906.

[754] Gent AE，Brook CG，Foley TH，Miller TN. Dipyridamole：a controlled trial of its effect in acute myocardial infarction. Br Med J 1968；4：366-368.

[755] Alexander KP，Chen AY，Roe MT，et al. Excess dosing of antiplatelet and antithrombin agents in the treatment of non-ST-segment elevation acute coronary syndromes. JAMA 2005；294：3108-3116.

[756] Fox KM. Efficacy of perindopril in reduction of cardiovascular events among patients with stable coronary artery disease：randomised，double-blind，placebo-controlled，multicentre trial（the EUROPA study）. Lancet 2003；362：782-788.

[757] Braunwald E，Domanski MJ，Fowler SE，et al. Angiotensin-converting-enzyme inhibition in stable coronary artery disease. N Engl J Med 2004；351：2058-2068.

[758] Dagenais GR，Pogue J，Fox K，Simoons ML，Yusuf S. Angiotensin-converting-enzyme inhibitors in stable vascular disease without left ventricular systolic dysfunction or heart failure：a combined analysis of three trials. Lancet 2006；368：581-588.

[759] Pitt B. ACE inhibitors for patients with vascular disease without left ventricular dysfunction--may they rest in PEACE？ N Engl J Med 2004；351：2115-2117.

[760] Peverill RE，Harper RW，Smolich JJ. CARS trial：warfarin and thrombin generation. Coumadin Aspirin Reinfarction Study. Lancet 1997；350：1177-1178.

[761] Malmberg K，Norhammar A，Wedel H，Ryden L. Glycometabolic state at admission：important risk marker of mortality in conventionally treated patients with diabetes mellitus and acute myocardial infarction：long-term results from the Diabetes and Insulin-Glucose Infusion in Acute Myocardial Infarction（DIGAMI）study. Circulation 1999；99：2626-2632.

[762] Mohr JP，Thompson JL，Lazar RM，et al. A comparison of warfarin and aspirin for the prevention of recurrent ischemic stroke. N Engl J Med 2001；345：1444-1451.

[763] Brouwer MA，van den Bergh PJ，Aengevaeren WR，et al. Aspirin plus coumarin versus aspirin alone in the prevention of reocclusion after fibrinolysis for acute myocardial infarction：results of the Antithrombotics in the Prevention of Reocclusion In Coronary Thrombolysis（APRICOT）-2 Trial. Circulation 2002；106：659-665.

[764] Norhammar A，Malmberg K，Diderholm E，et al. Diabetes mellitus：the major risk factor in unstable coronary artery disease even after consideration of the extent of coronary artery disease and benefits of revascularization. J Am Coll Cardiol 2004；43：585-591.

[765] Van den Berghe G，Wilmer A，Hermans G，et al. Intensive insulin therapy in the medical ICU. N Engl J Med 2006；354：449-461.

[766] Finfer S，Chittock DR，Su SY，et al. Intensive versus conventional glucose control in critically ill patients. N Engl J Med 2009；360：1283-1297.

[767] Kosiborod M，Inzucchi SE，Goyal A，et al. Relationship between spontaneous and

iatrogenic hypoglycemia and mortality in patients hospitalized with acute myocardial infarction. JAMA 2009；301：1556-1564.

[768] Chaitman BR，Hardison RM，Adler D，et al. The Bypass Angioplasty Revascularization Investigation 2 Diabetes randomized trial of different treatment strategies in type 2 diabetes mellitus with stable ischemic heart disease：impact of treatment strategy on cardiac mortality and myocardial infarction. Circulation 2009；120：2529-2540.

[769] Standards of medical care in diabetes--2010. Diabetes Care 2010；33 Suppl 1：S11-S61.

[770] Randomised trial of cholesterol lowering in 4444 patients with coronary heart disease：the Scandinavian Simvastatin Survival Study（4S）. Lancet 1994；344：1383-1389.

[771] Prevention of cardiovascular events and death with pravastatin in patients with coronary heart disease and a broad range of initial cholesterol levels. The Long-Term Intervention with Pravastatin in Ischaemic Disease（LIPID）Study Group. N Engl J Med 1998；339：1349-1357.

[772] Sacks FM，Pfeffer MA，Moye LA，et al. The effect of pravastatin on coronary events after myocardial infarction in patients with average cholesterol levels. Cholesterol and Recurrent Events Trial investigators. N Engl J Med 1996；335：1001-1009.

[773] MRC/BHF Heart Protection Study of cholesterol lowering with simvastatin in 20，536 high-risk individuals：a randomised placebo-controlled trial. Lancet 2002；360：7-22.

[774] de Lemos JA，Blazing MA，Wiviott SD，et al. Early intensive vs a delayed conservative simvastatin strategy in patients with acute coronary syndromes：phase Z of the A to Z trial. JAMA 2004；292：1307-1316.

[775] Cannon CP，Braunwald E，McCabe CH，et al. Intensive versus moderate lipid lowering with statins after acute coronary syndromes. N Engl J Med 2004；350：1495-1504.

[776] Nissen SE，Nicholls SJ，Sipahi I，et al. Effect of very high-intensity statin therapy on regression of coronary atherosclerosis：the ASTEROID trial. JAMA 2006；295：1556-1565.

[777] Third Report of the National Cholesterol Education Program（NCEP）Expert Panel on Detection，Evaluation，and Treatment of High Blood Cholesterol in Adults（Adult Treatment Panel III）final report. Circulation 2002；106：3143-3421.

[778] Stenestrand U，Wallentin L. Early statin treatment following acute myocardial infarction and 1-year survival. JAMA 2001；285：430-436.

[779] Briel M，Schwartz GG，Thompson PL，et al. Effects of early treatment with statins on short-term clinical outcomes in acute coronary syndromes：a meta-analysis of randomized controlled trials. JAMA 2006；295：2046-2056.

[780] Muhlestein JB，Horne BD，Bair TL，et al. Usefulness of in-hospital prescription of statin agents after angiographic diagnosis of coronary artery disease in improving

continued compliance and reduced mortality. Am J Cardiol 2001；87：257-261.

[781] Fonarow GC，Gawlinski A，Moughrabi S，Tillisch JH. Improved treatment of coronary heart disease by implementation of a Cardiac Hospitalization Atherosclerosis Management Program（CHAMP）. Am J Cardiol 2001；87：819-822.

[782] Fonarow GC，Ballantyne CM. In-hospital initiation of lipid-lowering therapy for patients with coronary heart disease：the time is now. Circulation 2001；103：2768-2770.

[783] Rasmussen JN，Chong A，Alter DA. Relationship between adherence to evidence-based pharmacotherapy and long-term mortality after acute myocardial infarction. JAMA 2007；297：177-186.

[784] Chobanian AV，Bakris GL，Black HR，et al. Seventh report of the Joint National Committee on Prevention，Detection，Evaluation，and Treatment of High Blood Pressure. Hypertension 2003；42：1206-1252.

[785] Rosendorff C，Black HR，Cannon CP，et al. Treatment of hypertension in the prevention and management of ischemic heart disease：a scientific statement from the American Heart Association Council for High Blood Pressure Research and the Councils on Clinical Cardiology and Epidemiology and Prevention. Circulation 2007；115：2761-2788.

[786] Knowler WC，Barrett-Connor E，Fowler SE，et al. Reduction in the incidence of type 2 diabetes with lifestyle intervention or metformin. N Engl J Med 2002；346：393-403.

[787] Bantle JP，Wylie-Rosett J，Albright AL，et al. Nutrition recommendations and interventions for diabetes--2006：a position statement of the American Diabetes Association. Diabetes Care 2006；29：2140-2157.

[788] Summary of revisions for the 2006 Clinical Practice Recommendations. Diabetes Care 2006；29 Suppl 1：S3.

[789] Daly LE，Mulcahy R，Graham IM，Hickey N. Long term effect on mortality of stopping smoking after unstable angina and myocardial infarction. Br Med J（Clin Res Ed）1983；287：324-326.

[790] U.S. Department of Health and Human Services，Public Health Service Agency. Clinical Practice Guidelines：Number 18：Smoking Cessation. 1996；AHCPR Publication 96-0692.

[791] U.S.DepartmentofHeathandHumanServices.PhysicalActivity Fundamental to Preventing Disease. Office of the Assistant Secretary for PlanningandEvaluation.Availableat：http：//aspe.hhs.gov/health/reports/physicalactivity/. Accessed October 10，2006.

[792] Thompson PD. Exercise prescription and proscription for patients with coronary artery disease. Circulation 2005；112：2354-2363.

[793] Gondoni LA，Liuzzi A，Titon AM，et al. A simple tool to predict exercise capacity of obese patients with ischaemic heart disease. Heart 2006；92：899-904.

[794] Rankin SL，Briffa TG，Morton AR，Hung J. A specific activity questionnaire to

measure the functional capacity of cardiac patients. Am J Cardiol 1996；77：1220-1223.

[795] Hlatky MA，Boineau RE，Higginbotham MB，et al. A brief self-administered questionnaire to determine functional capacity（the Duke Activity Status Index）. Am J Cardiol 1989；64：651-654.

[796] Morris CK，Myers J，Froelicher VF，Kawaguchi T，Ueshima K，Hideg A. Nomogram based on metabolic equivalents and age for assessing aerobic exercise capacity in men. J Am Coll Cardiol 1993；22：175-182.

[797] Wenger NK，Froelicher ES，Smith LK，et al. Cardiac rehabilitation as secondary prevention. Agency for Health Care Policy and Research and National Heart，Lung，and Blood Institute. Clin Pract Guidel Quick Ref Guide Clin 1995：1-23.

[798] Fletcher GF，Balady G，Blair SN，et al. Statement on exercise：benefits and recommendations for physical activity programs for all Americans. A statement for health professionals by the Committee on Exercise and Cardiac Rehabilitation of the Council on Clinical Cardiology，American Heart Association. Circulation 1996；94：857-862.

[799] Pate RR，Pratt M，Blair SN，et al. Physical activity and public health. A recommendation from the Centers for Disease Control and Prevention and the American College of Sports Medicine. JAMA 1995；273：402-407.

[800] Pollock ML，Franklin BA，Balady GJ，et al. AHA Science Advisory. Resistance exercise in individuals with and without cardiovascular disease：benefits，rationale，safety，and prescription：An advisory from the Committee on Exercise，Rehabilitation，and Prevention，Council on Clinical Cardiology，American Heart Association；Position paper endorsed by the American College of Sports Medicine. Circulation 2000；101：828-833.

[801] Flaker GC，Warnica JW，Sacks FM，et al. Pravastatin prevents clinical events in revascularized patients with average cholesterol concentrations. Cholesterol and Recurrent Events CARE Investigators. J Am Coll Cardiol 1999；34：106-112.

[802] Gislason GH，Jacobsen S，Rasmussen JN，et al. Risk of death or reinfarction associated with the use of selective cyclooxygenase-2 inhibitors and nonselective nonsteroidal antiinflammatory drugs after acute myocardial infarction. Circulation 2006；113：2906-2913.

[803] Gibson CM，Braunwald B. Association of treatment with nonsteroidal anti-inflammatory agents（NSAIDS）on study entry with 30 day adverse outcomesamongSTelevationMI（STEMI）patientstreatedwith fibrinolytic agent. An EXTRACT-TIMI 25 ANALYSIS（abstr）. Circulation 2006；114 MzisnSuppl II：697.

[804] Hulley S，Grady D，Bush T，et al. Randomized trial of estrogen plus progestin for secondary prevention of coronary heart disease in postmenopausal women. Heart and Estrogen/progestin Replacement Study（HERS）Research Group. JAMA 1998；280：605-613.

[805] Manson JE，Hsia J，Johnson KC，et al. Estrogen plus progestin and the risk of coronary heart disease. N Engl J Med 2003；349：523-534.

[806] Rossouw JE，Anderson GL，Prentice RL，et al. Risks and benefits of estrogen plus progestin in healthy postmenopausal women：principal results From the Women's Health Initiative randomized controlled trial. JAMA 2002；288：321-333.

[807] Stampfer MJ，Malinow MR，Willett WC，et al. A prospective study of plasma homocyst（e）ine and risk of myocardial infarction in US physicians. JAMA 1992；268：877-881.

[808] Sullivan AK，Holdright DR，Wright CA，Sparrow JL，Cunningham D，Fox KM. Chest pain in women：clinical，investigative，and prognostic features. BMJ 1994；308：883-886.

[809] Lonn E，Yusuf S，Arnold MJ，et al. Homocysteine lowering with folic acid and B vitamins in vascular disease. N Engl J Med 2006；354：1567-1577.

[810] Bonaa KH，Njolstad I，Ueland PM，et al. Homocysteine lowering and cardiovascular events after acute myocardial infarction. N Engl J Med 2006；354：1578-1588.

[811] Bjelakovic G，Nikolova D，Gluud LL，Simonetti RG，Gluud C. Mortality in randomized trials of antioxidant supplements for primary and secondary prevention：systematic review and meta-analysis. JAMA 2007；297：842-857.

[812] Schechtman KB，Capone RJ，Kleiger RE，et al. Risk stratification of patients with non-Q wave myocardial infarction. The critical role of ST segment depression. The Diltiazem Reinfarction Study Research Group. Circulation 1989；80：1148-1158.

[813] Stubbs P，Collinson P，Moseley D，Greenwood T，Noble M. Prospective study of the role of cardiac troponin T in patients admitted with unstable angina. BMJ 1996；313：262-264.

[814] Newby LK，Christenson RH，Ohman EM，et al. Value of serial troponin T measures for early and late risk stratification in patients with acute coronary syndromes. The GUSTO-IIa Investigators. Circulation 1998；98：1853-1859.

[815] van Domburg RT，van Miltenburg-van ZA，Veerhoek RJ，Simoons ML. Unstable angina：good long-term outcome after a complicated early course. J Am Coll Cardiol 1998；31：1534-1539.

[816] Zipes DP，Camm AJ，Borggrefe M，et al. ACC/AHA/ESC 2006 guidelines for management of patients with ventricular arrhythmias and the prevention of sudden cardiac death：a report of the American College of Cardiology/American Heart Association Task Force and the European Society of Cardiology Committee for Practice Guidelines（Writing Committee to Develop Guidelines for Management of Patients With Ventricular Arrhythmias and the Prevention of Sudden Cardiac Death）. J Am Coll Cardiol 2006；48：e247-e346.

[817] Hirsch AT，Haskal ZJ，Hertzer NR，et al. ACC/AHA 2005 guidelines for the management of patients with peripheral arterial disease（lower extremity，renal，mesenteric，and abdominal aortic）：executive summary a collaborative report from

the American Association for Vascular Surgery/Society for Vascular Surgery，Society for Cardiovascular Angiography and Interventions，Society for Vascular Medicine and Biology，Society of Interventional Radiology，and the ACC/AHA Task Force on Practice Guidelines（Writing Committee to Develop Guidelines for the Management of Patients With Peripheral Arterial Disease）endorsed by the American Association of Cardiovascular and Pulmonary Rehabilitation；National Heart，Lung，and Blood Institute；Society for Vascular Nursing；TransAtlantic Inter-Society Consensus；and Vascular Disease Foundation. J Am Coll Cardiol 2006；47：1239-1312.

[818] Frasure-Smith N，Lesperance F，Talajic M. Depression and 18-month prognosis after myocardial infarction. Circulation 1995；91：999-1005.

[819] Glassman AH，O'Connor CM，Califf RM，et al. Sertraline treatment of major depression in patients with acute MI or unstable angina. JAMA 2002；288：701-709.

[820] Carney RM，Blumenthal JA，Freedland KE，et al. Depression and late mortality after myocardial infarction in the Enhancing Recovery in Coronary Heart Disease（ENRICHD）study. Psychosom Med 2004；66：466-474.

[821] Lesperance F，Frasure-Smith N，Koszycki D，et al. Effects of citalopram and interpersonal psychotherapy on depression in patients with coronary artery disease：the Canadian Cardiac Randomized Evaluation of Antidepressant and Psychotherapy Efficacy（CREATE）trial. JAMA 2007；297：367-379.

[822] Demyttenaere K. Risk factors and predictors of compliance in depression. Eur Neuropsychopharmacol 2003；13 Suppl 3：S69-S75.

[823] Stromberg A，Brostrom A，Dahlstrom U，Fridlund B. Factors influencing patient compliance with therapeutic regimens in chronic heart failure：A critical incident technique analysis. Heart Lung 1999；28：334-341.

[824] Rosenstock IM. Adoption and maintenance of lifestyle modifications. Am J Prev Med 1988；4：349-352.

[825] Balady GJ，Ades PA，Comoss P，et al. Core components of cardiac rehabilitation/secondary prevention programs：A statement for healthcare professionals from the American Heart Association and the American Association of Cardiovascular and Pulmonary Rehabilitation Writing Group. Circulation 2000；102：1069-1073.

[826] King ML，Williams MA，Fletcher GF，et al. Medical director responsibilities for outpatient cardiac rehabilitation/secondary prevention programs：a scientific statement from the American Heart Association/American Association for Cardiovascular and Pulmonary Rehabilitation. Circulation 2005；112：3354-3360.

[827] Feigenbaum E and Carter E. Heath Technology Assessment Report No. 6. US Department of Health and Human Services. Public Health Service. National Center for Health Services，Research，and Health Care Technology Assessment. Publication No. PHS 883427，1988.

[828] Jolliffe JA，Rees K，Taylor RS，Thompson D，Oldridge N，Ebrahim S. Exercise-basedrehabilitationforcoronaryheartdisease.Cochrane Database Syst Rev 2001；

CD001800.

[829] DeBusk RF，Miller NH，Superko HR，et al. A case-management system for coronary risk factor modification after acute myocardial infarction. Ann Intern Med 1994；120：721-729.

[830] Witt BJ，Jacobsen SJ，Weston SA，et al. Cardiac rehabilitation after myocardial infarction in the community. J Am Coll Cardiol 2004；44：988-996.

[831] Oldridge NB，Guyatt GH，Fischer ME，Rimm AA. Cardiac rehabilitation after myocardial infarction. Combined experience of randomized clinical trials. JAMA 1988；260：945-950.

[832] Ades PA，Pashkow FJ，Nestor JR. Cost-effectiveness of cardiac rehabilitation after myocardial infarction. J Cardiopulm Rehabil 1997；17：222-231.

[833] Bondestam E，Breikss A，Hartford M. Effects of early rehabilitation on consumption of medical care during the first year after acute myocardial infarction in patients ＞ or = 65 years of age. Am J Cardiol 1995；75：767-771.

[834] Cohen MG，Roe MT，Mulgund J，et al. Clinical characteristics，process of care，and outcomes of Hispanic patients presenting with non-ST-segment elevation acute coronary syndromes：results from Can Rapid risk stratification of Unstable angina patients Suppress ADverse outcomes with Early implementation of the ACC/AHA Guidelines（CRUSADE）. Am Heart J 2006；152：110-117.

[835] Barber K，Stommel M，Kroll J，Holmes-Rovner M，McIntosh B. Cardiac rehabilitation for community-based patients with myocardial infarction：factors predicting discharge recommendation and participation. J Clin Epidemiol 2001；54：1025-1030.

[836] Spencer FA，Salami B，Yarzebski J，Lessard D，Gore JM，Goldberg RJ. Temporal trends and associated factors of inpatient cardiac rehabilitation in patients with acute myocardial infarction：a community-wide perspective. J Cardiopulm Rehabil 2001；21：377-384.

[837] O'Connor GT，Buring JE，Yusuf S，et al. An overview of randomized trials of rehabilitation with exercise after myocardial infarction. Circulation 1989；80：234-244.

[838] Lavie CJ，Milani RV. Effects of cardiac rehabilitation and exercise training programs in patients ＞ or = 75 years of age. Am J Cardiol 1996；78：675-677.

[839] Ziegelstein RC. Depression in patients recovering from a myocardial infarction. JAMA 2001；286：1621-1627.

[840] Williams MA，Fleg JL，Ades PA，et al. Secondary prevention of coronary heart disease in the elderly（with emphasis on patients ＞ or =75 years of age）：an American Heart Association scientific statement from the Council on Clinical Cardiology Subcommittee on Exercise，Cardiac Rehabilitation，and Prevention. Circulation 2002；105：1735-1743.

[841] Centers for Medicare & Medicaid Services. Your Medicare Benefits. Availableat：http:

//www.medicare.gov/Publications/Pubs/pdf/10116.pdf. Accessed October 27，2006.

[842] Rost K，Smith GR. Return to work after an initial myocardial infarction and subsequent emotional distress. Arch Intern Med 1992；152：381-385.

[843] Froelicher ES，Kee LL，Newton KM，Lindskog B，Livingston M. Return to work，sexual activity，and other activities after acute myocardial infarction. Heart Lung 1994；23：423-435.

[844] Lewin R. Return to work after MI，the roles of depression，health beliefs and rehabilitation. Int J Cardiol 1999；72：49-51.

[845] Grines CL，Marsalese DL，Brodie B，et al. Safety and cost-effectiveness of early discharge after primary angioplasty in low risk patients with acute myocardial infarction. PAMI-II Investigators. Primary Angioplasty in Myocardial Infarction. J Am Coll Cardiol 1998；31：967-972.

[846] Petrie KJ，Cameron LD，Ellis CJ，Buick D，Weinman J. Changing illness perceptions after myocardial infarction：an early intervention randomized controlled trial. Psychosom Med 2002；64：580-586.

[847] Ostir GV，Goodwin JS，Markides KS，Ottenbacher KJ，Balfour J，Guralnik JM. Differential effects of premorbid physical and emotional health on recovery from acute events. J Am Geriatr Soc 2002；50：713-718.

[848] Sansone GR，Alba A，Frengley JD. Analysis of FIM instrument scores for patients admitted to an inpatient cardiac rehabilitation program. Arch Phys Med Rehabil 2002；83：506-512.

[849] Froom P，Cohen C，Rashcupkin J，et al. Referral to occupational medicine clinics and resumption of employment after myocardial infarction. J Occup Environ Med 1999；41：943-947.

[850] Boudrez H，De Backer G. Recent findings on return to work after an acute myocardial infarction or coronary artery bypass grafting. Acta Cardiol 2000；55：341-349.

[851] Mittag O，Kolenda KD，Nordman KJ，Bernien J，Maurischat C. Return to work after myocardial infarction/coronary artery bypass grafting：patients' and physicians' initial viewpoints and outcome 12 months later. Soc Sci Med 2001；52：1441-1450.

[852] Kavanagh T，Matosevic V，Thacker L，Belliard R，Shephard RJ. On-site evaluation of bus drivers with coronary heart disease. J Cardiopulm Rehabil 1998；18：209-215.

[853] Covinsky KE，Chren MM，Harper DL，Way LE，Rosenthal GE. Differences in patient-reported processes and outcomes between men and women with myocardial infarction. J Gen Intern Med 2000；15：169-174.

[854] Antman EM，Kuntz KM. The length of the hospital stay after myocardial infarction. N Engl J Med 2000；342：808-810.

[855] Haskell WL. Rehabilitation of the coronary patient. In：Wenger NK，Hellerstein HK，editors. Design and Implantation of Cardiac Conditioning Program. New York，NY：Churchill Livingstone，1978：147.

[856] Usher M，Dennis C，Schwartz R，Ahn D，DeBusk RF. Physician influences on timing

of return to work after myocardial infarction. Circulation 1986：74.

[857] PetrucelliE，ManilowskiM.StatusofMedicalReviewinDrier Liscensing：Policies，Programs and Standards. Springfield，VA：National Highway Traffic Safety Administration，US Dept of Transportation；992. DOT HS 807 892.

[858] CodeofFederalRegulation14CFR121.Pg427，Section25.841. Published by the Office of Federal Register. January 1，2002.

[859] Code of Federal Regulation 14 CFR 121. Appendix A：555-7. Published by the Office of the Federal Register. January 1，2002.

[860] Cannon RR，Camici PG，Epstein SE. Pathophysiological dilemma of syndrome X. Circulation 1992；85：883-892.

[861] DeSanctis RW. Clinical manifestations of coronary artery disease：chest paininwomen.In：WengerNK，SperoffL，PackardB?，editors. Cardiovascular Health and Disease in Women. Greenwich，CT：Le Jacq Communications，Inc.，1993：67.

[862] Shaw LJ，Olson MB，Kip K，et al. The value of estimated functional capacity in estimating outcome：results from the NHBLI-Sponsored Women's Ischemia Syndrome Evaluation（WISE）Study. J Am Coll Cardiol 2006；47：S36-S43.

[863] Stone PH，Thompson B，Anderson HV，et al. Influence of race，sex，and age on management of unstable angina and non-Q-wave myocardial infarction：The TIMI III registry. JAMA 1996；275：1104-1112.

[864] Keelan ET，Nunez BD，Grill DE，Berger PB，Holmes DJ，Bell MR. Comparison of immediate and long-term outcome of coronary angioplasty performed for unstable angina and rest pain in men and women. Mayo Clin Proc 1997；72：5-12.

[865] Robertson T，Kennard ED，Mehta S，et al. Influence of gender on in-hospital clinical and angiographic outcomes and on one-year follow-up in the New Approaches to Coronary Intervention（NACI）registry. Am J Cardiol 1997；80：26K-39K.

[866] Blomkalns AL，Chen AY，Hochman JS，et al. Gender disparities in the diagnosis and treatment of non-ST-segment elevation acute coronary syndromes：large-scale observations from the CRUSADE（Can Rapid Risk Stratification of Unstable Angina Patients Suppress Adverse Outcomes With Early Implementation of the American College of Cardiology/American Heart Association Guidelines）National Quality Improvement Initiative. J Am Coll Cardiol 2005；45：832-837.

[867] DeVon HA，Zerwic JJ. Symptoms of acute coronary syndromes：are there gender differences？ A review of the literature. Heart Lung 2002；31：235-245.

[868] Canto JG，Shlipak MG，Rogers WJ，et al. Prevalence，clinical characteristics，and mortality among patients with myocardial infarction presenting without chest pain. JAMA 2000；283：3223-3229.

[869] Wiviott SD，Cannon CP，Morrow DA，et al. Differential expression of cardiac biomarkers by gender in patients with unstable angina/non-ST-elevation myocardial infarction：a TACTICS-TIMI 18（Treat Angina with Aggrastat and determine Cost of Therapy with an Invasive or Conservative Strategy-Thrombolysis In Myocardial

Infarction 18）substudy. Circulation 2004；109：580-586.

[870] Califf RM，DeLong ER，Ostbye T，et al. Underuse of aspirin in a referral population with documented coronary artery disease. Am J Cardiol 2002；89：653-661.

[871] Shaw LJ，Miller DD，Romeis JC，Kargl D，Younis LT，Chaitman BR. Gender differences in the noninvasive evaluation and management of patients with suspected coronary artery disease. Ann Intern Med 1994；120：559-566.

[872] Peters RJ，Mehta SR，Fox KA，et al. Effects of aspirin dose when used alone or in combination with clopidogrel in patients with acute coronary syndromes：observations from the Clopidogrel in Unstable angina to prevent Recurrent Events（CURE）study. Circulation 2003；108：1682-1687.

[873] Lansky AJ，Hochman JS，Ward PA，et al. Percutaneous coronary intervention and adjunctive pharmacotherapy in women：a statement for healthcare professionals from the American Heart Association. Circulation 2005；111：940-953.

[874] Brosius FR，Hostetter TH，Kelepouris E，et al. Detection of chronic kidney disease in patients with or at increased risk of cardiovascular disease：a science advisory from the American Heart Association Kidney And Cardiovascular Disease Council；the Councils on High Blood Pressure Research，Cardiovascular Disease in the Young，and Epidemiology and Prevention；and the Quality of Care and Outcomes Research Interdisciplinary Working Group：developed in collaboration with the National Kidney Foundation. Circulation 2006；114：1083-1087.

[875] Cowley MJ，Mullin SM，Kelsey SF，et al. Sex differences in early and long-term results of coronary angioplasty in the NHLBI PTCA Registry. Circulation 1985；71：90-97.

[876] Kelsey SF，James M，Holubkov AL，Holubkov R，Cowley MJ，Detre KM. Results of percutaneous transluminal coronary angioplasty in women. 1985-1986 National Heart，Lung，and Blood Institute's Coronary Angioplasty Registry. Circulation 1993；87：720-727.

[877] Bell MR，Holmes DJ，Berger PB，Garratt KN，Bailey KR，Gersh BJ. The changing in-hospital mortality of women undergoing percutaneous transluminal coronary angioplasty. JAMA 1993；269：2091-2095.

[878] Fisher LD，Kennedy JW，Davis KB，et al. Association of sex，physical size，and operative mortality after coronary artery bypass in the Coronary Artery Surgery Study（CASS）. J Thorac Cardiovasc Surg 1982；84：334-341.

[879] Loop FD，Golding LR，MacMillan JP，Cosgrove DM，Lytle BW，Sheldon WC. Coronary artery surgery in women compared with men：analyses of risks and long-term results. J Am Coll Cardiol 1983；1：383-390.

[880] Arnold AM，Mick MJ，Piedmonte MR，Simpfendorfer C. Gender differences for coronary angioplasty. Am J Cardiol 1994；74：18-21.

[881] Weintraub WS，Wenger NK，Kosinski AS，et al. Percutaneous transluminal coronary angioplasty in women compared with men. J Am Coll Cardiol 1994；24：81-90.

[882] Welty FK，Mittleman MA，Healy RW，Muller JE，Shubrooks SJ. Similar results of percutaneous transluminal coronary angioplasty for women and men with postmyocardial infarction ischemia. J Am Coll Cardiol 1994；23：35-39.

[883] Eysmann SB，Douglas PS. Coronary heart disease：therapeutic principles.In：DouglasPS，editor.CardiovascularHealthandDiseasein Women. Philadelphia，PA：W.B. Saunders Company，1993：43.

[884] Jacobs AK，Kelsey SF，Yeh W，et al. Documentation of decline in morbidity in women undergoing coronary angioplasty（a report from the 1993-94 NHLBI Percutaneous Transluminal Coronary Angioplasty Registry）. National Heart，Lung，and Blood Institute. Am J Cardiol 1997；80：979-984.

[885] Mikhail GW. Coronary revascularisation in women. Heart 2006；92 Suppl 3：iii19-iii23.

[886] Lansky AJ. Outcomes of percutaneous and surgical revascularization in women. Prog Cardiovasc Dis 2004；46：305-319.

[887] Humphries KH，Gao M，Pu A，Lichtenstein S，Thompson CR. Significant improvement in short-term mortality in women undergoing coronary artery bypass surgery（1991 to 2004）. J Am Coll Cardiol 2007；49：1552-1558.

[888] Jacobs AK，Kelsey SF，Brooks MM，et al. Better outcome for women compared with men undergoing coronary revascularization：a report from the bypass angioplasty revascularization investigation（BARI）. Circulation 1998；98：1279-1285.

[889] Fox KA，Poole-Wilson PA，Henderson RA，et al. Interventional versus conservative treatment for patients with unstable angina or non-ST-elevation myocardial infarction：the British Heart Foundation RITA 3 randomised trial. Randomized Intervention Trial of unstable Angina. Lancet 2002；360：743-751.

[890] Morise AP，Diamond GA. Comparison of the sensitivity and specificity of exercise electrocardiography in biased and unbiased populations of men and women. Am Heart J 1995；130：741-747.

[891] Williams MJ，Marwick TH，O'Gorman D，Foale RA. Comparison of exercise echocardiography with an exercise score to diagnose coronary artery disease in women. Am J Cardiol 1994；74：435-438.

[892] Robert AR，Melin JA，Detry JM. Logistic discriminant analysis improves diagnostic accuracy of exercise testing for coronary artery disease in women. Circulation 1991；83：1202-1209.

[893] Shaw LJ，Hendel R，Borges-Neto S，et al. Prognostic value of normal exercise and adenosine(99m)Tc-tetrofosmin SPECT imaging：results from the multicenter registry of 4，728 patients. J Nucl Med 2003；44：134-139.

[894] Mieres JH，Shaw LJ，Arai A，et al. Role of noninvasive testing in the clinical evaluation of women with suspected coronary artery disease：Consensus statement from the Cardiac Imaging Committee，Council on Clinical Cardiology，and the Cardiovascular Imaging and Intervention Committee，Council on Cardiovascular Radiology and Intervention，

American Heart Association. Circulation 2005；111：682-696.

[895] Alexander KP，Shaw LJ，Shaw LK，Delong ER，Mark DB，Peterson ED. Value of exercise treadmill testing in women. J Am Coll Cardiol 1998；32：1657-1664.

[896] Lewis JF，Lin L，McGorray S，et al. Dobutamine stress echocardiography in women with chest pain. Pilot phase data from the National Heart，Lung and Blood Institute Women's Ischemia Syndrome Evaluation（WISE）. J Am Coll Cardiol 1999；33：1462-1468.

[897] Shaw LJ, Bairey MC, Pepine CJ, et al. Insights from the NHLBI-Sponsored Women's Ischemia Syndrome Evaluation（WISE）Study: Part I: gender differences in traditional and novel risk factors，symptom evaluation，and gender-optimized diagnostic strategies. J Am Coll Cardiol 2006；47：S4-S20.

[898] Bairey MC，Shaw LJ，Reis SE，et al. Insights from the NHLBI-Sponsored Women's Ischemia Syndrome Evaluation（WISE）Study：Part II：gender differences in presentation，diagnosis，and outcome with regard to gender-based pathophysiology of atherosclerosis and macrovascular and microvascular coronary disease. J Am Coll Cardiol 2006；47：S21-S29.

[899] Gierach GL，Johnson BD，Bairey MC，et al. Hypertension，menopause，and coronary artery disease risk in the Women's Ischemia Syndrome Evaluation（WISE）Study. J Am Coll Cardiol 2006；47：S50-S58.

[900] Pepine CJ，Kerensky RA，Lambert CR，et al. Some thoughts on the vasculopathy of women with ischemic heart disease. J Am Coll Cardiol 2006；47：S30-S35.

[901] Handberg E，Johnson BD，Arant CB，et al. Impaired coronary vascular reactivity and functional capacity in women：results from the NHLBI Women's Ischemia Syndrome Evaluation（WISE）Study. J Am Coll Cardiol 2006；47：S44-S49.

[902] Lerman A，Sopko G. Women and cardiovascular heart disease：clinical implications from the Women's Ischemia Syndrome Evaluation（WISE）Study. Are we smarter? J Am Coll Cardiol 2006；47：S59-S62.

[903] Jacobs AK. Women，ischemic heart disease，revascularization，and the gender gap：what are we missing? J Am Coll Cardiol 2006；47：S63-S65.

[904] Quyyumi AA. Women and ischemic heart disease：pathophysiologic implications from the Women's Ischemia Syndrome Evaluation（WISE）Study and future research steps. J Am Coll Cardiol 2006；47：S66-S71.

[905] Hochholzer W，Trenk D，Frundi D，et al. Time dependence of platelet inhibition after a 600-mg loading dose of clopidogrel in a large，unselected cohort of candidates for percutaneous coronary intervention. Circulation 2005；111：2560-2564.

[906] Wiener RS，Wiener DC，Larson RJ. Benefits and risks of tight glucose control in critically ill adults：a meta-analysis. JAMA 2008；300：933-944.

[907] Moghissi ES，Korytkowski MT，DiNardo M，et al. American Association of Clinical Endocrinologists and American Diabetes Association consensus statement on inpatient glycemic control. Diabetes Care 2009；32：1119-1131.

[908] Deedwania P，Kosiborod M，Barrett E，et al. Hyperglycemia and acute coronary syndrome：a scientific statement from the American Heart Association Diabetes Committee of the Council on Nutrition，Physical Activity，and Metabolism. Circulation 2008；117：1610-1619.

[909] Marfella R，Di Filippo C，Portoghese M，et al. Tight glycemic control reduces heart inflammation and remodeling during acute myocardial infarction in hyperglycemic patients. J Am Coll Cardiol 2009；53：1425-1436.

[910] Rapezzi C，Biagini E，Branzi A. Guidelines for the diagnosis and treatment of non-ST-segment elevation acute coronary syndromes：the task force for the diagnosis and treatment of non-ST-segment elevation acute coronary syndromes of the European Society of Cardiology. Eur Heart J 2008；29：277-278.

[911] Januzzi JL，Cannon CP，DiBattiste PM，Murphy S，Weintraub W，Braunwald E. Effects of renal insufficiency on early invasive management in patients with acute coronary syndromes（The TACTICS-TIMI 18 Trial）. Am J Cardiol 2002；90：1246-1249.

[912] Bittl JA，Strony J，Brinker JA，et al. Treatment with bivalirudin（Hirulog）as compared with heparin during coronary angioplasty for unstable or postinfarction angina. Hirulog Angioplasty Study Investigators. N Engl J Med 1995；333：764-769.

[913] Influence of diabetes on 5-year mortality and morbidity in a randomized trial comparing CABG and PTCA in patients with multivessel disease：the Bypass Angioplasty Revascularization Investigation（BARI）. Circulation 1997；96：1761-1769.

[914] Theroux P，Kouz S，Roy L，et al. Platelet membrane receptor glycoprotein IIb/IIIa antagonism in unstable angina. The Canadian Lamifiban Study. Circulation 1996；94：899-905.

[915] Topol EJ，Fuster V，Harrington RA，et al. Recombinant hirudin for unstable angina pectoris. A multicenter，randomized angiographic trial. Circulation 1994；89：1557-1566.

[916] Kip KE，Faxon DP，Detre KM，Yeh W，Kelsey SF，Currier JW. Coronary angioplasty in diabetic patients. The National Heart，Lung，and Blood Institute Percutaneous Transluminal Coronary Angioplasty Registry. Circulation 1996；94：1818-1825.

[917] Stein B，Weintraub WS，Gebhart SP，et al. Influence of diabetes mellitus on early and late outcome after percutaneous transluminal coronary angioplasty. Circulation 1995；91：979-989.

[918] Wilcox I，Freedman SB，Allman KC，et al. Prognostic significance of a predischarge exercise test in risk stratification after unstable angina pectoris. J Am Coll Cardiol 1991；18：677-683.

[919] Karlson BW，Herlitz J，Pettersson P，Hallgren P，Strombom U，Hjalmarson A. One-year prognosis in patients hospitalized with a history of unstable angina pectoris. Clin Cardiol 1993；16：397-402.

[920] Fava S，Azzopardi J，Agius-Muscat H. Outcome of unstable angina in patients with diabetes mellitus. Diabet Med 1997；14：209-213.

[921] Garcia-Rubira JC，Cruz JM，Lopez V，Plaza L，Navas JC. Outcome of patients with diabetes and unstable angina. A subgroup analysis in the Spanish Multicentre Trial of trifusal in unstable angina. Grupo de Estudio del Trifusal en la Angina Inestable. Int J Cardiol 1994；46：175-178.

[922] Theroux P，Waters D. Unstable angina：special considerations in the postbypass patient. Cardiovasc Clin 1991；21：169-191.

[923] Marchant B，Umachandran V，Stevenson R，Kopelman PG，Timmis AD. Silent myocardial ischemia：role of subclinical neuropathy in patients with and without diabetes. J Am Coll Cardiol 1993；22：1433-1437.

[924] Ambepityia G，Kopelman PG，Ingram D，Swash M，Mills PG，Timmis AD. Exertional myocardial ischemia in diabetes：a quantitative analysis of anginal perceptual threshold and the influence of autonomic function. J Am Coll Cardiol 1990；15：72-77.

[925] Zola B，Kahn JK，Juni JE，Vinik AI. Abnormal cardiac function in diabetic patients with autonomic neuropathy in the absence of ischemic heart disease. J Clin Endocrinol Metab 1986；63：208-214.

[926] Silva JA，Escobar A，Collins TJ，Ramee SR，White CJ. Unstable angina. A comparison of angioscopic findings between diabetic and nondiabetic patients. Circulation 1995；92：1731-1736.

[927] Position statements & ADA statements. Diabetes Care 2006；29 Suppl 1：S75-S77.

[928] Bolk J，van der Ploeg T，Cornel JH，Arnold AE，Sepers J，Umans VA. Impaired glucose metabolism predicts mortality after a myocardial infarction. Int J Cardiol 2001；79：207-214.

[929] Malmberg K. Prospective randomised study of intensive insulin treatment on long term survival after acute myocardial infarction in patients with diabetes mellitus. DIGAMI（Diabetes Mellitus，Insulin Glucose Infusion in Acute Myocardial Infarction）Study Group. BMJ 1997；314：1512-1515.

[930] Malmberg K，Ryden L，Efendic S，et al. Randomized trial of insulin-glucose infusion followed by subcutaneous insulin treatment in diabetic patients with acute myocardial infarction（DIGAMI study）：effects on mortality at 1 year. J Am Coll Cardiol 1995；26：57-65.

[931] Malmberg K，Ryden L，Wedel H，et al. Intense metabolic control by means of insulin in patients with diabetes mellitus and acute myocardial infarction（DIGAMI 2）：effects on mortality and morbidity. Eur Heart J 2005；26：650-661.

[932] Furnary AP，Zerr KJ，Grunkemeier GL，Starr A. Continuous intravenous insulin infusion reduces the incidence of deep sternal wound infection in diabetic patients after cardiac surgical procedures. Ann Thorac Surg 1999；67：352-360；discussion 360-362.

[933] Furnary AP，Gao G，Grunkemeier GL，et al. Continuous insulin infusion reduces mortality in patients with diabetes undergoing coronary artery bypass grafting. J Thorac Cardiovasc Surg 2003；125：1007-1021.

[934] Golden SH，Peart-Vigilance C，Kao WH，Brancati FL. Perioperative glycemic control and the risk of infectious complications in a cohort of adults with diabetes. Diabetes Care 1999；22：1408-1414.

[935] Van den Berghe G，Wouters PJ，Bouillon R，et al. Outcome benefit of intensive insulin therapy in the critically ill：Insulin dose versus glycemic control. Crit Care Med 2003；31：359-366.

[936] Capes SE，Hunt D，Malmberg K，Gerstein HC. Stress hyperglycaemia and increased risk of death after myocardial infarction in patients with and without diabetes：a systematic overview. Lancet 2000；355：773-778.

[937] van den Berghe G，Wouters P，Weekers F，et al. Intensive insulin therapy in the critically ill patients. N Engl J Med 2001；345：1359-1367.

[938] McCowen KC，Malhotra A，Bistrian BR. Stress-induced hyperglycemia. Crit Care Clin 2001；17：107-124.

[939] Malhotra A. Intensive insulin in intensive care. N Engl J Med 2006；354：516-518.

[940] Jones EL，Weintraub WS，Craver JM，Guyton RA，Cohen CL. Coronary bypass surgery：is the operation different today？ J Thorac Cardiovasc Surg 1991；101：108-115.

[941] King SR，Kosinski AS，Guyton RA，Lembo NJ，Weintraub WS. Eight-year mortality in the Emory Angioplasty versus Surgery Trial（EAST）. J Am Coll Cardiol 2000；35：1116-1121.

[942] Kuntz RE. Importance of considering atherosclerosis progression when choosing a coronary revascularization strategy：the diabetes-percutaneous transluminal coronary angioplasty dilemma. Circulation 1999；99：847-851.

[943] Barsness GW，Peterson ED，Ohman EM，et al. Relationship between diabetes mellitus and long-term survival after coronary bypass and angioplasty. Circulation 1997；96：2551-2556.

[944] Levine GN，Jacobs AK，Keeler GP，et al. Impact of diabetes mellitus on percutaneous revascularization（CAVEAT-I）. CAVEAT-I Investigators. Coronary Angioplasty Versus Excisional Atherectomy Trial. Am J Cardiol 1997；79：748-755.

[945] Malenka DJ，Leavitt BJ，Hearne MJ，et al. Comparing long-term survival of patients with multivessel coronary disease after CABG or PCI：analysis of BARI-like patients in northern New England. Circulation 2005；112：I371-I376.

[946] Kleiman NS，Lincoff AM，Kereiakes DJ，et al. Diabetes mellitus，glycoprotein IIb/IIIa blockade，and heparin：evidence for a complex interaction in a multicenter trial. EPILOG Investigators. Circulation 1998；97：1912-1920.

[947] Randomised placebo-controlled and balloon-angioplasty-controlled trial to assess safety of coronary stenting with use of platelet glycoprotein-IIb/IIIa blockade. Lancet

1998；352：87-92.

[948] Lincoff AM，Califf RM，Anderson KM，et al. Evidence for prevention of death and myocardial infarction with platelet membrane glycoprotein IIb/IIIa receptor blockade by abciximab（c7E3 Fab）among patients with unstable angina undergoing percutaneous coronary revascularization. EPIC Investigators. Evaluation of 7E3 in Preventing Ischemic Complications. J Am Coll Cardiol 1997；30：149-156.

[949] Topol EJ，Mark DB，Lincoff AM，et al. Outcomes at 1 year and economic implications of platelet glycoprotein IIb/IIIa blockade in patients undergoing coronary stenting：results from a multicentre randomised trial. EPISTENT Investigators. Evaluation of Platelet IIb/IIIa Inhibitor for Stenting. Lancet 1999；354：2019-2024.

[950] Lambert M，Kouz S，Campeau L. Preoperative and operative predictive variables of late clinical events following saphenous vein coronary artery bypass graft surgery. Can J Cardiol 1989；5：87-92.

[951] Waters DD，Walling A，Roy D，Theroux P. Previous coronary artery bypass grafting as an adverse prognostic factor in unstable angina pectoris. Am J Cardiol 1986；58：465-469.

[952] Neitzel GF，Barboriak JJ，Pintar K，Qureshi I. Atherosclerosis in aortocoronary bypass grafts. Morphologic study and risk factor analysis 6 to 12 years after surgery. Arteriosclerosis 1986；6：594-600.

[953] Grondin CM，Campeau L，Lesperance J，Enjalbert M，Bourassa MG. Comparison of late changes in internal mammary artery and saphenous vein grafts in two consecutive series of patients 10 years after operation. Circulation 1984；70：I208-I212.

[954] Waller BF，Rothbaum DA，Gorfinkel HJ，Ulbright TM，Linnemeier TJ，Berger SM. Morphologic observations after percutancous transluminal balloon angioplasty of early and late aortocoronary saphenous vein bypass grafts. J Am Coll Cardiol 1984；4：784-792.

[955] Walts AE，Fishbein MC，Sustaita H，Matloff JM. Ruptured atheromatous plaques in saphenous vein coronary artery bypass grafts：a mechanism of acute，thrombotic，late graft occlusion. Circulation 1982；65：197-201.

[956] Hwang MH，Meadows WR，Palac RT，et al. Progression of native coronary artery disease at 10 years：insights from a randomized study of medical versus surgical therapy for angina. J Am Coll Cardiol 1990；16：1066-1070.

[957] Chen L，Theroux P，Lesperance J，Shabani F，Thibault B，De Guise P. Angiographic features of vein grafts versus ungrafted coronary arteries in patients with unstable angina and previous bypass surgery. J Am Coll Cardiol 1996；28：1493-1499.

[958] Waters DD，Theroux P，Crittin J，Dauwe F，Mizgala HF. Previously undiagnosed variant angina as a cause of chest pain after coronary artery bypass surgery. Circulation 1980；61：1159-1164.

[959] Baduini G，Marra S，Angelino PF. Sudden occlusion of a saphenous vein bypass graft

relieved by direct injection of nitroglycerin. Cathet Cardiovasc Diagn 1981; 7: 87-95.

[960] Lawrie GM, Morris GJ, Silvers A, et al. The influence of residual disease after coronary bypass on the 5-year survival rate of 1274 men with coronary artery disease. Circulation 1982; 66: 717-723.

[961] Silva JA, White CJ, Collins TJ, Ramee SR. Morphologic comparison of atherosclerotic lesions in native coronary arteries and saphenous vein graphs with intracoronary angioscopy in patients with unstable angina. Am Heart J 1998; 136: 156-163.

[962] Ritchie JL, Narahara KA, Trobaugh GB, Williams DL, Hamilton GW. Thallium-201 myocardial imaging before and after coronary revascularization: assessment of regional myocardial blood flow and graft patency. Circulation 1977; 56: 830-836.

[963] Verani MS, Marcus ML, Spoto G, Rossi NP, Ehrhardt JC, Razzak MA. Thallium 201 myocardial perfusion scintigrams in the evaluation of aorto-coronary saphenous bypass surgery. J Nucl Med 1978; 19: 765-772.

[964] Carlino M, De Gregorio J, Di Mario C, et al. Prevention of distal embolization during saphenous vein graft lesion angioplasty. Experience with a new temporary occlusion and aspiration system. Circulation 1999; 99: 3221-3223.

[965] Kleiman NS, Anderson HV, Rogers WJ, Theroux P, Thompson B, Stone PH. Comparison of outcome of patients with unstable angina and non-Q-wave acute myocardial infarction with and without prior coronary artery bypass grafting (Thrombolysis in Myocardial Ischemia III Registry). Am J Cardiol 1996; 77: 227-231.

[966] Savage MP, Douglas JJ, Fischman DL, et al. Stent placement compared with balloon angioplasty for obstructed coronary bypass grafts. Saphenous Vein De Novo Trial Investigators. N Engl J Med 1997; 337: 740-747.

[967] Alexander KP, Roe MT, Chen AY, et al. Evolution in cardiovascular care for elderly patients with non-ST-segment elevation acute coronary syndromes: results from the CRUSADE National Quality Improvement Initiative. J Am Coll Cardiol 2005; 46: 1479-1487.

[968] Nadelmann J, Frishman WH, Ooi WL, et al. Prevalence, incidence and prognosis of recognized and unrecognized myocardial infarction in persons aged 75 years or older: The Bronx Aging Study. Am J Cardiol 1990; 66: 533-537.

[969] Lakatta EG GGWM. The aging heart: structure, function, and disease. In: Braunwald E, editor. Heart Disease., 1997: 1687-1703.

[970] Avezum A, Makdisse M, Spencer F, et al. Impact of age on management and outcome of acute coronary syndrome: observations from the Global Registry of Acute Coronary Events (GRACE). Am Heart J 2005; 149: 67-73.

[971] Stein B, Kupersmith J. Principles and practice of pharmacotherapy., 1997: 3-38.

[972] Vasilomanolakis EC. Geriatric cardiology: when exercise stress testing is justified. Geriatrics 1985; 40: 47-50, 53-54, 57.

[973] Bhatt DL，Roe MT，Peterson ED，et al. Utilization of early invasive management strategies for high-risk patients with non-ST-segment elevation acute coronary syndromes：results from the CRUSADE Quality Improvement Initiative. JAMA 2004；292：2096-2104.

[974] Thompson RC，Holmes DJ，Grill DE，Mock MB，Bailey KR. Changing outcome of angioplasty in the elderly. J Am Coll Cardiol 1996；27：8-14.

[975] Thompson RC，Holmes DJ，Gersh BJ，Bailey KR. Predicting early and intermediate-term outcome of coronary angioplasty in the elderly. Circulation 1993；88：1579-1587.

[976] Nasser TK，Fry ET，Annan K，et al. Comparison of six-month outcome of coronary artery stenting in patients ＜65，65-75，and ＞75 years of age. Am J Cardiol 1997；80：998-1001.

[977] Effects of tissue plasminogen activator and a comparison of early invasive and conservative strategies in unstable angina and non-Q-wave myocardial infarction. Results of the TIMI IIIB Trial. Thrombolysis in Myocardial Ischemia. Circulation 1994；89：1545-1556.

[978] Bach RG，Cannon CP，Weintraub WS，et al. The effect of routine，early invasive management on outcome for elderly patients with non-ST-segment elevation acute coronary syndromes. Ann Intern Med 2004；141：186-195.

[979] Ivanov J，Weisel RD，David TE，Naylor CD. Fifteen-year trends in risk severity and operative mortality in elderly patients undergoing coronary artery bypass graft surgery. Circulation 1998；97：673-680.

[980] Kaul TK，Fields BL，Wyatt DA，Jones CR，Kahn DR. Angioplasty versus coronary artery bypass in octogenarians. Ann Thorac Surg 1994；58：1419-1426.

[981] Freeman WK，Schaff HV，O'Brien PC，Orszulak TA，Naessens JM，Tajik AJ. Cardiac surgery in the octogenarian：perioperative outcome and clinical follow-up. J Am Coll Cardiol 1991；18：29-35.

[982] Peterson ED，Jollis JG，Bebchuk JD，et al. Changes in mortality after myocardial revascularization in the elderly. The national Medicare experience. Ann Intern Med 1994；121：919-927.

[983] Glower DD，Christopher TD，Milano CA，et al. Performance status and outcome after coronary artery bypass grafting in persons aged 80 to 93 years. Am J Cardiol 1992；70：567-571.

[984] Ko W，Gold JP，Lazzaro R，et al. Survival analysis of octogenarian patients with coronary artery disease managed by elective coronary artery bypass surgery versus conventional medical treatment. Circulation 1992；86：II191-II197.

[985] Bridges CR，Edwards FH，Peterson ED，Coombs LP，Ferguson TB. Cardiac surgery in nonagenarians and centenarians. J Am Coll Surg 2003；197：347-56；discussion 356-357.

[986] Shlipak MG，Heidenreich PA，Noguchi H，Chertow GM，Browner WS，McClellan

MB. Association of renal insufficiency with treatment and outcomes after myocardial infarction in elderly patients. Ann Intern Med 2002；137：555-562.

[987] Wright RS，Reeder GS，Herzog CA，et al. Acute myocardial infarction and renal dysfunction：a high-risk combination. Ann Intern Med 2002；137：563-570.

[988] Solomon R，Werner C，Mann D，D'Elia J，Silva P. Effects of saline，mannitol，and furosemide to prevent acute decreases in renal function induced by radiocontrast agents. N Engl J Med 1994；331：1416-1420.

[989] Erley CM. Does hydration prevent radiocontrast-induced acute renal failure？Nephrol Dial Transplant 1999；14：1064-1066.

[990] Freeman RV，O'Donnell M，Share D，et al. Nephropathy requiring dialysis after percutaneous coronary intervention and the critical role of an adjusted contrast dose. Am J Cardiol 2002；90：1068-1073.

[991] Laskey WK，Jenkins C，Selzer F，et al. Volume-to-creatinine clearance ratio：a pharmacokinetically based risk factor for prediction of early creatinine increase after percutaneous coronary intervention. J Am Coll Cardiol 2007；50：584-590.

[992] Szummer K，Lundman P，Jacobson SH，et al. Influence of renal function on the effects of early revascularization in non-ST-elevation myocardial infarction：data from the Swedish Web-System for Enhancement and Development of Evidence-Based Care in Heart Disease Evaluated According to Recommended Therapies（SWEDEHEART）. Circulation 2009；120：851-858.

[993] Charytan DM，Wallentin L，Lagerqvist B，et al. Early angiography in patients with chronic kidney disease：a collaborative systematic review. Clin J Am Soc Nephrol 2009；4：1032-1043.

[994] Anavekar NS，McMurray JJ，Velazquez EJ，et al. Relation between renal dysfunction and cardiovascular outcomes after myocardial infarction. N Engl J Med 2004；351：1285-1295.

[995] Go AS，Chertow GM，Fan D，McCulloch CE，Hsu CY. Chronic kidney disease and the risks of death，cardiovascular events，and hospitalization. N Engl J Med 2004；351：1296-1305.

[996] Weiner DE，Tighiouart H，Stark PC，et al. Kidney disease as a risk factor for recurrent cardiovascular disease and mortality. Am J Kidney Dis 2004；44：198-206.

[997] Jo SH，Youn TJ，Koo BK，et al. Renal toxicity evaluation and comparison between visipaque（iodixanol）and hexabrix（ioxaglate）in patients with renal insufficiency undergoing coronary angiography：the RECOVER study：a randomized controlled trial. J Am Coll Cardiol 2006；48：924-930.

[998] McCullough PA，Bertrand ME，Brinker JA，Stacul F. A meta-analysis of the renal safety of isosmolar iodixanol compared with low-osmolar contrast media. J Am Coll Cardiol 2006；48：692-699.

[999] Solomon RJ，Natarajan MK，Doucet S，et al. Cardiac Angiography in Renally Impaired Patients（CARE）study：a randomized double-blind trial of contrast-induced

nephropathy in patients with chronic kidney disease. Circulation 2007；115：3189-3196.

[1000]Kuhn MJ，Chen N，Sahani DV，et al. The PREDICT study：a randomized double-blind comparison of contrast-induced nephropathy after low- or isoosmolar contrast agent exposure. AJR Am J Roentgenol 2008；191：151-157.

[1001]Rudnick MR，Davidson C，Laskey W，Stafford JL，Sherwin PF. Nephrotoxicity of iodixanol versus ioversol in patients with chronic kidney disease：the Visipaque Angiography/Interventions with Laboratory Outcomes in Renal Insufficiency（VALOR）Trial. Am Heart J 2008；156：776-782.

[1002]Thomsen HS，Morcos SK，Erley CM，et al. The ACTIVE Trial：comparison of the effects on renal function of iomeprol-400 and iodixanol-320 in patients with chronic kidney disease undergoing abdominal computed tomography. Invest Radiol 2008；43：170-178.

[1003]Reed M，Meier P，Tamhane UU，Welch KB，Moscucci M，Gurm HS. The relative renal safety of iodixanol compared with low-osmolar contrast media：a meta-analysis of randomized controlled trials. JACC Cardiovasc Interv 2009；2：645-654.

[1004]Heinrich MC，Haberle L，Muller V，Bautz W，Uder M. Nephrotoxicity of iso-osmolar iodixanol compared with nonionic low-osmolar contrast media：meta-analysis of randomized controlled trials. Radiology 2009；250：68-86.

[1005]Laskey W，Aspelin P，Davidson C，et al. Nephrotoxicity of iodixanol versus iopamidol in patients with chronic kidney disease and diabetes mellitus undergoing coronary angiographic procedures. Am Heart J 2009；158：822-828.e3.

[1006]Campbell DR，Flemming BK，Mason WF，Jackson SA，Hirsch DJ，MacDonald KJ. A comparative study of the nephrotoxicity of iohexol，iopamidol and ioxaglate in peripheral angiography. Can Assoc Radiol J 1990；41：133-137.

[1007]Nikonoff T，Skau T，Berglund J，Nyberg P，Spangberg-Viklund B，Larsson R. Effects of femoral arteriography and low osmolar contrast agents on renal function. Acta Radiol 1993；34：88-91.

[1008]Hayami S，Ishigooka M，Suzuki Y，Hashimoto T，Nakada T，Mitobe K. Comparison of the nephrotoxicity between ioversol and iohexol. Int Urol Nephrol 1996；28：615-619.

[1009]Niboshi A，Nishida M，Itoi T，Shiraishi I，Hamaoka K. Renal function and cardiac angiography. Indian J Pediatr 2006；73：49-53.

[1010]Liss P，Persson PB，Hansell P，Lagerqvist B. Renal failure in 57 925 patients undergoing coronary procedures using iso-osmolar or low-osmolar contrast media. Kidney Int 2006；70：1811-1817.

[1011]Taylor AJ，Hotchkiss D，Morse RW，McCabe J. PREPARED：Preparation for Angiography in Renal Dysfunction：a randomized trial of inpatient vs outpatient hydration protocols for cardiac catheterization in mild-to-moderate renal dysfunction. Chest 1998；114：1570-1574.

[1012] Thomsen HS. Guidelines for contrast media from the European Society of Urogenital Radiology. AJR Am J Roentgenol 2003；181：1463-1471.

[1013] Maeder M，Klein M，Fehr T，Rickli H. Contrast nephropathy：review focusing on prevention. J Am Coll Cardiol 2004；44：1763-1771.

[1014] Merten GJ，Burgess WP，Gray LV，et al. Prevention of contrast-induced nephropathy with sodium bicarbonate：a randomized controlled trial. JAMA 2004；291：2328-2334.

[1015] Briguori C，Airoldi F，D'Andrea D，et al. Renal Insufficiency Following Contrast Media Administration Trial（REMEDIAL）：a randomized comparison of 3 preventive strategies. Circulation 2007；115：1211-1217.

[1016] Masuda M，Yamada T，Mine T，et al. Comparison of usefulness of sodium bicarbonate versus sodium chloride to prevent contrast-induced nephropathy in patients undergoing an emergent coronary procedure. Am J Cardiol 2007；100：781-786.

[1017] Brown JR，Block CA，Malenka DJ，O'Connor GT，Schoolwerth AC，Thompson CA. Sodium bicarbonate plus N-acetylcysteine prophylaxis：a meta-analysis. JACC Cardiovasc Interv 2009；2：1116-1124.

[1018] Marenzi G，Assanelli E，Marana I，et al. N-acetylcysteine and contrast-induced nephropathy in primary angioplasty. N Engl J Med 2006；354：2773-2782.

[1019] McCullough PA，Adam A，Becker CR，et al. Risk prediction of contrast-induced nephropathy. Am J Cardiol 2006；98：27K-36K.

[1020] Thiele H，Hildebrand L，Schirdewahn C，et al. Impact of high-dose N-acetylcysteine versus placebo on contrast-induced nephropathy and myocardial reperfusion injury in unselected patients with ST-segment elevation myocardial infarction undergoing primary percutaneous coronary intervention. The LIPSIA-N-ACC（Prospective，Single-Blind，Placebo-Controlled，Randomized Leipzig Immediate PercutaneouS Coronary Intervention Acute Myocardial Infarction N-ACC）Trial. J Am Coll Cardiol 2010；55：2201-2209.

[1021] Fox CS，Muntner P，Chen AY，et al. Use of evidence-based therapies in short-term outcomes of ST-segment elevation myocardial infarction and non-ST-segment elevation myocardial infarction in patients with chronic kidney disease：a report from the National Cardiovascular Data Acute Coronary Treatment and Intervention Outcomes Network registry. Circulation 2010；121：357-365.

[1022] Isner JM，Chokshi SK. Cardiovascular complications of cocaine. Curr Probl Cardiol 1991；16：89-123.

[1023] Kloner RA，Hale S，Alker K，Rezkalla S. The effects of acute and chronic cocaine use on the heart. Circulation 1992；85：407-419.

[1024] Chakko S，Myerburg RJ. Cardiac complications of cocaine abuse. Clin Cardiol 1995；18：67-72.

[1025] Pitts WR，Lange RA，Cigarroa JE，Hillis LD. Cocaine-induced myocardial ischemia and infarction：pathophysiology，recognition，and management. Prog Cardiovasc Dis 1997；40：65-76.

[1026] Flores ED，Lange RA，Cigarroa RG，Hillis LD. Effect of cocaine on coronary artery dimensions in atherosclerotic coronary artery disease：enhanced vasoconstriction at sites of significant stenoses. J Am Coll Cardiol 1990；16：74-79.

[1027] Loper KA. Clinical toxicology of cocaine. Med Toxicol Adverse Drug Exp 1989；4：174-185.

[1028] Zimmerman FH，Gustafson GM，Kemp HJ. Recurrent myocardial infarction associated with cocaine abuse in a young man with normal coronary arteries：evidence for coronary artery spasm culminating in thrombosis. J Am Coll Cardiol 1987；9：964-968.

[1029] Bedotto JB，Lee RW，Lancaster LD，Olajos M，Goldman S. Cocaine and cardiovascular function in dogs：effects on heart and peripheral circulation. J Am Coll Cardiol 1988；11：1337-1342.

[1030] Lange RA，Cigarroa RG，Yancy CJ，et al. Cocaine-induced coronary-artery vasoconstriction. N Engl J Med 1989；321：1557-1562.

[1031] Brogan WR，Lange RA，Kim AS，Moliterno DJ，Hillis LD. Alleviation of cocaine-induced coronary vasoconstriction by nitroglycerin. J Am Coll Cardiol 1991；18：581-586.

[1032] Isner JM，Chokshi SK. Cocaine and vasospasm. N Engl J Med 1989；321：1604-1606.

[1033] Nademanee K，Gorelick DA，Josephson MA，et al. Myocardial ischemia during cocaine withdrawal. Ann Intern Med 1989；111：876-880.

[1034] Vitullo JC，Karam R，Mekhail N，Wicker P，Engelmann GL，Khairallah PA. Cocaine-induced small vessel spasm in isolated rat hearts. Am J Pathol 1989；135：85-91.

[1035] Togna G，Tempesta E，Togna AR，Dolci N，Cebo B，Caprino L. Platelet responsiveness and biosynthesis of thromboxane and prostacyclin in response to in vitro cocaine treatment. Haemostasis 1985；15：100-107.

[1036] Chokshi S，Pitcairn L. Cocaine and cardiovascular diseases：leading edge.，1989：1-6.

[1037] Stenberg RG，Winniford MD，Hillis LD，Dowling GP，Buja LM. Simultaneous acute thrombosis of two major coronary arteries following intravenous cocaine use. Arch Pathol Lab Med 1989；113：521-524.

[1038] Hollander JE，Brooks DE，Valentine SM. Assessment of cocaine use in patients with chest pain syndromes. Arch Intern Med 1998；158：62-66.

[1039] Gitter MJ，Goldsmith SR，Dunbar DN，Sharkey SW. Cocaine and chest pain：clinical features and outcome of patients hospitalized to rule out myocardial infarction. Ann Intern Med 1991；115：277-282.

[1040] Virmani R，Robinowitz M，Smialek JE，Smyth DF. Cardiovascular effects of cocaine：an autopsy study of 40 patients. Am Heart J 1988；115：1068-1076.

[1041] Dressler FA，Malekzadeh S，Roberts WC. Quantitative analysis of amounts of coronary arterial narrowing in cocaine addicts. Am J Cardiol 1990；65：303-308.

[1042] Rashid J，Eisenberg MJ，Topol EJ. Cocaine-induced aortic dissection. Am Heart J 1996；132：1301-1304.

[1043] Chokshi SK，Moore R，Pandian NG，Isner JM. Reversible cardiomyopathy associated with cocaine intoxication. Ann Intern Med 1989；111：1039-1040.

[1044] Willens HJ，Chakko SC，Kessler KM. Cardiovascular manifestations of cocaine abuse. A case of recurrent dilated cardiomyopathy. Chest 1994；106：594-600.

[1045] Hollander JE. The management of cocaine-associated myocardial ischemia. N Engl J Med 1995；333：1267-1272.

[1046] Yao SS，Spindola-Franco H，Menegus M，Greenberg M，Goldberger M，Shirani J. Successful intracoronary thrombolysis in cocaine-associated acute myocardial infarction. Cathet Cardiovasc Diagn 1997；42：294-297.

[1047] Tokarski GF，Paganussi P，Urbanski R，Carden D，Foreback C，Tomlanovich MC. An evaluation of cocaine-induced chest pain. Ann Emerg Med 1990；19：1088-1092.

[1048] Hollander JE，Hoffman RS，Gennis P，et al. Prospective multicenter evaluation of cocaine-associated chest pain. Cocaine Associated Chest Pain（COCHPA）Study Group. Acad Emerg Med 1994；1：330-339.

[1049] Weber JE，Shofer FS，Larkin GL，Kalaria AS，Hollander JE. Validation of a brief observation period for patients with cocaine-associated chest pain. N Engl J Med 2003；348：510-517.

[1050] Lange RA，Cigarroa RG，Flores ED，et al. Potentiation of cocaine-induced coronary vasoconstriction by beta-adrenergic blockade. Ann Intern Med 1990；112：897-903.

[1051] Boehrer JD，Moliterno DJ，Willard JE，Hillis LD，Lange RA. Influence of labetalol on cocaine-induced coronary vasoconstriction in humans. Am J Med 1993；94：608-610.

[1052] Furst SR，Fallon SP，Reznik GN，Shah PK. Myocardial infarction after inhalation of methamphetamine. N Engl J Med 1990；323：1147-1148.

[1053] Turnipseed SD，Richards JR，Kirk JD，Diercks DB，Amsterdam EA. Frequency of acute coronary syndrome in patients presenting to the emergency department with chest pain after methamphetamine use. J Emerg Med 2003；24：369-373.

[1054] Wijetunga M，Bhan R，Lindsay J，Karch S. Acute coronary syndrome and crystal methamphetamine use：a case series. Hawaii Med J 2004；63：8-13，25.

[1055] Watts DJ，McCollester L. Methamphetamine-induced myocardial infarction with elevated troponin I. Am J Emerg Med 2006；24：132-134.

[1056] PRINZMETAL M，GOLDMAN A，SHUBIN H，BOR N，WADA T. Angina pectoris. II. Observations on the classic form of angina pectoris；preliminary report. Am Heart J 1959；57：530-543.

[1057] Ozaki Y，Keane D，Serruys PW. Fluctuation of spastic location in patients with vasospastic angina：a quantitative angiographic study. J Am Coll Cardiol 1995；26：1606-1614.

[1058] Yamagishi M，Miyatake K，Tamai J，Nakatani S，Koyama J，Nissen SE. Intravascular ultrasound detection of atherosclerosis at the site of focal vasospasm in angiographically normal or minimally narrowed coronary segments. J Am Coll Cardiol 1994；23：352-357.

[1059] Maseri A，Severi S，Nes MD，et al. "Variant" angina：one aspect of a continuous spectrum of vasospastic myocardial ischemia. Pathogenetic mechanisms，estimated incidence and clinical and coronary arteriographic findings in 138 patients. Am J Cardiol 1978；42：1019-1035.

[1060] Walling A，Waters DD，Miller DD，Roy D，Pelletier GB，Theroux P. Long-term prognosis of patients with variant angina. Circulation 1987；76：990-997.

[1061] Rovai D，Bianchi M，Baratto M，et al. Organic coronary stenosis in Prinzmetal's variant angina. J Cardiol 1997；30：299-305.

[1062] Previtali M，Ardissino D，Barberis P，Panciroli C，Chimienti M，Salerno JA. Hyperventilation and ergonovine tests in Prinzmetal's variant angina pectoris in men. Am J Cardiol 1989；63：17-20.

[1063] Matsuda Y，Ozaki M，Ogawa H，et al. Coronary arteriography and left ventriculography during spontaneous and exercise-induced ST segment elevation in patients with variant angina. Am Heart J 1983；106：509-515.

[1064] Raizner AE，Chahine RA，Ishimori T，et al. Provocation of coronary artery spasm by the cold pressor test. Hemodynamic，arteriographic and quantitative angiographic observations. Circulation 1980；62：925-932.

[1065] Ogawa H，Yasue H，Oshima S，Okumura K，Matsuyama K，Obata K. Circadian variation of plasma fibrinopeptide A level in patients with variant angina. Circulation 1989；80：1617-1626.

[1066] Nobuyoshi M，Abe M，Nosaka H，et al. Statistical analysis of clinical risk factors for coronary artery spasm：identification of the most important determinant. Am Heart J 1992；124：32-38.

[1067] Sugiishi M，Takatsu F. Cigarette smoking is a major risk factor for coronary spasm. Circulation 1993；87：76-79.

[1068] Miller DD，Waters DD，Szlachcic J，Theroux P. Clinical characteristics associated with sudden death in patients with variant angina. Circulation 1982；66：588-592.

[1069] Fukai T，Koyanagi S，Takeshita A. Role of coronary vasospasm in the pathogenesis of myocardial infarction：study in patients with no significant coronary stenosis. Am Heart J 1993；126：1305-1311.

[1070] MacAlpin RN. Cardiac arrest and sudden unexpected death in variant angina：complications of coronary spasm that can occur in the absence of severe organic coronary stenosis. Am Heart J 1993；125：1011-1017.

[1071] Willerson JT，Hillis LD，Winniford M，Buja LM. Speculation regarding mechanisms responsible for acute ischemic heart disease syndromes. J Am Coll Cardiol 1986；8：245-250.

[1072] Kugiyama K，Yasue H，Okumura K，et al. Nitric oxide activity is deficient in spasm arteries of patients with coronary spastic angina. Circulation 1996; 94: 266-271.

[1073] Yasue H, Touyama M, Kato H, Tanaka S, Akiyama F. Prinzmetal's variant form of angina as a manifestation of alpha-adrenergic receptor-mediated coronary artery spasm: documentation by coronary arteriography. Am Heart J 1976; 91: 148-155.

[1074] Shephard J, Katsie Z. Endothelium derived vasoactive factors: I endothelium-dependent relaxation., 1991: 76-85.

[1075] Yasue H, Horio Y, Nakamura N, et al. Induction of coronary artery spasm by acetylcholine in patients with variant angina: possible role of the parasympathetic nervous system in the pathogenesis of coronary artery spasm. Circulation 1986; 74: 955-963.

[1076] Katsumata N, Shimokawa H, Seto M, et al. Enhanced myosin light chain phosphorylations as a central mechanism for coronary artery spasm in a swine model with interleukin-1beta. Circulation 1997; 96: 4357-4363.

[1077] Nakao K, Ohgushi M, Yoshimura M, et al. Hyperventilation as a specific test for diagnosis of coronary artery spasm. Am J Cardiol 1997; 80: 545-549.

[1078] Pepine CJ. Ergonovine echocardiography for coronary spasm: facts and wishful thinking. J Am Coll Cardiol 1996; 27: 1162-1163.

[1079] Chahine RA, Feldman RL, Giles TD, et al. Randomized placebo-controlled trial of amlodipine in vasospastic angina. Amlodipine Study 160 Group. J Am Coll Cardiol 1993; 21: 1365-1370.

[1080] Lombardi M, Morales MA, Michelassi C, Moscarelli E, Distante A, L'Abbate A. Efficacy of isosorbide-5-mononitrate versus nifedipine in preventing spontaneous and ergonovine-induced myocardial ischaemia. A double-blind, placebo-controlled study. Eur Heart J 1993; 14: 845-851.

[1081] Opie LH. Calcium channel antagonists in the management of anginal syndromes: changing concepts in relation to the role of coronary vasospasm. Prog Cardiovasc Dis 1996; 38: 291-314.

[1082] Yasue H, Takizawa A, Nagao M, et al. Long-term prognosis for patients with variant angina and influential factors. Circulation 1988; 78: 1-9.

[1083] Kaski JC. Pathophysiology and management of patients with chest pain and normal coronary arteriograms (cardiac syndrome X). Circulation 2004; 109: 568-572.

[1084] Rosen SD, Uren NG, Kaski JC, Tousoulis D, Davies GJ, Camici PG. Coronary vasodilator reserve, pain perception, and sex in patients with syndrome X. Circulation 1994; 90: 50-60.

[1085] Bugiardini R, Bairey MC. Angina with "normal" coronary arteries: a changing philosophy. JAMA 2005; 293: 477-484.

[1086] Kaski JC, Rosano GM, Collins P, Nihoyannopoulos P, Maseri A, Poole-Wilson PA. Cardiac syndrome X: clinical characteristics and left ventricular function. Long-term follow-up study. J Am Coll Cardiol 1995; 25: 807-814.

[1087] Camici PG, Marraccini P, Lorenzoni R, et al. Coronary hemodynamics and myocardial metabolism in patients with syndrome X：response to pacing stress. J Am Coll Cardiol 1991；17：1461-1470.

[1088] Mohri M，Koyanagi M，Egashira K，et al. Angina pectoris caused by coronary microvascular spasm. Lancet 1998；351：1165-1169.

[1089] Kaski JC，Cox ID，Crook JR，et al. Differential plasma endothelin levels in subgroups of patients with angina and angiographically normal coronary arteries. Coronary Artery Disease Research Group. Am Heart J 1998；136：412-417.

[1090] Buchthal SD，den Hollander JA，Merz CN，et al. Abnormal myocardial phosphorus-31 nuclear magnetic resonance spectroscopy in women with chest pain but normal coronary angiograms. N Engl J Med 2000；342：829-835.

[1091] Panting JR，Gatehouse PD，Yang GZ，et al. Abnormal subendocardial perfusion in cardiac syndrome X detected by cardiovascular magnetic resonance imaging. N Engl J Med 2002；346：1948-1953.

[1092] Anselmi M，Golia G，Marino P，et al. Comparison of left ventricular function and volumes during transesophageal atrial pacing combined with two-dimensional echocardiography in patients with syndrome X，atherosclerotic coronary artery disease，and normal subjects. Am J Cardiol 1997；80：1261-1265.

[1093] Kemp HG，Kronmal RA，Vlietstra RE，Frye RL. Seven year survival of patients with normal or near normal coronary arteriograms：a CASS registry study. J Am Coll Cardiol 1986；7：479-483.

[1094] Opherk D，Schuler G，Wetterauer K，Manthey J，Schwarz F，Kubler W. Four-year follow-up study in patients with angina pectoris and normal coronary arteriograms（"syndrome X"）. Circulation 1989；80：1610-1616.

[1095] Cannon RR，Watson RM，Rosing DR，Epstein SE. Efficacy of calcium channel blocker therapy for angina pectoris resulting from small-vessel coronary artery disease and abnormal vasodilator reserve. Am J Cardiol 1985；56：242-246.

[1096] Bugiardini R，Borghi A，Biagetti L，Puddu P. Comparison of verapamil versus propranolol therapy in syndrome X. Am J Cardiol 1989；63：286-290.

[1097] Maseri A. Ischemic Heart Disease：A Rationale Basis for Clinical Practice and Clinical Research.，1995.

[1098] Galassi AR，Kaski JC，Pupita G，Vejar M，Crea F，Maseri A. Lack of evidence for alpha-adrenergic receptor-mediated mechanisms in the genesis of ischemia in syndrome X. Am J Cardiol 1989；64：264-269.

[1099] Cannon RR，Quyyumi AA，Mincemoyer R，et al. Imipramine in patients with chest pain despite normal coronary angiograms. N Engl J Med 1994；330：1411-1417.

[1100] Eliasson T，Albertsson P，Hardhammar P，Emanuelsson H，Augustinsson LE，Mannheimer C. Spinal cord stimulation in angina pectoris with normal coronary arteriograms. Coron Artery Dis 1993；4：819-827.

[1101] Chauhan A，Mullins PA，Petch MC，Schofield PM. Is coronary flow reserve in response to papaverine really normal in syndrome X？ Circulation 1994；89：

1998-2004.

[1102] Roque M，Heras M，Roig E，et al. Short-term effects of transdermal estrogen replacement therapy on coronary vascular reactivity in postmenopausal women with angina pectoris and normal results on coronary angiograms. J Am Coll Cardiol 1998；31：139-143.

[1103] Rosano GM，Peters NS，Lefroy D，et al. 17-beta-Estradiol therapy lessens angina in postmenopausal women with syndrome X. J Am Coll Cardiol 1996；28：1500-1505.

[1104] Eriksson BE，Tyni-Lenne R，Svedenhag J，et al. Physical training in Syndrome X：physical training counteracts deconditioning and pain in Syndrome X. J Am Coll Cardiol 2000；36：1619-1625.

[1105] Kayikcioglu M，Payzin S，Yavuzgil O，Kultursay H，Can LH，Soydan I. Benefits of statin treatment in cardiac syndrome-X1. Eur Heart J 2003；24：1999-2005.

[1106] Mayou RA，Bryant BM，Sanders D，Bass C，Klimes I，Forfar C. A controlled trial of cognitive behavioural therapy for non-cardiac chest pain. Psychol Med 1997；27：1021-1031.

[1107] American Heart Association. Get With the Guidelines：Available at：http：//www.americanheart.org/presenter.jhtml？identifier_1165. Accessed June 10，2009.

[1108] National Cardiovascular Data Registry. Action Registry—GWTG：Available at：http：//www.ncdr.com/webncdr/ACTION/Default.aspx. Accessed June 10，2009.

[1109] QualityNet.com. Measure Comparison（Inpatient Hospital Quality Measures）. Available at：http：//www.qualitynet.org/dcs/ContentServer？c_ Page&pagename_ QnetPublic%2FPage% 2FQnetTier3&cid_ 1138900297065. Accessed June 10，2009.

[1110] The Joint Commission. Acute Myocardial Infarction Core Measure Set. Available at：http：//www.jointcommission.org/PerformanceMeasurement/Performance Measurement/Acute_ Myocardial_Infarction_Core_Measure_Set.htm. Accessed June 10，2009.

[1111] Primary versus tenecteplase-facilitated percutaneous coronary intervention in patients with ST-segment elevation acute myocardial infarction（ASSENT-4 PCI）：randomised trial. Lancet 2006；367：569-578.

[1112] Jacobs AK. Regional systems of care for patients with ST-elevation myocardial infarction：being at the right place at the right time. Circulation 2007；116：689-692.

[1113] Henry TD，Sharkey SW，Burke MN，et al. A regional system to provide timely access to percutaneous coronary intervention for ST-elevation myocardial infarction. Circulation 2007；116：721-728.

[1114] Ting HH，Rihal CS，Gersh BJ，et al. Regional systems of care to optimize timeliness of reperfusion therapy for ST-elevation myocardial infarction：the Mayo Clinic STEMI Protocol. Circulation 2007；116：729-736.

[1115] Bonow RO，Masoudi FA，Rumsfeld JS，et al. ACC/AHA classification of care metrics：performance measures and quality metrics：a report of the American College of Cardiology/American Heart Association Task Force on Performance Measures. J Am Coll Cardiol 2008；52：2113-2117.

[1116] Krumholz HM，Anderson JL，Bachelder BL，et al. ACC/AHA 2008 performance measures for adults with ST-elevation and non-ST-elevation myocardial infarction：a report of the American College of Cardiology/American Heart Association Task Force on Performance Measures（Writing Committee to develop performance measures for ST-elevation and non-ST-elevation myocardial infarction）：developed in collaboration with the American Academy of Family Physicians and the American College of Emergency Physicians：endorsed by the American Association of Cardiovascular and Pulmonary Rehabilitation，Society for Cardiovascular Angiography and Interventions，and Society of Hospital Medicine. Circulation 2008；118：2596-2648.

[1117] Le May MR，So DY，Dionne R，et al. A citywide protocol for primary PCI in ST-segment elevation myocardial infarction. N Engl J Med 2008；358：231-240.

[1118] DeWood MA，Spores J，Notske R，et al. Prevalence of total coronary occlusion during the early hours of transmural myocardial infarction. N Engl J Med 1980；303：897-902.

[1119] Rentrop P，Blanke H，Karsch KR，Kaiser H，Kostering H，Leitz K. Selective intracoronary thrombolysis in acute myocardial infarction and unstable angina pectoris. Circulation 1981；63：307-317.

[1120] Ganz W，Buchbinder N，Marcus H，et al. Intracoronary thrombolysis in evolving myocardial infarction. Am Heart J 1981；101：4-13.

[1121] Anderson JL，Marshall HW，Bray BE，et al. A randomized trial of intracoronary streptokinase in the treatment of acute myocardial infarction. N Engl J Med 1983；308：1312-1318.

[1122] Kennedy JW，Ritchie JL，Davis KB，Fritz JK. Western Washington randomized trial of intracoronary streptokinase in acute myocardial infarction. N Engl J Med 1983；309：1477-1482.

[1123] Indications for fibrinolytic therapy in suspected acute myocardial infarction：collaborative overview of early mortality and major morbidity results from all randomised trials of more than 1000 patients. Fibrinolytic Therapy Trialists'（FTT）Collaborative Group. Lancet 1994；343：311-322.

[1124] Libby P. Molecular bases of the acute coronary syndromes. Circulation 1995；91：2844-2850.

[1125] Ross R. Atherosclerosis--an inflammatory disease. N Engl J Med 1999；340：115-26.

[1126] Naghavi M，Libby P，Falk E，et al. From vulnerable plaque to vulnerable patient：a call for new definitions and risk assessment strategies：Part II. Circulation 2003；108：1772-1778.

[1127] Naghavi M，Libby P，Falk E，et al. From vulnerable plaque to vulnerable patient：a call for new definitions and risk assessment strategies：Part I. Circulation 2003；108：1664-1672.

[1128] Furman MI，Dauerman HL，Goldberg RJ，Yarzebski J，Lessard D，Gore JM. Twenty-two year（1975 to 1997）trends in the incidence，in-hospital and long-term case fatality rates from initial Q-wave and non-Q-wave myocardial infarction：a multi-hospital，community-wide perspective. J Am Coll Cardiol 2001；37：1571-1580.

[1129] Fox KA，Steg PG，Eagle KA，et al. Decline in rates of death and heart failure in acute coronary syndromes，1999-2006. JAMA 2007；297：1892-1900.

[1130] Raff GL，Gallagher MJ，O'Neill WW，Goldstein JA. Diagnostic accuracy of noninvasive coronary angiography using 64-slice spiral computed tomography. J Am Coll Cardiol 2005；46：552-557.

[1131] Henry TD，Atkins JM，Cunningham MS，et al. ST-segment elevation myocardial infarction：recommendations on triage of patients to heart attack centers：is it time for a national policy for the treatment of ST-segment elevation myocardial infarction？ J Am Coll Cardiol 2006；47：1339-1345.

[1132] Nallamothu BK，Bates ER，Wang Y，Bradley EH，Krumholz HM. Driving times and distances to hospitals with percutaneous coronary intervention in the United States：implications for prehospital triage of patients with ST-elevation myocardial infarction. Circulation 2006；113：1189-1195.

[1133] Jacobs AK. Regionalized care for patients with ST-elevation myocardial infarction：it's closer than you think. Circulation 2006；113：1159-1161.

[1134] Eisenstein EL，Anstrom KJ，Kong DF，et al. Clopidogrel use and long-term clinical outcomes after drug-eluting stent implantation. JAMA 2007；297：159-168.

[1135] Food and Drug Administration. Circulatory System Devices Advisory Panel transcript for December 8，2006 meeting.，2006.

[1136] Cannon CP，Steinberg BA，Murphy SA，Mega JL，Braunwald E. Meta-analysis of cardiovascular outcomes trials comparing intensive versus moderate statin therapy. J Am Coll Cardiol 2006；48：438-445.

[1137] Williams SC，Koss RG，Morton DJ，Loeb JM. Performance of top-ranked heart care hospitals on evidence-based process measures. Circulation 2006；114：558-564.

本书常用缩略语

ACCF	美国心脏病学会基金会
AHA	美国心脏协会
AMI	急性心肌梗死
ACS	急性冠状动脉综合征
BMS	金属裸支架
CK-MB	磷酸肌酸激酶同工酶
CABG	冠状动脉旁路移植术
CAD	冠状动脉疾病
CCS	加拿大心血管病学会
CIN	对比剂肾病
CKD	慢性肾脏疾病
CI-AKI	对比剂急性肾功能损伤
DES	药物洗脱支架
ESC	欧洲心脏病学会
GP	糖蛋白
MI	心肌梗死
NSTEMI	非 ST 段抬高心肌梗死
PCI	经皮冠状动脉介入治疗
PTCA	经皮冠状动脉成形术
PPI	质子泵抑制剂
STEMI	ST 段抬高心肌梗死
UA	不稳定型心绞痛
UFH	普通肝素
UA/NSTEMI	不稳定型心绞痛/非 ST 段抬高急性冠状动脉综合征
Tn	肌钙蛋白
LOCM	低渗对比剂